新訂・老年精神医学講座；各論

公益社団法人 日本老年精神医学会　編

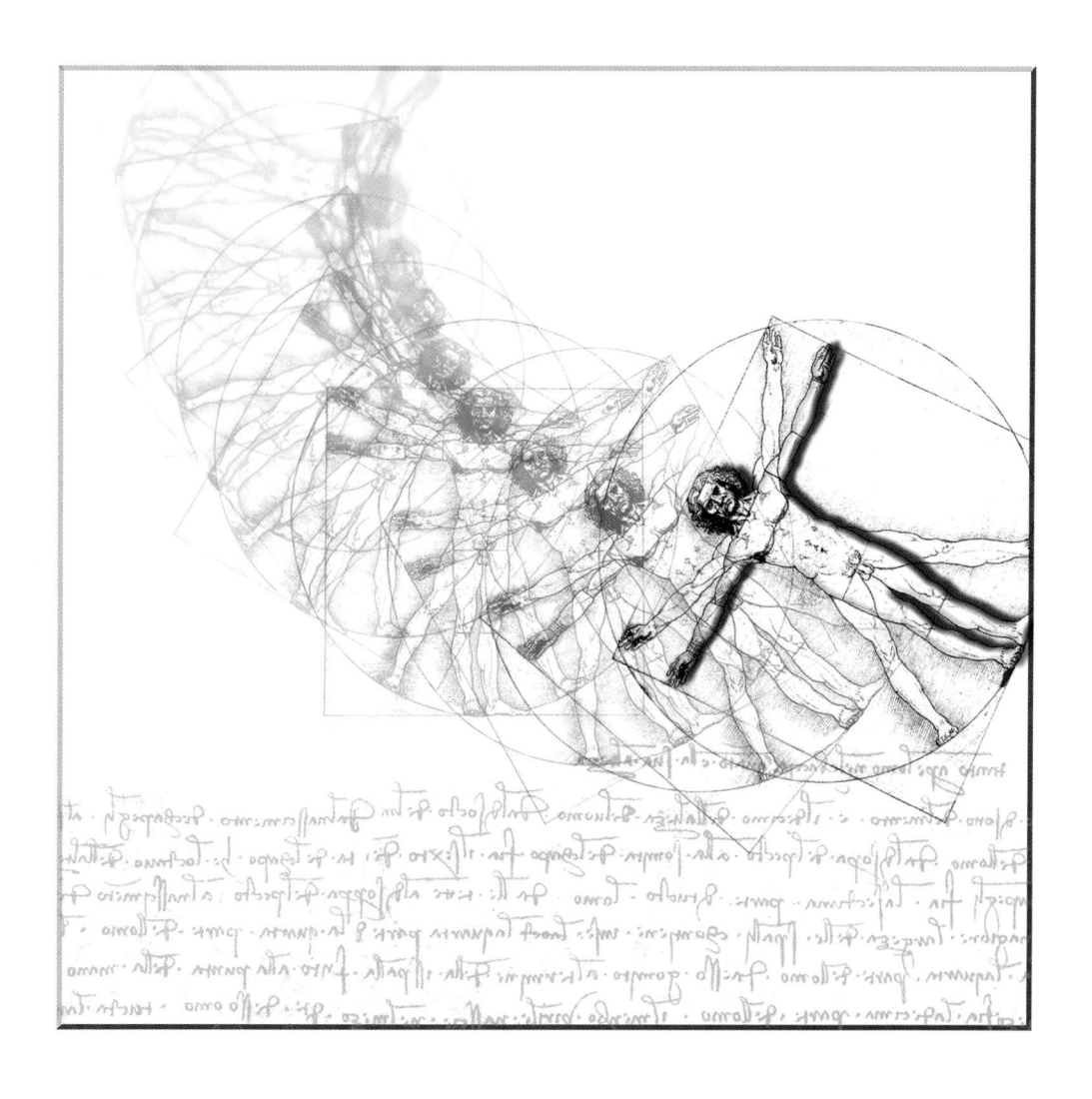

株式会社 ワールドプランニング

新訂版の刊行にあたって
── 認知症疾患治療の新時代を迎えて ──

　本書『新訂・老年精神医学講座』は，日本老年精神医学会編集により 2004 年に刊行された『老年精神医学講座』，その後 2009 年に刊行された『改訂・老年精神医学講座』の新訂版である．本学会では，2000 年に学会専門医制度を開始し，5 年間の過渡的措置を経過したのちに，認定施設で研修を修了した医師を対象に専門医試験を実施して，2005 年から新たに専門医を認定している．現在までに認定された専門医の数は 1,051 人となり，全国の高齢者の医療現場等で活躍している．老年精神医学の専門医には，幅広い知識とバランスのとれた診療技術が求められ，常に知見をアップデートしていくことが求められている．そこで，本学会では専門医制度と連動して，研修カリキュラム作成委員会（2006 年に「専門医カリキュラム委員会」と改称）を組織し，専門医を目指す人が知っておくべき知見を集約したテキストを作成した．それが冒頭に述べた『老年精神医学講座』（総論＋各論の 2 分冊）である．その後も当該領域に関するミニマム・リクワイアメントはどんどん増大し，内容の大幅な追加・修正が必要となり，2009 年に改訂版が出版されるに至った．

　本書は，その改訂版を大幅に加筆・修正・再構成したものである．改訂版刊行からは実に 15 年の年月が経ってしまった．この間に，高齢者や認知症をめぐる状況は医学的にも社会的にも大きく様変わりし，専門医が習得すべき知識に限定しても飛躍的に増大している．本書はそのような時代の変遷とともに必要とされる新しい内容を盛り込むこと，専門医制度の研修・教育カリキュラムに準拠すること，さらに専門医試験問題にも対応していくことを要件として編纂された．新訂版では，第 8 章「その他の認知症疾患」，第 16 章「てんかん」の 2 章を追加したほか，各章でも老年精神医学領域のみならず，社会経済や政策，多職種協働といった現状などを踏まえて内容の改訂がなされている．

　日本はいわずと知れた世界に冠たる超高齢社会である．日本の 65 歳以上の人口は，1970 年に 7％を超えて高齢社会の仲間入りをし（高齢化社会），1994 年に 14％を超えて高齢社会，さらに 2007 年には 21％を超えて超高齢社会に突入した．そして，本学会で専門医制度が始まった 2000 年には約 17％，改訂版刊行の 2009 年には約 22％を超えて上昇の一途を続け，そして現在では約 30％に至っている．やがて全国民の 1/3 が高齢者となるのも時間の問題である．その間，寿命も延伸を続け，2024 年の男性の平均寿命は 81.09 年，女性の平均寿命は 87.14 年となっている（近年は微減傾向であったが，3 年ぶりに前の年を上回った）．今や「人生 100 年時代」と謳われ，さらに今世紀なかばには「百寿者 100 万人時代」を迎えると

いう憶測すらある．当然，年齢を最大のリスクとする認知症およびその前段階とみなしうる軽度認知障害の有病（症）率も顕著に増加しており，この双方を合わせてどんなに少なく見積もっても1000万人を下回ることはない．「認知症1000万人時代」である．国の施策もこの15年で大きな制度の新設・変革が行われてきている．思えば2004年は「痴呆」から「認知症」へと呼称変更が行われた年であるが，2009年以降，2015年には新オレンジプランの開始，2019年には認知症施策推進大綱の制定などが行われた．そして，2023年は認知症施策にとって画期的な転換期となり，5月に開催されたG7長崎保健大臣会合での共同宣言を踏まえ，6月には長年の懸案であった認知症基本法が制定されて，まさに歴史的な年となった．

　認知症と軽度認知障害をめぐる医学的状況もこの数年，革新が起きている．とくに，アルツハイマー病に対する抗アミロイド抗体薬が日本でも承認され，さらに今後登場が期待されるさまざまな疾患修飾薬を含め，その適正使用が認知症の診療現場を変えていくことが期待されている．その一方，認知症の疾患修飾薬のみで認知症と関連した問題をすべて解決できるわけではないことは自明である．薬物療法のみではなく，精神療法や他の治療法，対応・ケアを含めて，改めて「共生と予防」が両輪となって，社会全体で一丸となって認知症の問題を考えていく必要がある．2022年の第37回日本老年精神医学会と第41回日本認知症学会学術集会の合同開催に際して，本学会の未来構想委員会を中心に認知症関連6学会から「認知症疾患治療の新時代を迎えて」という提言を発出した．まさにこのようなタイミングで本書が刊行の運びとなったことは幸運である．さらに，認知症や老年期の精神障害に限定した問題ではなく，高齢者のメンタルヘルスとウェルビーイング，あるいは老年期の心理・社会的問題は広く人々の関心の高い領域である．老年精神医学領域にかかわる人の役割は今後もさらに重要性を増してくると思われる．認知症についてはもちろんのこと，認知症以外の老年精神医学領域，さらに高齢者の生物・心理・社会・経済的な問題についても，本学会の役員・評議員を中心に執筆を依頼し，最先端の知識をアップデートしていただいた．充実した内容の書となったと自負している．

　本書が，専門医を目指す人のみならず，すでに学会専門医を有している人の生涯教育や，さらに他科の医師，公認心理師や看護師，介護担当者等，高齢者の臨床に従事するさまざまな立場の人にとっても有益な書となることを心から願っている．

　2024年6月

公益社団法人日本老年精神医学会
専門医制度委員会カリキュラム部会
委員長　　　三　村　　　將

はじめに

　日本老年精神医学会は，平成 12 年度から専門医制度を開始した．

　ただちに過渡的措置により専門医の認定を開始し，老年精神医学専門医は高齢者精神神経疾患に対する診療，介護福祉の中心的役割を担っている．専門医制度のスタートから 5 年を経過した，平成 17 年度から専門医認定のための試験が始められる．周知のように，わが国は予想以上の速度で高齢化社会から高齢社会を経て超高齢社会へと遷移している．世界一の最長寿命，最多の高齢者人口比率，最多の後期高齢者率比率と最速の高齢化スピードはわが国社会の大きな特徴であり，世界に先駆けてその社会的対応が進められている理由である．すでに高齢化率は 19％を超え，2035 年には 30％を超えることが予想されており，単純な計算では精神科医全体の 30％程度が老年精神医学の専門医となったとしてもおかしくない．老年精神医学領域への関心を高め，医療の現場において貢献できる専門家を育成することは日本老年精神医学会の活動の大きな目標のひとつであり，この専門医制度のますますの拡充が望まれている．

　本学会専門医の要件として，研修医期間を含め 7 年以上の臨床経験を有する医師であり，継続して 5 年以上（編集部注：現在では 2 年以上）本学会の会員であること，精神科・神経科・老人科・神経内科・心療内科・内科・リハビリテーション科・脳神経外科などの指定医ないし専門医あるいはこれらに準ずる資格を有していることが定められている．基本的には，日本医学会分科会を構成している内科学会，外科学会，精神神経学会などの基幹学会が認定する認定医資格のうえにさらに積み上げた専門領域の資格として位置づけられている．したがって，内科，外科，精神科などの知識に加えて，老年精神医学独自の専門知識と技能が要求されることになる．

　本書「老年精神医学講座；各論」は，先ほど出版された「老年精神医学講座；総論」とセットにして利用されることを想定して編まれたものであり，老年精神医学の専門医に必要とされる項目のうち，疾患ごとに重要な事項を概説したものである．

　カリキュラム委員会では，カリキュラム大綱を定めて，その大綱にしたがって研修すべき内容を，知識が求められるもの（A）と，経験が求められるもの（B）とに分けて示した．「専門医研修カリキュラム」にその項目を示すが，大きく総論と各論に分けて項目があげられている．前述したように総論部分はすでに「老年精神医学講座；総論」として刊行されており，本書は各論部分についての解説書である．日本老年精神医学会専門医の資格を取得し

ようとされている諸氏にとって，学習，研修の目安になるような章立てになっている．

　ご承知のとおり，わが国は世界でも一，二を争う長寿国であり，高齢者人口が 20％ を超える超高齢社会を形成している．このような社会は人類がいまだかつて経験したことのないものであり，わが国はトップランナーとしてこの新しい社会を切り開いていくべき使命を帯びている．われわれの経験は，引き続いて社会の高齢化に直面していくであろう多くの国と地域にとっても貴重な経験と情報とを提供することであろうし，ある意味ではわが国の老年精神医学専門医は，この領域での先駆的役割が期待されているといっても過言ではない．このような使命を自覚しながら，日常の診療活動を実践していきたいものである．

　2004 年 6 月

日本老年精神医学会
研修カリキュラム作成委員会
委員長　武　田　雅　俊

日本老年精神医学会
専門医制度委員会 <small>(五十音順)</small>

新井哲明 <small>(委員長)</small>
筑波大学医学医療系臨床医学域精神医学

笠貫浩史
聖マリアンナ医科大学神経精神科学教室

工藤　喬
大阪大学キャンパスライフ健康支援・相談センター

布村明彦 <small>(副委員長)</small>
東京慈恵会医科大学附属第三病院精神神経科

馬場　元
順天堂大学医学部附属順天堂越谷病院メンタルクリニック

水上勝義
筑波大学大学院人間総合科学学術院

専門医制度委員会カリキュラム部会 <small>(五十音順)</small>

新井哲明
筑波大学医学医療系臨床医学域精神医学

笠貫浩史
聖マリアンナ医科大学神経精神科学教室

數井裕光
高知大学医学部神経精神科学講座

品川俊一郎 <small>(委員長)</small>
東京慈恵会医科大学精神医学講座

田中稔久
大阪けいさつ病院認知症センター

永田智行
医療法人永光会あいらの森ホスピタル認知症疾患医療センター

成本　迅 <small>(副委員長)</small>
京都府立医科大学大学院医学研究科精神機能病態学

布村明彦
東京慈恵会医科大学附属第三病院精神神経科

馬場　元
順天堂大学医学部附属順天堂越谷病院メンタルクリニック

三村　將 <small>(委員長：改訂企画当時)</small>
慶應義塾大学予防医療センター

執筆者一覧 _{（五十音順）}

所属下欄は執筆箇所

朝田　　隆
あさだ　たかし
筑波大学名誉教授，メモリークリニックお茶の水
　　各論第 1 章

新井　哲明
あらい　てつあき
筑波大学医学医療系臨床医学域精神医学
　　各論第 6 章（はじめに）

粟田　主一
あわた　しゅいち
東京都健康長寿医療センター認知症未来社会創造センター，認知症介護研究・研修東京センター
　　総論第 13 章

飯島　　節
いいじま　せつ
筑波大学名誉教授，介護老人保健施設 ミレニアム桜台
　　総論第 11 章

池田　　学
いけだ　まなぶ
大阪大学大学院医学系研究科精神医学教室
　　各論第 5 章

稲村　圭亮
いなむら　けいすけ
こころの診療所 築地・新富町
　　各論第 13 章

入谷　修司
いりたに　しゅうじ
藤田医科大学客員教授，桶狭間病院藤田こころケアセンター附属脳研究所
　　各論第 11 章

宇高不可思
うだか　ふかし
一般財団法人住友病院脳神経内科
　　各論第 7 章

浦上　克哉
うらかみ　かつや
鳥取大学医学部保健学科認知症予防学講座
　　総論第 7 章 I，各論第 4 章

遠藤　英俊
えんどう　ひでとし
いのくちファミリークリニック
　　総論第 16 章

小田原俊成
おだわら　としなり
横浜市立大学保健管理センター
　　総論第 8 章 I

數井　裕光
かずい　ひろあき
高知大学医学部神経精神科学講座
　　各論第 8 章

加藤　伸司
かとう　しんじ
東北福祉大学総合福祉学部，認知症介護研究・研修仙台センター
　　総論第 2 章 III

上村　直人
かみむら　なおと
高知大学保健管理センター医学部分室
　　総論第 15 章，各論第 14 章

河上　　緒
かわかみ　いと
東京都医学総合研究所分子病理・ヒストロジー解析室
　　各論第 6 章（5）

北村　　伸
きたむら　しん
医療法人社団仁寿会中村病院神経内科・認知症疾患医療センター
　　総論第 6 章

齋藤　正彦　　　東京都立松沢病院名誉院長
さいとう　まさひこ　　　総論第 17 章，総論第 18 章

繁田　雅弘　　　東京慈恵会医科大学名誉教授
しげた　まさひろ　　　各論第 13 章

篠崎　和弘　　　公益財団法人浅香山病院臨床研究研修センター，和歌山県立医科大学名誉教授
しのさき　かずひろ　　　総論第 7 章Ⅲ

清水　徹男　　　介護老人保健施設 悠久荘
しみず　てつお　　　各論第 15 章

杉山　直也　　　公益財団法人復康会沼津中央病院
すぎやま　なおや　　　総論第 8 章Ⅱ

関根　彩　　　筑波大学医学医療系臨床医学域精神医学
せきね　あや　　　各論第 6 章（2-4））

田中　稔久　　　大阪けいさつ病院認知症センター，三重大学医学部神経・筋病態学講座
たなか　としひさ　　　総論第 14 章，各論第 2 章

千葉　茂　　　社会医療法人元生会森山病院心療内科／睡眠外来，旭川医科大学名誉教授
ちば　しげる　　　各論第 16 章

角　徳文　　　香川大学医学部精神神経医学講座
つの　のりふみ　　　総論第 5 章

寺田　整司　　　岡山大学学術研究院医歯薬学域精神神経病態学
てらだ　せいし　　　各論第 9 章

中村　祐　　　香川大学医学部精神神経医学講座
なかむら　ゆう　　　総論第 9 章

成本　迅　　　京都府立医科大学大学院医学研究科精神機能病態学
なるもと　じん　　　総論第 8 章Ⅲ

新田　千枝　　　独立行政法人国立病院機構久里浜医療センター，筑波大学医学医療系地域総合診療医学
にった　ちえ　　　各論第 10 章

忽滑谷和孝　　　東京慈恵会医科大学附属柏病院精神神経科
ぬかりや　かずたか　　　総論第 10 章

布村　明彦　　　東京慈恵会医科大学附属第三病院精神神経科
ぬのむら　あきひこ　　　各論第 17 章

橋本　衛　　　近畿大学医学部精神神経科学教室
はしもと　まもる　　　総論第 4 章

長谷川　花　　　静岡赤十字病院精神神経科
はせがわ　はな　　　総論第 8 章Ⅱ

馬場　元　　　順天堂大学医学部附属順天堂越谷病院メンタルクリニック，順天堂大学大学院医学研究科精神・行動科学
ばば　はじめ　　　各論第 12 章

東　晋二
ひがし　しんじ
東京医科大学茨城医療センターメンタルヘルス科
　各論第 6 章（3，4）

藤戸　良子
ふじと　りょうこ
高知大学医学部神経精神科学講座
　総論第 15 章，各論第 14 章

古川はるこ
ふるかわ　はるこ
東京慈恵会医科大学附属柏病院精神神経科
　総論第 10 章

松下　幸生
まつした　さちお
独立行政法人国立病院機構久里浜医療センター
　各論第 10 章

松下　正明
まつした　まさあき
東京大学名誉教授
　総論第 1 章，総論第 3 章

松田　修
まつだ　おさむ
上智大学総合人間科学部心理学科
　総論第 7 章 IV

水上　勝義
みずかみ　かつよし
筑波大学大学院人間総合科学学術院
　各論第 3 章

水野　裕
みずの　ゆたか
医療法人生生会まつかげシニアホスピタル・認知症疾患医療センター
　総論第 12 章

三村　將
みむら　まさる
慶應義塾大学予防医療センター
　総論第 2 章 I

安野　史彦
やすの　ふみひこ
国立長寿医療研究センター精神科
　総論第 7 章 II

横田　修
よこた　おさむ
きのこエスポアール病院
　総論第 2 章 II

渡辺　亮平
わたなべ　りょうへい
ペンシルベニア大学医学部
　各論第 6 章（2-1〜3），5））

日本老年精神医学会
専門医研修カリキュラム一覧

● カリキュラム大綱

1. 高齢者のこころとからだに関する知識と理解
2. 老年期における疾病に関する知識と理解
3. 老年期精神疾患における病態と対応に関する知識と理解
4. 老年期精神疾患に対する総合評価と治療法の習得
5. 老年期精神疾患における薬物療法に関する知識と理解
6. 高齢者のリハビリテーション・介護に関する知識と理解
7. チーム医療に関する知識と理解
8. 高齢者の保健・福祉に関する知識と理解
9. 高齢者の QOL 向上につながる医療
10. 高齢者のコンサルテーション・リエゾン精神医学
11. 施設・在宅の高齢者に対する医療
12. 高齢者の看護・介護

● 教育カリキュラム

（A はおもに知識が求められるものであり，B はおもに経験が求められるものである）

【総 論】

1. 高齢社会と老年精神医学
    1）老年学と老年精神医学の概念 　　　　　　　　　　　　　A，B
    2）高齢者人口の動態 　　　　　　　　　　　　　　　　　　A，B
    3）老年精神医学の意義と専門医の役割 　　　　　　　　　　A，B
2. 脳と精神の老化
    1）老化の定義 　　　　　　　　　　　　　　　　　　　　　A
    2）生理的老化と病的老化 　　　　　　　　　　　　　　　　A
    3）老化の機序 　　　　　　　　　　　　　　　　　　　　　A
    4）老化脳の神経病理学 　　　　　　　　　　　　　　　　　A
    5）老化脳の神経化学 　　　　　　　　　　　　　　　　　　A
    6）老化脳の神経生理学 　　　　　　　　　　　　　　　　　A
    7）精神機能の老化 　　　　　　　　　　　　　　　　　　　A
    8）精神機能老化の評価法 　　　　　　　　　　　　　　　　A，B

目　　次

第1章　軽度認知障害（MCI）　　　　　　　　　　　　　　　　　　　　1

第2章　アルツハイマー型認知症　　　　　　　　　　　　　　　　　　13

第6章　非アルツハイマー型変性性認知症　79

第7章　血管性認知症　99

第 10 章　高齢者のアルコール関連問題　　　　　　　　　175

第11章　高齢者の統合失調症および他の精神病性障害 197

第12章　高齢者の気分障害 225

第13章　高齢者の不安障害，身体表現性障害，虚偽性障害，解離性障害　245

第14章　高齢者のパーソナリティ（人格）障害と神経発達症・神経発達障害　263

第15章　高齢者の睡眠障害 277

第16章　てんかん 291

1

軽度認知障害（MCI）

1．はじめに

　Mild cognitive impairment（MCI）とはアルツハイマー病（Alzheirmer's disease；AD）など認知症の前駆状態を意味する用語である．このような状態が注目される背景には，新たな治療法開発に伴って AD の早期診断が重要になったことがある．

　今日の標準的な AD 診断はアメリカ精神医学会の「Diagnostic and Statistical Manual of Mental Disorders, Fifth Edition（DSM-5® 精神疾患の診断・統計マニュアル）」[1]や，WHO による国際疾病分類第 10 版（ICD-10）[25]を用いた操作的診断である．しかしそれらに示された項目を満たすようになると決して早期とはいえない．そこで AD などの認知症最初期，さらにその前段階の特徴を明らかにする必要を生じた．上記の DSM-5 でも Mild Neurocognitive Disorder（mild NCD）として軽度認知障害を定義している．

　MCI を論じる前に，まだ混乱しているこの用語に関する背景と類似の概念について略述する．

2．MCI 概念の変遷

　今日いうところの MCI の概念が提唱される以前から，認知症の前駆期に関してはいくつかの概念が提唱されていた．

　その代表的なものとして，Clinical Dementia Rating（CDR）0.5（questionable dementia）[14]がある．また Reisberg らによる Global Deterioration Scale for Assessment of primary degenerative dementia（GDS）[6]の stage 2, 3 もある．Stage 2 は加齢による生理的な認知機能の低下状態，stage 3 は認知症の最初期とされる．

　次に MCI の概念が混沌としている理由のひとつに，この MCI という術語を用いて複数の学者がそれぞれに異なる定義をしてきたことがある．歴史的にみて，最初は，Reisberg ら

表1　Mild Cognitive Impairment

・主観的なもの忘れの訴え
・年齢に比して記憶力が低下
　（記憶検査で平均値の1.5 *SD* 以下）
・日常生活動作は正常
・全般的な認知機能は正常
・認知症は認めない

(Petersen RC, Smith GE, Waring SC, et al.: Mild Cognitive Impairment; Clinical characterization and outcome. *Arch Neurol*, 56 (3) : 303-308, 1999)

が彼らの stage 3 を意味する表現として MCI を用いたことにある．次に Zaudig ら [26] が別の MCI を提唱した．これは GDS stage 2，および 3，CDR 0.5 に相当するとされる．

　現在注目されている MCI は 1996 年に Petersen らによって定義されたものである [17]．これは本来，記憶障害に重点のおかれた診断基準であった（表1）．

　ところがここで強調された記憶障害に関して，AD の前駆期にみられる認知機能障害はこれに限らないという批判が生まれた．そこで 1999 年に MCI は，Amnestic type，Multiple cognitive domains slightly impaired type，そして Single non-memory domain impaired type と 3 分類された．そして Petersen らの MCI は Amnestic type と位置づけられた．

　さらに 2003 年新たな診断基準が提唱された [19]．その骨格は，①本人や家族から認知機能低下の訴えがある，②認知機能は正常とはいえないが認知症の診断基準も満たさない，③複雑な日常生活動作に最低限の障害はあっても，基本的な日常生活機能は正常の 3 点にある．

　そして記憶とその他の認知機能（言語，遂行機能，視空間機能）の障害の有無によって 4 つのサブタイプに分類された．まず Amnestic MCI か Non-amnestic MCI かに分ける．さらにそれぞれを単一領域の障害か複数領域の障害かによって single domain か multiple domain かに分ける．

3．MCI 類似の概念

　MCI の類似概念と MCI との異同について略述し，これを図1に示す．

1）Age-Associated Memory Impairment（AAMI）[3]
　これは 1986 年に，アメリカの国立精神保健研究所のグループによって提唱された．エッセンスとなるのは，記憶が若年の健常者の平均から 1*SD* 以上，下回っているという項目である．そうすると当然，加齢に伴う生理的な記憶障害も含まれてしまう危険性が高い．なお，認知症前駆状態を診断するという狙いはあまり盛り込まれてない．

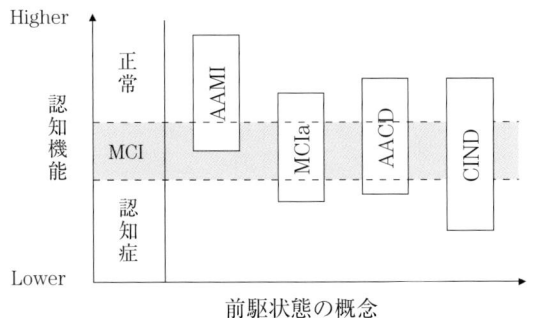

図1　MCIとその類似概念の位置づけ

2）Aging-Associated Cognitive Decline（AACD）[9]

　これは国際老年精神医学会のグループによって1994年に定義されたものである．この概念は認知症の前駆期にみられる障害は，記憶に限るわけではないとした点に特徴がある．つまり記憶以外に言語，注意，視空間機能，論理（推論）に注目している．これらの認知領域について，年齢と教育年数を考慮した平均値から$1SD$以上，下回っている場合に障害ありとする．

　アメリカと日本ではあまり有名でないが，ヨーロッパでは主流の概念である．昨今のMCI概念の下位分類は，操作的診断に適したこのAACDを意識してなされてきたともいわれる．

3）Cognitive Impairment No Dementia（CIND）[5]

　これはカナダの地域疫学調査（CSHA）において開発されたもので，認知機能障害はあっても DSM-Ⅲ-R による認知症は満たさない状態を指す概念である．既述のように DSM における認知症の診断では，早期認知症をとらえきれないのも事実である．だから CIND とされても実は早期の認知症という例は少なからず存在すると思われる．

4）CDR（Clinical Dementia Rating）0.5[14]

　CDR には，記憶，見当識，判断力，地域での生活，家庭での生活，介護の状況という6つのサブスケールがある．おのおのについて，障害は 0：なし，0.5：疑い，1：軽度，2：中

表2　地域調査における MCI の有症率

診断基準	調査国	対象数と年齢（歳）		有症率
MCI	フランス	833	≧ 60	3%
MCI	フィンランド	1,150	60〜76	5.3%
MCI	ドイツ	1,045	≧ 75	3.1%
Modified MCI （without subjective memory complaints）				5.1%
MCI	カナダ	1,790	≧ 65	1%
Modified MCI （without subjective memory complaints）				3%
MCI	アメリカ	3,608	≧ 65	19%
MCI	アメリカ	1,248	≧ 65	3.2%
MCI	イタリア	2,963	65〜84	3.2%
MCI+	アメリカ	1,315	≧ 65	
MCI amnestic				5.0%
Multiple MCI a*				6.2%
Multiple MCI non-a**				5.9%

*multiple cognitive domains with memory impairment
**multiple cognitive domains without memory impairment
（Panza F, D'Introno A, Colacicco AM, et al.: Current epidemiology of mild cognitive impairment and other predementia syndromes. *Am J Geriatr Psychiatry*, 13（8）: 633-644, 2005 を基本に一部改変し, Manly JJ, Bell-McGinty S, Tang M-X, et al.: Implementing diagnostic criteria and estimating frequency of mild cognitive impairment in an urban community. *Arch Neurol*, 62（11）: 1739-1746, 2005 を加えて筆者が作成）

等度, 3：重度のいずれかで判定すると, 一定のルールに基づいた総合判定がなされる. Petersen のオリジナル MCI, あるいは Amnestic MCI を CDR に準拠して表現すると, 記憶のみが 0.5, ほかはすべて 0 という状態である.

5）Mild Neurocognitive Disorder（mild NCD）

Mild Neurocognitive Disorder（mild NCD）は, DSM-5（現在は改訂版の DSM-5-TR）における軽度認知障害の概念である[1]. 認知症に当たる major NCD との差異が重要になる. いずれにおいても, 複雑性注意, 実行機能, 学習と記憶, 言語, 知覚−運動および社会的認知という6つの認知領域が評価される. そして mild NCD における成績は, 平均より 1〜2*SD*（3〜16 パーセンタイル）というわずかな認知機能低下とされる. また, クライテリア B にあるように, 日常生活の自立を妨げるほどではないことが診断のポイントになる.

4．MCI の有症率（prevalence）

従来の報告の概要を表2に示した[12,16]. 調査結果は 3〜19% で一見相当の幅があるが, 多くはここに示されるように 3〜6% の範囲に収まっている. わが国では宮城県田尻町で目黒

ら [13] が 5％ と報告している.

　Cardiovascular Health Study（CHS）[11] は，Petersen により 2001 年に新たに提唱された 3 つ の MCI タイプ（MCI-amnestic, MCI-multiple domains slightly impaired, MCI-single non-memory domain）ごとに prevalence をみている. 599 人の対象において aMCI が 6％, 2,470 人の対象で mdMCI が 19％ であったと報告している.

5．MCI から認知症への進展率

　MCI はどの程度認知症化するのだろうか. まず最も有名なものは，Petersen らが Mayo Clinic で彼らの基準による MCI の対象を 15 年以上にわたって追跡調査した結果である. そ こでは，1 年あたり平均 12％ の割合で認知症あるいは probable AD へと進行した（converter）とされる. また 6 年でおよそ 80％ が認知症に至ったと報告しつつも，MCI と診断され る者のうち 10％ 以上は最終的に認知症にならないと考察している. こうした非 converter の 基礎には海馬硬化症や外傷などがあるものと推察している [18].

　65 歳以上において，MCI から認知症への進展率は，年間 10〜15％ としたレビュー [4] がある.

　もっとも調査の場が専門医療機関か地域か，またどのような MCI とその類似概念の定義 を用いたか，さらに追跡年数によっても結果はかなり異なる. 概して専門医療機関における 進展率が地域における率より高いと思われる.

6．MCI から健常へのリバート率

　いったんは MCI と診断されても，のちの評価で知的に正常と判定されることをリバージ ョンといい，そのような個人をリバーターという. 従来の報告ではリバート率は 14〜44％ であり，メタ解析した報告では平均で 26％ と報告されている [2]. なおリバート率は，報告が 専門機関からかそれとも地域からかによってかなり異なる.

7．MCI の診断

1）MCI・認知症初期に認めやすい徴候
　代表的な徴候を表 3 にまとめた [7,24]. こうした症候は配偶者など身近にいる人によって観 察されやすいが，当事者は自覚していないことが多い.

2）MCI の診断
　A）研究レベル

　正統とされる診断法があるわけではないが Petersen による amnestic MCI を基準にすると き，以下のような筋道ではないかと思う. まずは認知症でないことを確認する. そのために

表3　MCI 状態で気づかれやすい徴候

Ⅰ．記憶障害
　直近のエピソードを忘れている
　同じ質問・話を繰り返す
　置いた場所，しまった場所を忘れる
　蛇口・スイッチ・ガス栓の締め忘れ
　今なにをしようとしていたかわからない
Ⅱ．時間の見当識障害
　日付や曜日がわからない
　どれくらい前のことかわからない
Ⅲ．性格変化
　猜疑心
　依存傾向
　怒りっぽい
Ⅳ．話の理解困難
　とんちんかんな応答
　辻褄を合わせようとして作話になる
　少し複雑な話は理解できない
Ⅴ．意欲の低下
　長年の趣味を止めた
　物事に対する興味・関心の喪失
　外出しない

（田北昌史：軽度認知障害；外来診療のこつ. *Modern Physician*, 26：1823-1827, 2006 および Hopman-Rock M, Tak EC, Staats PG：Developmental and validation of Observation List for early signs of Dementia (OLD). *Int Geriatr Psychiatry*, 16 (4)：406-414, 2001 を用いて筆者が作成）

は，本人および同居家族から日常生活の実態を詳しく聴取し観察して，後天的に認知機能が低下しているか否かをチェックする．次に身体機能や年齢などを勘案して当事者にとっておよそ標準的と思われる社会・家庭生活が営めているか否かをみる．そこでは，普通の意味での日常生活動作（activities of daily living；ADL）というよりも手段的 ADL（instrumental activities of daily living；IADL）の能力が重要だろう．たとえば，近所の店で買い物をして支払いができるか否か，交通機関を利用して外出ができるかを尋ねればよい．女性なら，料理を自力でどれくらいできているかも有用な目安になる．可能であれば1人の医師ではなく，複数の医療スタッフで面談・観察すれば認知症診断の精度は高くなるであろう．もちろん改訂長谷川式簡易知能評価スケール（HDS-R）などスクリーニング尺度の使用も役立つ．

　こうして認知症はないと判断されたら，以下に示す認知機能を評価する．具体的には，記憶（主にエピソード記憶と論理記憶），言語機能，遂行機能，視空間機能，推論，注意の能力が検査されることが多い．個々の認知領域について年齢，性別，教育年数を制御したうえでの平均値から $1SD$ もしくは $1.5SD$ を下回っていれば，その機能障害を疑う．もっともそれぞれの施設で各テストを標準化するのは困難であるので，Wechsler Memory Scale-Revised など標準化してある尺度を使えばよい．

　忘れてならないのは，認知機能に影響しうる身体疾患と薬物などの問題である．まず中枢神経系の疾患であれば何であれ認知症や MCI の原因になりうる．しかし，いわゆる症状精神病に分類されるような身体疾患は確実に診断して，普通の意味での MCI からはいったん除外すべきである．このことは，各種薬物の副作用についても当てはまる．さらにうつ病をはじめ，統合失調症，妄想性障害など精神疾患の鑑別の重要性についてはいうまでもない．なお，高齢者の精神遅滞との鑑別が困難なことがある．最近では，初老期に達した ADHD（attention deficit/hyperactivity disorder：注意欠如・多動症 / 注意欠如・多動性障害）の人の相談が増えている印象がある．以上においては，次に述べる血液生化学検査，放射線検査なども考慮する必要がある．

　B）日常臨床レベル

　基本的な考え方としては，研究レベルのそれにならえばよい．理想的にはそれぞれの施設で各種の認知領域を測るテストの得点を標準化しておいて，これを用いればよい．しかし実用的と思われるのは，Clinical Dementia Rating（CDR）[14]を評価する方法である．CDR 0.5 をもって MCI と同義に扱った研究報告もある．また，健常高齢者の Mini-Mental State Examination（MMSE）の得点は 24 あるいは 26 点以上とされるのでこれを用いる方法もある．さらに，家族による生活上の情報などから正常とも認知症ともいえない状態を MCI とみなすのも便法といえよう．

　C）補助的診断

　（1）画像診断

　MCI や初期 AD の画像所見を，視察法で正確に評価するのはむずかしい．MRI，SPECT ともに画像統計解析の利用は不可欠である．前駆期・初期の MRI による診断法としては，Voxel-based morphometry（VBM）による画像統計解析が主流になっている．そして MCI 期における海馬傍回の前方にある嗅内野皮質の萎縮が注目されている[8]．

　（2）バイオマーカー

　現時点で MCI や早期 AD の診断に最も有用と考えられているのは，脳脊髄液（cerebrospinal fluid；CSF）バイオマーカーである．CSF バイオマーカーとしては，老人斑・アミロイドの主要構成成分である $A\beta42$ と神経原線維変化を構成するリン酸化タウが注目されてきた．そして，CSF におけるこれらの物質を ELISA（Enzyme-Linked Immuno Sorbent Assay）によって定量する方法が行われてきた．AD 患者の CSF において前者は低下しており，後者については上昇している．アミロイドは MCI になる 25 年前から，タウは 5 年前から蓄積してくるとされる．さらに，MCI 以前から血液中のニューロフィラメント軽鎖（neurofilament light chain；NfL）が増加し始めていることが報告された[22]．これは脳内変化を反映し，認知症への進行を予測できるとされる．

表4　軽度認知障害（CDR 0.5）57 症例の病理学的背景

病理学的診断	該当数
変性疾患	33
アルツハイマー病	6
嗜銀顆粒性疾患	6
Tangle 認知症	6
脳血管障害	9
変性＋脳血管障害	4
海馬硬化	2
外傷	2
代謝性	1
特記所見なし	6

（齊藤祐子，村山繁雄：病理学的観点からの軽度認知機能障害．*Modern Physician*，26：1889-1892，2006 の表 1，2 を一部改変引用）

8．MCI の基礎となる各種疾患

　MCI とは本来臨床的，操作的な状態像の概念だから固有の神経病理学的背景を意味するわけではない．さまざまな背景があるが，病理学的にはこれを特定できない例もあり，うつ病など機能性精神疾患が含まれている可能性もある．東京都老人総合研究所（当時）の村山らは，彼らが構築している高齢者ブレインバンクにおいて後方視的にこの課題を検討している[23]．

　そして後方視的に登録者の生前の CDR を評価して MCI と近似の CDR 0.5 相当の症例の背景病理を報告している．これを表 4 にまとめた．また一方で Mayo Clinic の専門外来における MCI 者の集団について同じ主旨の報告がなされている[20]．

　両者に共通するのは，変性型認知症であるアルツハイマー病（AD），レビー小体型認知症のみならず同程度に嗜銀顆粒性疾患と Tangle 認知症例を認めることである．また，海馬硬化症についても一定数存在している．

9．治　　療

　MCI の治療の候補は 4 つに分けられる．まず，AD の危険因子に関する研究から指摘されたメタボリックシンドロームなどとの関係から生活療法，食品レベルのものである．次にスタチンなど一般薬物がある．さらに既存の AD 治療薬コリンエステラーゼ阻害薬と NMDA 受容体拮抗薬もある．

1）生活療法

　メタボリックシンドロームとは，肥満，耐糖能異常，高脂血症，高血圧が集積した病態である．この病態により動脈硬化性疾患の発症リスクが飛躍的に増加する．近年 AD と血管性要因の関係が注目されている．つまり動脈硬化に起因して脳血流が低下し，神経細胞へのエネルギー供給が減少することがその変性につながるとされる．一方で，世界のエキスパートによって，疫学的には糖尿病や運動といった，これまでによく知られた認知症の危険・予防因子に加えて，中年期からの難聴がクローズアップされた[10]．

2）食品

　疫学研究から予防効果が示されてきたものに青魚，アルコールがある．また日本酒換算で 1 合以下の飲酒習慣は認知症防御効果があるとされる．食品ではないがホモシステインも注目されている．この高値は従来から虚血性心疾患の危険因子として注目されてきた．これを下げるのがビタミン B_6，B_{12} であり，それらを多く含有する食物はレバーや牡蠣である．逆に，喫煙や過剰なコーヒーの飲用は値を高くする．

　こうした知識は生活指導の一環として紹介するのが現実的な活用法だろう．

3）一般薬 [15]

　AD に対する予防・治療効果が期待できるとされる一般的な薬物には次のものがある．非ステロイド系消炎鎮痛薬（NSAIDs：non-steroidal anti-inflammatory drugs，とくに COX-2 阻害薬：セレコキシブ），抗酸化物質（ビタミン E，銀杏葉エキス，MAO 阻害薬：セレギリン），スタチンである．

　なおエストロゲンの補充療法の評価は定まっておらず，逆に乳がんのリスクファクターであるという警告もなされている．

4）アルツハイマー病治療薬

　2018 年に発表された MCI の新たなガイドラインの概要をまとめる[21]．

　（1）アメリカ食品医薬品局（FDA）は MCI への薬物治療を許可していない（これは，わが国でも同様である）．ところが，この状況が最近変わった．まず 2021 年に条件付きながらアデュカヌマブ（Aducanumab）が承認された．また，2022 年にはレカネマブ（Lecanemab）が承認されている．わが国でも，おそらくこれに続く方向に向かうと考えられたが，レカネマブが 2023 年に正式承認され発売されることとなった．

　（2）MCI 者の認知機能改善の効果を示した治療薬やサプリメントに関する良質のエビデンスは存在しない．

　（3）規則的な運動を週に 2 回程度，6 か月以上にわたって続ければ有効とする良質な報告が相当数存在する．

　（4）認知トレーニングの有効性も報告されている．

　また，アメリカ神経学会は臨床医に対して次の実践ガイドラインを示している．MCI 者にみられる危険因子（たとえば糖尿病などの生活習慣病）を確認すること，身体機能を評価すること，行動面の障害や精神症状があれば治療すること，さらに認知機能を継続的に評価すること，である．また，認知機能障害に結びつきかねない薬剤（ある種の睡眠薬など）は中止すべきである．なお，当事者が既存のアルツハイマー病治療薬を希望しても，こうした薬剤に関するエビデンスはないと告げるようにという記載は重要である．

文　　献

1) American Psychiatric Association : Diagnostic and Statistical Manual of Mental Disorders, Fifth Edition（DSM-5®）. American Psychiatric Association, Arlington, VA（2013）.（日本精神神経学会日本語版用語監修，髙橋三郎，大野　裕監訳，染矢俊幸，神庭重信，尾崎紀夫ほか訳：DSM-5® 精神疾患の診断・統計マニュアル．医学書院，東京，2014）

2) Canevelli M, Grande G, Lacorte E, et al.: Spontaneous Reversion of Mild Cognitive Impairment to Normal Cognition ; A Systematic Review of Literature and Meta-Analysis. *J Am Med Dir Assoc*, **17**（10）: 943-948（2016）.

3) Crook TH, Larrabee GJ, Youngjohn JR : Diagnosis and assessment of age-associated memory impairment. *Clin Neuropharmacol*, **13**〔Suppl.3〕: S81-91（1990）.

4) Defranceso M, Schocke M, Messner HJ, et al.: Conversion from MCI（Mild Cognitive Impairment）to Alzheimer's disease ; Diagnostic options and predictors. *Neuropsychiatr*, **24**（2）: 88-98（2010）.

5) Ebly EM, Parhad IM, Hogan DB, et al.: Prevalence and types of dementia in the very old ; Results from the Canadian Study of Health and Aging. *Neurology*, **44**（9）: 1593-1600（1994）.

6) Flicker C, Ferris SH, Reisberg B : Mild cognitive impairment in the elderly ; Predictors of dementia. *Neurology*, **41**（7）: 1006-1009（1991）.

7) Hopman-Rock M, Tak EC, Staats PG : Developmental and validation of Observation List for early signs of Dementia（OLD）. *Int Geriatr Psychiatry*, **16**（4）: 406-414（2001）.

8) Killiany RJ, Hyman BT, Gomez-Isla T, et al.: MRI measures of entorhinal cortex vs hippocampus in preclinical AD. *Neurology*, **58**（8）: 1188-1196（2002）.

9) Levy R : Ageing-associated cognitive decline. *Int Psychogeriatr*, **6**（1）: 63-68（1994）.

10) Livingston G, Sommerlad A, Orgeta V, et al.: Dementia prevention, intervention, and care. *Lancet*, **390**（10113）: 2673-2734（2017）.

11) Lopez OL, Jagust WJ, DeKosky ST, et al.: Prevalence and classification of mild cognitive impairment in the Cardiovascular Health Study Cognition Study ; Part 1. *Arch Neurol*, **60**（10）: 1385-1389（2003）.

12) Manly JJ, Bell-McGinty S, Tang M-X, et al.: Implementing diagnostic criteria and estimating frequency of mild cognitive impairment in an urban community. *Arch Neurol*, **62**（11）: 1739-1746（2005）.

13) Meguro K, Ishii H, Yamaguchi S, et al.: Prevalence and cognitive performances of clinical dementia rating 0.5 and mild cognitive impairment in Japan ; The Tajiri project. *Alzheimer Dis Assoc Disord*, **18**（1）: 3-10（2004）.

14) Morris JC : The Clinical Dementia Rating（CDR）; Current version and scoring rules. *Neurology*, **43**（11）: 2412-2414（1993）.

15) 布村明彦：認知症の予防総論．*Modern Physician*, **26**: 1847-1851（2006）.

16) Panza F, D'Introno A, Colacicco AM, et al.: Current epidemiology of mild cognitive impairment and

other predementia syndromes. *Am J Geriatr Psychiatry*, **13** (8) : 633-644 （2005）.

17) Petersen RC, Smith GE, Waring SC, et al.: Mild Cognitive Impairment ; Clinical characterization and outcome. *Arch Neurol*, **56** (3) : 303-308 (1999).

18) Petersen RC, Morris JC : Clinical features. *In* Mild Cognitive Impairment, ed. by Petersen RC, 15-39, Oxford U.P., New York (2003).

19) Petersen RC, Morris JC : Mild cognitive impairment as a clinical entity and treatment target. *Arch Neurol*, **62** (7) : 1160-163 (2005).

20) Petersen RC, Parisi JE, Dickson DW, et al.: Neuropathologic features of amnestic mild cognitive impairment. *Arch Neurol*, **63** (5) : 665-672 (2006).

21) Petersen RC, Lopez O, Armstrong MJ, et al.: Practice guideline update summary ; Mild cognitive impairment—Report of the Guideline Development, Dissemination, and Implementation Subcommittee of the American Academy of Neurology. *Neurology*, **90** (3) : 373-374 (2018).

22) Preische O, Schultz SA, Apel A, et al.; Dominantly Inherited Alzheimer Network : Serum neurofilament dynamics predicts neurodegeneration and clinical progression in presymptomatic Alzheimer's disease. *Nat Med*, **25** (2) : 277-283 (2019).

23) 齊藤祐子，村山繁雄：病理学的観点からの軽度認知機能障害. *Modern Physician*, **26** : 1889-1892 （2006）.

24) 田北昌史：軽度認知障害；外来診療のこつ. *Modern Physician*, **26** : 1823-1827 （2006）.

25) World Health Organization : International statistical classification of diseases and related health problem. 10th Revision (ICD-10), Chapter V ; Categories F00-F99-Mental, behavioural, and developmental disoreders, clinical descrition and diagnostic guidelines. World Health Organization, Geneva (1992).

26) Zaudig M, Mittelhammer J, Hiller W, et al.: SIDAM-A structured interview for the diagnosis of dementia of the Alzheimer type, multi-infarct dementia and dementia of other etiology according to ICD-10 and DSM-Ⅲ-R. *Psychol Med*, **21** (1) : 252-236 (1991).

2

アルツハイマー型認知症

1. 疾患概念の歴史

　アロイス・アルツハイマー（Alois Alzheimer, 1864～1915）は，1906年11月の南西ドイツ精神医学会（Tübingen）にて初老期に精神症状を含む認知症症状が発現した女性例を発表し，その翌年雑誌に同症例を報告した[1]．51歳時に夫に対する嫉妬妄想で発症し，急速に記憶障害が出現し，被害妄想による興奮，時空間の失見当識が著明であり，4年半の経過後，患者は無欲様で臥褥状態となって死亡した．剖検においては，肉眼的には均等な脳萎縮を認め，顕微鏡的には神経細胞の内部に異常な嗜銀性線維が際立って認められ，それが集まって太い束をなし，最終的には核と細胞は崩壊し線維のもつれた束だけが以前に神経細胞のあった場所を示しており，大脳表層の細胞はほとんど消失していた．また，粟粒様の病巣という表現で老人斑の存在も記載もされていた．のちにアルツハイマーの師であるエミール・クレペリン（Emil Kraepelin）によって，この疾患はアルツハイマー病（Alzheimer's disease；AD）と名づけられ，彼の『精神医学教科書第8版』に記載された．

　当初ADは老年期認知症とはまったく異なるものして扱われていたが，1980年代からは老年期認知症の脳内にADの神経病理学的変化が認められることが判明したことから，そのような老年期認知症はアルツハイマー型認知症と呼ばれるようになった．この際，狭義のADという名は初老期発症（いわゆる若年性）のアルツハイマー型認知症に限られて用いられていた．さらにその後，狭義のADとこのアルツハイマー型認知症をまとめて広義のアルツハイマー型認知症あるいは広義のADと呼ばれるようになった．これは，発症が初老期でも老年期でも基本的な神経病理学的変化は同じであると考えられたからである．しかし，遺伝学的および脳機能画像的な研究が進むにつれて若年発症と老年期発症のADでは，病態や表現型に違いがあることがわかり，区別して考える有用性も示唆されている[18]．また，アミロイドPETという生きたまま脳内のアミロイドを視覚化する技術が開発されてからは[16]，臨床的には認知症および軽度認知障害と定義することはできないものの脳内にアルツハイ

マー型病変（アミロイドの蓄積）がすでに存在する状態が約20年程度あることが示唆され，このような状態はプレクリニカル AD と呼ばれるようになった[13]．よって，現状では「アルツハイマー病（AD）」という呼称はアルツハイマー型病変の存在という生物学的病態の証拠に依拠したものであり，「アルツハイマー型認知症」はあくまで臨床的に認知症と判断されたうえで脳内病態がアルツハイマー型病変に基づくものであると理解することができる．なお，"dementia" の訳語として使用されていた「痴呆」という言葉は，差別的であるという理由から2004年より「認知症」という言葉に置き換えられている[7]．

2．疫学（リスク因子）

　日本全国の認知症患者数の推計では，調査が行われた2012年では462万人と推定されており，その後は2020年時点では約600万人，2025年時点では約700万人と推定されている[11,20]．加齢は認知症の最も重要なリスク因子であり，認知症の有病率は70歳代前半で3〜4％，70歳代後半で約10％，80歳代になると約20％以上の人が認知症であることが知られている．Livingston ら[24]の報告によると，認知症のリスク因子は，生来のもの（遺伝），および若年期，中年期，晩年期に分類されている．遺伝の認知症発症全体への寄与率は7％と推計され，また若年期のリスク因子は低教育であり寄与率は7％と推計されている．さらに中年期のリスク因子としては，難聴（寄与率8％，以下，同じ），頭部外傷（3％），高血圧（2％），過飲酒（1％），肥満（1％）が知られており，晩年期のリスク因子としては，喫煙（5％），うつ病（4％），社会的孤立（4％），運動不足（2％），大気汚染（2％），糖尿病（1％）が挙げられている．遺伝などのように本人の努力では回避できないリスク因子もあるが，潜在的に予防可能なものも多く，推計からは計40％のリスク因子は回避可能であり，その範囲では認知症の予防は可能と考えられている．なお，これらの知見は認知症全体をとらえたものであるが，認知症の約6割以上はアルツハイマー型認知症であることから，AD のリスク因子の傾向は基本的にはこのとおりであろうと推認される．

3．遺　　伝

　AD のリスク因子として前述のように遺伝は重要なものであるが，これにはさまざまなタイプがある．まず常染色体優性遺伝によるものとしてアミロイド前駆体蛋白（amyloid precursor protein ; APP）をコードする *APP*，および APP の γ 切断にかかわる γ-セクレターゼの構成成分であるプレセニリン（presenilin）をコードする *PSEN1* および *PSEN2* という遺伝子が知られている[6,33,35]．これらの遺伝子の病的変異は家族性アルツハイマー病（familial Alzheimer's disease ; FAD）を起こすことが知られているが，*APP* の病的変異は後述のアミロイドの β 切断または γ 切断をさせやすくするものが多い．また，PSEN1 および PSEN2 は他の蛋白群と複合体を形成して全体として APP に対して蛋白切断酵素 γ-セクレターゼとし

表1　日本人の APOE 遺伝子アレル頻度とアルツハイマー
病（AD）発症リスク（ε3/3 を基準として）

APOE 遺伝子アレル	ε2/3	ε3/3	ε2/4	ε3/4	ε4/4
頻度（%）	12.0	71.0	1.0	15.0	1.0
AD 発症リスク（オッズ比）	0.6	1.0		3.2	11.6

て機能し，FAD に認められる変異型プレセニリン（*PSEN1* の変異パターンは300以上が報告されている）は，この γ-セクレターゼ活性に影響を与えて $A\beta_{42}$ を増加させて $A\beta$ の凝集過程を促進させるものと推定されている．次に強力なリスク遺伝子としてアポリポ蛋白E（apolipoprotein E）をコードする *APOE* が知られている[8]．アポリポ蛋白Eは，脂質の代謝に関与する蛋白質であり，アポリポ蛋白質と呼ばれる脂質結合蛋白質のファミリーに属している．APOE 遺伝子には主に3つの対立遺伝子（ε2，ε3，ε4）があり，3種類の対立遺伝子産物は112番目と158番目のアミノ酸が1つまたは2つ違うだけであり（APOE-ε2〈Cys112, Cys158〉，APOE-ε3〈Cys112, Arg158〉，そして APOE-ε4〈Arg112, Arg158〉），この違いにより蛋白の構造や機能も変化することが知られている．日本人一般人口における APOE 遺伝子アレルの頻度は表1のとおりだが[39]，このなかで ε4 が AD の強力なリスクであることが知られており，オッズ比として ε4/4 の保有者は ε3/3 の保有者の11.6倍の発症リスクを有している．

　さらに，*APOE* よりは影響力が低いものの発症に影響を与える遺伝子多型に関してはゲノムワイド関連解析（Genome-Wide Association Study；GWAS）によって検討され，*BIN1*，*CLU*，*ABCA7*，*CR1*，*PICALM*，*TREM2*，*SORL1* などが挙げられている[48]．これらの遺伝子は免疫，炎症，細胞内小胞輸送などに関与するものであり，AD の病態には多くの細胞内パスウェイが関与していることが示唆される．ところで，これらの遺伝子多型は *APP* や *PSEN1/2* のように1つの遺伝子のみで AD を発症させる力はないが，複数の遺伝子が組み合わさることで発症を推進するものと理解されている．そこで，このように発症リスクを高めるすべての遺伝子多型をスコア化して疾患の発症や進展を予測するポリジェニックスコア（polygenic risk scores）という技法も開発・応用されつつある[9]．

4．神経病理

　AD の神経病理学的特徴は，神経原線維変化（neurofibrillary tangles；NFT）と老人斑（senile plaques；SP），そして大量の神経細胞脱落である．

　NFT と SP の主要構成成分は，それぞれ異常リン酸化タウ蛋白とアミロイド β（amyloid β；$A\beta$）蛋白である．NFT は主に神経細胞の中に蓄積する異常構造物であり，光学顕微鏡では flame-shaped tangle が多く観察される．そして，これは一般に Bielschowsky 染色や Bodian

染色に代表される銀染色によって染め出される．NFT を抱える神経細胞は死んでも NFT は残存し，これは extracellular tangle または ghost tangle とよばれる．超微形態では直径約 10 nM のフィラメント構造をとり，約 80 nM を周期に緩やかで規則的な凹凸があり，これはあたかも 2 本のフィラメントが互いにねじれてできたように見え，それゆえ paired helical filaments（PHF）と呼称されている．NFT の出現は，他の SP や神経細胞脱落の所見よりも空間的時間的に規則性があり，病気の進行に伴って側頭葉内側面の海馬傍回の内嗅皮質が側頭葉新皮質に移行する部分（transentorhinal cortex）から，内嗅皮質，海馬の CA1 から CA4，そして大脳皮質（Ⅱ〜Ⅲ層，Ⅴ層）へと順次出現してくる[3]．SP は細胞外腔に沈着する斑であり，抗 Aβ 抗体によって染色されるびまん性老人斑，腫大神経突起が現れ始め銀染色で染色される原始老人斑，そして多量の腫大神経突起が冠状に現れ中心にアミロイド線維が大きな塊を形成している典型的老人斑などに分類されている．電子顕微鏡下では，SP は束状あるいは塊状の形で直径 9 nm のアミロイド線維が観察され，このまわりには軸索終末由来と考えられる腫大変性神経突起と変性ミトコンドリア，dense body や lamellated body などの膜の変性産物などが認められる．SP の出現は，まず前頭葉・側頭葉底面の新皮質領域に現れることが多い．なお，遺伝のところで述べたアポリポ蛋白 E に対する抗体はこの SP を染めるので，アポリポ蛋白 E は SP に局在・蓄積していることが示唆されている[30]．

　神経細胞脱落に関しては，最も早期に脱落を起こすのは海馬傍回の内嗅皮質であり，とくに第Ⅱ層が顕著である．さらに，大脳皮質全般においても第Ⅱ〜Ⅲ層の神経細胞脱落が認められる．皮質下ではマイネルト基底核の神経細胞脱落が特徴的であるが，これはアセチルコリン作動性神経系の障害と関連しており，この疾患における記憶障害の大きな原因となっていると考えられている[47]．

5．病態の理解

1）アミロイド・プレセニリン

　前述のように，SP の主要構成成分は Aβ 蛋白であるが，これは 1 回膜貫通蛋白である APP から切断されて生成される（図 1）．APP は alternative splicing というメカニズムにより主に 3 種類のアイソフォーム（APP695，APP750，APP770）が存在し，それぞれの発現パターンは組織によって異なるが，脳で最もよく発現しているのは APP695 である．APP の多くは α-セクレターゼで切断されて分泌型 APP として細胞外に存在するのに対して，Aβ は β-セクレターゼおよび γ-セクレターゼによって切断されることによって産生される．γ-セクレターゼは，最近の研究によりプレセニリンとそれに結合する諸因子（Nicastrin，Aph-1，Pen-2）との複合体がその役割を担っている[40]．Aβ にも基本的に 2 種類あり（厳密にはもっと多数の断片が報告されている），42 個のアミノ酸から構成される $A\beta_{42}$ と 40 個のアミノ酸から構成される $A\beta_{40}$ である．$A\beta_{42}$ は線維形成においてシードとなることができ，

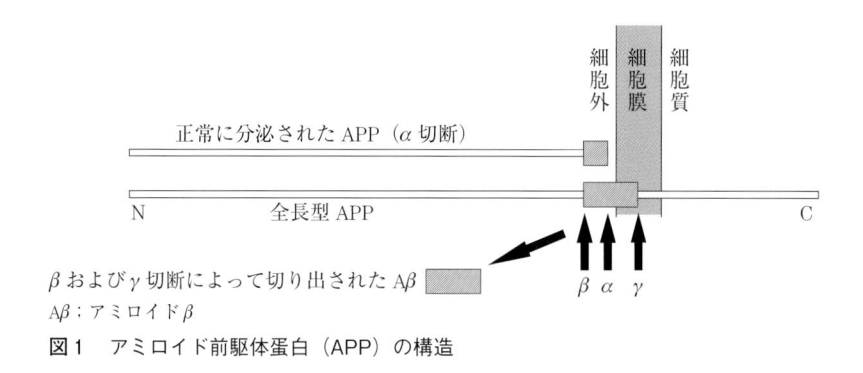

図1　アミロイド前駆体蛋白（APP）の構造

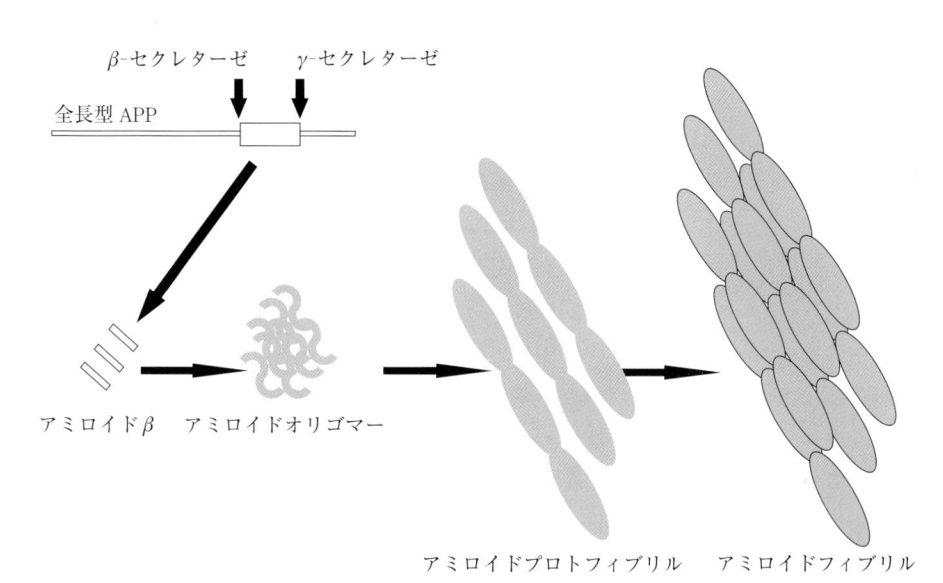

図2　アミロイドβ（Aβ）の産生と重合の過程

神経毒性の点においても $A\beta_{40}$ よりはるかに重要であると考えられている [15]．前述のように，*APP* 遺伝子変異により FAD を発症するが，変異によって Aβ 全体または $A\beta_{42}$ の産生が増加する，あるいは Aβ のコンフォーメーションが線維を形成するために重要な β シート構造をとるのに有利なアミノ酸置換が起こることが知られている．そして，Aβ はこのように2種のセクレターゼで切り出されたあとにコンフォーメーションが変化して凝集体を形成するが，病態の進行とともにオリゴマー（可溶性の重合体），プロトフィブリル（蓄積前の線維体），フィブリル（重合蓄積した線維体）と変化することが知られている（図2）．

2）タウ

　NFT の構成成分は，異常なリン酸化を受けたタウ蛋白である．タウ蛋白は分子量45〜

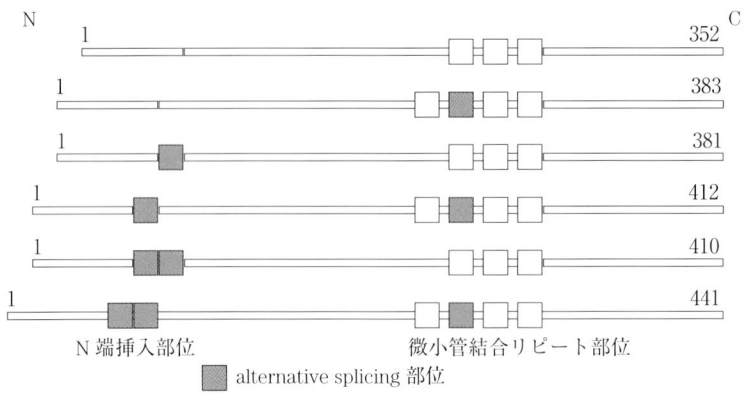

N端挿入部位 微小管結合リピート部位

alternative splicing 部位

図3 タウ蛋白の6つのアイソフォーム

60kDa の微小管付随蛋白質のひとつであり，チュブリンが重合して微小管を構成する際の促進因子として機能するものである．この蛋白は，神経細胞に特異的に発現して神経軸索に主に局在するが，最近ではとくに病的な状態においてグリア細胞での発現が知られるようになった．タウ蛋白には6つのアイソフォームがあり，これらは単一の遺伝子から alternative splicing というメカニズムによって作り分けられている（図3）．リピートする微小管結合部位が3つあるものと4つあるものを総称してそれぞれ3リピートタウ，4リピートタウと呼ぶが，胎生期には3リピートタウのみが発現していることが知られている．AD 脳内のタウ蛋白は高度のリン酸化を受けていることが報告されているが，このタウ蛋白には多くのリン酸化を受ける部位が存在しており，リン酸化を受けることによってプロテアーゼに対する耐性が増強すると同時に微小管結合能および微小管重合能が消失することが知られている．正常脳のタウ蛋白1分子は平均して約2〜3個のリン酸基が含まれているのだが，AD 脳のタウ蛋白中には約5〜9個のリン酸基が含まれていることが報告されており[23]，さらにその部位が約20あり，このリン酸化部位の約半数が -Ser/Thr-Pro- というアミノ酸配列をもつことが特徴的である[27]．このタウ蛋白の Ser/Thr 部位をリン酸化する酵素として，サイクリン依存性キナーゼ（cdk），グリコーゲンシンターゼキナーゼ3（GSK-3）そして MAP キナーゼ（MAPK）などが知られている[41]．また，タウ蛋白を脱リン酸化するプロテインホスファターゼの存在も知られていて，これらのキナーゼとホスファターゼとのバランスによって細胞内のタウ蛋白のリン酸化レベルが調節されている．FAD に *APP* および *PSEN1/2* の点突然変異が存在する家系があることを前述したが，家族性前頭側頭型認知症の家系にこのタウ遺伝子に点突然変異があるものが見つかっており，frontotemporal dementia and parkinsonism linked to chromosome 17（FTDP-17）と呼ばれている[12]．また，それ以外にも，ピック病，進行性核上性麻痺，大脳皮質基底核変性症といった孤発性神経変性疾患においてもタウ蛋白の神経細胞内蓄積が認められることから，近年これらを総称してタウオパチー（tauopathy）と呼ばれるようになっている．

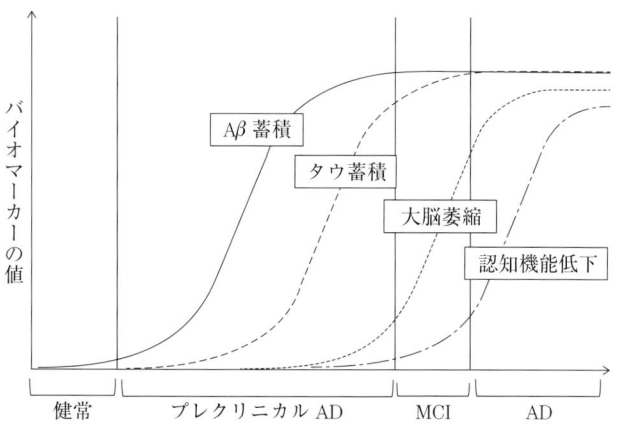

Aβ：アミロイドβ，MCI：軽度認知障害

（Jack CR Jr, Knopman DS, Jagust WJ, et al.: Hypothetical model of dynamic
biomarkers of the Alzheimer's pathological cascade. *Lancet Neurol*, 9（1）:
119-128, 2010 より改変引用）

**図4　バイオマーカーからみたアルツハイマー病（AD）の病態進
行過程**

3）アミロイドとタウを結ぶもの（いくつかの重要な病態仮説）

　今までの研究により，脳内に Aβ が蓄積し始めるのは AD の発症より 20〜25 年前から，タウが蓄積し始めるのは 15〜20 年前からであることがわかっており，AD の病態はきわめて長い経過を経て発症するものと理解されている（図4）[13]．時間的にはアミロイドの蓄積が起こってからタウが蓄積するのだが，これが病態の表現型の単なる時系列ではなく，因果関係を有すると考えると，Aβ の産生・蓄積が引き金となってリン酸化タウの蓄積が誘導され神経機能障害を生じるという仮説が考えられる．これを「アミロイドカスケード仮説」といい，幅広く信じられている．この仮説を支持する動物実験としては，トランスジェニックマウスおよびノックアウトマウスを使ったものが挙げられる．APP トランスジェニックマウスは脳内には Aβ が蓄積し水迷路試験を行うと認知機能の低下を示すが，これにタウ遺伝子をノックアウトしたマウスを掛け合わせると認知機能の低下は改善することが報告されている[32]．また，FTDP-17 変異タウ（P301L）を過剰発現させるトランスジェニックマウス脳内には NFT が観察されるが，このマウス脳内に Aβ フィブリルを接種すると NFT は増加することも報告されている[10]．以上は基礎研究の結果であるが，*PSEN1* 変異による FAD に関する臨床研究から，興味深い知見が得られている．南米コロンビア・アンティオキア地方には *PSEN1* 変異を有する家系が集積するが，この変異を有すると 50 歳代までに認知症を発症する．しかし，変異を有するにもかかわらず発症しない症例が発見され，関連遺伝子の詳細な検討から，この症例は *APOE* に変異（R154S）があることがわかった（Christchurch 変異）[2]．この症例では脳内に Aβ の蓄積は認められるものの，タウの蓄積は限定的であり，また 70 歳代になっても認知機能の低下が認められない．*APOE* のこの変異部位は heparan sulfate proteoglycan との結合部位であり，変異によってその結合性が低下することから，heparan sulfate proteoglycan と親和性のあるタウの脳内伝播を抑制している可能性があると推察された．しかし，Aβ，タウ，APOE の 3 つがどのような相互関係で AD の病態を形成していくのかに関して詳細な過程は不明である．

　タウ蛋白はもともと細胞内で重合・蓄積するだけのものと考えられてきたが，重合してオリゴマーとなったタウは別の神経細胞に移動し，移動先の細胞内でシードとなって重合を誘導するするのではないかと考えられるようになった．これを「伝播（propagation）仮説」という [17]．この根拠としては，まず NFT の出現する場所は最初期には青斑核などの脳幹に認められるが，その後 transentorhinal cortex から，内嗅皮質，海馬，そして大脳皮質へと順次出現する流れは，あたかも NFT が連続的に伝播しているように見えるということがある．そして，タウの蓄積するタウオパチー性疾患ごとに蓄積するタウのアイソフォーム（4 リピートタウ，3 リピーとタウ，またはその混合），電子顕微鏡で観察されるタウの超微形態に統一性があり，離れた神経細胞でも同じ性質のタウが見いだされているということも根拠になっている．近年開発されたクライオ電顕を用いた観察では，タウの超微形態はタウオパチー性疾患ごとに異なっており，少なくとも 8 種類のタウの超微形態が存在することが報告されている [36]．どのように伝播しているかというメカニズムの詳細は不明であるが，「タウオリゴマーが 2 つの神経細胞間のナノチューブというトンネルを通して移動する」「エクソソームあるいは小胞に包まれて細胞外に放出される」「タウオリゴマーがそのまま細胞外に放出されてもう一方の神経細胞の受容体に結合して細胞内に取り込まれる」などの経路が考えられている [41]．なお，「伝播仮説」はクロイツフェルト・ヤコブ病の研究から得られたプリオンの性質に由来しており，同疾患の原因蛋白であるプリオン蛋白はコンフォーメーション（立体構造）を変化させて伝播することが知られている．そして，α-シヌクレインや TAR DNA-binding protein of 43kDa（TDP-43）が原因となる神経変性疾患でも，同様のメカニズムによって病態が進行するものと考えられている．

6. 臨床症状

1）臨床経過

　AD の病態経過は，軽度（前期）・中等度（中期）・高度（後期）とほぼ 3 段階に分けることができる．この疾患の診断がなされる前段階の状態について，軽度認知障害（mild cognitive impairment；MCI）およびプレクリニカル AD という概念も用いられるようになったが，これらに関しては後述する．

　軽度では，近時記憶の障害が目立ってくる時期で，時間的な見当識障害や自発性の低下などを伴う．新しく体験したことや情報を記憶しておくことがむずかしくなる．病気と老化による生理的健忘との違いは，昨日や今日の当然覚えているはずと思われるような出来事を覚えているかどうか，約束した事柄を覚えているかどうかによって，おおむねつけられる．知

人などの名前がすぐに想起できないだけであれば，おそらく生理的健忘の範疇である．この時期では，主に時間的な見当識障害のみが認められる．

　中等度では，近時記憶にとどまらず，自己および社会における古い情報に関する記憶（遠隔記憶）が障害される．また，時間のみならず場所に関する見当識障害も現れ，外出して家に帰って来ることができなくなったり，自宅にいても他人の家にいると思い込んだりする．さらに，判断力も低下し，日常の生活でも買い物・料理など判断を要する事柄からむずかしくなってくる．そして，着衣・摂食・排便など，きわめて基本的な事柄でも介護が必要になってくることがある．行動面では，多動および徘徊がみられたり，常同行為があったりする．そして，失語・失行・失認などの神経心理学的症状なども認められる．認知症の行動・心理症状（behavioral and psychological symptoms of dementia ; BPSD）が認められるのも主にこの時期である．

　高度に至ると，記憶障害はさらに著しくなり，自分の配偶者・両親・兄弟の名前も忘れたりする．さらに人物に関する見当識障害も現れ，目の前の家族に対して「だれですか？」と尋ねたりもする．また，着衣・摂食・排便など，きわめて基本的な事柄にも常時介護が必要となる．行動面では，多動・徘徊および常同行為も認められるが，障害が高度になるにつれて活動性も減少してそのような行為は減ってくる．しかし，同時に疎通性も減少してきて，意味不明の発語や仕草を行ったりするのみとなる．そして，最終的には寝たきりとなり，嚥下障害なども起こりやすくなり，誤嚥性肺炎なども生じる．

　以上は経過を3段階に分けたものであるが，より詳細に7段階に分けた Functional Assesment Staging（FAST）と呼ばれる段階表もよく用いられている[34]（表2）．また，前述したように，科学技術の進歩から，認知症にいまだ至らない前駆期段階に関してのアプローチが近年盛んに行われるようになった．まず，MCI という概念がよく用いられるが，これは自覚的な記憶障害の訴えがあり，客観的に記憶検査において記憶力の低下が認められるが，車の運転や家計の扱いなど日常生活は普通に行う能力を有する状態である．つまり，認知症もMCI も認知機能に客観的な低下が認められるが，認知症には日常生活に支障が生じており，MCI には支障が生じていないことがその違いとなっている．MCI と診断された人の予後としては，1年後には約1割が，そして最終的には約半数が認知症に移行するが，必ずしもすべての者が認知症に進行するわけではない．もう1つの概念としてプレクリニカル AD という概念が知られている．これは，MCI に至らない，つまり客観的な記憶障害がないがアミロイド PET によりアミロイド陽性と判断される状態のことである（図4）[13]．2023年時点で開発中および承認されたばかりの AD に対する薬剤は，認知症（軽度），MCI およびプレクリニカル AD をターゲットにしたものが多い．

2）記憶障害

　前述のように，記憶障害はアルツハイマー型認知症における主症状である．記憶は情報の保持期間の長さから，即時記憶，近時記憶，遠隔記憶などに分類される．アルツハイマー型

表2　Functional Assessment Staging（FAST）

FAST Stage	臨床病期	特徴
1	正常	自覚的・他覚的に機能低下なし
2	正常老化	物を置き忘れる．仕事をしにくくなったことを自覚する．喚語困難
3	潜在期	熟練を要する仕事の場面で，仕事をしにくくなったことが指摘される．知らないところに行くことが困難になる
4	軽度の AD	複雑な仕事の遂行が困難．たとえば，来客の食事を考えたり，家計を管理したり，買い物に行くことなどが困難となる
5	中等度の AD	介助なしで適切に衣服を選んで着ることが困難となり，入浴させるのにもなだめすかすことが必要となる
6	やや高度の AD	(a) 着衣困難，(b) 入浴介助が常時必要であり，(c) 一人で排泄困難であり水を流せず，(d) 尿失禁，(e) 便失禁を認める
7	高度の AD	(a) 発語は数語のみであり，(b) 知的会話はまったく認められず，(c) 歩行能力も喪失し，(d) 着座困難であり，(e) 笑うこともなく，(f) 昏迷・昏睡も認められる

AD：アルツハイマー型認知症

認知症においてまず障害されるのは近時記憶であり，数分〜数十分前の事柄を忘れてしまうが，即時記憶は保たれているためその場での会話には問題なく，また過去の情報についても問題なく想起することができる．次に即時記憶も障害されて，会話の内容が正確に保持できなくなって混乱してくる．最終的には，遠隔記憶も障害されて自己および社会における古い情報も混乱してしまう．これらの記憶障害に関しては，近時記憶の場合は物品や単語を一度覚えてもらったあとに別の試験をしてから再生させる遅延再生試験，即時記憶の場合には数字列の復唱・逆唱によって簡易的に評価することができる．

3）認知症の行動・心理症状（BPSD）

　BPSD（behavioral and psychological symptoms of dementia）は，認知症に伴う行動と心理の異常徴候である[19]．これには，悲哀感やうつなどの気分障害，物盗られ妄想や不義妄想，人物誤認妄想といった思考の障害，暴言や暴力といった攻撃性，徘徊などの行動障害などが含まれている．頻度は調査によってかなりばらつきがあるが，たとえば Burns ら[5]の報告によれば，16％に妄想があり，そのなかでは物盗られ妄想が最も多い症状であり，63％に抑うつ症状が認められ，20％に攻撃性があり，19％に徘徊が認められたという．これらの症状の起こる原因については，たとえば脳局所血流との関係では，アルツハイマー型認知症の妄想

症状と側頭葉および前頭葉における血流低下が示唆される場合が多いことや，抑うつ症状と左側頭葉，左頭頂葉および左帯状回前部など左半球の機能低下が示唆される場合が多いことなどが示唆されている[22,38]．また，神経伝達物質との関係においては，AD 脳内のセロトニン受容体の結合能が有意に減少していることや，前海馬台でのセロトニン濃度が有意に低いことなどが，不安・抑うつ・情緒不安定性（易怒性，攻撃性）と関連があるのではないかと推定されている[49]．臨床的には，これらの症状はできる限り少量の向精神薬によってコントロールする工夫が求められている[21]．

7．診　　断

　アルツハイマー型認知症の診断は，一般的には除外診断なので，認知機能検査・脳画像検査・血液生化学検査によって，認知機能の低下の確認と認知機能低下をもたらす脳血管性障害および全身性疾患の除外を行うことになる．しかし，近年の診断技術の進歩により，機能画像および生化学バイオマーカーによる積極的な診断も可能となりつつある．

　認知機能検査としては，スクリーニングに適するものとして Mini-Mental State Examination（MMSE）および改訂長谷川式簡易知能評価スケール（HDS-R），重症度の評価に適したものとして N 式精神機能検査（Nishimura Dementia Scale）およびウェクスラー成人知能検査（Wechsler Adult Intelligence Scale-Fourth Edition；WAIS-Ⅳ），臨床経過をフォローするための経時的な指標として優れた Alzheimer's Disease Assessment Scale（ADAS）などがよく知られている．

　脳画像検査としては，頭部 CT（computed tomography：コンピュータ断層撮影法），頭部 MRI（magnetic resonance imaging：核磁気共鳴画像），脳血流 SPECT（single photon emission tomography：単一光子放射コンピュータ断層撮影法），FDG-PET（FluoroDeoxyGlucose-positron emission tomography：ポジトロン放出コンピュータ断層撮影法），アミロイド PET，タウ PET などが用いられる．診断にとくに汎用される頭部 MRI 画像の所見としては，まず海馬領域の萎縮がとらえられ，これは水平断では側脳室下角の拡大として描出される．さらに，扁桃体の萎縮も認められる．脳室の拡大，大脳のびまん性萎縮，シルビウス裂の拡大も病期の進行とともに認められる．AD に特徴的な海馬傍回の萎縮の程度を MRI 画像から統計的に評価する方法としてブイエスラド®（Voxel-based Specific Regional analysis system for Alzheimer's Disease；VSRAD，松田博史監修，エーザイおよび大日本印刷共同開発）がよく用いられるが，これは海馬傍回の萎縮の程度をあらかじめ用意しておいた脳の画像データにより照合・解析したものである．加えて，脳全体のなかで萎縮している領域の割合，海馬傍回のなかで萎縮している領域の割合，海馬傍回の萎縮と脳全体の萎縮との比較などが示される．次に，脳血流 SPECT においては海馬領域（側頭葉内側領域）の血流低下が特徴的であるが，より早期の変化として後部帯状回および楔前部の血流低下が知られている．これらの変化は画像よりも視覚的に確認できるが，統計的に評価する方法として脳血流

SPECT 統計解析ソフトウェア（e-ZIS®，富士フイルム RI ファーマ）がよく用いられる．このソフトウェアにより，AD に特徴的な後部帯状回および楔前部の血流低下が統計的に示されるとともに，レビー小体型認知症に特徴的な後頭葉内側および外側の血流低下も数字的に示され，両者の鑑別にも有用であるといえる．さらに，AD を積極的に画像診断する方法としてアミロイド PET がある．Aβ などが重合した蛋白は β シート構造を有することが知られているが，この構造に結合親和性のある thioflavin-T の誘導体から［11C］PiB（Pittsburgh Compound-B）というプローブが作成された．このプローブを用いて PET 検査を行うと，生体内の老人斑（アミロイド）が描出されることが報告された[16]．そもそも剖検脳でなければ評価できない老人斑を生前に評価できるということは画期的なものであった．［11C］PiB の欠点は，放射線同位元素として 11C を使用しているため半減期が約 20 分と短く，サイクロトロンを用いて自施設での合成が必要となることであり，この点を克服するための半減期の長い 18F を用いたプローブも開発されており，この場合は配送可能となっている．［18F］flute-metamol は，PiB の誘導体に当たるものであり，そのほかに［18F］florbetaben，［18F］florbetapir などが知られている．アミロイド PET の使用に関しては，剖検脳との対比で確実に検証されているのは，アミロイド蓄積の陽性/陰性の判定と病理組織における CERAD（Consortium to Establish a Registry for Alzheimer's Disease）分類が対応するという点のみであったため，通常は診療への適用では陽性か陰性かという定性判定のみ行われている[31]．しかし，アミロイド PET の結果を標準化，定量化するために centiloid スケールというものも開発されている．タウ PET は脳内のタウ蓄積を描出する技術であるが，AD はもちろんのこと，さまざまなタウオパチー性疾患の診断にも応用することができる．

血液生化学検査および脳脊髄液（cerebrospinal fluid；CSF）検査は，主には他の全身性疾患を除外するために行われる．血液検査としては，甲状腺機能，神経梅毒，ビタミン B 群欠乏症および葉酸欠乏症に関しては注意すべきといえる．CSF 検査においては，脳脊髄膜炎などの炎症性疾患などの除外が基本となる．

そして近年，CSF から認知症疾患を積極的に診断する技術が進んでいる．AD 患者の CSF においてはアミロイド β（Aβ）のうちアミノ酸 42 個からなる $A\beta_{42}$ が減少しており，総タウ蛋白およびリン酸化タウ蛋白が増加している[28,45,46]．CSF 中のタウ蛋白の増加する疾患は，大脳皮質基底核変性症，前頭側頭型認知症，クロイツフェルト・ヤコブ病，正常圧水頭症などがあるが，$A\beta_{42}$ の減少およびリン酸化タウの増加に関しては AD に特異性が高いものと理解されている．リン酸化タウに関してはタウの多くの部位がリン酸化されることが知られているのだが，長い間 Thr181 部位のリン酸化タウが測定されてきたが，近年 Thr217 部位のリン酸化タウのほうが AD の病理学的診断とより正確に一致するという報告がなされている[43]．そして，血液中の $A\beta_{42}$ の測定もマススペクトロスコピーの技術を用いて可能となっており，これは CSF の $A\beta_{42}$ と同様に AD において減少するのだが，この方法は医療機器承認を受けている[29]．さらに，血液中のリン酸化タウを測定する方法もデジタル ELISA の技術を用いて可能となっており，これは CSF のリン酸化タウと同様に AD において増加する[42]．

表3　ICD-11におけるアルツハイマー病（AD）による認知症の診断基準

【診断に必須の特徴】
- 認知症のすべての診断必須条件を満たす
- 定量的な臨床評価や標準的な神経心理・認知機能検査，脳画像検査，遺伝子検査，医学的検査，家族歴，臨床経過に基づいて，認知症の原因が潜在するアルツハイマー病によるとされる
- 病初期の臨床経過は，典型的には緩徐な発症，進行性の記憶障害と喚語困難，かつ軽度の日常機能障害を特徴とする．ADとして最もよくみられる病型は，内側側頭葉（記憶形成に関与する脳領域）の神経障害から始まる．ADの非典型的な病型は，しばしば最初に障害される脳領域に相当する神経認知症状を最初の症状とする，進行性の神経認知機能と日常機能障害としても特徴づけられる（たとえば，posterior cortical atrophyでは視覚情報処理の障害など）

表4　ICD-11における軽度認知障害の診断基準

【診断に必須の特徴】
- 1つ以上の認知領域（注意，遂行機能，言語，記憶，近く，運動機能，社会的認知など）において，年齢や神経認知機能の一般的な病前のレベルから予想される能力と比較して軽度の障害がみられる
- 障害は，その個人の以前の機能のレベルからの低下を表す
- 神経認知機能障害は，個人的，家庭における，社会における，教育における，および／または職業における機能や他の重要な機能領域に関連する活動を行う個人の能力に著しく干渉するほどに重要ではない
- 軽度認知機能障害の証拠は下記に基づく．
  ・その個人，情報提供者，また臨床的観察から得られた情報
  　かつ
  ・標準的な神経心理，認知機能検査，またはそれがない場合，他の定量的な臨床評価によって示される客観的な障害の証拠
- 神経認知機能障害は正常化例によって説明できない
- 神経認知機能障害は，潜在する神経系の後天的疾患，外傷，感染，または他の脳を障害する疾患プロセス，特定の物質や薬物の使用，栄養欠乏または毒素への曝露によって説明しうる，あるいは病因は不確定かもしれない
- 症状は，他の神経認知機能障害，物質中毒あるいは物質離脱，または他の精神疾患（注意欠陥多動症や他の神経発達症，統合失調症または他の一次性精神症，気分症，心的外傷後ストレス症，解離症など）によっては，よりよく説明できない

【補助的な臨床的特徴】
- 日常生活での基本的な動作（着衣や入浴）が保たれる一方で，複雑な動作における軽度の低下が，典型的には存在しうる（交通機関を用いること，食事の準備など）．その個人は日々の機能において，自立を維持するために，補完するような戦略を用いていることがある
- 行動・心理症状は一般的に軽度認知障害と関連している（抑うつ気分，睡眠障害，不安など）

軽度認知機能障害と正常加齢との境界は，標準的な評価方法において成績がその個人の年齢から予想されるところに一致しないこと，認知症との境界は，個人的，家庭における，社会における，教育における，および／または職業における機能や他の重要な機能領域における著しい障害を生じていることで区別される．

　診断基準としては，国際疾病分類の第11回改訂版（ICD-11）によるADの診断基準（表3），ICD-11における軽度認知障害（mild neurocognitive disorder）の診断基準（表4），およびDSM-5-TRによる診断基準などが知られている．どちらの診断基準も，緩徐発症・進行性・記憶障害およびその他の認知機能障害の発現・他の疾患の除外といった項目を基礎としている．さらに1984年より使用されてきたNational Institute of Neurological and Communicative Disorders and Stroke/Alzheimer's Disease and Related Disorders Association（NINCDS-

表5　NIA-AA におけるアルツハイマー病（AD）による認知症の診断基準

● ほぼ確実な（probable）AD による認知症
認知症の診断基準を満たし，かつ下記の特徴を有する．
A．症状は数か月から数年にかけて緩徐に進行する
B．報告または観察される明瞭な認知機能増悪の病歴がある
C．病歴や検査にて，次のいずれかの項目において，最初に出現し最も目立つ認知機能障害が明らかである
　　a．健忘症状
　　b．非健忘症状
　　　　言語障害
　　　　視空間認知障害
　　　　遂行機能障害
D．認知機能低下をきたしうる程度の脳血管障害，レビー小体型認知症，行動障害型前頭側頭型認知症，語義失語型の進行性失語や非流暢性進行性失語，認知機能に影響を及ぼす他の神経疾患や内科疾患の合併，薬物使用の証拠がある場合には，この診断は行わない

● 確実性の高いほぼ確実な（probable）AD による認知症
ほぼ確実な AD による認知症の診断基準を満たし，下記の場合診断の確実性は増す．
・認知機能低下が実証される：複数回の情報提供者からの情報や認知機能検査によって進行性の認知機能低下が示される
・*APP*，*PSEN1*，*PSEN2* のいずれかの変異の保因者，ただし *APOE ε4* 保因者は含まない

● 疑いのある（possible）AD による認知症
・非典型的な経過
・病因混合型：脳血管障害，レビー小体型認知症，神経疾患や内科疾患の合併あるいは薬物の使用

● AD 病理を伴うほぼ確実な（probabale）AD による認知症
・ほぼ確実な AD による認知症の診断基準を満たし，AD バイオマーカー*が陽性である
　*AD バイオマーカーとは次のものがある
　$A\beta$ マーカー：CSF の $A\beta_{42}$ 低値，アミロイド PET 陽性
　神経変性や神経障害マーカー：CSF 総タウ，CSF リン酸化タウ，FDG-PET における側頭頭頂葉の集積低下，MRI における側頭頭頂葉の萎縮

● AD 病理を伴う疑いのある（possible）AD による認知症
・非 AD による認知症の診断基準を満たし，AD バイオマーカーが陽性である

● 病理学的に証明された AD による認知症
・臨床的に AD による認知症の基準を満たし，神経病理学的検査で AD 病理が示される

● AD によらないと考えられる認知症
・AD による認知症の診断基準を満たさない
・AD による認知症の診断基準を満たすが，HIV 脳症やハンチントン病など他の診断根拠がある
・疑いのある AD による認知症の診断基準を満たすが，$A\beta$ と神経障害バイオマーカーのいずれも陰性である

ADRDA）による診断基準が 2011 年に改訂され，臨床症状とバイオマーカーを組み合わせた National Institute on Aging-Alzheimer's Association（NIA-AA）による AD 認知症の診断基準（表5）などが知られている[26]．こちらは，さらにバイオマーカーを中心に病態をとらえる Research Framework 基準が発表された[14]（表6，表7）．ここでは，脳内病変を反映するバイオマーカーとして，A（$A\beta$ 蓄積）/T（タウ蓄積）/N（神経変性）を設定し，認知機能低下などの症状の有無とは独立した観点から，AD を生物学的に診断することを行っている．バイオマーカーの組合せと想定される病態の相関から，A＋群は $A\beta$ 蓄積を認める AD 病態連

表6　NIA-AA Research Framework における AT(N) 分類

A：凝集性 Aβ またはそれに関連する病態
　　CSF Aβ$_{42}$ または CSF Aβ$_{42/40}$ 比率，アミロイド PET
T：凝集性タウ（NFT）またはそれに関連する病態
　　CSF リン酸化タウ，タウ PET
N：神経変性または神経障害
　　MRI 形態，FDG-PET，CSF 総タウ，FDG-PET，形態 MRI

表7　NIA-AA Research Framework におけるバイオマーカープロファイル分類

AT(N) プロファイル	バイオマーカー分類	
A−T−(N)−	正常	
A＋T−(N)−	アルツハイマー型病理変化	アルツハイマー病連続体
A＋T＋(N)−	アルツハイマー病	
A＋T＋(N)＋	アルツハイマー病	
A＋T−(N)＋	アルツハイマー病と SNAP との合併	
A−T＋(N)−	非アルツハイマー型病理変化	
A−T−(N)＋	非アルツハイマー型病理変化	
A−T＋(N)＋	非アルツハイマー型病理変化	

SNAP：suspected non-Alzheimer's pathologic change

統体として理解され，A−群は非アルツハイマー型の病態と推認される．AD 診断をより生物学的な観点から検討する試みである．

8．治　　療

　AD に対する薬物療法は対症療法薬と疾患修飾薬に分類されるが，まず対症療法薬に関しては表8のようにまとめられる．AD における記憶障害は，神経化学的にはマイネルト基底核から投射されるアセチルコリン作動系神経が早期に脱落することが原因と考えられている．このため，神経伝達のために重要なアセチルコリン量を増やすことは症状改善に関して直接的な効果があると考えられている．薬物治療としては，アセチルコリンの合成酵素を賦活することよりも，アセチルコリンの分解酵素（acetylcholinesterase；AChE）を抑制することのほうが容易なため，このタイプの薬剤開発が行われた．現在では，3種類の AChE 阻害薬が使用できるようになっている．ドネペジル塩酸塩は現行の3種の AChE 阻害薬のなかで最初に，そして日本において開発されたものである．この薬剤は高用量にすることにより，高度の AD 患者に対しても適応を有している．最近ドネペジル塩酸塩の貼付剤も上市され，1つの薬剤で経口剤と貼付剤の両方を選択できるようになっている．ガランタミン臭化水素

表 8 アルツハイマー型認知症に対する対症療法薬

	特徴	アルツハイマー病の病期		
		軽度	中等度	高度
ドネペジル塩酸塩（アリセプト®）	AChE 阻害薬（他の AChE 阻害薬と併用不可）	1 日 1 回経口，5 mg/ 日（3 mg より開始し，1〜2 週後に5 mg とする）		10 mg/ 日
（アリドネ®パッチ）		1 日 1 回貼付　27.5 mg/ 日		55 mg/ 日
ガランタミン臭化水素酸塩（レミニール®）	AChE 阻害薬（他の AChE 阻害薬と併用不可）	1 日 2 回経口，16〜24 mg/ 日（1 回 4 mg　1 日 2 回より開始し，4 週間後に 1 回 8 mg　1 日 2 回に漸増する）		
リバスチグミン（イクセロン®パッチ /リバスタッチ®パッチ）	AChE 阻害薬（他の AChE 阻害薬と併用不可）	1 日 1 回貼付　18 mg/ 日（4.5 mg より開始し，4 週間ごとに 4.5 mg ずつ漸増する，または9 mg より開始し，4 週間後に 18 mg まで増量する）		
メマンチン塩酸塩（メマリー®）	部分的 NMDA 受容体拮抗薬（上記と併用可能）		1 日 1 回経口，20 mg/ 日（5 mg より開始し，1 週間に5 mg ずつ漸増）	

酸塩は第 3 級アルカロイドであるが，薬理学的には AChE 阻害作用に加えて，ニコチン性アセチルコリン受容体に対するアロステリック増強作用を有する．つまり，ニコチン性アセチルコリン受容体のアセチルコリン結合部位とは異なる場所に結合し，受容体の機能としての陽イオン流入を増強させる．この薬剤は軽度および中等度の AD 患者を投与対象としている．リバスチグミンは海外では経口薬としても存在するが，本邦では 1 日 1 回の貼付剤としてのみ使用されている．薬理学的には，AChE 阻害作用に加えて，ブチリルコリンエステラーゼ（butyrylcholinesterase ; BChE）阻害作用を有することが特徴である．AD では神経細胞変性が進行するにつれて，AChE 活性も減衰するが，主にグリア細胞由来の BChE は比較的末期まで温存されており，疾患が進行しても薬剤が効果的に作用して，アセチルコリンの分解を全体的に抑制するのではないかと考えられている．この薬剤も軽度および中等度のAD 患者を投与対象としている．

　AD の現行の治療薬には，アセチルコリン仮説に基づかないものも 1 つ存在し，メマンチン塩酸塩はグルタミン酸による神経伝達を制御する作用機序を有している．グルタミン酸受容体のひとつである N-メチル-D-アスパラギン酸（N-methyl-D-aspartate ; NMDA）受容体は，大脳皮質や海馬に高密度に存在し，Ca^{2+} の流入を調節することで，記憶に関係する長期増強や発達可塑性において中心的な役割を担っている．AD においてはシナプス間隙のグルタミン酸濃度が病的に持続的に上昇しており，そのためシナプス間での情報伝達に障害が起きていると考えられている（グルタミン酸仮説）．メマンチン塩酸塩はこの NMDA 受容体を部分的に遮断して，細胞内への Ca^{2+} の過剰流入を防止して，シナプス間での情報伝達を改善させ，

また Ca^{2+} の過剰流入による神経細胞障害を抑制すると考えられている．この薬剤は投与対象が AD の中等度および高度に限られているが，軽度 AD に対しては，NMDA 受容体を遮断することのデメリットがメリットよりも大きい可能性があるためである．

AD に対するこれからの治療薬に関しては，アセチルコリンを増やす治療法は対症療法であり治療効果に限界があることから，AD の病態の根幹をターゲットとした疾患修飾薬の開発が行われてきた．Aβ はアミロイド前駆体蛋白（APP）という1回膜貫通型蛋白の2か所が切断されて産生されるが，Aβ の N 末端側の切断は β 切断，C 末端側の切断は γ 切断とされており，この切断にかかわる酵素はそれぞれ β-セクレターゼ，γ-セクレターゼと呼ばれている．γ-セクレターゼに対する阻害剤開発は，この酵素が APP を切断するのみではなく生体内で重要なシグナル伝達経路である Notch の切断にも関与しているため，BMS-299897 やセマガセスタット（Semagacestat〈LY-450139〉）という選択性の高い阻害剤が報告された．Semagacestat は血漿中の Aβ を低下させることが報告されたものの，第Ⅲ相試験の中間報告の時点で疾患の進行抑制を示すことができず，また皮膚がんの発症を誘発する可能性が示唆されたことから，2010 年に開発は中止された．γ-セクレターゼモデュレーターは Aβ のなかでも凝集性・毒性の強い $Aβ_{42}$ の産生比率を低下させるものであるが，スリンダク スルフィド（sulindac sulfide），イマチニブメシル酸塩（グリーベック®，Gleevec），および抗炎症薬として使用されてきたイブプロフェン（ibupurofen）やインドメタシン（indomethacin）などが知られている．このなかで抗炎症薬から開発されたフルリザン（flurizan）は第Ⅲ相試験まで行われたが良好な結果を得られず，2008 年に開発は中止された．β-セクレターゼに関しては，MK-8931，E2609，AZD3293（LY3314814）などの候補薬剤が CSF 中の Aβ 全体量を大幅に減少させることが確認されたものの，第Ⅲ相試験において認知機能の改善は認められず，開発は中止された．

このように Aβ の産生を阻害する方法とは別に，抗体によってこれを除去するといった戦略も検討された．Aβ は前述のように2種のセクレターゼで切り出されたのち，凝集体を形成し，病態の進行とともにオリゴマー（可溶性の重合体），プロトフィブリル（蓄積前の線維体），フィブリル（重合蓄積した線維体）と変化することが知られている．まず，Aβ ペプチドをワクチンとして投与し体内に抗体を産生させる能動免疫の方法が試みられたが，2001 年9月から施行された第Ⅱ相臨床試験において患者群数人に脳脊髄膜炎が現れたため，2002 年に臨床試験は中止された．次に，抗アミロイド抗体を投与する受動免疫の方法が試みられた．バピネウツマブ（Bapineuzumab）は Aβ の N 末端部位（1-5 アミノ酸）を認識し，ポネツマブ（Ponezumab）は Aβ の C 末端部位（33-40 アミノ酸）を認識し，ソラネツマブ（Solanezumab）は Aβ の中央部位（13-28 アミノ酸）を認識する抗体であるが，これらは蛋白単体に対して作製された抗体であり，前述の凝集体もすべて含めて認識するので抗体の選択特異性は低かった．これらは第Ⅲ相試験まで進められたものの，その有効性を証明できずに中止されることになった．

アデュカヌマブ（Aducanumab〈BIIB037〉）は，認知機能が正常な健康で高齢のドナーか

ら得られたヒト抗体に由来するものであり，ドナーの免疫システムが AD に効果的に抵抗しているという仮説のもとで得られたものである．実際，この抗体は凝集した Aβ に選択的に結合する高親和性のヒト IgG1 モノクローナル抗体である．2015 年に第Ⅲ相臨床試験が開始され，2 つの有効性試験が開始されたが，この 2 つの試験が主要評価項目を達成できないと予測した中間解析を受けて，2019 年 3 月に中止された．しかし，驚くべきことに，事後的な解析からこの中間解析は誤りであり，2 つの試験のうち 1 つは主要評価項目を達成していたことが同年 10 月に発表された．とくに，抗体を高用量投与した群では主要評価項目である Clinical Dementia Rating-Sum of Boxes（CDR-SB）の低下が大幅に減少しており，また抗体の用量依存的に脳内の Aβ を減少させ，CSF 中のリン酸化タウも減少させていた[4]．そこで，本剤は 2020 年に米国食品医薬品局（FDA）およびわが国の医薬品医療機器総合機構（PMDA）に申請され，米国では 2021 年 6 月に迅速承認され，同年 12 月にわが国では保留（非承認）という判断になった．

　レカネマブ（Lecanemab〈BAN2401〉）の開発は，*APP* の遺伝子変異 Arctic mutation（E693G）の発見に由来する．この変異により産生される Aβ は，凝集の過程でプロトフィブリルが優位となり，フィブリルはあまり形成されないため脳内に老人斑があまり観察されない．このプロトフィブリルと特異的に結合するマウスモノクローナル抗体 mAb158 をヒト化した IgG1 モノクローナル抗体が Lecanemab である[25]．第Ⅲ相臨床試験において，Lecanemab は 18 か月時点でプラセボと比較して主要評価項目である CDR-SB の低下を 27% 遅らせ，ADAS-Cog14 などの主要な副次評価項目はすべて同様の変化を示した．そして，治療群の 2/3 が 18 か月時点でアミロイド PET 陰性となった．本剤は，2022 年 5 月に米国 FDA に申請され 2023 年 1 月に迅速承認され，同年 6 月に本承認された．また，わが国では 2023 年 1 月に PMDA に申請され，同年 8 月に審議会において医薬として承認を受けている．

　ドナネマブ（Donanemab〈N3pG〉）は，ピログルタミル化した Aβ を特異的に認識するマウス mE8-IgG2a をヒト化することにより開発された IgG1 モノクローナル抗体である．ピログルタミル化とは，グルタミン酸のカルボキシル基とアミノ基が分子内縮合反応を起こしてラクタム環を形成したものであり，この場合 Aβ のなかで N 末端の 2 つのアミノ酸がはずれて 3 番目のグルタミン酸がこの変化を起こしたものである．このピログルタミル化した Aβ は老人斑を形成し，沈着した Aβ に特異的に存在し，この抗体は沈着した老人斑そのものを標的にしてこれを除去することができると考えられている[37]．第Ⅲ相臨床試験において，Donanemab は，integrated Alzheimer Disease Rating Score（iADRS）の主要評価項目の低下が 40% 抑制され，すべての副次的臨床評価項目が改善されたことが報告された．2023 年 7 月に発表された内容では，脳内のタウ蓄積が低/中等度のものでとくに有効性が確認されるとのことであった．本剤は，執筆時点ではどの国でも承認されていないが，試験結果から考えて早晩市場に現れることが予想される．

＊ドナネマブは，2024 年 7 月に米国で正式承認，同年 9 月にわが国でも正式承認されている．

9．おわりに

　以上，AD の疾患概念の歴史，疫学，遺伝，神経病理，病態の理解，臨床症状，診断，治療に関して概説した．認知症への対応としては，新薬となる認知症疾患修飾薬の開発に関してはやっと陽の目をみた状況であり，その方法も点滴が必要であるという非簡便性，血管浮腫および脳内出血のリスク管理，高額であるということ等，解決すべき課題は多く残されている．超高齢社会の現在，今後のさらなる発展が望まれている．

文　献

1) Alzheimer A : Über eine eigenartige Erkrankung der Hirnrinde. *Allgemeine Zeitschrift für Psychiatrie und Psychish-Gerichtliche Medizin,* **64** : 146-148 (1907).

2) Arboleda-Velasquez JF, Lopera F, O'Hare M, et al.: Resistance to autosomal dominant Alzheimer's disease in an APOE3 Christchurch homozygote ; A case report. *Nat Med,* **25** (11) : 1680-1683 (2019).

3) Braak H, Braak E, Bohl J, et al.: Staging of Alzheimer-related cortical destruction. *Eur Neurol,* **33** (6) : 403-408 (1993).

4) Budd Haeberlein S, Aisen PS, Barkhof F, et al.: Two Randomized Phase 3 Studies of Aducanumab in Early Alzheimer's Disease. *J Prev Alzheimers Dis,* **9** (2) : 197-210 (2022).

5) Burns A, Jacoby R, Levy R : Psychiatric phenomena in Alzheimer's disease. IV: Disorders of behaviour. *Br J Psychiatry,* **157** : 86-94 (1990).

6) Chartier-Harlin MC, Crawford F, Houlden H, et al.: Early-onset Alzheimer's disease caused by mutations at codon 717 of the beta-amyloid precursor protein gene. *Nature,* **353** (6347) : 844-846 (1991).

7) 「痴呆」に替わる用語に関する検討会：「痴呆」に替わる用語に関する検討会報告書．平成 16 年 12 月 24 日．Available at : https://www.mhlw.go.jp/shingi/2004/12/s1224-17.html

8) Corder EH, Saunders AM, Strittmatter WJ, et al.: Gene dose of apolipoprotein E type 4 allele and the risk of Alzheimer's disease in late onset families. *Science,* **261** (5123) : 921-923 (1993).

9) de Rojas I, Moreno-Grau S, Tesi N, et al.: Common variants in Alzheimer's disease and risk stratification by polygenic risk scores. *Nat Commun,* **12** (1) : 3417 (2021).

10) Götz J, Chen F, van Dorpe J, et al.: Formation of neurofibrillary tangles in P301l tau transgenic mice induced by Abeta 42 fibrils. *Science,* **293** (5534) : 1491-1495 (2001).

11) 平成 21〜24 年度 厚生労働科学研究費補助金 認知症対策総合研究事業「都市部における認知症有病率と認知症の生活機能障害への対応」（研究代表者：朝田　隆）平成 23 年度〜24 年度総合研究報告書．平成 25 (2013) 年 3 月．Available at : https://www.tsukuba-psychiatry.com/wp-content/uploads/2013/06/H24Report_Part1.pdf

12) Hutton M, Lendon CL, Rizzu P, et al.: Association of missense and 5'-splice-site mutations in tau with the inherited dementia FTDP-17. *Nature,* **393** (6686) : 702-705 (1998).

13) Jack CR Jr, Knopman DS, Jagust WJ, et al.: Hypothetical model of dynamic biomarkers of the Alzheimer's pathological cascade. *Lancet Neurol,* **9** (1) : 119-128 (2010).

14) Jack CR Jr, Bennett DA, Blennow K, et al.: NIA-AA Research Framework ; Toward a biological definition of Alzheimer's disease. *Alzheimers Dement,* **14** (4) : 535-562 (2018).

15) Jarrett JT, Berger EP, Lansbury PT Jr : The carboxy terminus of the beta amyloid protein is critical for the seeding of amyloid formation ; Implications for the pathogenesis of Alzheimer's disease. *Biochemistry,* **32** (18) : 4693-4697 (1993).

16) Johnson KA : Amyloid imaging of Alzheimer's disease using Pittsburgh Compound B. *Curr Neurol*

Neurosci Rep, **6** (6) : 496-503 (2006).

17) Jucker M, Walker LC : Self-propagation of pathogenic protein aggregates in neurodegenerative diseases. *Nature*, **501** (7465) : 45-51 (2013).

18) Kawakatsu S, Kobayashi R, Hayashi H : Typical and atypical appearance of early-onset Alzheimer's disease ; A clinical, neuroimaging and neuropathological study. *Neuropathology*, **37** (2) : 150-173 (2017).

19) 国際老年精神医学会（日本老年精神医学会監訳）：認知症の行動と心理症状 BPSD．第 2 版，アルタ出版，東京（2013）.

20) 厚生労働科学研究費補助金 厚生労働科学特別研究事業「日本における認知症の高齢者人口の将来推計に関する研究」（研究代表者：二宮利治）平成 26 年度　総括・分担研究報告書．平成 27（2015）年 3 月.

21) 厚生労働省：平成 27 年度厚生労働科学研究費補助金（厚生労働科学特別研究事業）認知症に対するかかりつけ医の向精神薬使用の適正化に関する調査研究班作成「かかりつけ医のための BPSD に対応する向精神薬使用ガイドライン（第 2 版）」．Available at : https://www.mhlw.go.jp/file/06-Seisakujouhou-12300000-Roukenkyoku/0000140619.pdf

22) Kotrla KJ, Chacko RC, Harper RG, et al.: SPECT findings on psychosis in Alzheimer's disease. *Am J Psychiatry*, **152** (10) : 1470-1475 (1995).

23) Köpke E, Tung YC, Shaikh S, et al.: Microtubule-associated protein tau. Abnormal phosphorylation of a non-paired helical filament pool in Alzheimer disease. *J Biol Chem*, **268** (32) : 24374-24384 (1993).

24) Livingston G, Huntley J, Sommerlad A, et al.: Dementia prevention, intervention, and care: 2020 report of the Lancet Commission. *Lancet*, **396** (10248) : 413-446 (2020).

25) McDade E, Cummings JL, Dhadda S, et al.: Lecanemab in patients with early Alzheimer's disease ; Detailed results on biomarker, cognitive, and clinical effects from the randomized and open-label extension of the phase 2 proof-of-concept study. *Alzheimers Res Ther*, **14** (1) : 191 (2022).

26) McKhann GM, Knopman DS, Chertkow H, et al.: The diagnosis of dementia due to Alzheimer's disease ; Recommendations from the National Institute on Aging-Alzheimer's Assocation workgroups on diagnostic guidelines for Alzheimer's disease. *Alzheimers Dement*, **7** (3) : 263-269 (2011).

27) Morishima-Kawashima M, Hasegawa M, Takio K, et al.: Proline-directed and non-proline-directed phosphorylation of PHF-tau. *J Biol Chem*, **270** (2) : 823-829 (1995).

28) Motter R, Vigo-Pelfrey C, Kholodenko D, et al.: Reduction of beta-amyloid peptide42 in the cerebrospinal fluid of patients with Alzheimer's disease. *Ann Neurol*, **38** (4) : 643-648 (1995).

29) Nakamura A, Kaneko N, Villemagne VL, et al.: High performance plasma amyloid-β biomarkers for Alzheimer's disease. *Nature*, **554** (7691) : 249-254 (2018).

30) Namba Y, Tomonaga M, Kawasaki H, et al.: Apolipoprotein E immunoreactivity in cerebral amyloid deposits and neurofibrillary tangles in Alzheimer's disease and kuru plaque amyloid in Creutzfeldt-Jakob disease. *Brain Res*, **541** (1) : 163-166 (1991).

31) 日本核医学会，日本認知症学会，日本神経学会（編）：アミロイド PET イメージング剤の適正使用ガイドライン．改訂第 2 版，2017 年 11 月 17 日．Available at : http://jsnm.org/wp_jsnm/wp-content/themes/theme_jsnm/doc/amyloid_pet_imaging_gl_2.pdf

32) Roberson ED, Scearce-Levie K, Palop JJ, et al.: Reducing endogenous tau ameliorates amyloid beta-induced deficits in an Alzheimer's disease mouse model. *Science*, **316** (5825) : 750-754 (2007).

33) Rogaev EI, Sherrington R, Rogaeva EA, et al.: Familial Alzheimer's disease in kindreds with missense mutations in a gene on chromosome 1 related to the Alzheimer's disease type 3 gene. *Nature*, **376** (6543) : 775-778 (1995).

34) Sclan SG, Reisberg B : Functional assessment staging (FAST) in Alzheimer's disease ; Reliability, validity, and ordinality. *Int Psychogeriatr*, **4** [Suppl. 1] : 55-69 (1992).

35) Sherrington R, Rogaev EI, Liang Y, et al.: Cloning of a gene bearing missense mutations in ear-

ly-onset familial Alzheimer's disease. *Nature*, **375**（6534）: 754-760（1995）.

36）Shi Y, Zhang W, Yang Y, et al.: Structure-based classification of tauopathies. *Nature*, **598**（7880）: 359-363（2021）.

37）Sims JR, Zimmer JA, Evans CD, et al.; TRAILBLAZER-ALZ 2 Investigators : Donanemab in Early Symptomatic Alzheimer Disease ; The TRAILBLAZER-ALZ 2 Randomized Clinical Trial. *JAMA*, **330**（6）: 512-527（2023）.

38）Starkstein SE, Vázquez S, Petracca G, et al.: A SPECT study of delusions in Alzheimer's disease. *Neurology*, **44**（11）: 2055-2059（1994）.

39）多田正人，山崎浩和，風間文智ほか：アルツハイマー型痴呆におけるアポ E 表現型の解析．医学検査，**45**（8）: 1217-1221（1996）.

40）Takasugi N, Tomita T, Hayashi I, et al.: The role of presenilin cofactors in the gamma-secretase complex. *Nature*, **422**（6930）: 438-441（2003）.

41）Tanaka T, Iqbal K, Grundke-Iqbal I, et al.: Dysregulation of phosphorylation system in Alzheimer's disease. *Annal Psychiatry*, **5** : 65-79（1995）.

42）Tatebe H, Kasai T, Ohmichi T, et al.: Quantification of plasma phosphorylated tau to use as a biomarker for brain Alzheimer pathology ; Pilot case-control studies including patients with Alzheimer's disease and down syndrome. *Mol Neurodegener*, **12**（1）: 63（2017）.

43）Therriault J, Vermeiren M, Servaes S, et al.: Association of Phosphorylated Tau Biomarkers With Amyloid Positron Emission Tomography vs Tau Positron Emission Tomography. *JAMA Neurol*, **80**（2）: 188-199（2023）.

44）Valappil DK, Mini NJ, Dilna A, et al.: Membrane interaction to intercellular spread of pathology in Alzheimer's disease. *Front Neurosci*, **16** : 936897（2022）.

45）Vandermeeren M, Mercken M, Vanmechelen E, et al.: Detection of tau proteins in normal and Alzheimer's disease cerebrospinal fluid with a sensitive sandwich enzyme-linked immunosorbent assay. *J Neurochem*, **61**（5）: 1828-1834（1993）.

46）Vandermeeren M, Vanderstichele H, Davidsson P, et al.: Quantification of tau phosphorylated at threonine 181 in human cerebrospinal fluid ; A sandwich ELISA with a synthetic phosphopeptide for standardization. *Neurosci Lett*, **285**（1）: 49-52（2000）.

47）Whitehouse PJ, Price DL, Struble RG, et al.: Alzheimer's disease and senile dementia ; Loss of neurons in the basal forebrain. *Science*, **215**（4537）: 1237-1239（1982）.

48）Wightman DP, Jansen IE, Savage JE, et al.: A genome-wide association study with 1,126,563 individuals identifies new risk loci for Alzheimer's disease. *Nat Genet*, **53**（9）: 1276-1282（2021）.

49）Zubenko GS, Moossy J, Martinez AJ, et al.: Neuropathologic and neurochemical correlates of psychosis in primary dementia. *Arch Neurol*, **48**（6）: 619-624（1991）.

3

レビー小体型認知症

　レビー小体型認知症（dementia with Lewy bodies；DLB）は，進行性の認知症を呈し，神経病理学的には，大脳および脳幹部など広範な領域にレビー小体という神経細胞内封入体が多数出現することを臨床神経病理学的特徴とする．現在，DLBはアルツハイマー型認知症（Alzheimer's disease；AD）に次いで多い変性性認知症疾患である．典型的な例ではそれほど診断は困難ではないが，精神症状で発症する例が多く，早期には診断困難なことが少なくない．また，抗精神病薬の過敏性が診断基準にも挙げられているように薬物療法にはとくに注意を要する疾患である．

　本章では，DLBの歴史的な事項，頻度，臨床診断基準，臨床症状，検査，治療などを概観する．

1．歴史的な事項

　DLBの疾患概念は小阪憲司により確立された．小阪らは1976年以降認知症とパーキンソニズムを主症状とし，レビー小体が脳幹のほかに大脳皮質や扁桃核にも多数出現する症例を相次いで報告した[21~23,26]．そしてこれらの症例をまとめ，1980年にレビー小体病（Lewy body disease）[26]を提唱し，さらに1984年にびまん性レビー小体病（diffuse Lewy body disease；DLBD）の疾患概念を提唱した[24,25]．1990年にはいり，認知症とパーキンソニズムを呈する疾患が海外でも注目されるようになり，レビー小体型老年認知症（senile dementia of Lewy body type）[45]，アルツハイマー病レビー小体亜型（Lewy body variant of Alzheimer's disease）[12]などの名称が相次いで報告されたが，1995年に開催された国際ワークショップで，「レビー小体型認知症（dementia with Lewy bodies；DLB）」と呼ばれるようになった．ここでは診断基準も提唱され[31]，以後DLBが臨床診断可能となった．2003年に第3回国際ワークショップが開催され，診断基準が改訂された[33]．その後，2016年12月に米国フロリダにてDLBの国際会議が開催され，2017年6月に新たな診断基準が報告され[35]，現在に至る．

2．DLB の頻度

　臨床診断による DLB の頻度に関する報告によると，その頻度は認知症例の数％〜10 数％
程度である．2013 年に報告された全国調査の結果では，AD 67.6％，血管性認知症（vascu-
lar dementia；VaD）19.5％に次いで DLB は 4.3％となっている[3]．しかしながら，神経病理
学的検討では 15〜20％前後とする報告が多い．福祉村病院での 1990〜1999 年までの 10 年
間の認知症剖検例の検討に基づいた赤津ら[1]の報告では，ATD（アルツハイマー型認知症）
43％，VaD 22％，DLB 18％である．このことから，臨床診断と神経病理学的診断の乖離が
少なからずあることが示唆される．

3．臨床診断基準

　現在の臨床診断基準（表 1）[35, 43]は，進行性の認知障害を基本症状とし，中核的特徴，支持
的特徴，指標的バイオマーカー，支持的バイオマーカーで構成されている．このうち直接診
断に関連するのは，中核的特徴と指標的バイオマーカーである．
　中核的特徴として，認知障害の変動，幻視，レム睡眠行動障害（REM sleep behavior dis-
order；RBD），パーキンソニズムが挙げられ，そのうち 2 つ以上認められれば probable DLB
と診断できる．中核的特徴が 1 つの場合，指標的バイオマーカー（MIBG 心筋シンチグラフ
ィーの心筋の取り込み低下，ドパミントランスポーターシンチグラフィーによる基底核の取
り込み低下，睡眠ポリグラフによるレム睡眠期の筋緊張低下の欠如）が 1 つ以上認められれ
ば，probable DLB と診断される．中核的特徴を 1 つしか認めず指標的バイオマーカーを認
めない場合や，指標的バイオマーカーしか認めない場合 possible DLB と診断される．支持
的特徴は，直接 DLB の診断にはかかわらないが，DLB にしばしばみられる臨床的特徴が列
挙されている．
　2005 年の診断基準からの主な改訂点は，示唆的特徴がなくなり，示唆的特徴のひとつで
あった RBD が中核的特徴に移動したことや，新たに指標的バイオマーカーが設けられたこ
とである．

4．DLB の臨床症状

　以下に，認知機能障害，行動・心理症状，パーキンソニズム，自律神経症状について述べ
る．

1）認知機能障害
　DLB の基本症状は進行性の認知障害である．ただし，AD のように早期から著明な記銘障
害を認めることはまれで，むしろ注意障害，遂行機能障害などが主症状であることが多い．

表 1　レビー小体型認知症（DLB）の臨床診断基準

DLB の診断には，社会的あるいは職業的機能や，通常の日常活動に支障をきたす程度の進行性の認知機能低下を意味する認知症であることが必須である．初期には持続的で著明な記憶障害は認めなくてもよいが，通常進行とともに明らかになる．注意，遂行機能，視空間認知のテストによって著明な障害がしばしばみられる．

1. 中核的臨床的特徴（最初の 3 つは典型的には早期から出現し，臨床経過を通して持続する）
   ・注意や明晰さの著明な変化を伴う認知の変動
   ・繰り返し出現する構築された具体的な幻視
   ・認知機能の低下に先行することもあるレム期睡眠行動異常症
   ・特発性のパーキンソニズムの以下の症状のうち 1 つ以上；動作緩慢，振幅または速度の低下を示す寡動，静止時振戦，筋強剛

2. 支持的臨床的特徴
   抗精神病薬に対する重篤な過敏性；姿勢の不安定性；繰り返す転倒；失神または一過性の無反応状態のエピソード；高度の自律機能障害（便秘，起立性低血圧，尿失禁など）；過眠；
   嗅覚鈍麻；幻視以外の幻覚；体系化された妄想；アパシー，不安，うつ

3. 指標的バイオマーカー
   ・SPECT または PET で示される基底核におけるドパミントランスポーターの取り込み低下
   ・MIBG 心筋シンチグラフィーでの取り込み低下
   ・睡眠ポリグラフ検査（PSG）による筋緊張低下を伴わないレム期睡眠（RWA）の確認

4. 支持的バイオマーカー
   ・CT や MRI で側頭葉内側部が比較的保たれる
   ・SPECT，PET による後頭葉の活性低下を伴う全般性の取り込み低下（FDG-PET により cingulate island sign を認めることあり）
   ・脳波上 pre-alpha から theta 帯域波間の周期的な変動を伴う後頭部の著明な徐波活動

Probable DLB は，以下により診断される
a. 2 つ以上の中核的臨床的特徴が存在する
または
b. 1 つの中核的臨床的特徴が存在し，1 つ以上の指標的バイオマーカーが存在する
Probable DLB は指標的バイオマーカーの存在のみで診断するべきではない

Possible DLB は，以下により診断される
a. 1 つの中核的臨床的特徴が存在するが，指標的バイオマーカーの証拠を伴わない
または
b. 1 つ以上の指標的バイオマーカーが存在するが，中核的臨床的特徴が存在しない

DLB の診断の可能性が低い
a. 臨床像の一部または全体を説明しうる，他の身体疾患や脳血管疾患を含む脳障害の存在（ただし，これらは DLB の診断を除外せず，臨床像を説明する複数の病理を示しているかもしれない）
b. 重篤な認知症の時期になって初めてパーキンソニズムが出現した場合

DLB は認知症がパーキンソニズムの前か同時に出現したときに診断されるべきである．PDD は，明らかなパーキンソン病の経過中に起こった認知症を記載するために用いられるべきである．実際の場では，その臨床的状況に最も適した用語が用いられるべきで，レビー小体病（Lewy body disease）といった総称がしばしば役立つ．DLB と PDD の区別が必要な研究では，認知症の発症がパーキンソニズム発症の 1 年以内の場合 DLB とする "1 年ルール" を用いることが推奨される．

（McKeith IG, Boeve BF, Dickson DW, et al.: Diagnosis and management of dementia with Lewy bodies；Fourth consensus report of the DLB Consortium. *Neurology*, 89 (1): 88-100, 2017；日本神経学会監，「認知症疾患診療ガイドライン」作成委員会編：第 7 章 Lewy 小体型認知症．認知症疾患診療ガイドライン 2017，237-262，医学書院，東京，2017）

進行とともに記憶障害が目立つようになる．ただし，DLB 患者脳にはさまざまな程度にアルツハイマー病変が併存する．その程度により臨床像も影響される．Mini-Mental State Examination（MMSE）平均 23〜24 点の早期 DLB 61 例と早期 AD 109 例の症状調査によれば，記憶障害は DLB 57.5％，AD 99.1％と AD に有意に高頻度であった[4]．

　記憶障害が目立たない場合，認知症に気づかれにくく，うつ病，妄想性障害，遅発性パラフレニー，遅発性統合失調症など精神疾患と診断されることが少なくない．DLB と最終診断された例の半数近くが初期診断でうつ病と診断され，5％が妄想性障害と診断され，初めから DLB と診断されたのは 22％であった[52]．時に早期から視空間認知障害が目立つ場合があり，認知症が軽度の段階から図の模写などの視空間認知構成課題で障害がみられる．

　認知機能障害の程度が変動することも特徴のひとつである．典型例では，ぼーっとして了解が悪い状態と非常にはっきりして何ら異常がみられない状態を交互に繰り返す，家族の顔が認識できなったかと思うと一定時間後に再び認識できるようになる，日中自立した生活を送っていながら，夜間トイレ動作など基本的な行為すら困難になる，などが日常生活で観察される．とくに病初期では変動が大きく感じられる．変動は 1 日のうちでみられることもあれば，週の単位で調子のよい期間と悪い期間が存在することもある．上記のように変動は記憶や見当識にとどまらず，判断や遂行機能，視空間認知機能にもみられ，日常生活動作（activities of daily living；ADL）のレベルが変動する．認知機能障害の変動を評価するために，認知の変動調査票（Cognitive Fluctuation Inventory）[15]が開発されている．

2）行動・心理症状

　DLB は認知症疾患のなかでも最も高頻度に行動・心理症状（behavioral and psychological symptoms of dementia；BPSD）がみられ，その内容も多彩である．Borroni ら[5]は，MMSE 20 点以上の早期からうつ，不安，焦燥，アパシー，易怒性，睡眠障害などがおよそ半数の例に認め，進行に伴いさらに出現頻度が高まることを報告している．また Hashimoto ら[14]は，DLB と AD の Neuropsychiatric Inventory（NPI）の比較から，Clinical Dementia Rating（CDR）0.5 の時点で，興奮を除くすべての NPI の下位項目が DLB で有意に高値であることを報告している．

　以下に，各症状について説明する．

A）幻視

　幻視は診断基準の中核的特徴に挙げられており，DLB の代表的な症状である．「ベッドのまわりに小人がたくさんいる」「トイレに入ろうとしたらたくさんの人が入っていて使えなかった」「部屋にテレビで見た動物がいる」「風呂場に無数の虫がいる」など人物や動物に関連した内容が多い．ハンガーにかかった服を人と錯覚したり，丸い標識を人の顔と錯覚するなど錯視も少なくない．このような幻視や錯視は繰り返し出現する．せん妄とは異なり，意識清明時にみられるため，のちに内容を追想し詳細を語れることが特徴である．幻視の背景として視覚連合野[39]や後頭頭頂領域の血流低下[40]の関連が示されている．姿が見えるわけで

はないが，部屋にだれかいる気配がする，という訴えが聞かれることもある（実体的意識性）．このほか，体感幻覚や幻聴など他の幻覚症状もみられることがある．

B）妄想

DLBでみられる代表的な妄想は，被害妄想と誤認妄想である．DLBの妄想は，ADでみられる盗害妄想と異なり，しばしば体系化する．「自分が留守にすると家に侵入し部屋をいたずらしたり物を盗っていったりする．しばらく使ったあとに留守を見計らってまた元あった場所に戻しに来る」などと言う．また，誤認妄想はDLBに特徴的な妄想である．「自分の家の中に他人が上がり込んで生活している」という幻の同居人（phantom boarder症候群），「家族がそっくりの他人にすり替わった」と訴える替え玉妄想（カプグラ〈Capgras〉症候群），テレビのなかの出来事が現実に起きているように誤認するテレビ徴候，鏡に映った自分の姿を他人と認知しふるまう鏡徴候，「別な場所にもう1つまったく同じ家がある（人がいる）」という重複記憶錯誤，「すでに亡くなっているいる親や配偶者が生き返った」というnurturing syndrome（養生症候群）など，誤認妄想は多岐にわたる．被害妄想は前頭葉の複数の領域の血流上昇との関連がみられ，人物の誤認症状（単純人物誤認，幻の同居人，Capgras症候群，人物の重複記憶錯誤）は左側前頭葉弁蓋部，島皮質，扁桃体，側坐核などの血流低下と関連することが報告されている[40]．このほかの妄想として，嫉妬妄想がみられ，「ベッドでだれかが寝ている」という幻視に伴うものが少なくない．時にコタール症候群でみられるような心気妄想を認めることもある．

DLBでは抗精神病薬に対する過敏性がみられ，少量の抗精神病薬でも高度のパーキンソニズムや意識障害など重篤な副作用が出現することがあるため，少しでもDLBが疑われる例では，慎重に薬物療法を行うべきである．

C）睡眠障害

認知症疾患のなかでも，DLBは不眠をはじめとする睡眠障害が最も高頻度に認められる[11]．なかでもレム睡眠行動障害（RBD）は，DLBに特徴的な症状であり，診断基準の中核的特徴に挙げられている．レム睡眠期に生じる運動活動で，寝言を言って体を激しく動かしたり，叫び声を上げたり，時には暴行に及ぶこともある．この間，比較的鮮明な夢を見ており，その夢を行動化している．DLB発症の数年以上前から先行してRBDを認めることがあるため，早期診断に重要な症状である．RBDのスクリーニング用の質問票としてRBDスクリーニング問診票（日本語版）[48]がある．

D）うつ症状

ADに比べて，DLBではうつ状態が高頻度にみられ，病初期から半数以上の患者にみられる．当初うつ病と診断され，経過を追っていくうちにDLBと診断されることもまれではない．われわれは，50歳以上で発症しうつ病の診断で入院した患者の13.8%がのちにDLBと診断変更されたことを報告した[50]．DLBがうつ病としばしば診断される背景として，DLBと老年期うつ病の臨床像に類似点が多いこと，DLBの症状が現れる前の前駆段階にうつ状態が出現することなどが挙げられる．老年期うつ病は，想起障害，注意障害，遂行機能障害

などの認知機能障害や，心気的傾向，不安，焦燥，アパシー，妄想，せん妄などを伴いやすいが，これらの特徴は DLB でみられる特徴と類似している．

3）パーキンソニズム

DLB の診断基準では，パーキンソニズムは中核的症状のひとつである．寡動がしばしばみられ，体の動きや歩行がしばしば緩慢になる．ただし，パーキンソン病（Parkinson's disease；PD）にみられる典型的な振戦はそれほど多くはない．DLB の診断基準では，寡動，振戦，筋固縮のうち 1 つが認められればパーキンソニズムがあるとする[35]．

ただし 3 割の例では，全経過を通じてパーキンソニズムを認めない．一方，パーキンソニズムが先行し，のちに認知症が出現することがある．パーキンソニズムの出現に先行するか，パーキンソニズムの出現から 1 年以内に認知機能障害や幻視が出現した場合は DLB とし，認知機能障害や幻視がパーキンソニズムから 1 年以上遅れて出現した場合認知症を伴うパーキンソン病（Parkinson disease with dementia；PDD）と呼ぶことがある．これを"1 年ルール"という．ただし DLB と PDD は同一スペクトラム上の疾患であり，研究上両者の区別が必要な場合に便宜上用いられることが多い．

4）自律神経障害

起立性低血圧，排尿調節障害，発汗異常などの自律神経症状が目立つことも DLB の特徴のひとつである．29 例の DLB 患者を対象とした調査では尿失禁（97%）と便秘（83%）の頻度が高く，ほかにも低血圧 66%，失神の既往 28% など高率に自律神経症状がみられることが報告されている[16]．起立性低血圧，心拍変動の異常，高炭酸ガス換気応答の異常など自律神経機能検査に高率に異常がみられることも報告されている[37]．

このほか，易転倒性や失神，あるいは突然の意識障害も DLB にみられ，診断基準では支持的所見に挙げられている．

5）初期・前駆期の臨床像

DLB は早期には典型的な症状が出そろわず，診断が困難な場合が多い．このため，初期や前駆期の臨床像を理解することが早期診断に有用である．記憶障害がみられる前に AD と比較して DLB に幻視（77%），ふらつきや転倒などを伴う歩行の障害（66%），振戦／筋固縮（59%），せん妄や注意の変動（43%）が有意に多くみられることが報告されている[4]．Fujishiro ら[10]は，記憶障害が出現する以前にみられる症状を検討し，便秘が 76% の患者にみられ，平均 9.3 ± 13.8 年記憶障害に先行した．このほか，嗅覚障害（44%，8.7 ± 11.9 年），うつ（24%，4.8 ± 11.4 年），RBD（66%，4.5 ± 10.5 年），起立性めまい（33%，1.2 ± 6.5 年）の順であった．Onofrj ら[44]は，15 例の検討から DLB と診断される以前から心気症状（87%），消化器症状を伴う多発性の疼痛（53%），麻痺様症状（40%），感覚異常（27%）などの身体症状がみられたことを報告している．

前駆期にうつ病を発症することがある．老年期うつ病と診断された 10 例のうち，のちに 7 例が認知症に進行し，そのうち 4 例に DLB の神経病理所見を認めた[49]．DLB に移行するうつ病のタイプとしては，DSM-IV-TR のメランコリー型の特徴と精神病性病像を同時に示すタイプが 55.6% と最も多いことや，自律神経障害や薬剤過敏性を示すことが多いことが示されている[51]．

せん妄の既往については，85 例の DLB と 95 例の AD を対象にした検討から，DLB に有意に多い結果が示されている[53]．DLB は，認知症発症前も経過中もせん妄が生じやすい．

このように，DLB と診断される前から多彩な精神症状や身体症状がみられる．診断基準を満たさない場合でも，中核的特徴や支持的特徴の存在を注意深く確認しながら，DLB の可能性を念頭におくことが大切である．一方，中核的特徴や支持的特徴がみられても進行性の認知機能障害を認めない場合，DLB とは診断できない．このような場合，レビー小体病の診断名が有用である．

6）DLB の経過

DLB は早期から自律神経症状やパーキンソニズムなどの身体症状がみられることが多いが，進行とともに，さらに歩行障害や嚥下障害などの身体機能の低下が目立つようになる．肺炎や転倒，骨折などの合併症が生じやすくなり，身体合併症が予後を決定する．肺炎を合併したときの予後不良となるリスク要因として下肢筋力低下と脳梗塞の合併が指摘されている[27]．認知機能障害の進行には DLB と AD に違いがみられないとする報告が多い．最近のメタ解析の結果でも，認知障害の進行に差は認められていない[7]．ただし，入院，介護施設入所，死亡などで外来受診ができない状態には AD より DLB のほうが早く達するとの報告[13]がある．また，死亡リスクは DLB のほうが AD より有意に高く，認知症発症後の生存年数が，DLB で有意に短いとする報告[55]もある．

5．DLB の検査所見

以上の臨床症状や経過から DLB の診断がおおむね可能であるが，probable DLB の診断基準を満たさない例など，診断に迷う例では，以下のバイオマーカーが有用である．

1）形態画像検査

CT や MRI などの形態画像では，DLB に特徴的な所見は見当たらない．側頭葉内側部の萎縮は AD と比べると軽い．形態画像は DLB 以外の疾患の除外に有用といえる．

2）機能画像検査

形態画像に比べて，SPECT や PET などの機能画像検査は診断に有用である．DLB では，SPECT や PET で後頭葉に血流や代謝の低下が認められることが多い．この所見は，DLB で

42

早期から視空間認知障害や幻視がみられることと関連する所見と考えられる．AD では初期から後部帯状回や楔前部，あるいは頭頂・側頭・後頭連合野に血流低下や糖代謝の低下が認められるが，後頭葉にまでは至らない．また，DLB の FDG-PET で，中・後部帯状回から楔前部・楔部の血流や代謝が比較的保たれ（cingulate island sign），この所見も AD との鑑別に有用とされ，支持的バイオマーカーに挙げられている．

3）MIBG 心筋シンチグラフィー

DLB の MIBG に関する知見は主に本邦で蓄積された．多施設共同研究の結果から，DLB を AD から鑑別する感度，特異度は 77％，94％ と報告されている[20]．MIBG はノルアドレナリン類似物質であり，DLB では，交感神経の節後線維の末端が変性するが，その結果心臓における MIBG の集積低下が示される．MIBG の取り込み低下は，DLB，PDD，PD といったレビー小体病に共通する所見である．AD や，進行性核上性麻痺，大脳皮質基底核変性症など他のパーキンソニズムを呈する疾患では MIBG 検査は正常所見を示すため，鑑別に有用である．三環系抗うつ薬，レセルピンなどノルアドレナリン伝達系に影響する薬物の使用が結果に影響することに留意する．

4）ドパミントランスポーターシンチグラフィー

DLB では，PET や SPECT によるドパミントランスポーターシンチグラフィーでは，基底核における取り込み低下が認められる．AD では低下を認めないため，AD との鑑別に有用である．DLB を AD から鑑別する感度，特異度は 78％，90％ と報告されている[34]．ただし，ドパミントランスポーターの取り込み低下は，進行性核上性麻痺や大脳皮質基底核変性症などパーキンソニズムを呈する疾患でも低下を認めるため，これらの鑑別は困難である．このほか，血管性パーキンソニズムで軽度の低下，三環系抗うつ薬，選択的セロトニン再取り込み阻害薬（SSRI），セロトニン・ノルアドレナリン再取り込み阻害薬（SNRI）などドパミントランスポーターやセロトニントランスポーターの機能に影響する薬剤の使用は結果に影響しうる[41]．

5）睡眠ポリグラフ

レム睡眠期に筋緊張低下がみられないこと（REM sleep without atonia；RWA）を睡眠ポリグラフ（polysomnography；PSG）で確認することは，RBD を裏づける所見である．

これら PSG，MIBG 心筋シンチグラフィー，ドパミントランスポーターシンチグラフィーの所見は，指標的バイオマーカーに挙げられている[35]．

6）その他の機能検査

脳波上，後頭部の著明な徐波活動が支持的バイオマーカーに挙げられている．DLB は早期あるいは前駆期から高度の自律神経障害がみられるため，自律神経機能検査でも異常が高

頻度に認められる．起立試験や tilt table を用いた起立性低血圧，心拍変動の異常，高炭酸ガス換気応答の異常などが報告されている[37]．

6．DLB の治療

　これまで述べてきたように，レビー小体型認知症（DLB）では，認知機能障害，BPSD，パーキンソニズム，自律神経障害など多彩な症状を認める．症状の現れ方は患者によってさまざまであり，臨床症状に対して治療の優先順位を見定め，治療方針を立てることが重要である[43]．DLB の治療は，非薬物療法と薬物療法に大別される．DLB は薬物療法で有害事象が現れやすいため，非薬物療法が重要である．

1）DLB の認知症の治療

　レビー小体病を対象とした大規模試験のメタ解析の結果から，コリンエステラーゼ阻害薬は DLB の認知機能の改善効果が認められている[29,36,54]．現在 DLB の認知機能障害の治療薬として，アルツハイマー病（AD）の治療薬であるコリンエステラーゼ阻害薬のうちドネペジルが保険適用となっている．本邦では当初ドネペジル 5 mg/ 日，10 mg/ 日内服により MMSE の改善効果が示されたが[38]，第Ⅲ相試験では 10 mg/ 日群のみ有意な効果がみられた[17]．DLB 脳は AD 脳以上にアセチルコリン伝達系の障害が強いことが，コリンエステラーゼ阻害薬が DLB の認知機能障害に効果がみられる背景にある．

　選択的非競合的 NMDA 受容体拮抗薬メマンチンの効果についても報告が散見されるが，メタ解析の結果では有意な効果は認められていない[30,54]．

2）DLB の BPSD の治療

　DLB は抗精神病薬の過敏性が認められる場合があり，BPSD の治療としては，非薬物的対応が優先して行われる．便秘をはじめとする身体症状や落ち着かない環境が BPSD を悪化するため，該当することがあれば対処する．また，ドネペジルは DLB の BPSD に対して効果がみられる場合があるため，対症治療薬を用いる前にドネペジルの効果を評価することが有用である．ドネペジル 5 mg/ 日，10 mg/ 日内服により 12 週目における NPI-2（幻覚と認知の変動）や，NPI-4（幻覚，妄想，アパシー，うつ）に効果がみられている[38]．ただし，DLB 患者に対するドネペジルの第Ⅲ相試験では BPSD に有意な効果がみられていない．また適応外ではあるが，リバスチグミンについては海外のランダム化比較試験により NPI-4 スコアに改善が認められている[32]．また，易怒性，興奮に対してメマンチンの効果がみられる場合がある[43]．これらの認知症治療薬で効果が得られない場合，BPSD に対する対症治療薬が検討される．

A）幻覚，妄想，易刺激性，興奮

　DLB の幻覚，妄想，易刺激性，興奮に対する抑肝散の効果が報告されている[18]．抑肝散

は副作用として錐体外路症状はみられないが，生薬の甘草による低カリウム血症がみられることがある．また，より体力が低下した例や腹直筋が軟弱で腹部大動脈の拍動を触れる例では，抑肝散加陳皮半夏が選択肢になりうる．漢方薬で効果を認めない場合，また興奮を伴う激しい精神病症状に対して抗精神病薬が用いられることがある．いずれの非定型抗精神病薬も認知症患者に対しては適応外使用であり，また，BPSD に対する抗精神病薬の使用により死亡率が高まることが指摘されていることから，使用に際しては十分な説明と副作用に対する注意深い観察が必要である．DLB は，抗精神病薬の過敏性がみられるため少量であっても重篤な錐体外路症状や意識障害などの副作用が現れることがあるので要注意である[35]．クエチアピンやアリピプラゾールなどの比較的錐体外路症状が生じにくい抗精神病薬をきわめて少量から慎重に使用するべきである．ハロペリドールなどの定型抗精神病薬は非定型抗精神病薬以上に錐体外路症状や過鎮静などの副作用が出現しやすい．2020 年 3 月から，ブチロフェノン系（ハロペリドール，ブロムペリドール，チミペロン，スピペロン，ピパンペロン），ベンズアミド系（スルトプリド，ネモナプリド），イミノベンジル系（モサプラミン）は DLB に使用禁忌となった．

B）睡眠障害

DLB は認知症疾患のなかでも最も高頻度に不眠がみられる[11]．高齢者全般にベンゾジアゼピン（BZ）系睡眠薬や抗不安薬は転倒・骨折のリスクがあるため，とくに慎重に投与すべき薬物だが，DLB は転倒リスクが高いため，安易な BZ 系薬物の投与は要注意である．DLB の不眠に対して，薬物療法の前に睡眠衛生指導など非薬物的アプローチを十分に行う．興奮などを伴う不眠やせん妄に対して，抑肝散や，クエチアピンなどの少量の抗精神病薬を用いることがある．

DLB では，レム睡眠行動障害（RBD）がしばしばみられる．RBD には就眠前にクロナゼパムが用いられるが，DLB ではふらつきや日中の眠気をきたすことがある．クロナゼパムが副作用で使用できない場合，抑肝散[47]やラメルテオン[19]が選択肢として挙がる．

C）うつ症状

ドネペジルは DLB のうつに効果がみられることがあるが，Diagnostic and Statistical Manual of Mental Disorders, Fifth Edition, Text Revision（DSM-5-TR™ 精神疾患の診断・統計マニュアル）[2,42]のうつ病エピソードを満たすほどの強いうつ状態に対しては抗うつ薬が検討される．ただし，三環系抗うつ薬は抗コリン作用による認知機能障害の悪化やせん妄，さらには便秘のリスク，α_1 受容体遮断作用による起立性低血圧の悪化の可能性があるため使用を控えるべきである．選択的セロトニン再取り込み阻害薬（selective serotonin reuptake inhibitor；SSRI）やセロトニン・ノルアドレナリン再取り込み阻害薬（serotonin-noradrenaline reuptake inhibitor；SNRI），ミルタザピンなどを最低使用量，あるいはそれ以下の量から開始する．DLB のうつ状態は幻覚，妄想，不安，焦燥，易刺激性などが併存することが多く，抗うつ薬治療に難治の場合が少なくない．このような場合は，修正型通電療法（mECT）が有効な場合がある[50]．なお，アパシーも DLB ではしばしばみられるが，うつと

は異なり SSRI で悪化することがある．アパシーにはコリンエステラーゼ阻害薬の効果がみられることがある．

3）BPSD に対する非薬物的対応

　DLB は抗精神病薬の過敏性を認めるため，BPSD に対しては適切なケアや環境整備などの非薬物的対応が重要であるが，エビデンスは乏しい．認知機能障害や幻視は，覚醒レベルや注意レベルの低下で悪化するため，社会的交流や環境刺激など覚醒レベルを向上することが効果につながることが期待される[43]．不安や恐怖が BPSD を誘発することがあるため，支持的に接し，患者の不安や苦痛を理解して軽減する対応が必要である．BPSD の契機となる状況や身体症状があれば，それに対処する．たとえば，ハンガーに吊された背広が人物幻視を誘発することがある．暗がりで幻視や錯視が生じやすい．RBD は，就寝前に刺激となるテレビや出来事があると誘発されることがある．認知症に対するメタ解析の結果から，介護者に対する，介護のアドバイス，介護者への支援，ストレスマネジメント法の習得などの働きかけが BPSD を低減することが示されているため[8]，DLB に対しても介護者への働きかけが有効な可能性がある．

4）DLB のパーキンソニズムの治療

　DLB のパーキンソニズムに対しては，パーキンソン病（PD）に準じた治療が行われる．レボドパが第 1 選択薬として推奨されるが，PD に比べると反応性は劣る[35]．また，レボドパは精神症状増悪のリスクがある．低用量より使用し，精神症状の悪化に留意しながらゆっくり増量する．ドパミン作動薬の少量併用を考慮してもよいが，DLB では幻覚や衝動制御障害などの精神症状を誘発しやすいため，その使用には十分な注意を要する．PD に対してレボドパで効果不十分のときにゾニサミド 50 mg/ 日が承認されていたが，2018 年に DLBのパーキンソニズムに対してもゾニサミド 25 mg/ 日が承認された．なお，トリヘキシフェニジルなどの抗コリン薬は認知機能低下やせん妄のリスクがあり，使用は控えるべきである．
　PD では歩行障害に対して歩行訓練リハビリなどが有用とする報告はあるが，DLB でも運動が歩行スピードに効果がみられたとする報告[9]はみられる．

5）自律神経症状の治療

　レボドパなどのドパミン作動薬や前立腺肥大症などの治療薬である α 受容体遮断薬で起立性低血圧が誘発されることがあるため，薬物の影響についてまずは検討する．起立性低血圧に対して，塩分摂取，臥床中の頭部挙上，弾性ストッキングの装着のほか，ドロキシドパ，ミドドリン塩酸塩などの薬物治療が行われることがある．ただし，薬物治療による臥位高血圧に注意する．食事性低血圧は食後のふらつき，転倒の原因となる．食事性低血圧の対策として，食前に多めの水分摂取，1 回の食事カロリーは減らし食事回数を増やす，食前にミドドリン塩酸塩の投与などが検討される．

7. DLB の病態・病理

DLB の基本病理像は中枢神経系（大脳皮質，扁桃体，マイネルト〈Meynert〉基底核，黒質，青斑核，迷走神経背側核など）における多数のレビー小体およびレビー関連神経突起の出現と神経細胞脱落である．レビー小体の出現部位から，びまん型（新皮質型），辺縁型，脳幹型，脳幹部にほとんどみられない大脳型に分類される[25]．脳幹型は，PD に相当する．レビー病変は迷走神経背側核から上行性に進展するパターン[6]と大脳から下行性に進展するパターン[56]が考えられている．多くの例は種々の程度に AD の病理所見を認めるが，それを通常型といい，ほとんど AD 病変がみられない場合，純粋型と呼ばれる[25]．臨床像は，レビー小体病変の分布と AD 病変の程度に影響される．大脳に多数のレビー小体がみられると，DLB の臨床的特徴が目立つようになり，大脳に AD 病変が多いほど DLB の臨床的特徴が目立たなくなる[35]．

レビー小体の主要構成成分は，α-シヌクレイン（α-synuclein）である．家族性パーキンソン病の家系で α-シヌクレインの遺伝子異常が報告されている[46]．DLB の家族例も少数報告されているが，遺伝子異常は明らかではない．近年，プリオン様の伝播メカニズムを介して健常な神経細胞に α-シヌクレインの凝集が誘発される可能性が報告されているが[28]，レビー病変発現に関する機序の解明は今後の課題である．

8. おわりに

DLB は現在，AD，VaD とともに三大認知症に数えられている．しかしながら，早期診断がしばしば困難であること，治療に難渋する場合が少なくないこと，非薬物的対応のエビデンスが乏しいこと，危険因子や抑制因子，生物学的機序が十分解明されていないことなど課題が多い，今後のさらなる研究の蓄積が望まれる．

文　献

1) Akatsu H, Takahashi M, Matsukawa N, et al.: Subtype analysis of neuropathologically diagnosed patients in a Japanese geriatric hospital. *J Neurol Sci*, **196**（1-2）: 63-69（2002）.

2) American Psychiatric Association : Diagnostic and Statistical Manual of Mental Disorders, Fifth Edition, Text Revision（DSM-5-TR™）. American Psychiatric Association Publishing, Washington, D.C.（2022）.

3) 朝田　隆：厚生労働科学研究費補助金 認知症対策総合研究事業「都市部における認知症有病率と認知症の生活機能障害への対応」平成 23 年度〜平成 24 年度 総合研究報告書（研究代表者：朝田　隆）．平成 25（2013）年 3 月.

4) Auning E, Rongve A, Fladby T, et al,: Early and presenting symptoms of dementia with lewy bodies. *Dement Geriatr Cogn Disord*, **32**（3）: 202-208（2011）.

5) Borroni B, Agosti C, Padovani A : Behavioral and psychological symptoms in dementia with Lewy-bodies（DLB）; Frequency and relationship with disease severity and motor impairment. *Arch Gerontol Geriatr*, **46**（1）: 101-106（2008）.

6) Braak H, Del Tredici K, Rüb U, et al.: Staging of brain pathology related to sporadic Parkinson's

disease. *Neurobiol Aging*, **24**（2）：197-211（2003）.

7）Breitve MH, Chwiszczuk LJ, Hynninen MJ, et al.: A systematic review of cognitive decline in dementia with Lewy bodies versus Alzheimer's disease. *Alzheimers Res Ther*, **6**（5-8）：53（2014）.

8）Brodaty H, Arasaratnam C : Meta-analysis of nonpharmacological interventions for neuropsychiatric symptoms of dementia. *Am J Psychiatry*, **169**（9）：946-953（2012）.

9）Connors MH, Quinto L, McKeith I, et al.: Non-pharmacological interventions for Lewy body dementia ; A systematic review. *Psychol Med*, **48**（11）：1749-1758（2018）.

10）Fujishiro H, Iseki E, Nakamura S, et al.: Dementia with Lewy bodies ; Early diagnostic challenges. *PSYCHOGERIATRICS*, **13**（2）：128-138（2013）.

11）Guarnieri B, Adorni F, Musicco M, et al.: Prevalence of sleep disturbances in mild cognitive impairment and dementing disorders ; A multicenter Italian clinical cross-sectional study on 431 patients. *Dement Geriatr Cogn Disord*, **33**（1）：50-58（2012）.

12）Hansen L, Salmon D, Galasko D, et al.: The Lewy body variant of Alzheimer's disease ; A clinical and pathologic entity. *Neurology*, **40**（1）：1-8（1990）.

13）Hanyu H, Sato T, Hirao K, et al.: Differences in clinical course between dementia with Lewy bodies and Alzheimer's disease. *Eur J Neurol*, **16**（2）：212-217（2009）.

14）Hashimoto M, Yatabe Y, Ishikawa T, et al.: Relationship between Dementia Severity and Behavioral and Psychological Symptoms of Dementia in Dementia with Lewy Bodies and Alzheimer's Disease Patients. *Dement Geriatr Cogn Dis Extra*, **5**（2）：244-252（2015）.

15）橋本　衛，眞鍋雄太，森　悦朗ほか：認知機能変動評価尺度（Cognitive Fluctuation Inventory : CFI）の内容妥当性と評価者間信頼性の検討．*BRAIN and NERVE*―神経研究の進歩，**66**（2）：175-183（2014）.

16）Horimoto Y, Matsumoto M, Akatsu H, et al.: Autonomic dysfunctions in dementia with Lewy bodies. *J Neurol*, **250**（5）：530-533（2003）.

17）Ikeda M, Mori E, Matsuo K, et al.: Donepezil for dementia with Lewy bodies ; A randomized, placebo-controlled, confirmatory phase Ⅲ trial. *Alzheimers Res Ther*, **7**（1）：4（2015）.

18）Iwasaki K, Kosaka K, Mori H, et al.: Improvement in delusions and hallucinations in patients with dementia with Lewy bodies upon administration of yokukansan, a traditional Japanese medicine. *PSYCHOGERIATRICS*, **12**（4）：235-241（2012）.

19）Kasanuki K, Iseki E, Nishida Y, et al.: Effectiveness of ramelteon for treatment of visual hallucinations in dementia with Lewy bodies ; A report of 4 cases. *J Clin Psychopharmacol*, **33**（4）：581-583（2013）.

20）Komatsu J, Samuraki M, Nakajima K, et al.: ^{123}I-MIBG myocardial scintigraphy for the diagnosis of DLB ; A multicentre 3-year follow-up study. *J Neurol Neurosurg Psychiatry*, **89**（11）：1167-1173（2018）.

21）Kosaka K, Oyanagi S, Matsushita M, et al.: Presenile dementia with Alzheimer-, Pick- and Lewy-body changes. *Acta Neuropathol*, **36**（3）：221-233（1976）.

22）Kosaka K : Lewy bodies in cerebral cortex, report of three cases. *Acta Neuropathol*, **42**（2）：127-134（1978）.

23）Kosaka K, Mehraein P : Dementia-Parkinsonism syndrome with numerous Lewy bodies and senile plaques in cerebral cortex. *Arch Psychiatr Nervenkr（1970）*, **226**（4）：241-250（1979）.

24）Kosaka K, Yoshimura M, Ikeda K, et al.: Diffuse type of Lewy body disease ; Progressive dementia with abundant cortical Lewy bodies and senile changes of varying degree － A new disease? *Clin Neuropathol*, **3**（5）：185-192（1984）.

25）Kosaka K : Diffuse Lewy body disease. *Neuropathology*, **20**〔Suppl.〕：S73-S78（2000）.

26）小阪憲司，松下正明，小柳新策ほか：Lewy 小体病の臨床病理学的研究．精神経誌，**82**（5）：292-311（1980）.

27）Manabe T, Mizukami K, Akatsu H, et al.: Prognostic Factors Related to Dementia with Lewy Bodies Complicated with Pneumonia ; An Autopsy Study. *Intern Med*, **55** (19) : 2771-2776 (2016).

28) Masuda-Suzukake M, Nonaka T, Hosokawa M, et al.: Prion-like spreading of pathological α-synuclein in brain. *Brain*, **136** (Pt 4) : 1128-1138 (2013).

29) Matsunaga S, Kishi T, Yasue I, et al.: Cholinesterase Inhibitors for Lewy Body Disorders ; A Meta-Analysis. *Int J Neuropsychopharmacol*, **19** (2) : pyv086 (2015).

30) Matsunaga S, Kishi T, Iwata N : Memantine for Lewy body disorders ; Systematic review and meta-analysis. *Am J Geriatr Psychiatry*, **23** (4) : 373-383 (2015).

31) McKeith IG, Galasko D, Kosaka K, et al.: Consensus guidelines for the clinical and pathological diagnosis of dementia with Lewy bodies (DLB) ; Report of the consortium on DLB international workshop. *Neurology*, **47** (5) : 1113-1124 (1996).

32) McKeith I, Del Ser T, Spano P, et al.: Efficacy of rivastigmine in dementia with Lewy bodies ; A randomized, double-blind, placebo-controlled international study. *Lancet*, **356** (9247) : 2031-2036 (2000).

33) McKeith IG, Dickson DW, Lowe J, et al.; Consortium on DLB : Diagnosis and management of dementia with Lewy bodies ; Third report of the DLB consortium. *Neurology*, **65** (12) : 1863-1872 (2005).

34) McKeith I, O'Brien J, Walker Z, et al.: Sensitivity and specificity of dopamine transporter imaging with 123I-FP-CIT SPECT in dementia with Lewy bodies ; A phase Ⅲ, multicentre study. *Lancet Neurol*, **6** (4) : 305-313 (2007).

35) McKeith IG, Boeve BF, Dickson DW, et al.: Diagnosis and management of dementia with Lewy bodies ; Fourth consensus report of the DLB Consortium. *Neurology*, **89** (1) : 88-100 (2017).

36) Meng YH, Wang PP, Song YX, et al.: Cholinesterase inhibitors and memantine for Parkinson's disease dementia and Lewy body dementia ; A meta-analysis. *Exp Ther Med*, **17** (3) : 1611-1624 (2019).

37) Mizukami K, Homma T, Aonuma K, et al.: Decreased ventilatory response to hypercapnia in dementia with Lewy bodies. *Ann Neurol*, **65** (5) : 614-617 (2009).

38) Mori E, Ikeda M, Kosaka K ; Donepezil-DLB Study Investigators : Donepezil for dementia with Lewy bodies ; A randomized, placebo-controlled trial. *Ann Neurol*, **72** (1) : 41-52 (2012).

39) Mori T, Ikeda M, Fukuhara R, et al.: Correlation of visual hallucinations with occipital rCBF changes by donepezil in DLB. *Neurology*, **66** (6) : 935-937 (2006).

40) Nagahama Y, Okina T, Suzuki N, et al.: Neural correlates of psychotic symptoms in dementia with Lewy bodies. *Brain*, **133** (Pt 2) : 557-567 (2010).

41) 日本核医学会，日本脳神経核医学研究会（編）：イオフルパン診療ガイドライン．第2版，2017年5月16日．

42) 日本精神神経学会（日本語版用語監修），髙橋三郎，大野　裕（監訳），染矢俊幸，神庭重信，尾崎紀夫，三村　將ほか（訳）：DSM-5-TR™ 精神疾患の診断・統計マニュアル．医学書院，東京（2023）．

43) 日本神経学会（監），「認知症疾患診療ガイドライン」作成委員会（編）：第7章 Lewy 小体型認知症．認知症疾患診療ガイドライン 2017．237-262，医学書院，東京（2017）．

44) Onofrj M, Bonanni L, Manzoli L, et al.: Cohort study on somatoform disorders in Parkinson disease and dementia with Lewy bodies. *Neurology*, **74** (20) : 1598-1606 (2010).

45) Perry RH, Irving D, Blessed G, et al.: Senile dementia of Lewy body type ; A clinically and neuropathologically distinct form of Lewy body dementia in the elderly. *J Neurol Sci*, **95** (2) : 119-139 (1990).

46) Polymeropoulos MH, Lavedan C, Leroy E, et al.: Mutation in the alpha-synuclein gene identified in families with Parkinson's disease. *Science*, **276** (5321) : 2045-2047 (1997).

47) Shinno H, Kamei M, Nakamura Y : Successful treatment with Yi-Gan San for rapid eye movement sleep behavior disorder. *Prog Neuropsychopharmacol Biol Psychiatry*, **32** (7) : 1749-1751

（2008）.

48）鈴木圭輔，宮本雅之，平田幸一ほか：レム睡眠行動異常症と神経変性疾患．認知神経科学，**17**（1）：1-7（2015）.

49）Sweet RA, Hamilton RL, Butters MA, et al.: Neuropathologic correlates of late-onset major depression. *Neuropsychopharmacology*, **29**（12）：2242-2250（2004）.

50）Takahashi S, Mizukami K, Yasuno F, et al.: Depression associated with dementia with Lewy bodies （DLB） and the effect of somatotherapy. *PSYCHOGERIATRICS*, **9**（2）：56-61（2009）.

51）Takahashi S, Mizukami K, Arai T, et al.: Ventilatory Response to Hypercapnia Predicts Dementia with Lewy Bodies in Late-Onset Major Depressive Disorder. *J Alzheimers Dis*, **50**（3）：751-758（2016）.

52）高橋　晶，水上勝義，朝田　隆：レビー小体型認知症（DLB）の前駆症状，初期症状．老年精神医学雑誌，**22**（増刊-Ⅰ）：60-64（2011）.

53）Vardy E, Holt R, Gerhard A, et al.: History of a suspected delirium is more common in dementia with Lewy bodies than Alzheimer's disease ; A retrospective study. *Int J Geriatr Psychiatry*, **29**（2）：178-181（2014）.

54）Wang HF, Yu JT, Tang SW, et al.: Efficacy and safety of cholinesterase inhibitors and memantine in cognitive impairment in Parkinson's disease, Parkinson's disease dementia, and dementia with Lewy bodies ; Systematic review with meta-analysis and trial sequential analysis. *J Neurol Neurosurg Psychiatry*, **86**（2）：135-143（2015）.

55）Williams MM, Xiong C, Morris JC, et al.: Survival and mortality differences between dementia with Lewy bodies vs Alzheimer disease. *Neurology*, **67**（11）：1935-1941（2006）.

56）Yamamoto R, Iseki E, Marui W, et al.: Non-uniformity in the regional pattern of Lewy pathology in brains of dementia with Lewy bodies. *Neuropathology*, **25**（3）：188-194（2005）.

4

パーキンソン病

1. はじめに

　パーキンソン病は，1817 年イギリスの医師 James Parkinson 博士によって初めて報告された錐体外路系疾患である．写真は Parkinson 博士が診療をしていた場所を示し（図1），現在それを記念したプレートがかかっている（図2）．パーキンソン病は老年期の精神神経疾患のひとつとして重要である．

2. パーキンソン病の病因と病態

　パーキンソン病は脳内の黒質線条体系のドパミン含有神経細胞が変性脱落する疾患である．肉眼的には黒質の脱色がみられる（図3）．脱色した黒質を顕微鏡で観察するとメラニン含有神経細胞の脱落（図4）とレビー小体の出現（図5）がみられる．線条体のドパミン含有量が正常の 20% 以下に減少すると，パーキンソン症状が出現する．一般に本症は孤発性であるが，一部には遺伝性・家族性のパーキンソン病が存在する．現在 14 種類の原因遺伝子が同定され，α-シヌクレイン，パーキン，*UCH-L1*，*PINK1*，*DJ-1*，*LRRK2* などの遺伝子の異常がみつかっている[1,7]．遺伝的素因については，多数の遺伝子多型が検討されているが，α-シヌクレイン遺伝子多型がパーキンソン病発症の危険因子になることが明らかにされている[3]．

3. 臨床症状

　一般に中年期以降に発症し，振戦，筋強剛，動作緩慢を 3 主徴とする．振戦が初発症状であることが多く，一側の上肢あるいは下肢から始まり，左右差がみられる．典型的な振戦は安静時振戦で，上肢では丸薬まるめ運動と呼ばれる．また，頭頸部や口唇部にみられること

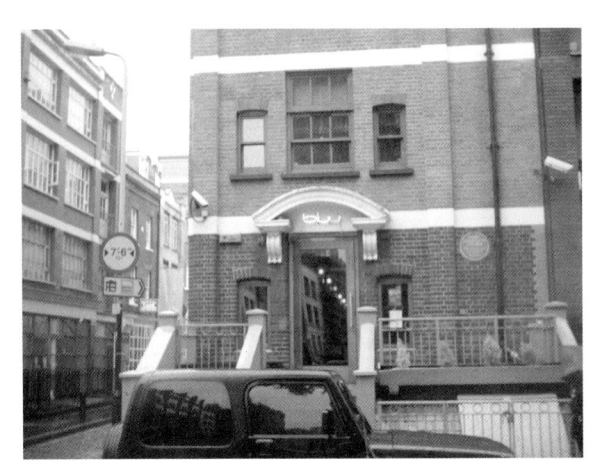

図1　ロンドン市内のパーキンソン博士の診療所跡

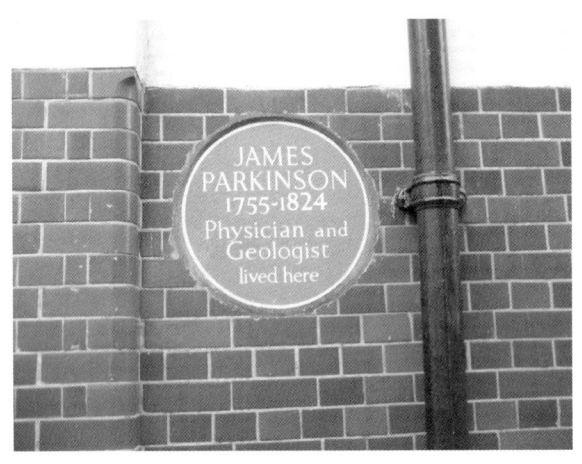

図2　パーキンソン博士の診療所跡であることを示すパネル

もある．精神的な緊張などで増強する．筋肉が硬くなり，診察所見として筋強剛がみられる．筋強剛の所見としては，鉛管様筋強剛や歯車様筋強剛を示す．四肢の筋強剛をみるには手首が最も鋭敏である．体幹の筋強剛では首を見る．本症の筋強剛は，首の全方向に抵抗を示す．動作緩慢は動作が鈍く遅くなり，進行すると無動となる．

　それ以外の運動系の症状として，姿勢反射障害，歩行障害，不随意運動などがある．姿勢反射障害は，立ち直り反射が障害され，易転倒性を示す．歩行障害では，前傾，前屈姿勢を示し（図6），小刻み歩行を示す．歩行の開始がむずかしい，すくみ足という現象もある．障害物や階段などでは，かえって歩行がしやすくなることがあり，奇異性歩行と呼ばれている．不随意運動としては，血中レボドパ（L-dopa）濃度が上昇した際にみられる peak-dose

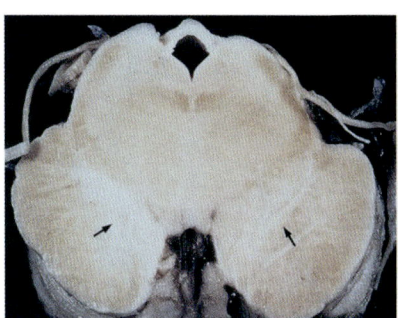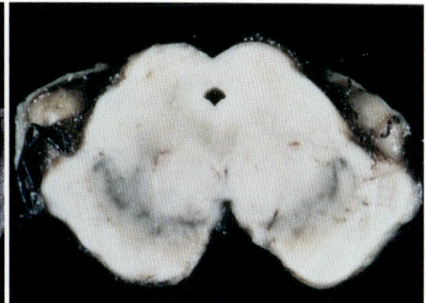

パーキンソン病　　　　　　　　正常対照

図3　中脳の肉眼所見

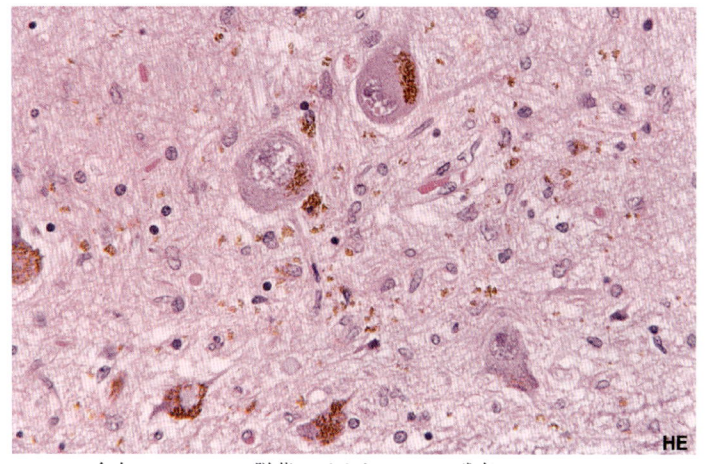

メラニン含有ニューロンの脱落，グリオーシス，残存ニューロンのメラニン
量減少

図4　脱色した黒質の顕微鏡像

dyskinesia が多い．

　症状の日内変動も重要である．Wearing-off 現象や on-off 現象が重要である．Wearing-off 現象は薬物の効果の持続が短縮するもので，on-off 現象は服薬に関係なく急激に症状が変動し，突然症状がよくなったり，悪くなったりするものである．

　自律神経症状としては，便秘，排尿障害，発汗障害，起立性低血圧，食事性低血圧，浮腫，陰萎などがある．

　うつ症状，認知症状，幻覚・妄想などの精神症状，睡眠障害もみられる．精神症状のなかで最も頻度が高いのがうつ状態で，頻度は約 40％とされている．感情鈍麻や不安が目立ち，希死念慮や自己否定は少ない．幻覚・妄想の発現基盤としては，認知障害，うつ状態，睡眠

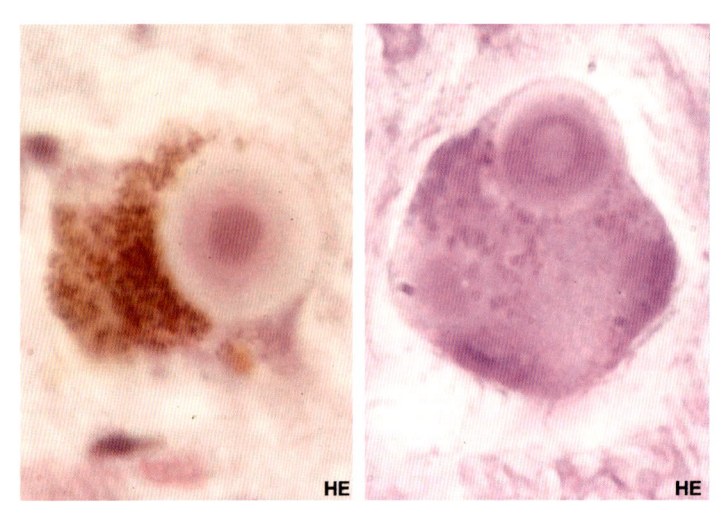

図5　レビー小体（Lewy body）

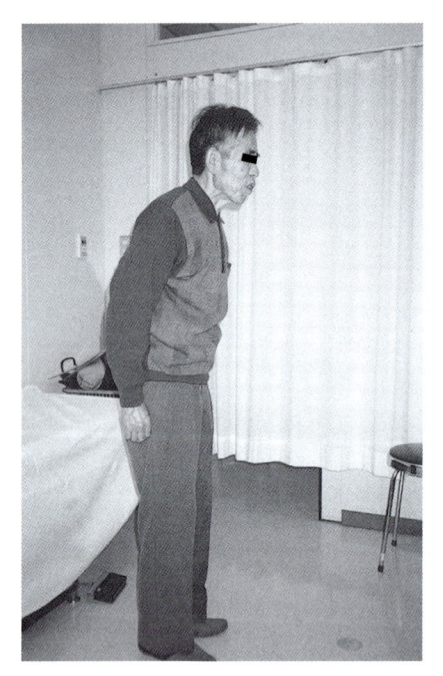

図6　前傾・前屈姿勢

障害，抗パーキンソン病薬の副作用，加齢変化，脱水や感染症の合併が挙げられる．認知障害は，前頭葉機能である遂行機能と記憶障害，および視空間認知機能障害である．睡眠障害はパーキンソン病患者の約3/4は有しているとされる．日中の傾眠は，約半数の本症患者にみられ，罹病期間が長く，薬物投与量が多く，進行しているほど，さらに男性ほど多い傾向

表1　重症度分類（Hoehn & Yahr の重症度分類）

Ⅰ度	身体の片側にのみ症状がある 症状はごく軽い
Ⅱ度	身体の両側に症状がある 姿勢反射障害はない
Ⅲ度	姿勢反射障害がある
Ⅳ度	起立，歩行は何とかできる 日常生活に介助が必要なことがある
Ⅴ度	ひとりで起立，歩行ができない 日常生活に介助が必要

表2　生活機能障害度（厚生労働省研究班基準）

Ⅰ度	日常生活，通院にはほとんど介助を要しない
Ⅱ度	日常生活，通院に部分的介助を必要とする
Ⅲ度	日常生活に全面的介助を必要とし，独力では歩行，起立不能

が報告されている[5].

　臨床症状の重症度評価としては，Hoehn & Yahr の重症度分類が用いられている（表1）.また，生活機能については厚生労働省研究班で作成された生活機能障害度分類が用いられている（表2）.

4．検査所見

　CT や MRI では本症に特異的な形態的な異常は認められていない．血管性パーキンソニズムでは脳血管障害の所見がみられる．進行性核上性麻痺では MRI で中脳被蓋の萎縮，脳幹萎縮，第三脳室拡大がみられる．大脳皮質基底核変性症の典型例では左右差のある前頭，頭頂葉の萎縮を示す．多系統萎縮症では被殻やその外側における信号変化や脳幹・小脳の萎縮などがみられる．

1）^{123}I-metaiodobenzylguanidine 心筋シンチグラフィー（MIBG 心筋シンチグラフィー）
　^{123}I-metaiodobenzylguanidine 心筋シンチグラフィー（MIBG 心筋シンチグラフィー）は，本症では初期の時期から異常がみられる．心臓交感神経の節後線維の障害がある[6]．これは，患者さんが症状として訴えることはないが，MIBG をトレーサーとした心シンチグラム取り込み低下としてとらえられる．MIBG は，ノルアドレナリンのトランスポーターのリガンドで，ノルアドレナリンニューロンの変性で取り込みが低下する．そこで，多系統萎縮症や進行性核上性麻痺との鑑別に有用な検査となっている．

2）¹²³I-イオフルパン SPECT（ドパミントランスポーターシンチグラフィー）

　¹²³I-イオフルパン SPECT（ドパミントランスポーター〈DAT〉シンチグラフィー）は，ダットスキャン®ということで 2014 年から本邦でも保険診療が可能となった．パーキンソン病においては，軽度の段階である Hoehn & Yahr 重症度分類 I 度の時点ですでに集積低下がみられている．パーキンソン病と鑑別が必要な本態性振戦，薬剤性パーキンソン症候群などでは集積の低下は認めない．一方，進行性核上性麻痺，大脳皮質基底核変性症，多系統萎縮症，レビー小体型認知症などはパーキンソン病と同様に集積低下がみられるため鑑別に有用とはいえない．ダットスキャンは，パーキンソン病に対して感度は高いが特異度は低い検査である．施行時の注意として，集積に影響を与える薬剤があり，とくに選択的セロトニン再取り込み阻害薬（selective serotonin reuptake inhibitor ; SSRI）は服用している可能性があり，検査前の休薬が推奨される．

5．薬物治療

1）レボドパ（L-dopa）

　レボドパはドパミンの前駆物質として血液脳関門を通過し，脳内の黒質線条体などでドパミンとなり，パーキンソン症状の改善をもたらす．現在用いられている製剤としてはレボドパをドパミンへ代謝する脱炭酸酵素阻害薬（DCI）との合剤である．本来レボドパはパーキンソン病の中心的治療薬であるが，一時レボドパの神経毒性が問題となり，早期の投与開始や増量に否定的であった．しかし，少なくとも毒ではないことが示され，最近有用性が再評価されている．このことから，現時点の症状を我慢させてまでレボドパの投与開始や増量を遅らせるべきではないと考えられてきている[8]．

2）ドパミン受容体作動薬

　ドパミン受容体作動薬は，ドパミン受容体を直接刺激することによりパーキンソン症状の改善をもたらす．また，レボドパ治療に伴うジスキネジアやジストニアなどの運動系副作用の出現を抑えることから，治療開始の第 1 選択薬として推奨されていた．しかし，2002 年に麦角系ドパミン受容体作動薬による心臓弁膜症，心肺後腹膜線維症の副作用が報告され，クローズアップされている．2007 年 5 月 9 日に日本神経学会から出された使用上の注意では，麦角系ドパミン受容体作動薬のペルゴリドとカベルゴリンは原則として第 1 選択薬とはせず，その他の薬物で効果不十分，または忍容性に問題があると考える場合にのみ使用する．また使用前に，心電図，心エコー検査，胸部 X 線検査などを行い，開始後も定期的に行うこととしている．ブロモクリプチンは麦角系でみられる心臓弁膜症発生の危険は少ないが，1 例報告されている．心エコー所見による逆流の程度として trivial と mild は投与可能，moderate は施設に一任，severe は禁忌とされている．麦角系から非麦角系に変更する際は，非麦角系では睡眠発作や日中傾眠が起こりやすく，自動車の運転，機械の操作および高所作業等

の危険を伴う作業に従事させないように注意する必要がある．そのほかにも非麦角系作動薬には，浮腫，姿勢障害，衝動制御障害などの特異な精神症状を助長する可能性が知られている．

3）モノアミン酸化酵素（MAO）阻害薬

ドパミンはモノアミン酸化酵素（monoamine oxidase；MAO）で代謝され，DOPAC になり，さらにカテコール-O-メチル基転移酵素（COMT）により，HVA へと代謝される．このため MAO が阻害されるとドパミンの代謝が抑制され脳内のドパミン濃度が上昇する．MAO にはサブタイプがあり，A 型と B 型が存在するが，ヒトの線条体には主に MAO-B が分布しているために MAO-B 阻害薬が治療に用いられている．臨床現場ではセレギリンとラサギリンが用いられ，ともに半減期が長く，1 日 1 回投与で使いやすい薬剤である．また，ともに添付文書に「自動車運転」「高所作業」などに従事させないように注意するとの記載がある．

4）カテコール-O-メチル基転移酵素（COMT）阻害薬

カテコール-O-メチル基転移酵素（catechol-O-methyltransferase；COMT）は S-adenosyl-L-methionine をメチル供与体としてカテコール基を有する基質をメチル化する酵素であり，肝臓，腎，腸，脳に存在する．レボドパは末梢において脱炭酸酵素によりドパミンに代謝されるとともに，COMT によって 3-O-メチルドーパ（3-OMD）へも代謝される．そのため COMT の作用を阻害すればレボドパの末梢での代謝が抑制され，脳内へ移行するレボドパの増加が期待される．わが国では 2007 年 4 月からエンタカポンが使用可能となり，wearing-off 現象が認められるパーキンソン病が適応となっている．

5）抗コリン薬

抗コリン薬は最も古いパーキンソン病治療薬であり，現在でもトリヘキシフェニジルなどが用いられている．振戦に有効な印象がもたれている．中枢性抗コリン作用によって記銘力低下やせん妄が起こることがあり，高齢者での使用は慎重に行う必要がある．末梢性の副作用としては，口渇，便秘などの消化器症状がある．また，緑内障患者には禁忌である．

6）N-メチル-D-アスパラギン酸（NMDA）受容体拮抗薬

N-メチル-D-アスパラギン酸（N-methyl-D-aspartate；NMDA）受容体拮抗薬として，アマンタジン塩酸塩が使用されている．アマンタジンは抗インフルエンザ薬として開発されたが，抗パーキンソン作用が発見され，現在も汎用されている．歩行の改善が期待できる．

7）ノルエピネフリン系作用薬

パーキンソン病が進行すると，ドパミンだけでなくノルアドレナリンも減少する．ノルアドレナリン前駆物質であるドロキシドパは，体内でノルアドレナリンに変換され，脳内のノ

ルアドレナリンを増加させる．これにより，すくみ足，姿勢反射障害，起立性低血圧に有効である．

8）セロトニン神経作用薬

SSRI はシナプス間のセロトニン濃度を増加させ，ドパミン放出を抑制し，パーキンソン病の運動症状を悪化させる可能性がある．しかし，パーキンソン病のうつ症状には有効であり，運動症状の悪化に注意しながら投与することが必要である．海外では SSRI はパーキンソン病のうつ状態に対する第 1 選択薬とされている．

9）アデノシン A2A 拮抗薬

アデノシン A2A 拮抗薬は，線条体と淡蒼球において A2A 受容体へのアデノシンの結合を阻害し，γ-アミノ酪酸（γ-aminobutyric acid；GABA）神経の興奮バランスを正常に近づける働きがある．イストラデフィリンはアデノシン A2A 拮抗薬であり，本邦と米国で承認されている薬剤である．レボドパ含有製剤で治療中のパーキンソン病における wearing-off 現象の改善を目的として投与する．効果の発現まで 2〜8 週かかることもある．すくみ足や姿勢異常に有効との意見もあるが，科学的根拠は得られていない．

6．非薬物療法

1）定位脳手術

パーキンソン病に対する定位脳手術は，従来は振戦と固縮に対する視床破壊術が中心であった．近年，大脳基底核の解剖生理学的知見の集積により，淡蒼球や視床下核が新たなターゲットとなった[2]．この方法により従来の方法では効果のなかった無動，歩行障害，姿勢保持障害などの改善が期待できるようになった．視床下核を破壊するとバリズムをきたすことが知られ，高頻度の慢性電気刺激を加える方法に代わってきた．視床下核刺激のよい適応は，比較的若年で，レボドパがよく効くがその有効期間が短く，症状の日内変動が激しくなってきた症例である．視床下核電気刺激療法は有効性，安全性が示され，医療保険が適用されている．

2）磁気刺激療法

反復経頭蓋磁気刺激療法（repetitive transcranial magnetic stimulation；rTMS）は，中枢神経系の検査法として従来用いられてきたが，近年，精神神経疾患の新しい治療法として注目されている．rTMS は非侵襲的に大脳皮質をパルス磁界により電気刺激できるもので，局所の神経活動を変化させるのみでなく，離れた脳領域の神経活動を変えうる特性を有している．rTMS が治療法として試みられている疾患には，うつ病，統合失調症，強迫性障害，パーキンソン病，脊髄小脳変性症，ジストニアなどがある．パーキンソン病に対して行われ

たわが国における多施設二重盲検比較試験では効果に有意差が認められており，保険収載に向けた臨床試験が行われたが，プラセボ効果が高くみられて有意差を得ることができなかった．今後，研究デザインの再検討も必要かと考える．

3）細胞移植，再生医療

細胞移植による治療は，胎児黒質細胞をドナーとした研究から始まり，自己細胞であるクローム親和性細胞や交感神経節細胞などのパラニューロン，さらに神経伝達物質や神経栄養因子を産生する細胞株をドナーとする研究へと進んできた．近年は胚性幹細胞（embryonic stem cells；ESC）や人工多能性幹細胞（induced pluripotent stem cell；iPSC）からのアプローチが注目されている．2018年8月からiPSC由来ドパミン神経前駆細胞を用いたパーキンソン病治療の治験が開始され，2022年1月時点で7症例がエントリーされ安全性は確認されている．有効性については，今後の経過観察が必要であるが，成果が期待されるところである．

遺伝子治療としては，ドパミン合成に必要な酵素遺伝子を線条体で発現させドパミンを生成する方法，神経保護物質の遺伝子導入により黒質ドパミン神経細胞の変性を抑制する方法，抑制性神経伝達物質の合成酵素を視床下核で発現させて機能改善を図る方法などが考えられる[4]．残念ながら，パーキンソン病への遺伝子治療は進んでいない．手術ではなく，静脈注射で遺伝子治療が行えるようにするなどの課題解決が必要と思われる．

文　献

1）Kitada T, Asakawa S, Hattori N, et al.: Mutations in the parkin gene cause autosomal recessive juvenile parkinsonism. *Nature*, **392**（6676）: 605-608（1998）.
2）Krack P, Poepping M, Weinert D, et al.: Thalamic, pallidal, or subthalamic surgery for Parkinson's disease? *J Neurol*, **247**〔Suppl. 2〕: II 122-134（2000）.
3）Mizuta I, Satake W, Nakabayashi Y, et al.: Multiple candidate gene analysis identifies alpha-synuclein as a susceptibility gene for sporadic Parkinson's disease. *Hum Mol Genet*, **15**（7）: 1151-1158（2006）.
4）村松慎一：ドパミン合成促進を目指したパーキンソン病の遺伝子治療．神経研究の進歩，**46**（6）: 755-781（2002）.
5）Ondo WG, Dat Vuong K, Khan H, et al.: Daytime sleepiness and other sleep disorders in Parkinson's disease. *Neurology*, **57**（8）: 1392-1396（2001）.
6）Orimo S, Ozawa E, Nakade S, et al.: ^{123}I-metaiodobendylguanidine myocardial scintigraphy in Parkinson's disease. *J Neurol Neurosurg Psychiatry*, **67**（2）: 189-194（1999）.
7）Polymeropoulos MH, Lavedan C, Leroy E, et al.: Mutation in the α-synuclein gene identified in families with Parkinson's disease. *Science*, **276**（5321）: 2045-2047（1997）.
8）佐藤健一：パーキンソン病診療の現状．臨床雑誌 内科，**99**（5）: 768-770（2007）.

5

前頭側頭葉変性症

1．はじめに

　前頭側頭葉変性症（frontotemporal lobar degeneration；FTLD）[46]は，著明な精神症状や行動障害，言語障害を主徴とし，前頭葉，前部側頭葉に病変の主座を有する，古典的ピック病をプロトタイプとした変性性認知症を包括した疾患概念である．FTLD は，最初に侵される領域に対応して出現する臨床症状に基づき，行動異常型前頭側頭型認知症（behavioral variant of frontotemporal dementia；bvFTD），側頭極ならびに中・下側頭葉中心の限局性萎縮を呈する意味性認知症（semantic dementia；SD），左側優位のシルビウス（Sylvius）裂周囲の限局性萎縮を呈する進行性非流暢性失語（progressive non-fluent aphasia；PA ないしPNFA）の3型の臨床サブタイプに分類される（図1）．そして，最近はこれら3つの臨床症候群を包括する語として前頭側頭型認知症（frontotemporal dementia；FTD）を用い，FTLD という用語は神経病理学的所見や分子生物学的分類を論じる際に使用されることが多い（過去の論文を読む場合は，次節を参考に，その研究で用いられている FTD や FTLD の概念を理解しておかなければ混乱するおそれがある）．

　なお，FTLD は，2015（平成27）年に指定難病に含まれることとなった（指定難病127）．FTLD の臨床サブタイプのうち，指定難病となったのは，bvFTD と SD であり，もう1つの臨床サブタイプである PA（PNFA）は含まれなかった．発症年齢は65歳以下で，重症度分類の"3"以上を指定難病の対象としている[45, 64]．

2．概念の変遷

　1892年から1906年にかけて，Arnold Pick[51]は前頭-側頭葉の障害による特異な言語症状や精神症状を呈する一連の症例を報告した．その後，1911年の Alzheimer[1]による嗜銀性神経細胞内封入体（ピック〈Pick〉球）の記載を経て，1926年に Onari と Spatz[49]により限局

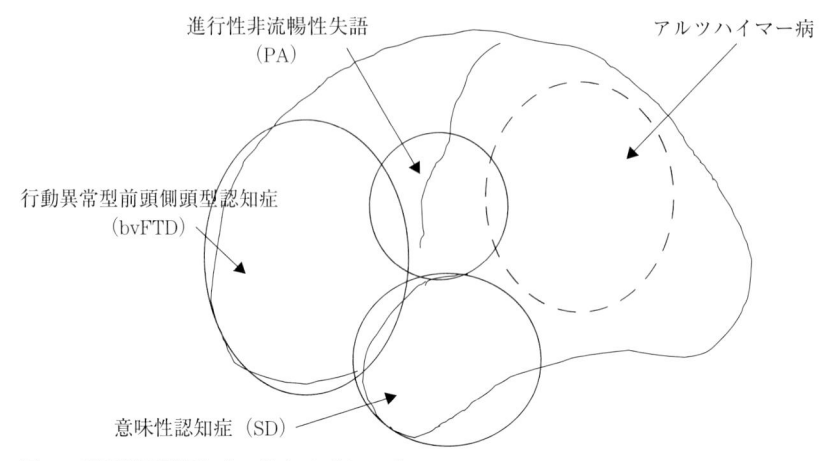

進行性非流暢性失語
（PA）

アルツハイマー病

行動異常型前頭側頭型認知症
（bvFTD）

意味性認知症（SD）

図1　前頭側頭型認知症の臨床サブタイプ

性大脳皮質萎縮の状態に対してピック病の名称が与えられた．しかし，彼らがまとめた症例群にもピック球を有する例と有しない例が含まれていて，その後，欧米ではピック球の取り扱いを中心にピック病の病理診断基準については種々の議論と混乱があった．1980年代後半には再び脳の前方部の変性疾患による認知症が注目されるようになり，1994年にManchesterとLundのグループは共同で，萎縮部位により忠実に前頭側頭型認知症（frontotemporal dementia; FTD）という臨床ならびに病理学的診断基準を提唱した[70]．これにより，ピック病にまつわる病理学的混乱にとらわれることなく臨床症状と画像所見から脳の前方部に原発性の変性を有する非アルツハイマー型の変性性認知症疾患を包括的にとらえられるようになり，臨床研究は飛躍的に増加した．このFTD概念には，失語症状が前景に立つ一群が含まれていなかったため，1996年にManchesterのグループはモノグラフを著し，前頭–側頭葉に原発性の萎縮を有する前頭–側頭部脳萎縮症例に対して，前頭側頭葉変性症（FTLD）という上位概念を新たに提唱し，臨床診断基準も発表された[46]．そして，上述したように臨床症状からFTD（bvFTDに相当），PA，SDの3型に分ける新しい分類を提唱し，その背景となる病理所見についても記載した．FTD，PA，SDの臨床症状は病期の進行に伴って相互に重なり，これらの臨床症候群は神経病理学的なサブタイプとは対応していないとされていた．その後，2006年に第17染色体に連鎖する家族性FTLDにおけるプログラニュリン（progranulin; PGRN）遺伝子が同定され[4,11]，FTLDおよび筋萎縮性側索硬化症に特徴的なユビキチン陽性封入体の主要構成成分としてTAR DNA-binding protein of 43kDa（TDP-43）が同定されると[3,47]，分子生物学的研究が飛躍的に進むことになった（詳しくは本書p.88を参照）．

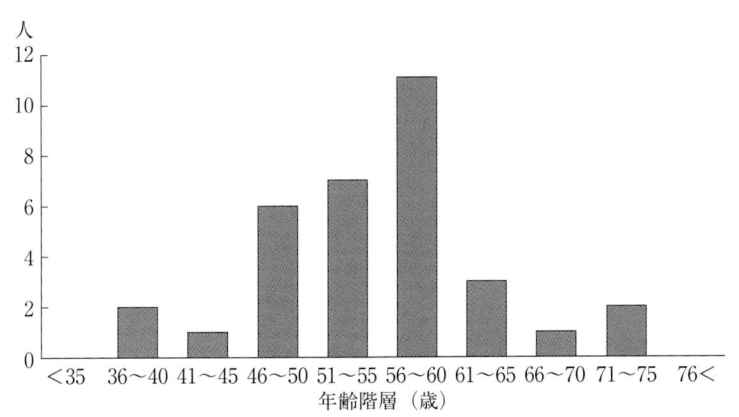

（Yokota O, Tsuchiya K, Arai T, et al. : Clinicopathological characterization of Pick's disease versus frontotemporal lobar degeneration with ubiquitin/TDP-43-positive inclusions. *Acta Neuropathol*, 117（4）: 429-444, 2009 を参照して和田らが作成；祖父江元，池田　学，中島健二（監）：前頭側頭葉変性症の療養の手引き．6，平成 28 年度厚生労働科学研究費補助金 難治性疾患等政策研究事業（難治性疾患政策研究事業）「神経変性疾患領域における基盤的調査研究」班（研究代表者：中島健二），国立病院機構松江医療センター，松江，2017）

図 2　前頭側頭葉変性症の発症年齢分布

3．疫学（危険因子）

　FTLD の有病率については，研究報告ごとに大きなばらつきがある．地域ごとの有病率の差を反映しているのかもしれないが，それ以上に，疾患概念および診断基準の変遷やその解釈の違い，症例数や調査対象年齢などの研究手法の違いによる部分が大きいと考えられる．たとえば，イギリスのケンブリッジでの調査によれば，45〜64 歳のうち，FTD の有病率は 10 万人あたり 15 人であった[54]．日本での患者数は約 12,000 人と推計されているが，より詳細な疫学調査が待たれる[64]．広い年齢層での発症がみられるが，多くの FTLD は 45〜64 歳の間に発症するとされる．Yokota ら[76]の報告によると，平均発症年齢は 55 歳（36〜71 歳）で，9 割程度が 70 歳未満で発症しており（図 2），アルツハイマー病に次いで多い変性疾患による若年性認知症ということができる．

　ヨーロッパやアメリカからの報告では，2〜4 割の FTLD 患者に家族歴があると報告されているが，インド，インドネシア，日本，フィリピン，台湾の共同研究によるアジアの FTD 患者 91 例の検討では家族歴を有したのは 1 割未満と大きな差がみられた[14]．欧米においても主に bvFTD でみられ，SD や PA には少ないとされている．非遺伝性の疾患リスク因子はこれまでのところ同定されていない．

4．分子生物学的背景と診断基準

　主な異常凝集蛋白による分類は，FTLD-tau，FTLD-TDP，FTLD-FUS であり，bvFTD で

表1　行動異常型前頭側頭型認知症（bvFTD）の国際基準（FTDC 基準）

Ⅰ．神経変性疾患
　次のような症状が必ず存在しなくてはならない．
　A．（患者をよく知る者によって提供される）現症または既往歴により，行動ならびに／または認知の
　　　緩徐進行性の悪化を示す
Ⅱ．Possible bvFTD
　以下の行動／認知の症状（A〜F）のうち 3 つが必ず存在しなくてはならない．それらの症状は，単発ま
たはまれな出来事ではなく，持続的または繰り返し認める必要がある．
　A．早期からの行動の脱抑制（以下のうち 1 つは認める）
　　A-1．社会的に不適当な行動
　　A-2．マナーや礼節の低下
　　A-3．衝動的，短絡的，または不注意なふるまい
　B．早期からの無関心または無気力（以下のうち 1 つは認める）
　　B-1．無関心（アパシー）
　　B-2．無気力
　C．早期からの思いやりまたは共感の低下（以下のうち 1 つは認める）
　　C-1．他者の要求や感情に対する反応の減少
　　C-2．社会的な興味や他者との交流，または人間的な温かさの減少
　D．早期からの保続的，常同的，または強迫的／儀式的な行動（以下のうち 1 つは認める）
　　D-1．単純な反復動作
　　D-2．複雑な，強迫的または儀式的な行動
　　D-3．常同言語
　E．口唇傾向や食事の変化（以下のうち 1 つは認める）
　　E-1．食餌嗜好の変化
　　E-2．過食，飲酒または喫煙量の増加
　　E-3．口唇による探索または異食症（食べられないものを食べる）
　F．神経心理学的プロフィール：比較的保持された記憶や視空間機能と実行／生産的な機能の障害（以
　　　下のすべてを認める）
　　F-1．実行機能課題の障害
　　F-2．エピソード記憶が比較的保たれる
　　F-3．視空間技能が比較的保たれる
Ⅲ．Probable bvFTD
　以下（A〜C）が必ず存在しなくてはならない．
　A．Possible bvFTD の診断基準を満たす
　B．有意な機能低下を示す（介護者の報告か Clinical Dementia Rating Scale または Functional Activities
　　　Questionnaire スコアによる）
　C．画像が bvFTD と一致している（以下のうち 1 つは認める）
　　C-1．MRI ないし CT における前頭葉ならびに／または側頭葉前部の萎縮
　　C-2．PET ないし SPECT における前頭葉ならびに／または側頭葉前部の血流低下や代謝低下

（Rascovsky K, Hodges JR, Knopman D, et al.: Sensitivity of revised diagnostic criteria for the behavioural variant of frontotemporal dementia. Brain, 134（Pt 9）: 2456-2477, 2011）

　はこれら 3 つのタイプが混在しているが，運動ニューロン疾患を伴う前頭側頭型認知症（湯浅-三山病：FTD-MND）と SD は大部分が FTD-TDP であることが示されている．なお，上記のピック球を認める古典的なピック病は，FTLD-tau である．タウオパチーである進行性核上性麻痺（progressive supranuclear palsy；PSP），大脳皮質基底核変性症（corticobasal degeneration；CBD）も，広義の FTLD（FTLD-tau）に含まれることがある[42]．

　bvFTD の診断基準としては，2011 年に出版された bvFTD の国際基準（FTDC 基準，表1）[53]が広く使用されている．2013 年にアメリカ精神医学会から出版された DSM-5 の前頭側

表 2　意味性認知症（指定難病の診断基準）

(1) 必須項目 a)：次の 2 つの中核症状の両者を満たし，それらにより日常生活が阻害されている
　　A．物品呼称の障害
　　B．単語理解の障害
(2) 以下の 4 つのうち少なくとも 3 つを認める
　　A．対象物に対する知識の障害 b)（とくに低頻度 / 低親密性のもので顕著）
　　B．表層性失読・失書 c)
　　C．復唱は保たれる．流暢性の発語を呈する
　　D．発話（文法や自発語）は保たれる
(3) 高齢で発症する例も存在するが，70 歳以上で発症する例はまれである[注1]
(4) 画像検査：前方優位の側頭葉に MRI/CT での萎縮がみられる[注2]
(5) 除外診断：以下の疾患を鑑別できる
　　1）アルツハイマー病
　　2）レビー小体型認知症
　　3）血管性認知症
　　4）進行性核上性麻痺
　　5）大脳皮質基底核変性症
　　6）うつ病などの精神疾患
(6) 臨床診断：(1)(2)(3)(4)(5) のすべてを満たすもの
注 1）高齢での発症が少ないところから，発症年齢 65 歳以下を対象とする
注 2）画像読影レポートまたはそれと同内容の文書の写し（判読医の氏名の記載されたもの）を添付する
　　　こと．なお，画像検査所見および除外診断については，別表を参考に鑑別を行う

《参考》
注 3）特徴的な言語の障害に対して，本人や介護者はしばしば "もの忘れ" として訴えることに留意する
注 4）（行動異常型）前頭側頭型認知症と同様の行動障害がしばしばみられることに留意する
a）例：これらの障害に一貫性がみられる，つまり，異なる検査場面や日常生活でも同じ物品，単語に障害を示す
b）例：富士山や金閣寺の写真を見せても，山や寺ということは理解できても特定の山や寺と認識できない．信号機を提示しても「信号機」と呼称ができず，「見たことない」「青い電気がついとるな」などと答えたりする．有名人や友人，たまにしか会わない親戚の顔が認識できない．それらを見ても，「なにも思い出せない」「知らない」と言ったりする
c）例：団子→ "だんし"，三日月→ "さんかづき"

（難病情報センター ウェブサイト：前頭側頭葉変性症（指定難病 127）── Available at : https://www.nanbyou.or.jp/entry/4840 より一部抜粋）

頭型認知症の診断基準[2]にも，ほぼ同じ内容で取り込まれている．2015 年には，bvFTD は SD とともに「前頭側頭葉変性症」として特定疾患に指定されたが[45,64]，その診断基準も FTDC の診断基準をほぼ踏襲したかたちになっている．この FTDC の診断基準は，従来の国際基準[46]と比べて，感度，特異度，信頼性が高いことが報告されている[5,20,32,53]．

　一方，SD と PA は，Neary らによる FTLD の診断基準で，臨床サブタイプと位置づけられたが，原発性進行性失語（primary progressive aphasia ; PPA）[40]の枠組みで，喚語困難と文の復唱障害を中心として，作動記憶の音韻性ループの障害が推定される logopenic progressive aphasia（LPA）を加えて，進行性失語として分類する立場もある[16]．しかし，LPA の背景病理の中心がアルツハイマー病であることや，行動障害や言語以外の認知機能障害が目立つ例は PPA の診断から除外され，SD のかなりの例が含まれなくなるため[28]，指定難病の診断基準は，進行性失語の semantic variant に関する診断基準を一部取り入れるとともに，

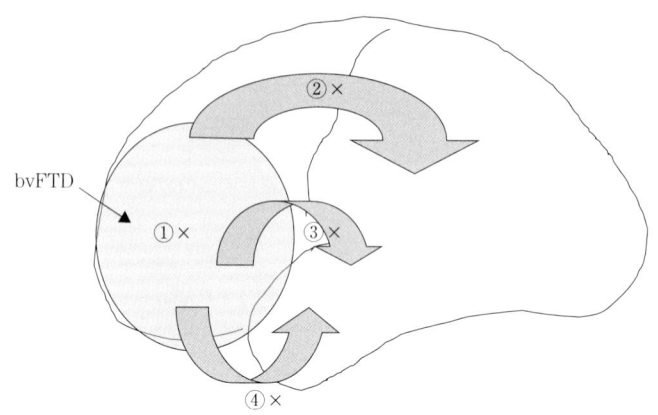

①前頭葉障害そのものによる症状，前頭葉障害に基づく②後方連合野
への抑制障害による症状，③辺縁系への抑制障害による症状，④大脳
基底核への抑制障害による症状
（池田　学：前頭側頭型認知症の症候学．臨床神経学，48（11）：1002-1004，
　2008）

図3　行動異常型前頭側頭型認知症の症状発現メカニズム

特徴的な意味記憶障害を根拠に診断する従来からの Neary らの診断基準[46]に準拠している
（表2）[45,64]．

5．行動異常型前頭側頭型認知症の臨床症状

　bvFTD ではアルツハイマー病と異なり脳後方部が保たれるため，ある程度進行するまで
は基本的な ADL（activities of daily living）そのものに問題は生じないが，脳の前方部の機
能が低下し脳の後方部，辺縁系，基底核系への抑制が外れ，これらの機能のもつ本来の行動
パターンがあらわとなり，前頭葉の機能そのものに由来する行動異常と併せて出現する（図
3）[27]．PA は進行期まで，行動障害は比較的目立たないことが多い．SD は意味記憶障害とと
もに，bvFTD と同様の行動障害を呈することが多い．本節では，bvFTD の診断の基本にな
る主要な特徴を，FTDC 基準（表1）[53]に示された順番に紹介する．

1）行動の脱抑制
　早期からの脱抑制は，bvFTD の重要な特徴で，アルツハイマー病など他の認知症との鑑
別にも有用である[7,8,12]．「他人になれなれしく接近する」「言葉の暴力や身体的暴力」「公衆
の面前で裸になったり放尿したりする」「万引きなどの犯罪などを含む社会的規範を破るよ
うな行動（社会的に不適切な行動）」「葬儀などにおける不適切な笑い」「悪態や大声」「無礼
な冗談や意見」「ありのままの，あるいはきわどい性的表現」「列に並んで待たない」「口を
開けて食べ物を頬張るなどのエチケットの欠如など（マナーや礼儀作法の欠如）」「信号無視

や高速道路の逆走などの自動車運転」[13]，「新たに始まった賭け事，盗み」「結果を考えずに物を売り買いするなど（衝動的な，軽率な，不注意な行動）」が含まれる．触法・違反行為の出現率は高く，それらの行為が受診のきっかけになることも多い[62]．「検査の取組みに真剣さがみられず（考え不精）自分の気のままに答える」「診察中に鼻歌を歌う」「関心がなくなると診察室や検査室から勝手に出てゆく（立ち去り行動)[77]」などの"我が道をいく行動"[68]が，診察や検査場面でみられることが多い．これらの症状は，前頭葉から辺縁系への抑制障害による結果と考えられている．

2）アパシーまたは無気力

　アパシー／無気力は bvFTD のほぼ共通した初発症状であり，他の認知症に比べて重度でかつ広範である[7,10,61]．bvFTD の病初期には後述する常同行動や落ち着きのなさと共存してみられることが多い．アパシーは，熱意，意欲，あるいは興味の喪失と定義される．ものぐさな態度や自発性の低下といった症状で現れる．発語量や目的指向的行動は減少する．無気力は，行動を開始することが少なくなることで明らかになることが多い．たとえば，歯磨きを開始したり終了したりするにも特別な指示や促しを必要とする．前部帯状回を含む前頭葉内側面の障害との関連が指摘されており，前頭葉そのものの機能低下による症状と考えられている．

3）思いやり（sympathy）または共感（empathy）の欠如

　他人の感情表出を理解したり，他人の体験を想像したりすることができない．初診の時からよくみられる特徴であり，無関心や社会参加の全般的な減少をしばしば伴っている．この症状は，アルツハイマー病との鑑別にとくに有用である[39,52]．これらの障害の背景を，「心の理論」の障害から説明しようという試みもある[17,36]．心の理論は，自己および他者の心を読む（心の動きを類推する），すなわち他者の心的状態，思考や感情を推論する機能と定義される．日常生活では，感情を傷つけるコメントや他人の痛みや苦痛を無視することなど，他人の感情に対する理解の欠如，あるいは無関心といったかたちで現れる．情動的な無関心，冷たさ，アイコンタクトの欠如などを伴う社会参加の全般的低下が認められることもある．なお，SD においても，このような自閉症スペクトラムでしばしばみられる障害が明らかになっている[55]．剖検例による FTDC 基準の感度と特異度の検討では，bvFTD に特異度が高い症状とされている[20]．神経基盤に関する研究は少ないが，右の側頭極，右の前部紡錘状回，右の内側下前頭回との関連が示唆されている．

4）保続的，常同的，または強迫的／儀式的な行動

　bvFTD と SD に高頻度でみられる常同行動は，他の原発性認知症との鑑別に有用である（図4)[6~8,38,59,61]．前頭葉から大脳基底核への抑制障害による症状と考えられている．

　単純な反復動作には，「繰り返し机などを軽く叩く」「繰り返し拍手する」「繰り返し膝を

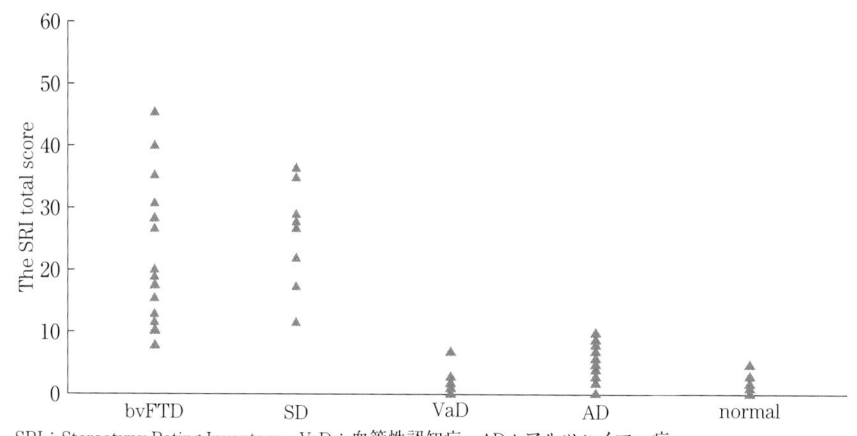

SRI；Stereotypy Rating Inventory，VaD；血管性認知症，AD；アルツハイマー病
（Shigenobu K, Ikeda M, Fukuhara R, et al.: The Stereotypy Rating Inventory for frontotemporal lobar degeneration. *Psychiatry Res*, 110（2）: 175-187, 2002 より改変引用）

図 4　認知症における常同・強迫行動

こする」「体をゆすり続ける」「鼻歌を歌い続ける」などが含まれる．複雑な，強迫的儀式的な行動には，「儀式的に数を数えたり掃除したりする」「物を集めたりため込んだりする」「用事もないのに繰り返しトイレに行く」「同じメニューにこだわる」「決まった道を散歩する」などの行動が含まれる．調理の習慣が残っている場合は，献立が常同的になり，作る副食の種類が減少，パターン化したり味噌汁の具が変わらなくなることがある[25]．常同言語には，単語，句，あるいは物語全体の習慣的な繰り返しが含まれる．これらには情報伝達の意味はない．反復言語は，Guiraud[19]により PEMA 症候群（反復言語：palilalie，反響言語：écholalie，緘黙：mutisme，失表情：amimie）としてまとめられ，線条体との関連が示唆され，のちに Tissot[71]により PES 症候群（反復言語，反響言語，常同行為）のひとつとして取り上げられ，前頭葉穹隆面萎縮群と側頭葉・前頭葉萎縮群との関連が指摘されている．

　常同行動が時間軸上に展開した場合は，時刻表的生活になる．この場合，常同行動は強く時間に規定されるため，強迫性を帯びることが多い．診察時にしきりに時計を見て時間を気にする例もある．たとえば，大相撲ファンで，本場所中はテレビ中継を 13 時から見ることが常同行動化している症例では，本場所と受診日が重なると午後の診察予約を嫌がり，たまたま午後の診察がテレビ中継と重なってしまうと入室時から時間をチェックし気にしている．症状自体は強迫性の障害でみられるものと同様であるが，高橋[67]が指摘しているように，自己の強迫症状に対する自我違和感が認められない点で異なる．

5）口唇傾向や食行動の変化

　bvFTD と SD においては，アルツハイマー病と比較して食行動異常の出現頻度が非常に高く，アルツハイマー病との鑑別には有用である（図 5）[6~8,22]．食物嗜好の変化は，通常炭

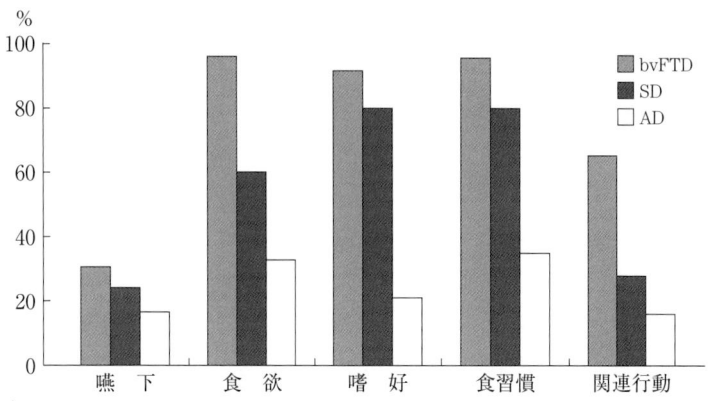

(Ikeda M, Brown J, Holland AJ, et al.: Changes in appetite, food preference, and eating habits in frontotemporal dementia and Alzheimer's disease. *J Neurol Neurosurg Psychiatry*, 73 (4) : 371-376, 2002 より改変引用)

図5　認知症の食行動異常の頻度

水化物（とくに甘い物）の渇望，あるいは食べ物へのこだわり（強固な，常同的な，あるいは風変わりな食物嗜好）として出現する．過食，アルコールやタバコの消費増もみられる．大量の食べ物を消費し，極端な場合は，何でも口に入れる，食べられない物を摂取するといった口唇傾向ないし異食を認める．多彩な症状が含まれており，すべてを説明できるわけではないが，多くは辺縁系への抑制障害による症状と考えられる．

6）神経心理学的プロフィール

実行機能／生産的な機能の障害とそれに比べて保たれている記憶や視空間機能とが特徴である[18,74]．実行機能とは，目的に応じて予測し，目標を設定し，企図し，実行し，結果を評価し利用する機能である．早期の段階では，認知機能の低下は行動障害に比べると目立たず，一般的な認知機能検査ではあまり低下を認めないこともあるが，剖検例での検討では，感度が高い症状として報告されている[20]．

7）その他の特徴的な症状

A）病識の欠如

病識が病初期より欠如している．病感すらまったく失われていると感じられることが多い．さらに，自己を意識させるだけでなく，社会的環境のなかでの自己の位置を認識させる能力，すなわち"自己"を主観的意識を保持しながら比較的客観的な観点から認識する能力（self-awareness）[65]が障害されている．このような障害を上述した「心の理論」の障害から説明しようという試みもある．FTDのなかで，ある程度の病感を有しているのではないかと感じられるのは，PAとSDであるが，病識は言語障害の範囲に限定される．すなわち，

その言語障害の生活上への影響についての把握などは希薄化している．しかし，言語の障害を主訴に，単独で受診することもあるので，注意が必要である．

B）被影響性の亢進ないし環境依存症候群 [34, 68]

日常生活場面では，「介護者が首をかしげるのを見て同じように首をかしげる（反響ないし模倣行為）」「相手の言葉をそのままおうむ返しに答える（反響言語）」「なにかの文句につられて即座に歌を歌い出す」「他患への質問に先んじて応じる」「視覚にはいった看板の文字をいちいち読み上げる（強迫的音読）」といった行為で現れる．検査場面では，物品や検者の動作が提示されたとき，（反応しないように指示されていても）強迫的に言葉で応じてしまう（物品の場合は呼称し，検者がチョキの形の手を見せたときは「チョキ」「V」ないし「2」などと言語化する）という強迫的言語応答がみられる [60]．責任病巣としては，前頭葉内側面が疑われている．被影響性の亢進ないし環境依存症候群は，前方連合野が障害され後方連合野への抑制が外れ，後方連合野が本来有している状況依存性が解放された結果，すなわち外的刺激あるいは内的要求に対する被刺激閾値が低下し，その処理は短絡的で反射的，無反省となったものと理解できる [41]．

C）転導性の亢進，維持困難

ある行為を持続して続けることができないという症状である．注意障害，あるいは運動維持困難との関連が考えられる．クリューバー・ビューシー（Klüver-Bucy）症候群の hypermetamorphosis との関連で論じられることもあるが，必ずしも外界の刺激に対して過剰に反応するだけでなく，外界の刺激がなくても落ち着かない．立ち去り行動は診察・検査場面でしばしば観察される．この言葉を記載した吉田ら [77] は，新しい課題，状況からの逃避の極端な表現である可能性を示唆しているが，考え不精や転導性の亢進とも関連のある症状のように思われる．

D）幻覚・妄想

従来は，FTD ではアルツハイマー病やレビー小体型認知症と比べて幻覚・妄想はまれであるといわれていたが，近年は FTD における幻覚・妄想についても注目されており [43]，C9orf72 遺伝子変異をもつ FTD 患者では初発の神経精神症状の 21.4％が妄想であること [58] や，TDP-43 を背景病理にもつ FTD 患者では 20％程度で妄想・幻覚がみられ，とくに病初期 3 年のうちに幻覚・妄想を呈することが多いこと [44] が報告されている．

6．意味性認知症の臨床症状 [46, 69]

SD では，通常は失語で障害されることの多い言語の音韻的側面や統語面が保たれるが，語の意味的側面が重篤に障害され，語の辞書的意味の障害を中核とした語義失語 [29] を呈する．そして，その障害は，固有名詞や具体語にとくに顕著に認められる．側頭葉前方部の障害を反映し，語想起障害（物の名前が言えない）と再認障害（複数の物品から，指示された物を指すことができない）の二方向性の進行性障害を示す（表2）．たとえば，鉛筆を見ても「エ

ンピツ」とは言えず，「エンピツ」という言葉を聞いてもそれがなにかわからない．「エンピツって何ですか」とあたかもエンピツという言葉を初めて聞いたかのように尋ねる．語頭音を示しても呼称能力は改善せず，「エンピ」というヒントに対して，「ああ，エンピですか」と答えることが多い．とくに左（優位半球）側頭葉優位の萎縮例では語義失語が初期から目立つが，右側優位の萎縮例では，有名人や家族の相貌を見てもだれかわからず，また金閣寺や東京タワーといった有名建造物を見てもそれが何であるか認知できず，見たこともないと既知感も示さないことが多い．上述したように，bvFTD にみられる行動異常をしばしば伴うが，とくに右側頭葉優位の萎縮例では早期から行動異常が出現するため[30,56]，bvFTD との鑑別が重要である．

　2020 年に，欧米を中心に右側頭葉優位型前頭側頭型認知症（right temporal variant FTD；rtvFTD）という概念が提唱された[72]．rtvFTD は，FTD のなかでも右側頭葉優位の萎縮を認める群を指すが，意味記憶障害の有無は問わないため，右優位型 SD と同義ではない．また 2022 年には，右側頭葉優位萎縮例に関して semantic behavioural variant FTD（sbvFTD）の診断基準が提唱され[78]，中核症状に共感性の欠如や相貌認知障害，複雑性常同行動が，支持的所見に物品呼称障害が含まれた．bvFTD と svPPA，右優位型 SD の特徴を合わせたような診断基準であるが，今後はこれらの概念を整理していく必要がある．

7．進行性非流暢性失語の臨床症状

　全経過を通じて表出言語の障害が優勢で，具体的には発話量が減少し，発話に努力性を有し，構音の障害（言葉が不明瞭になる），句の短縮（「私，行く」のように助詞を省略したり文章が簡潔になる），プロソディの障害（発話の抑揚がおかしくなる）などが特徴的な症状である．Neary らの FTLD の診断基準[46]における PA は，失文法，音韻性錯語，失名辞のうち少なくとも 1 つを伴う非流暢性の自発話が必須であり，PPA の診断基準における non-fluent variant PPA の診断基準では，失文法的発話か発語失行（失構音）の少なくとも 1 つが必須であり[16]，いずれにしても不均一な症候群である[50]．進行とともに書字障害，計算障害なども出現する．しかし，記憶や構成などの言語以外の認知機能は比較的良好で，bvFTD でみられる行動障害は少なくとも病初期には認められないことも重要な鑑別点である．一方，PA や SD では，失語症状のため定型的な認知機能検査で成績が極端に不良になることもある．

8．検査所見

　一般的に用いられる実行機能課題は FTD で特異的に障害されるわけではないが，常同行動や食行動などの評価尺度[22,59]は FTD と他の認知症疾患の鑑別に有用である[53]．

　頭部 CT，MRI において，前頭葉，側頭葉に強い萎縮を呈する．MRI のプロトン強調画像においてグリオーシスを反映していると考えられている皮髄境界の不明瞭化を呈する[31]．指

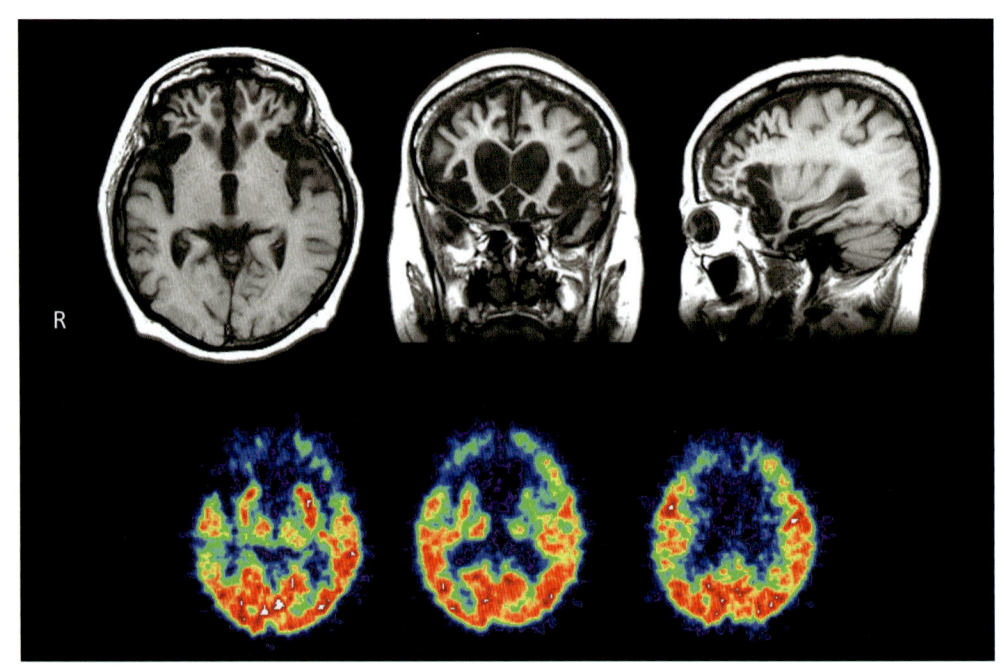

図6　行動異常型前頭側頭型認知症の MRI T₁ 強調画像と ¹⁸F-FDG PET 画像（58 歳，女性）

定難病の申請に際しては MRI や CT もしくは FDG-PET や SPECT の検査が必須となる．
bvFTD は，前頭葉，側頭葉前部，前部帯状回，島皮質，扁桃体や尾状核の萎縮と関連する [73]（図6）．SD では，病初期には，側頭葉先端部，下側頭回優位の側頭葉，扁桃体，島皮質の限局性萎縮や血流低下を呈する [9, 15]（図7）．一方で，上側頭回の後方部は進行期でも明らかな萎縮を呈さないとされる．病初期には萎縮の左右差が明らかなことが多く，上述したように，右優位の萎縮を呈する例では行動障害を呈する例が多い．PA は，左の前頭葉後部と島中心のシルビウス裂周囲の萎縮や血流低下と関連する [57]．

　また，アルツハイマー病との鑑別には脳波が有用である．アルツハイマー病では徐々に徐波化が目立ってくるのに対して，bvFTD はかなり進行するまで徐波化が目立たないことが多い [37]．

9．鑑別診断

　bvFTD は行動障害が初発症状であることが多いので，しばしば統合失調症や双極症，パーソナリティ症，成人の発達症などの認知症以外の精神疾患とまちがわれることがある．また，SD は言葉の意味がわからなくなったり，人の顔がわからなくなったりする症状が，一見もの忘れが起こっているように見えるため，アルツハイマー病とまちがわれていることもしばしばある．一方，行動面での問題が少し目立つと，アルツハイマー病やレビー小体型認知症

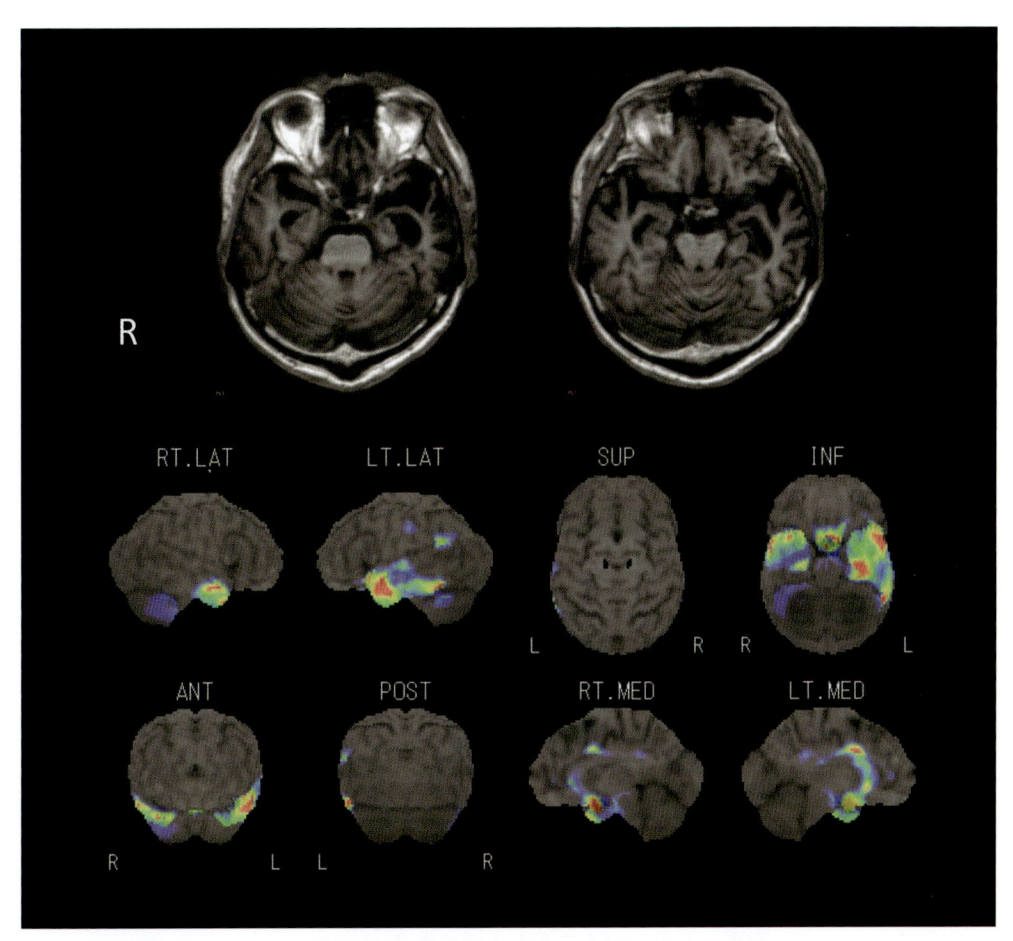

図7　意味性認知症の MRI T₁強調画像と IMP-SPECT 3D-SSP 画像（67歳，男性）

をbvFTDと診断してしまう過剰診断も多い[63]．

　PSPは，核上性の眼球運動障害と体幹優位のパーキンソン症状が特徴的である．偽性球麻痺症状がみられることもあるし，後方突進がしばしば認められる．しばしば，bvFTD様の脱抑制などの精神症状がみられることも多く，とくに神経症状が目立たない初期には，bvFTDとの鑑別が重要である．bvFTDほど常同行動が目立たないことが多く，鑑別のポイントとなる[75]．CBDは，非対称性の筋強剛，四肢の失行，姿勢反射障害，ミオクローヌス，他人の手徴候，皮質性感覚障害を呈することが多い．精神症状としては，抑うつが目立つことが多いが，前頭葉中心の萎縮を呈する場合はbvFTDと，側頭葉前方部の萎縮を呈する場合はSDとよく似た臨床症状を呈するので，精神症状だけでは鑑別が困難な例もある[21]．神経学的所見と画像所見が鑑別に有用である．

10. 治療とケア [24, 48)]

　FTD は，上記のような特徴的な精神症状や行動異常により，処遇の最も困難な疾患と考えられている．FTD のケアは，上述したような精神症状や行動異常によって，アルツハイマー病のそれと比べてはるかに困難を伴うことが多い．しかしアルツハイマー病と異なり，行為自体の解体がないことや本質的には記憶が保たれていることがケアの戦略を検討するうえでは重要である．また，常同行動や被影響性の亢進等，特徴的な症状を利用することが可能である．エピソード記憶が保たれていることを利用すれば，担当の看護師や作業療法士を決め，一貫して同じ患者を受け持ち，またケアの場を固定することにより，立ち去り行動や考え不精の目立つ例でも，なじみの関係をつくることは十分可能である．立ち去り行動の激しい例では，作業療法導入時にあらかじめすぐに取り掛かれるように作業の道具や材料を机の上に準備しておく，立ち去りかけたら速やかに道具を手渡すなど，被影響性の亢進を利用して作業への導入，継続を図ることが重要である．また，知覚・運動機能，視空間認知機能，手続き記憶などが保たれていることから，運動技能，知覚技能などを基盤とする各種作業を導入しやすい．過去の生活歴（仕事や趣味，嗜好）を把握し，活動メニューを選択することも重要である．編み物やカラオケなど，本人の趣味を 1 日の日課に組み入れられれば，被影響性の亢進や常同行動といった固執傾向により，患者はその行為に没頭する（ルーティーン化療法〈routinizing behavior〉[68)]）．その間は，行動異常も減少し，介護の負担は減少する[25)]．

　万引きや，危険な場所へ立ち寄ることなどの社会的に許容されない行動が，時刻表的生活化，常同化している場合は，短期間の入院治療も有効である．その場合，適切な誘導により入院後 2〜3 週間の間に新たに形成されるパターン化された行動を，患者にとって少しでも QOL（quality of life）が高いものにすることが重要である[26)]．

　患者の行動異常の評価をもとにして個々の患者に応じた家族指導を行い，患者に対する家族の構えを改善させることも重要である．病態を理解することによって介護者の負担感が著しく軽減する可能性がある．たとえば，「徘徊・迷子」は認知症患者の介護者にとって最も深刻に受け止められる行動異常のひとつであるが，記憶・見当識が比較的保たれ，常同的に行う FTD の周遊行動は，アルツハイマー病の徘徊とは異なり，ほぼ同じコースを巡り，病状が相当進行するまで道に迷うことはなく，周遊するコースの安全が確認されていれば介護者の同伴は必要ない．このようなことを介護者に理解させ，家族の同伴を中止すれば介護者の精神的・肉体的負担感は著しく軽減できる．

　根治的な薬物療法はなく，興奮や暴力，行動障害に対して抗精神病薬の投与が余儀なくされてきた．比較的最近になって Swartz ら[66)]によって選択的セロトニン再取り込み阻害薬（selective serotonin reuptake inhibitor ; SSRI）の有効性が示唆された．評価の対象としたのは，脱抑制，抑うつ（自発性低下），炭水化物の過食，強迫症状で，それぞれ 67%，67%，56%，57% に改善をみている．この研究は後方視的な小規模のオープン試験であり，多種類の SSRI が使用され，妥当性のある評価尺度を用いていないなど，十分な検討ができている

とは言い難いが，FTD の行動異常に対する SSRI による薬物療法の可能性を示した点で重要な報告である.

　Swartz らの報告に続いて，FTD 9 例，SD 7 例において，12 週間のオープン試験で，その常同行動を中心とする精神症状・行動異常に対する，フルボキサミンの有効性と安全性が報告されている [23]. また，セロトニン 5-HT$_{2A}$ 受容体拮抗薬 / 再取り込み阻害薬であるトラゾンについても，FTD 31 例において，6 週間ずつの無作為化プラセボ対照二重盲検クロスオーバー試験で，食行動異常，興奮，焦燥，抑うつ / 無感情に対する効果が報告されている [33]. フルボキサミンないしトラゾドンは，FTD の精神症状・行動異常が患者本人にとって危険になる場合や介護に破綻をきたすような場合には，少なくとも抗精神病薬の使用を検討する前に使用していくことが望ましい（適応外使用，推奨グレードは 2C）[48]. また，上述した非薬物療法との併用や，これらのリハビリテーションの導入時に短期間利用するべきであろう.

　コリンエステラーゼ阻害薬は，治療効果が認められず，消化器症状の副作用が増加するとの指摘 [35] がある.

文　献

1) Alzheimer A : Über eigenartige Krankheitsfälle des späteren Alters. *Z Gesamte Neurol Psychiatr*, **4** : 356-385（1911）.

2) American Psychiatric Association : Diagnostic and Statistical Manual of Mental Disorders, Fifth Edition（DSM-5®）. 614-618, American Psychiatric Association, Arlington, VA（2013）.

3) Arai T, Hasegawa M, Akiyama H, et al.: TDP-43 is a component of ubiquitin-positive tau-negative inclusions in frontotemporal lobar degeneration and amyotrophic lateral sclerosis. *Biochem Biophys Res Commun*, **351**（3）: 602-611（2006）.

4) Baker M, Mackenzie IR, Pickering-Brown SM, et al. : Mutations in progranulin cause tau-negative frontotemporal dementia linked to chromosome 17. *Nature*, **442**（7105）: 916-919（2006）.

5) Balasa M, Gelpi E, Martin I, et al.: Diagnostic accuracy of behavioral variant frontotemporal dementia consortium criteria（FTDC）in a clinicopathological cohort. *Neuropathol Appl Neurobiol*, **41**（7）: 882-892（2015）.

6) Bathgate D, Snowden JS, Varma A, et al.: Behaviour in frontotemporal dementia, Alzheimer's disease and vascular dementia. *Acta Neurol Scand*, **103**（6）: 367-378（2001）.

7) Blair M, Kertesz A, Davis-Faroque N, et al.: Behavioural measures in frontotemporal lobar dementia and other dementias ; The utility of the frontal behavioural inventory and the neuropsychiatric inventory in a national cohort study. *Dement Geriatr Cogn Disord*, **23**（6）: 406-415（2007）.

8) Bozeat S, Gregory CA, Ralph MA, et al.: Which neuropsychiatric and behavioral features distinguish frontal and temporal variants of frontotemporal dementia from Alzheimer's disease? *J Neurol Neurosurg Psychiatry*, **69**（2）: 178-186（2000）.

9) Chan D, Fox NC, Scahill RI, et al.: Patterns of temporal lobe atrophy in semantic dementia and Alzheimer's disease. *Ann Neurol*, **49**（4）: 433-442（2001）.

10) Chow TW, Binns MA, Cummings JL, et al.: Apathy symptom profile and behavioral associations in frontotemporal dementia vs dementia of Alzheimer type. *Arch Neurol*, **66**（7）: 888-893（2009）.

11) Cruts M, Gijselinck I, van der Zee J, et al.: Null mutations in progranulin cause ubiquitin-positive frontotemporal dementia linked to chromosome 17q21. *Nature*, **442**（7105）: 920-924（2006）.

12) De Deyn PP, Engelborghs S, Saerens J, et al.: The Middelheim Frontality Score ; A behavioural as-

sessment scale that discriminates frontotemporal dementia from Alzheimer's disease. *Int J Geriatr Psychiatry*, **20**（1）: 70-79（2005）.

13) Fujito R, Kamimura N, Ikeda M, et al.: Comparing the driving behaviours of individuals with frontotemporal lobar degeneration and those with Alzheimer's disease. *PSYCHOGERIATRICS*, **16**（1）: 27-33（2016）.

14) Fukuhara R, Ghosh A, Fuh JL, et al.: Family history of frontotemporal lobar degeneration in Asia; An international multi-center research. *Int Psychogeriatr*, **26**（12）: 1967-1971（2014）.

15) Galton CJ, Patterson K, Graham K, et al.: Differing patterns of temporal atrophy in Alzheimer's disease and semantic dementia. *Neurology*, **57**（2）: 216-225（2001）.

16) Gorno-Tempini ML, Hillis AE, Weintraub S, et al.: Classification of primary progressive aphasia and its variants. *Neurology*, **76**（11）: 1006-1014（2011）.

17) Gregory C, Lough S, Stone V, et al.: Theory of mind in patients with frontal variant frontotemporal dementia and Alzheimer's disease; Theoretical and practical implications. *Brain*, **125**（Pt 4）: 752-764（2002）.

18) Grossman M: Frontotemporal dementia; A review. *J Int Neuropsychol Soc*, **8**（4）: 566-583（2002）.

19) Guiraud P: Analyse du symptome de stéréotypie. *Encéphale*, **31**: 229-270（1936）.

20) Harris JM, Gall C, Thompson JC, et al.: Sensitivity and specificity of FTDC criteria for behavioral variant frontotemporal dementia. *Neurology*, **80**（20）: 1881-1887（2013）.

21) 長谷川一子: 大脳皮質基底核変性症.（水澤英洋編）神経変性疾患ハンドブック, 100-121, 南山堂, 東京（2018）.

22) Ikeda M, Brown J, Holland AJ, et al.: Changes in appetite, food preference, and eating habits in frontotemporal dementia and Alzheimer's disease. *J Neurol Neurosurg Psychiatry*, **73**（4）: 371-376（2002）.

23) Ikeda M, Shigenobu K, Fukuhara R, et al.: Efficacy of fluvoxamine as a treatment for behavioral symptoms in FTLD patients. *Dement Geriatr Cogn Disord*, **17**（3）: 117-121（2004）.

24) Ikeda M: Fronto-temporal dementia. *In* Therapeutic Strategies in Dementia, ed. by Ritchie CW, Ames DJ, Masters CL, et al., 287-299, Clinical Publishing, Oxford（2007）.

25) 池田　学, 田辺敬貴, 堀野　敬ほか: Pick 病のケア; 保たれている手続記憶を用いて. 精神経誌, **97**（3）: 179-192（1995）.

26) 池田　学, 今村　徹, 池尻義隆ほか: Pick 病患者の短期入院による在宅介護の支援. 精神経誌, **98**（10）: 822-829（1996）.

27) 池田　学: 前頭側頭型認知症の症候学. 臨床神経学, **48**（11）: 1002-1004（2008）.

28) 池田　学: 指定難病からみた FTLD. 高次脳機能研究, **36**（3）: 376-381（2016）.

29) 井村恒郎: 失語の意味型; 語義失語について. 精神医学研究Ⅱ, 292-303, みすず書房, 東京（1967）.

30) Kashibayashi T, Ikeda M, Komori K, et al.: Transition of distinctive symptoms of semantic dementia during longitudinal clinical observation. *Dement Geriatr Cogn Disord*, **29**（3）: 224-232（2010）.

31) Kitagaki H, Mori E, Hirono N, et al.: Alteration of white matter MR signal intensity in frontotemporal dementia. *AJNR Am J Neuroradiol*, **18**（2）: 367-378（1997）.

32) LaMarre AK, Rascovsky K, Bostrom A, et al.: Interrater reliability of the new criteria for behavioral variant frontotemporal dementia. *Neurology*, **80**（21）: 1973-1977（2013）.

33) Lebert F, Stekke W, Hasenbroekx C, et al.: Frontotemporal dementia; A randomized, controlled trial with trazodone. *Dement Geriatr Cogn Disord*, **17**（4）: 355-359（2004）.

34) Lhermitte F: Human autonomy and the frontal lobes. Part Ⅱ: Patient behavior in complex and social situations; The "environmental dependency syndrome". *Ann Neurol*, **19**（4）: 335-343（1986）.

35) Li Y, Hai S, Zhou Y, et al.: Cholinesterase inhibitors for rarer dementias associated with neurological conditions. *Cochrane Database Syst Rev*,（3）: CD009444（2015）.

36) Lough S, Kipps CM, Treise C, et al.: Social reasoning, emotion and empathy in frontotemporal dementia. *Neuropsychologia*, **44**（6）: 950-958（2006）.

37) 松本秀夫，松元寛仁：Alzheimer 病と Pick 病における脳波像の変遷とその病理学的背景；Ⅰ. 脳波基礎波型の変遷と臨床経過. 神経研究の進歩, **23**（6）: 1219-1229（1979）.

38) Mendez MF, Shapira JS, Miller BL : Stereotypical movements and frontotemporal dementia. *Mov Disord*, **20**（6）: 742-745（2005）.

39) Mendez MF, McMurtray A, Licht E, et al.: The scale for emotional blunting in patients with frontotemporal dementia. *Neurocase*, **12**（4）: 242-246（2006）.

40) Mesulam MM : Primary progressive aphasia. *Ann Neurol*, **49**（4）: 425-432（2001）.

41) 森　悦朗：前頭前野病変による行為障害・行動障害. 神経心理学, **12**（2）: 106-113（1996）.

42) 森　康治，池田　学：前頭側頭葉変性症.（水澤英洋編）神経変性疾患ハンドブック, 70-82, 南山堂, 東京（2018）.

43) Mori K, Ikeda M : Biological basis and psychiatric symptoms in frontotemporal dementia. *Psychiatry Clin Neurosci*, **76**（8）: 351-360（2022）.

44) Naasan G, Shdo SM, Rodriguez EM, et al.: Psychosis in neurodegenerative disease ; Differential patterns of hallucination and delusion symptoms. *Brain*, **144**（3）: 999-1012（2021）.

45) 難病情報センター ウェブサイト：前頭側頭葉変性症（指定難病 127）. Available at : https://www.nanbyou.or.jp/entry/4840

46) Neary D, Snowden JS, Gustafson L, et al.: Frontotemporal lobar degeneration ; A consensus on clinical diagnostic criteria. *Neurology*, **51**（6）: 1546-1554（1998）.

47) Neumann M, Sampathu DM, Kwong LK, et al.: Ubiquitinated TDP-43 in frontotemporal lobar degeneration and amyotrophic lateral sclerosis. *Science*, **314**（5796）: 130-133（2006）.

48) 日本神経学会（監），「認知症疾患診療ガイドライン」作成委員会（編）：認知症疾患診療ガイドライン 2017. 医学書院, 東京（2017）.

49) Onari K, Spatz H : Anatomische Beiträge zur Lehre von der Pickschen umschriebenen Grosshirnrindenatrophie（Picksche Krankheit）. *Z Ges Neurol Psychiat*, **101** : 470-511（1926）.

50) 大槻美佳：進行性非流暢性失語の症候と経過. 高次脳機能研究, **35**（3）: 297-303（2015）.

51) Pick A : Über einen weiteren Symptomenkomplex im Rahmen der Dmentia senilis, bedingt durch umschriebne stärkere Hirnatrophie（gemischte Apraxie）. *Mschr Psychiat Neurol*, **19** : 97-108（1906）.

52) Rankin KP, Kramer JH, Miller BL : Patterns of cognitive and emotional empathy in frontotemporal lobar degeneration. *Cogn Behav Neurol*, **18**（1）: 28-36（2005）.

53) Rascovsky K, Hodges JR, Knopman D, et al.: Sensitivity of revised diagnostic criteria for the behavioural variant of frontotemporal dementia. *Brain*, **134**（Pt 9）: 2456-2477（2011）.

54) Ratnavalli E, Brayne C, Dawson K, et al.: The prevalence of frontotemporal dementia. *Neurology*, **58**（11）: 1615-1621（2002）.

55) Sakuta S, Hashimoto M, Ikeda M, et al.: Clinical features of behavioral symptoms in patients with semantic dementia ; Does semantic dementia cause autistic traits? *PLoS One*, **16**（2）: e0247184（2021）.

56) Sato S, Hashimoto M, Yoshiyama K, et al.: Characteristics of behavioral symptoms in right-sided predominant semantic dementia and their impact on caregiver burden ; A cross-sectional study. *Alzheimers Res Ther*, **13**（1）: 166（2021）.

57) Schroeter ML, Raczka K, Neumann J, et al.: Towards a nosology for frontotemporal lobar degeneration ; A meta-analysis involving 267 subjects. *Neuroimage*, **36**（3）: 497-510（2007）.

58) Sha SJ, Takada LT, Rankin KP, et al.: Frontotemporal dementia due to C9ORF72 mutations ; Clinical and imaging features. *Neurology*, **79**（10）: 1002-1011（2012）.

59）Shigenobu K, Ikeda M, Fukuhara R, et al.: The Stereotypy Rating Inventory for frontotemporal lobar degeneration. *Psychiatry Res*, **110**（2）: 175-187（2002）.

60）Shimomura T, Mori E : Obstinate imitation behaviour in differentiation of frontotemporal dementia from Alzheimer's disease. *Lancet*, **352**（9128）: 623-624（1998）.

61）Shinagawa S, Ikeda M, Fukuhara R, et al.: Initial symptoms in frontotemporal dementia and semantic dementia compared with Alzheimer's disease. *Dement Geriatr Cogn Disord*, **21**（2）: 74-80（2006）.

62）Shinagawa S, Shigenobu K, Tagai K, et al.: Violation of Laws in Frontotemporal Dementia ; A Multicenter Study in Japan. *J Alzheimers Dis*, **57**（4）: 1221-1227（2017）.

63）Shinagawa S, Kawakami I, Takasaki E, et al.: The Diagnostic Patterns of Referring Physicians and Hospital Expert Psychiatrists Regarding Particular Frontotemporal Lobar Degeneration Clinical and Neuropathological Subtypes. *J Alzheimers Dis*, **88**（2）: 601-608（2022）.

64）祖父江元，池田　学，中島健二（監）：前頭側頭葉変性症の療養の手引き．平成 28 年度厚生労働科学研究費補助金 難治性疾患等政策研究事業（難治性疾患政策研究事業）「神経変性疾患領域における基盤的調査研究」班（研究代表者：中島健二），国立病院機構松江医療センター，松江（2017）.

65）Stuss DT, Benson DF : The frontal lobes. Raven Press, New York（1986）.

66）Swartz JR, Miller BL, Lesser IM, et al.: Frontotemporal dementia ; Treatment response to serotonin selective reuptake inhibitors. *J Clin Psychiatry*, **58**（5）: 212-216（1997）.

67）高橋克朗：痴呆と常同・強迫行動（Pick 病など）．神経心理学，**7**（1）: 19-26（1991）.

68）Tanabe H, Ikeda M, Komori K : Behavioral symptomatology and care of patients with frontotemporal lobe degeneration ; Based on the aspects of the phylogenetic and ontogenetic processes. *Dement Geriatr Cogn Disord*, **10**〔Suppl. 1〕: 50-54（1999）.

69）田邉敬貴，池田　学，中川賀嗣ほか：語義失語と意味記憶障害．失語症研究，**12**（2）: 153-167（1992）.

70）The Lund and Manchester Groups : Clinical and neuropathological criteria for frontotemporal dementia. *J Neurol Neurosurg Psychiatry*, **57**（4）: 416-418（1994）.

71）Tissot R, Constantinidis J, Richard J : La Maladie de Pick. Masson et Cie, Editeurs, Paris（1975）.

72）Ulugut Erkoyun H, Groot C, Heilbron R, et al.: A clinical-radiological framework of the right temporal variant of frontotemporal dementia. *Brain*, **143**（9）: 2831-2843（2020）.

73）Whitwell JL, Josephs KA : Recent advances in the imaging of frontotemporal dementia. *Curr Neurol Neurosci Rep*, **12**（6）: 715-723（2012）.

74）Wittenberg D, Possin KL, Rascovsky K, et al.: The early neuropsychological and behavioral characteristics of frontotemporal dementia. *Neuropsychol Rev*, **18**（1）: 91-102（2008）.

75）Yatabe Y, Hashimoto M, Kaneda K, et al.: Neuropsychiatric symptoms of progressive supranuclear palsy in a dementia clinic. *PSYCHOGERIATRICS*, **11**（1）: 54-59（2011）.

76）Yokota O, Tsuchiya K, Arai T, et al. : Clinicopathological characterization of Pick's disease versus frontotemporal lobar degeneration with ubiquitin/TDP-43-positive inclusions. *Acta Neuropathol*, **117**（4）: 429-444（2009）.

77）吉田哲雄，松下正明，長尾佳子ほか：前頭葉型 Pick 病の 1 例；前頭葉症状群ならびに「立ち去り行動」と関連して．精神経誌，**83**（3）: 129-146（1981）.

78）Younes K, Borghesani V, Montembeault M, et al.: Right temporal degeneration and socioemotional semantics ; Semantic behavioural variant frontotemporal dementia. *Brain*, **145**（11）: 4080-4096（2022）.

6

非アルツハイマー型変性性認知症

1． はじめに

　脳における変性とは，病理学的には，神経細胞の萎縮・脱落，グリア細胞の増生，組織の粗鬆化であり，これらの病理所見を呈する疾患を神経変性疾患と総称し，さらに認知症を呈する疾患を変性性認知症と呼ぶ．変性性認知症では，神経細胞あるいはグリア細胞内外に，特有の蛋白質凝集体が形成される．すなわち，アルツハイマー病におけるアミロイドβ蛋白とタウ，レビー小体型認知症におけるα-シヌクレイン，前頭側頭葉変性症（frontotemporal lobar degeneration；FTLD）におけるタウ，TAR DNA-binding protein of 43kDa（TDP-43），fused in sarcoma（FUS），ハンチントン病におけるハンチンチンなどである．

　本章では，まず，アミロイドβ蛋白の凝集蓄積を認めない非アルツハイマー型変性性認知症の中心を占めるFTLDについて，主に分子病理的側面から解説する．近年の神経変性疾患の研究の進歩により，蓄積蛋白が神経変性を誘導する原因分子であるという考えが確立したことから，FTLDは，FTLD-tau，FTLD-TDP，FTLD-FUSという3つの主要なサブタイプに分類されており，サブタイプごとの臨床病理像の特徴について詳細に記載する．さらに，比較的まれではあるが重要な非アルツハイマー型変性性認知症として，石灰沈着を伴うびまん性神経原線維変化病とハンチントン病について，その臨床病理像を中心に解説する．

2． FTLD-tau

1）ピック病

　ピック病（Pick's disease；PiD）は，前頭側頭葉の限局性萎縮を呈する前頭側頭葉変性症（frontotemporal lobar degeneration；FTLD）に属する神経変性疾患である．PiDの用語は，Pick Aによる最初の報告以降，長らくFTLD全般を指していた．しかし，近年FTLDが蓄積蛋白質により病理学的に下位分類されたのに伴い，PiDは後述する特徴的な組織学的所見

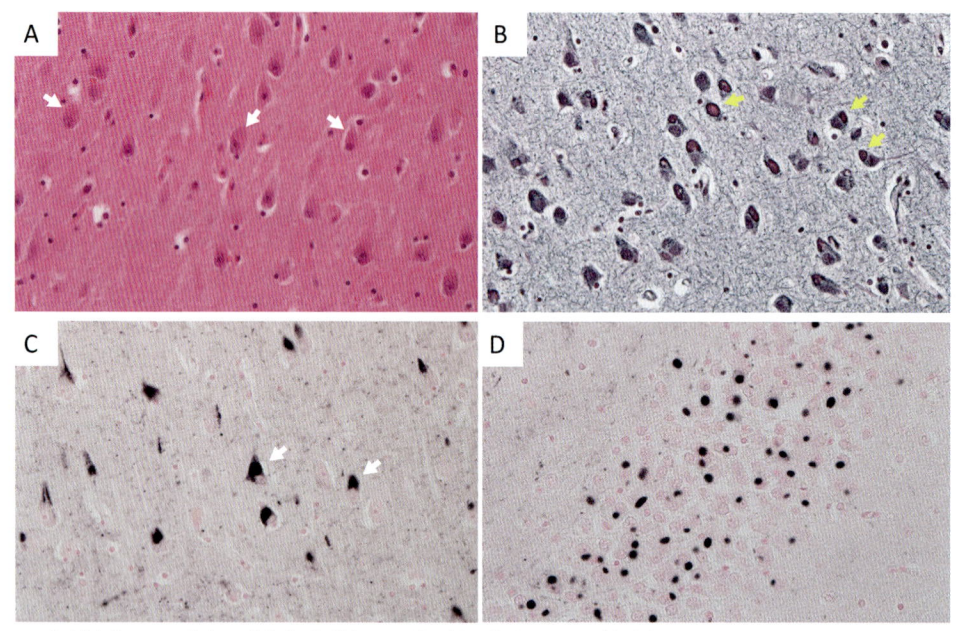

A：海馬支脚の HE 染色．神経細胞質内に円形の封入体を認める（矢印）．
B：海馬支脚の Bodian 染色．嗜銀性のあるピック球が神経細胞質内に時に核を圧排するように存在する（矢印）．
C：海馬支脚の抗タウ抗体を用いた免疫染色．ピック球において免疫反応が陽性となる．ピック球は錐体細胞尖端樹状突起の胞体側に多く存在する（矢印）．
D：海馬歯状回顆粒細胞層の抗タウ抗体を用いた免疫染色．同部位にはピック球が好発する．

図 1　ピック病の神経病理学的所見

を呈する症例のみに使用されるようになった．PiD は疫学的に認知症剖検例全体の 5％未満，本邦における連続剖検例の検討では 0.4％程度と比較的まれである [10, 72]．なお，欧米では，行動異常型前頭側頭型認知症（behavioral variant of frontotemporal dementia；bvFTD）と錐体外路徴候を呈し，遺伝子検査で微小管関連蛋白質タウ（microtubule-associated protein tau；MAPT）遺伝子の L226V 変異や G272V 変異等を認める家族例が存在するが [13, 25]，本邦では家族例の報告はない．

　PiD に特異的な組織学的所見はピック球（Pick bodies，図 1A〜D）である [58]．ピック球は，神経細胞質内の境界明瞭な類円形封入体であり，海馬顆粒細胞層・錐体細胞層，嗅内野，前部帯状回，扁桃核，前頭側頭葉新皮質の第 II〜III 層，側坐核，青斑核に好発する．ヘマトキシリン・エオジン（Hematoxylin-Eosin；HE）染色でわずかに好塩基性に染色されるほか，嗜銀性を示しボディアン（Bodian）染色およびビールショウスキー（Bielschowsky）染色で陽性像を呈するが，ガリアス・ブラーク（Gallyas-Braak）染色では陰性となる．ピック球の主要な構成成分は異常にリン酸化されたタウ蛋白質であり，リン酸化タウ標識抗体による免疫組織染色で検出される．蓄積するタウの主体は 3 リピート（R）アイソフォームであり，患者脳抽出物のウェスタンブロットによる生化学的解析では，リン酸化タウ標識抗体に

より 60，64，68kDa のバンドが検出される[4]．また，神経細胞が明瞭な封入体を伴わずに膨化し，ニッスル（Nissl）小体が周縁部に圧排されるか消失した組織像を ballooned neurons ないし Pick cells といい，タウ標識抗体による免疫組織染色で細胞質が陽性となる．さらに，アストロサイトやオリゴデンドロサイトにも 3R アイソフォーム優位にタウの非特異的な蓄積像を認めるが，本症の診断には有用ではない[28]．病期の進行に伴い，一次運動野，尾状核，後頭葉，小脳等にもタウ蓄積が進展するとの仮説が提唱されている[28]．近年では，電子顕微鏡を用いた解析により PiD における 3R タウ線維に特徴的な立体構造が判明する等，PiD による蛋白蓄積や伝播機構の解明に向けた研究が進んでいる[19]．

　PiD による神経細胞脱落は，病初期には眼窩面を中心とした前頭葉で強く，隣接する皮質下白質の神経変性を伴う．PiD の表現型として多い行動異常型前頭側頭型認知症（bvFTD）や進行性非流暢性失語（progressive non-fluent aphasia；PNFA）の神経心理学的基盤は前頭葉であり，神経変性部位と相関する．なお，海馬等では多量のピック球を認めるが神経細胞脱落は軽度であり，ピック球が神経変性や臨床症状とどのようにかかわるかは未解明である[28,34]．神経細胞脱落は，罹患年数の増加に伴って前頭葉から側頭葉へと進展する[72]．側頭葉病変は下部でより強く，上側頭回は比較的に保持されることが多い[60,72]．頭部画像検査では，前頭・側頭葉の顕著な萎縮像を knife-edge 様萎縮と呼ぶ．

　なお，非定型的な臨床経過を示した剖検例として，頭頂葉巣症状が持続して頭頂葉に限局する神経変性を認めた例や，抑うつ症状で発症して通常変性が強いとされる前頭葉眼窩面ではなく前頭葉穹窿面に高度な変性を認めた例があり，まれな臨床的徴候を示す PiD では非定型的な病変分布が推察される．また，より定型的である言語症状を呈した剖検例でも，両側上側頭回や中心前回といった非定型的な部位に高度な変性を認めうる[28,60]．PiD のこうした多様な発症・進展様式の詳細な機序はいまだ解明されていない．

2）大脳皮質基底核変性症

　大脳皮質基底核変性症（corticobasal degeneration；CBD）による病理学的検討は，初老期に非対称性・進行性の筋強剛，ジストニア，ミオクローヌス（錐体外路徴候），失行，皮質性感覚障害，他人の手徴候（大脳皮質徴候）を呈した大脳皮質基底核症候群（corticobasal syndrome；CBS）の 3 症例で 1968 年に初めて報告された[51]．その後の診断手法の発展に伴い，2002 年に現行の病理診断基準がまとめられた[18]．

　CBD の組織病理学的特徴は，大脳新皮質（中心溝周囲の前頭葉・頭頂葉に限局し左右非対称である），線条体，黒質の神経細胞脱落とグリオーシス，下・中側頭回，後頭葉，海馬の保持である．病変部位の組織は粗鬆化し，反応性アストロサイトが大脳皮質浅層や皮髄境界等に出現する．黒質では，神経細胞脱落に伴うメラニンの細胞外遊出やミクログリアによる貪食像を認める．大脳新皮質の第Ⅲ，Ⅴ，Ⅵ層では，ballooned neuron と呼ばれる神経細胞体が膨化して Nissl 小体の消失や核の偏位を伴う所見を認める[29,73]．大脳新皮質および線条体の灰白質・白質の神経細胞やグリア細胞には異常にリン酸化されたタウ蛋白質の蓄積像

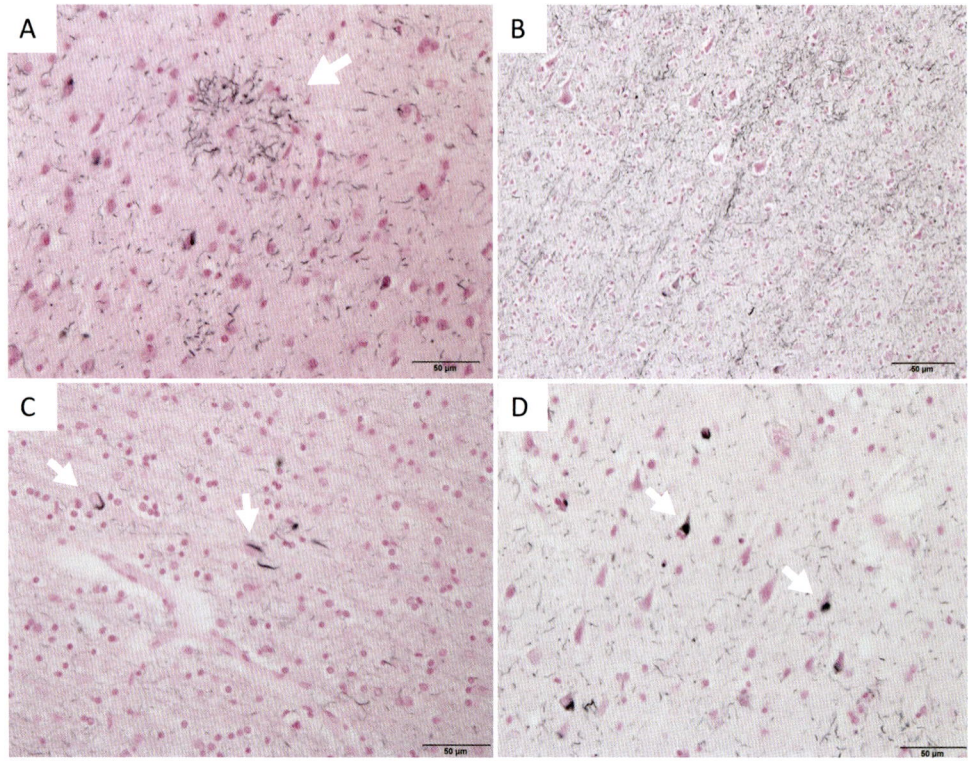

A：前頭葉皮質の Gallyas-Braak 染色．Astrocytic plaque を認める（矢印）．
B：前頭葉皮髄境界の Gallyas-Braak 染色．Argyrophilic threads が軸索走行に沿って広範に出現している．
C：前頭葉皮質下白質の Gallyas-Braak 染色．オリゴデンドロサイト細胞質内の封入体（coiled bodies）を認める（矢印）．
D：前頭葉皮質の Gallyas-Braak 染色．広範な neuropil threads を認め，錐体神経細胞内の globose NFTs を認める（矢印）．

図2　大脳皮質基底核変性症の神経病理学的所見

を認める．本症に特異的であるのは astrocytic plaques と呼ばれるアストロサイト突起内のタウ蓄積像である（図 2A）．Astrocytic plaques ではタウが突起内の遠位部に蓄積し，進行性核上性麻痺（progressive supranuclear palsy；PSP）の特徴である tufted astrocyte とは形態が異なる．Astrocytic plaques と tufted astrocytes の共存はきわめてまれであるため，CBD と PSP は病理学的に鑑別できる．オリゴデンドロサイトの inner loop および outer loop 内のタウ凝集物である argyrophilic threads の広範な出現（図 2B）も特徴的である．また，オリゴデンドロサイトの細胞質内や突起近位部には核を取り巻くようにタウが蓄積し，coiled bodies（図 2C）と呼ばれる．神経細胞質内には，線維形成性が乏しい pretangles と呼ばれるびまん性または顆粒状のタウ蓄積像や，渦巻き型の神経原線維変化（globose neurofibrillary tangles；globose NFTs，図 2D）を認める．アルツハイマー病（Alzheimer's disease；AD）でみられる flame-shaped NFTs は，AD と CBD による病理が併存する一部の症例を除き認めない．上記の所見は，タウ標識抗体による免疫組織染色および嗜銀染色である

Gallyas-Braak 染色で検出できるが，Bodian 染色や Bielschowsky 染色といった他の嗜銀染色では検出が困難である．また，免疫組織染色は Gallyas-Braak 染色よりも検出感度や特異性に優れ，pretangle は Gallyas-Braak 染色では検出できない．

　CBD で蓄積するタウは主に 4R アイソフォームであり，患者脳抽出物のタウ標識抗体によるイムノブロット解析では 64，68kDa のほかに 37kDa 断片のバンドが検出される．PSP でも 4R タウが蓄積するが，イムノブロットでは 33kDa バンドが検出されるため鑑別できる[5]．タウ線維の超微形態はらせん構造をとり，AD や PSP のタウ線維とは異なる特徴を示す．

　なお，Ikeda ら[27]は 38 例の CBD の剖検例について神経変性の主座を調べ，中心溝周囲が最も多い（56%）が，前頭葉穹隆面（18%）や弁蓋部〜上側頭回（8%）を主座とする症例もあると報告した．CBD の臨床像はこうした変性部位の多様性を背景として多彩であり，PSP をはじめとする他疾患との臨床的鑑別診断はしばしば困難である[17]．また，欧米でCBS と臨床診断された 180 例中，病理学的に CBD であったのは 46% にとどまり，ほかにAD（17%），PSP（16%），TDP-43 蓄積を伴う前頭側頭葉変性症（7%），ピック病（4%）等の多彩な疾患が含まれたとの報告[1]もあり，CBD の臨床診断の困難さが浮き彫りとなった．今後，CBD に対する有効なバイオマーカーの実用化が望まれる．

3）進行性核上性麻痺

　進行性核上性麻痺（progressive supranuclear palsy；PSP）による病理学的所見は，1964年に核上性眼球運動障害，姿勢保持障害，構音障害，認知症等を呈した 7 剖検例で初めて報告された[11,26,67]．病理学的には，中脳黒質，橋，小脳歯状核，上小脳脚，視床下核，大脳基底核等，脳幹から皮質下領域を主体とした神経変性と 4R タウの神経細胞およびグリア細胞内蓄積を特徴とする．大脳新皮質では前頭葉穹隆面に病変が目立ち，頭部画像での萎縮部位と一致する．PSP の診断に必須である病理所見は，アストロサイト突起近位部の房状アストロサイト（tufted astrocyte，図 3）と呼ばれる特徴的なリン酸化タウの蓄積像であり，タウ標識抗体による免疫染色や鍍銀染色である Gallyas-Braak 染色で検出される．本所見は，前頭葉穹隆面の一次運動野周辺，頭頂葉，線条体に好発する．その他，棘状アストロサイト（thorn-shaped astrocyte，図 3），神経細胞内の神経原線維変化（neurofibrillary tangles；NFTs），顆粒空胞変性，オリゴデンドロサイト内の coiled body，neuropil threads といった非特異的所見を認める．患者脳抽出物のウェスタンブロット解析では 64，68kDa のほかに33kDa 断片のバンドが検出される．

　PSP による臨床徴候はきわめて広範であり，当初報告された症候群は全症例の 50〜60%にすぎないことが判明してリチャードソン症候群（Richardson syndrome；RS）と呼ばれている．生前に患者の病理学的特徴を予測することはしばしば困難であり，病理学的 PSP のうち臨床診断が PSP であった症例は 25〜63% にとどまる[53,73]．臨床的な多様性が生じる背景には，脳内の広範な病変分布がある（表 1）．2017 年に，臨床徴候のパターンから PSP 病理のより正確な予測を図る新しい臨床診断基準が提唱され，今後の検証が待たれる[26]．

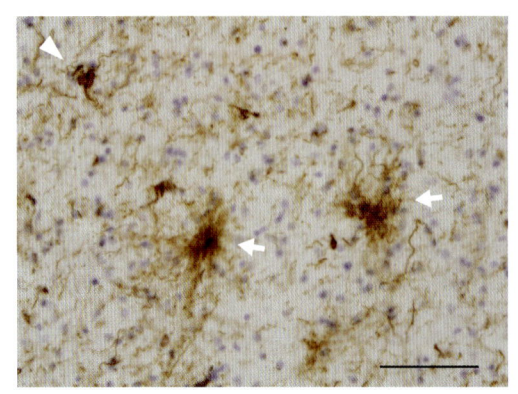

前頭葉のリン酸化タウ標識抗体（AT8）による免疫組織染色．Tufted astrocyte（矢印），thorn-shaped astrocyte（矢頭）を認める．Scale bar：20 μm

図3　進行性核上性麻痺の神経病理学的所見

表1　進行性核上性麻痺により障害される脳部位と臨床徴候の関連

脳部位	臨床徴候
前頭葉皮質	実行機能障害，無気力，脱抑制，保続，失語
頭頂葉皮質	四肢失行，失算，皮質性感覚障害
黒質-線条体ドパミン神経路	体幹の固縮，寡動，頸部ジストニア，姿勢不安定性
黒質-線条体以外のドパミン神経路	L-ドパ治療への不応性，認知・行動機能障害
中脳水道周囲灰白質，縫線核	睡眠障害
橋・延髄神経核	構音障害，嚥下障害
上丘・中脳・橋網様体	垂直・水平眼球運動障害

　以下に，PSP の各臨床亜型の病理所見を述べる．RS 症例では，前頭葉の萎縮は比較的軽度であり，中脳黒質，視床下核，淡蒼球，上小脳脚で神経細胞脱落が目立ち，マイネルト基底核や小脳歯状核の軽度の変性を伴う[39]．なお，PSP の画像上の特徴とされる中脳被蓋部の萎縮（hummingbird sign）は，臨床的に RS を呈する病理学的 PSP のみで認められる[66]．RS に次いで約30％を占め，眼球運動障害や認知機能障害を伴わない PSP-parkinsonism（PSP-P）では，RS と同じ脳部位で神経細胞脱落を認めるがタウの蓄積は RS よりも少なく，長い生命予後や L-ドパ（L-dopa）への一時的な反応性と関連すると考えられる．より非典型的で，病初期に歩行障害のみを呈する PSP-pure akinesia with gait freezing（PSP-PAGF）では，視床下核，淡蒼球，中脳黒質が顕著に萎縮し，軸索腫大や過剰な鉄沈着を認めるが，上小脳脚が比較的に保持される点が RS と異なり，タウの蓄積は RS より少ない．一方，大脳皮質病変がより優位であり進行性非流暢性失語症を呈する PSP-progressive non-fluent aphasia（PSP-PNFA）では，RS と比較して前頭葉皮質のとくに下前頭回にタウの蓄積が強い．また，行動異常型前頭側頭型認知症（behavioral variant of frontotemporal dementia；

表2　村山らによる嗜銀顆粒性認知症の臨床診断基準 [44]

・高齢で進行が緩徐である
・記憶障害が前景に立つ（アルツハイマー型認知症やレビー小体型認知症と異ならない）
・新皮質が保たれるため，遂行機能は比較的よく残る
・軽度ではあるが，易怒性などの前頭側頭型認知症的性格変化を伴い，これが前景に出る症例もある
・画像上は，機能画像優位に左右差を伴う側頭葉内側面前方の萎縮・機能低下を認める
・髄液リン酸化タウではアルツハイマー型認知症のような高値は示さない

bvFTD）を呈する PSP-bvFTD では，中脳の萎縮は RS と同程度であるが，前頭葉のタウ蓄積がより強い．大脳皮質基底核症候群（corticobasal syndrome；CBS）を呈する症例では，中前頭回と下頭頂葉小葉でタウの蓄積が RS より強く，脳幹や小脳歯状核の病変は軽度〜中等度である．

4）嗜銀顆粒性認知症

A）概念

嗜銀顆粒性認知症は，嗜銀顆粒以外に認知症の原因を見いださない疾患として Braak らによって報告された，タウオパチーの一種である．連続剖検における嗜銀顆粒病（argyrophilic grain disease；AGD）の頻度は 5〜9% とされる [20]．加齢によりその頻度は高くなり，AGD を発症する中央値は 75〜80 歳とされる．アルツハイマー病（AD），レビー小体病，パーキンソン病，進行性核上性麻痺，大脳皮質基底核変性症，海馬硬化，脳血管性病変など，他の病理を合併することもまれではない [36, 59]．

B）症状

嗜銀顆粒性認知症の臨床診断基準は定まっていないが，村山ら [44] が臨床診断基準を提示している（表2）．嗜銀顆粒性認知症は高齢発症で進行が緩徐であり，記憶障害が前景に立つ点においてはアルツハイマー型認知症（AD）やレビー小体型認知症と異ならない．しかし，大脳新皮質の機能は保たれるため，遂行機能は比較的よく残存する．また，嗜銀顆粒性認知症の特徴として，軽度ではあるが，易怒性などの前頭側頭型認知症的性格変化を伴うことがあることが挙げられる．症例によってはこれが前景に出る場合もある．

C）検査

脳画像上は，形態的変化としては迂回回の萎縮から始まり，側頭葉内側面，側脳室下角の左右差のある拡大に進行し，変化は AD に比較すると限局的である．機能画像では，左右差のある側頭葉内側面前方の機能低下が特徴である．髄液中のタウ蛋白・アミロイド β は正常範囲内にとどまるか，異常値を呈しても軽度であることが多い．

D）病理

嗜銀顆粒は，Gallyas-Braak 嗜銀染色や抗リン酸化タウ抗体（AT8）でコンマ状，紡錘状構造物として認められる（図4）．嗜銀顆粒は，迂回回から側頭葉内側面，前脳基底部，帯

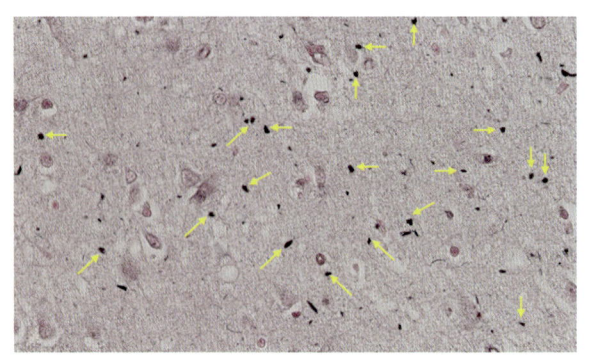

図4　modified Gallyas-Braak 染色における嗜銀顆粒（黄色矢印）

状回前部に進展する．病理学的には嗜銀顆粒の分布によってステージ分類がなされており，ステージⅠでは分布は迂回回にとどまり，ステージⅡでは側頭葉に広がり，ステージⅢでは前頭葉にまで及ぶ[55]．

AGD と AD では蓄積するタウ蛋白に違いがあることも知られている．タウ蛋白は C 末端側に存在する微小管結合領域の繰り返しの数により，3 リピート（R）タウと 4R タウに大別される．AD では，3R タウと 4R タウがともに存在するが，AGD では 4R タウのみ存在する．

　E）治療

現時点で，嗜銀顆粒性認知症に対する有効な治療は知られていない．ドネペジル塩酸塩は AD 合併例のみに有効だが，単独例では無効といわれている．易怒性に対して，バルプロ酸が有効である場合がある．

5）神経原線維変化型認知症

神経原線維変化型認知症は，アミロイド β（amyloid β；Aβ）の蓄積をほとんど伴わずにリン酸化タウで構成される神経原線維変化（neurofibrillary tangles；NFTs）が蓄積する変性性認知症であり，認知症剖検例の 4.8％を占める[68]．これらの症例の多くでは，微小管関連蛋白質タウ（microtubule-associated protein tau；MAPT）遺伝子の H1 ハプロタイプの頻度が高く，またアポリポ蛋白 E（apolipoprotein E；APOE）遺伝子の ε4 アレルの頻度が低いといった特徴から，AD とは異なる病態機序が想定されており，これまでに神経原線維変化型老年期認知症（senile dementia of the neurofibrillary tangle type；SD-NFT）[69]，tangle-only dementia，tangle-predominant senile dementia（TPSD）といった複数の疾患単位が提唱された．2014 年，これらを包括する病理学的な疾患単位として新たに primary age-related tauopathy（PART）が発表された[14]．PART の診断基準を表 3 に示す[14]．PART は，神経原線維変化型認知症例のほかにこれまで病理学的に加齢性変化（Braak stage Ⅰ〜Ⅱ）とされ

表 3　Primary age-related tauopathy（PART）診断基準

1. 必須条件
神経原線維変化（NFT）の蓄積は Braak stage ≦ Ⅳ（通常は stage Ⅲ以下）である.

2. 下位項目：以下の Definite もしくは Possible を分類する

	Thal Aβ Phase	NFT が蓄積する他疾患 [a]
Definite	0	認めない
Possible	1-2	認めない

3. 補助的な所見（必須ではない）
・免疫組織染色で 3 リピートタウと 4 リピートタウが検出される ・電子顕微鏡による観察で paired helical filaments（PHF）を認める ・遺伝子検査で FTLD-tau の原因となる遺伝子変異を認めない

[a] 進行性核上性麻痺，大脳皮質基底核変性症，ピック病，慢性外傷性脳症（CTE）等
（Crary JF, Trojanowski JQ, Schneider JA, et al.: Primary age-related tauopathy（PART）；A common pathology associated with human aging. *Acta Neuropathol*, 128（6）：755-766, 2014 より改変引用）

ていた例までを包含しており，バイオマーカーによって規定される suspected non-Alzheimer's disease pathophysiology（SNAP）[71] と呼ばれる症例群の一部が重畳すると考えられる.

　PART の剖検脳では，NFTs や neuropil threads が海馬傍回，嗅内皮質，海馬（CA1 ＞ CA2）を中心として皮質下神経核や脳幹にも出現し，同じ部位の神経細胞脱落やグリオーシスをきたす. NFTs はマイネルト基底核，扁桃核，青斑核等にも散在するが，AD のように大脳新皮質へとタウの蓄積が進展することはまれである. Aβ 沈着は認めないか，あっても軽度である [14, 70]. なお，NFTs の超微形態は 3R・4R アイソフォームにより構成される paired helical filament（PHF）であり，AD において出現する NFTs と同様である.

3．FTLD-TDP

1）FTLD-TDP の病理像と臨床像

　FTLD-tau に属さない，タウ（tau）染色陰性ユビキチン染色陽性封入体を有する FTLD（FTLD with ubiquitin positive inclusions；FTLD-U）から，その凝集体の主要構成蛋白質として TAR DNA-binding protein of 43kDa（TDP-43）が同定された. FTLD-tau と異なり，FTLD-U は筋萎縮性側索硬化症（amyotrophic lateral sclerosis；ALS）との関係性が指摘されていた. 例として，FTLD-U の一部では，FTLD-MND と呼ばれる，筋力低下などの下位運動ニューロン徴候と腱反射亢進などの上位運動ニューロン徴候を呈する例がいる. また，上位および下位運動ニューロン障害による進行性の錐体路障害を呈する ALS では，古典的には認知機能は保たれると考えられてきたが，近年の詳細な認知機能検査を行った研究により，その約半数で遂行機能障害や軽度の記銘力障害が認められ，さらに 15％の症例では FTLD に一致する行動障害や言語障害が出現したとの結果が得られた [54]. 実際，2006 年の

88

表 4　FTLD-TDP の臨床・病理・遺伝子の相関

| 病理サブタイプ | 遺伝子 | 臨床病型 | | | | | 他の疾患 |
| | | bvFTD | PNFA | SD | | MND | |
				語義失語	相貌失認		
タイプ A	*GRN*	+	+			PLS, ALS	AD, DLB
タイプ B	*C9orf72*	+	+			ALS	
タイプ C		+		+			
		+			+	PLS	
タイプ D	*VCP*	+				ALS	

bvFTD；行動異常型前頭側頭型認知症，PNFA；進行性非流暢性失語，SD；意味性認知症，MND；運動ニューロン疾患，PLS；原発性側索硬化症，ALS；筋萎縮性側索硬化症，AD；アルツハイマー病，DLB；レビー小体型認知症
（Arai T : Significance and limitation of the pathological classification of TDP-43 proteinopathy. *Neuropatholgy*, 34（February）: 578-588, 2014 より改変引用）

TDP-43 が発見された際は，FTLD-U 脳からのみでなく，ALS 患者の脊髄前角細胞の封入体からも TDP-43 が免疫組織化学・生化学的に同定されている[6,46]．このことから，FTLD-TDPは臨床的な研究のみでなく，神経病理学的にも ALS の近縁疾患であることが判明され，両疾患が共通の病理基盤を有すると考えられ，TDP-43 プロテイノパチー（proteinopathy）という一つのスペクトラムとしてとらえられるようになった．

　TDP-43 は DNA/RNA 結合ドメインをもつ蛋白質であり，主に転写や翻訳の過程で機能を発揮し，蛋白質の発現の調整に関与すると考えられている．そのため健常者の脳内では主に細胞核内に局在するが，FTLD-TDP 患者脳の神経変性領域の神経細胞もしくはグリア細胞では，細胞核外の神経細胞内のさまざまな部位に TDP-43 陽性構造が出現する．このとき，核内の正常の TDP-43 染色性が失われることが特徴であり，そのため，TDP-43 が関与する神経変性は TDP-43 の正常機能が失われたために起きる loss of function 説と，凝集体のTDP-43 が引き起こす毒性などの gain of function 説の両者がある．TDP-43 の凝集体は，細胞内のどこの部位にできたかによっていくつかの名称があり，神経細胞質内封入体（neuronal cytoplasmic inclusions；NCIs），神経細胞核内封入体（neuronal intranuclear inclusions；NIIs），変性神経突起（dystrophic neurites；DNs），グリア細胞質内封入体（glial cytoplasmic inclusions；GCIs）などがある．これらの凝集体の出現する組合せは主に 4 パターンに分類されており，ある程度臨床像ともリンクしており，それを表 4 に示す[8]．FTLD-TDP に分類される FTLD の多くは孤発性の FTLD もしくは FTLD-MND であるが，そのほかに家族性のものもいくつか含まれている．各病理のサブタイプはタイプ A ～タイプ D まで分類されているが，これは欧米での発症頻度の高い順に A から D まで命名されている[40]．

　まず欧米で最も頻度の高い病理サブタイプであるタイプ A は，NCIs と短い DNs がそれぞれ数多く混在して出現し，主に大脳皮質の II 層に多く認められる．さらに NIIs も出現しう

る．さらに白質領域や，線条体，視床および黒質を含む皮質下領域に GCIs の出現をみる．臨床像としては，行動異常型前頭側頭型認知症（behavioral variant frontotemporal dementia；bvFTD）と進行性非流暢性失語（progressive non-fluent aphasia；PNFA）の出現頻度が高い．さらにタイプ A の病理像を示す家族性 FTLD として，プログラニュリンの遺伝子である GRN によるものが知られる．GRN の機能喪失変異がヘテロ接合体で存在し，ナンセンス変異依存 mRNA 分解機構によるハプロ不全が起きると，プログラニュリンの発現が 1 本の対立遺伝子で起きなくなり，家族性 FTLD-TDP が発症する [9, 15]．この GRN による家族性 FTLD は，主に bvFTD もしくは PNFA の臨床像を示す．プログラニュリンは炎症や創傷治癒，腫瘍形成に関与し，活動性ミクログリアで発現量が上昇することが知られているが，GRN のホモ接合変異ではリソソーム病である神経セロイドリポフスチン症が発症する [57] ことから，プログラニュリンによる FTLD-TDP もリソソームなどの蛋白質分解経路によるものが想定される．

　タイプ B は主に中等量の NCIs からなり，大脳皮質全層にわたって出現する．DNs の量は少ない．タイプ A の NCIs が密集した楕円状，もしくは半月状のものであるのに対して，タイプ B の NCIs ではそれに加えてびまん性の時に顆粒状の NCIs がみられる．臨床像としては，bvFTD や PNFA に加えて，MND の合併がみられる．MND の臨床像がない症例でも下位運動ニューロンに NCIs が存在する場合がある．このタイプ B の家族性 FTLD では chromosome 9 open reading frame 72（C9orf72）によるものが知られている．C9orf72 の非翻訳領域には GGGGCC の 6 塩基（ヘキサヌクレオチド）の繰り返し配列があり，これは通常は約 30 以下の繰り返し配列にとどまるが，数百から数千に及ぶ異常伸長が生じると常染色体優性遺伝の家族性の FTLD-TDP や ALS-TDP を引き起こす [16, 52]．C9orf72 が FTLD-TDP となる場合の臨床像は bvFTD が多いが，PNFA や意味性認知症（semantic dementia；SD）の場合もあり，さらには精神疾患やパーキンソン症候群の表現型をとるなど，その臨床像はさまざまである．病理像も典型的にはタイプ B であるが，それ以外の病理像をとる場合もある．C9orf72 による FTLD-TDP では，TDP-43 染色陰性だがユビキチン染色陽性 p62 染色陽性の封入体が存在する．これは，repeat-associated non-ATG（RAN）翻訳が関与したものとされる．通常の翻訳には開始コドン（ATG）が必要とされるが，異常伸長したリピート配列の RNA は開始コドンがなくても，センス / アンチセンスを問わず，すべてのリーディングフレームで翻訳が生じることが実験的に確かめられ，これを RAN 翻訳という．C9orf72 の場合では，GGG-GCC もしくは GGG-CCG，GGC-CGG からの繰り返しジペプチドができて脳に沈着し，これが RNA の生合成を阻害し，毒性を発揮するとされる [38, 42]．実際 TDP-43 染色陰性封入体は，これらのジペプチドに対する抗体で免疫陽性を示す．

　タイプ C は，長い DNs が主に大脳皮質の表層主体に出現する．NCIs は海馬を除き，大脳皮質などでの出現頻度は低い．これは多くは SD の臨床像をとることが多く，進行すると bvFTD の臨床像の合併もありうる．逆に，SD の臨床像を示す場合はほとんどこのタイプ C による FTLD-TDP であることが多く，表現型との関連は強い．SD の表現型をとる責任脳領

域は左側頭葉前方部と考えられているが，病変が右側頭葉前方部に及ぶと相貌失認が出現する．この場合，錐体路の上位運動ニューロン障害を併発することがある．

　最後のタイプ D は，valosin-containing protein（*VCP*）の変異による FTLD でのみ認められる，短い DNs と NIIs からなる病理タイプである．*VCP* 変異では家族性の骨パジェット病と前頭側頭型認知症を伴う遺伝性封入体筋炎と呼ばれるミオパチー，骨パジェット病，FTLD が合併する家族性疾患が発症する[65]．

　前述のように，FTLD-TDP に関する 4 つの大規模な臨床病理研究のデータから各サブタイプの欧米での頻度を算出し，タイプ A が 41% と最も多く，次いでタイプ B が 34%，タイプ C が 25% の順であった[30]．東京都医学総合研究所認知症プロジェクトで所蔵する 29 例の FTLD-TDP では，タイプ B が 48% で最も多く，次いでタイプ C が 34%，タイプ A が 17% であり，日本人と欧米人では TDP-43 病理タイプに違いがある可能性があり，注意が必要である．

　補足であるが，ALS は TDP-43 陽性 NCIs の分布によってタイプ 1 とタイプ 2 の 2 型に分類されているが，タイプ 2 では TDP-43 陽性 NCIs が前頭・側頭葉皮質，海馬領域，線条体，黒質などに広範に分布し，認知症の頻度が高い[50]．

2）患者脳内での TDP-43 の生化学的変化

　患者脳で蓄積した TDP-43 は，タウと同様にユビキチン化，不溶化という生化学的変化のみでなく過剰リン酸化をきたしている[6,46]．ヒト TDP-43 上に存在するセリン／スレオニン部位に対する各種リン酸化抗体を利用した研究で，TDP-43 は C 末端側の 379，403，404，409，410 番目のセリンでリン酸化が生じている[23]．市販のリン酸化非依存性抗 TDP-43 抗体が，異常構造以外に正常の核も染色するのに対して，リン酸化 TDP-43 特異抗体は異常構造のみを染色することから，リン酸化は疾患特異的な変化であることが示唆された．

　また，患者剖検脳の不溶性画分を用い，リン酸化 TDP-43 特異抗体でのウェスタンブロット法を行うと，45kDa の全長 TDP-43 のほかに，～25kDa の C 末側の断片化された TDP-43 が全長 TDP-43 以上に多く存在する．この C 末側断片のウェスタンブロット上でのバンドパターンは，FTLD-TDP のタイプ A，B，C ごとに異なったパターンを呈し，蓄積 TDP-43 のコンフォメーションの違いが病理像を規定している可能性が示唆されている[23]．

3）アルツハイマー病などの他の神経変性疾患での TDP-43 病理の合併

　TDP-43 陽性封入体は，FTLD 以外の神経変性疾患にも出現し，アルツハイマー病（Alzheimer's disease；AD）やレビー小体型認知症（dementia with Lewy bodies；DLB）[7,24]，グアム島の ALS/ パーキンソン認知症複合（ALS/parkinsonism-dementia complex；ALS/PDC）[22]，大脳皮質基底核変性症（corticobasal degeneration；CBD），進行性核上性麻痺（progressive supranuclear palsy；PSP）などで認められる．日本での報告では，AD 例の 36〜56%[7]，DLB 例の 53〜60%[7]，嗜銀顆粒病（argyrophilic grain disease；AGD）例の 60%，ハンチン

トン病例の 100％, familial British dementia 例などに TDP-43 陽性構造を同定した. AD および DLB 例における TDP-43 病理はタイプ A であり, Josephs ら [31] は 195 例の TDP-43 陽性構造がみられる AD 症例を使用し, AD での TDP-43 陽性構造体のステージを I 〜 V に分類している. TDP-43 病理を有する AD 例は, そうでない AD 例よりも神経原線維変化の Braak ステージが高く [7], AGD においても TDP-43 陽性構造を有する例のほうが嗜銀顆粒の進展ステージが高い傾向があり, 病期の進行に影響を与えていることが考えられる. さらに彼らは, AD における TDP-43 陽性構造体は認知機能の悪化や内側側頭葉の萎縮と関連があることを報告している [32]. また, TDP-43 封入体が出現する AD や DLB では海馬硬化症の合併率が高い [3].

4．FTLD-FUS（FTLD-FET）

FUS（fused in sarcoma）は, 当初, 家族性 ALS type6（ALS6）の家系の原因遺伝子として同定され, これらの疾患脳内で出現する細胞質内封入体が FUS 免疫陽性であった [37,63]. その後, FTLD において tau にも TDP-43 にも免疫染色陰性で原因蛋白が不明なまま残されていた非定型 FTLD（atypical FTLD-U；aFTLD-U）[47], 神経細胞性中間径フィラメント封入体病（neuronal intermediate filament inclusion disease；NIFID）[48], 好塩基性封入体病（basophilic inclusion body disease；BIBD）[43] の細胞質内封入体が FUS 陽性であることが判明した. さらに, FUS の蛋白質構造は Ewing sarcoma（EWS）や TATA-binding protein-associated factor 15（TAF15）蛋白と類似しており, これらの蛋白質は FET 蛋白質ファミリーと総称されるが, FTLD-FUS では, FUS だけでなく EWS や TAF15 も FUS 陽性封入体に免疫陽性を示す [49]. さらに, FET 蛋白質の核内移行に関与する transportin 1 も封入体陽性を示す [12]. 以上より, これらの FTLD は FTLD-FUS, もしくは FTLD-FET と呼称されるに至っている.

FUS は, TDP-43 と同様に DNA/RNA 結合ドメインをもち転写や翻訳にかかわる蛋白質であるというだけでなく, FTLD と ALS の両者の凝集体の主要構成分子であり, FTLD と ALS の連続性を示すもう 1 つの根拠となっている一方で, FET 蛋白質ファミリーの封入体への局在は ALS-FUS にはみられない特徴であり, FTLD-FUS と ALS-FUS の間の病態機序の違いを示唆している.

aFTLD-U は初老期発症の bvFTD を示すことが多いのに対して [47], NIFID は 20 代から初老期にかけて発症する bvFTD で, 錐体路や錐体外路症状の合併例, CBD 類似の臨床像の報告 [48] もある. BIBD は, 若年発症の MND や generalized variant of Pick's disease と呼ばれる前頭側頭型認知症の臨床像を示す症例が報告され, 一般的には MND か bvFTD, あるいは両者の合併を示すが, PSP 様の臨床像を呈した例もある [43]. これらの 3 疾患においては, intermediate filament 陽性 NCIs, 好塩基性封入体, FUS 陽性構造の 3 種類の病理構造が共通して認められるが, その程度と脳内出現分布におのおのの特徴がある [41].

5．その他の非アルツハイマー型変性性認知症

1）石灰沈着を伴うびまん性神経原線維変化病（DNTC）

　石灰沈着を伴うびまん性神経原線維変化病（diffuse neurofibrillary tangle with calcifica-tion；DNTC）は，側頭葉および前頭葉における限局性の萎縮を示し，老人斑の沈着は欠く一方，基底核および小脳における石灰化および多数の神経原線維変化（neurofibrillary tan-gle；NFT）を認める初老期発症の変性疾患である．同疾患は 1992 年に柴山ら [56]が，1994 年に小阪 [35]が報告した，別名 Kosaka-Shibayama 病とも呼ばれるまれなタウオパチーであり，これまでの報告例の多くは本邦よりなされている [62]．発症平均年齢は，50 代なかばであり，平均罹病期間は約 10 年とされる [62]．

　A）症状

　緩徐進行性であり，記銘力障害や見当識障害で発症する．病識欠如，自発性低下に加え，幻覚妄想や易怒性を伴う症例もある．臨床では，アルツハイマー病（Alzheimer's disease；AD）と診断されることが多いが，人格変化や脱抑制，常同行動などから前頭側頭型認知症と診断される症例もある．進行するにつれて認知機能低下が顕著となり，滞続言語などの言語障害や錐体路徴候も加わり，最終的には失外套状態となる．

　B）検査

　頭部 CT にて基底核と歯状核に両側性の石灰化を認めることが診断上重要である（図 5a）．両側性に側頭葉および前頭葉の限局性萎縮を認めることが多い（図 5a）．血液検査では，血清カルシウム（Ca）やリン（P），副甲状腺ホルモンは正常であることが多い．

　C）病理

　肉眼的には，両側性に側頭葉を主体とした限局的な葉性萎縮が目立つ（図 5b）．萎縮は扁桃核や海馬などの辺縁系に進展する [35]が，上側頭回は比較的保たれるとされるとの報告 [61]がある．

　組織学的には，病変部位の皮質全層に高度の神経細胞脱落およびグリオーシスがみられる．NFT が海馬領域に高度に認められ（図 5c），側頭極に近いほど密度が増し，ghost tangle が散見される．Tuft-shaped astrocyte などのグリア内のタウ異常蓄積がみられることもある．AD と同様，4 リピート＋3 リピートタウの異常蓄積を認めるが，高頻度に α-シヌクレインや TDP-43 の沈着も合併する [21]．石灰沈着は淡蒼球や小脳歯状核に認められ，小動脈や毛細血管の壁内および脳実質内に遊離している像がみられる．同様に脳内石灰化を伴う Fahr 病とは，限局性の側頭葉萎縮の有無で鑑別できる．

　D）治療・ケア

　現時点では，同疾患に対する有効な治療法はいまだ見つかっていない．病期に応じて適切な介護や看護が有益である．

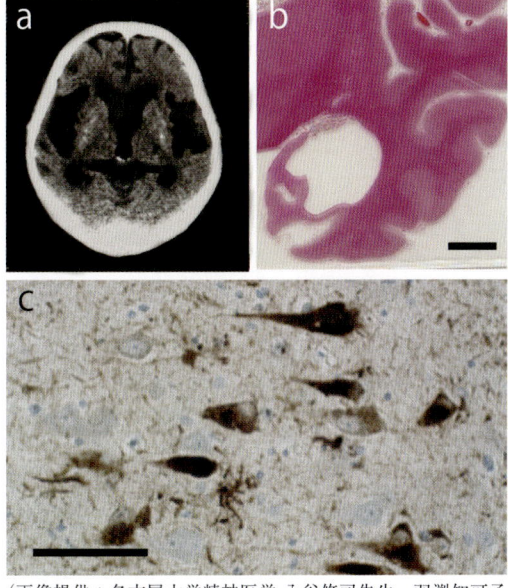

（画像提供：名古屋大学精神医学 入谷修司先生，羽渕知可子
　先生のご厚意による）
a：頭部 CT 画像．側頭葉の萎縮に加え，大脳基底核に
　石灰化を認める．
b：海馬領域において高度の萎縮を認め，側脳室下角の
　開大が目立つ（HE 染色）．
c：海馬傍回には高度の神経原線維変化（NFT）がみら
　れ，グリアの増生を伴う（AT8 染色）．
Scale bars：b；2 cm，c；50 μm
**図5　石灰沈着を伴うびまん性神経原線維変化病
　　　　（DNTC）の神経画像と組織学的所見**

2）ハンチントン病

　ハンチントン病（Huntington's disease；HD）は，常染色体優性遺伝の神経変性疾患である[2,45]．有病率は全世界では 10 万人あたり 2.7 人であるが，本邦では 0.5 人と非常にまれである[2,45]．発症年齢は 20〜40 代とばらつきが多い[2]．4 番染色体短腕に存在し，ハンチンチン蛋白をコードする Huntingtin（HTT）遺伝子を責任遺伝子とし，第 1 エクソンの cytosine-adenine-guanine（CAG）の三塩基の反復回数が 36 回以上で発症する．父親からの遺伝や CAG の反復回数が多いほど発症年齢が下がり，臨床的にも重篤化する[45]．

A）症状

　HD の中核症状は，舞踏運動を代表とする運動症状，認知機能障害，そして精神症状によって特徴づけられる．全経過は 10〜15 年程度であり，発症早期には，巧緻運動障害や軽微な不随意運動や精神症状が認められ，進行するにつれて粗大な不随意運動や舞踏運動が重篤化する．中期以降，記憶障害や判断力低下，失語や失行，失認等の大脳巣症状が出現する．末期には嚥下障害が加わり，最終的には失外套状態に至る．死因は低栄養や感染症に加え，

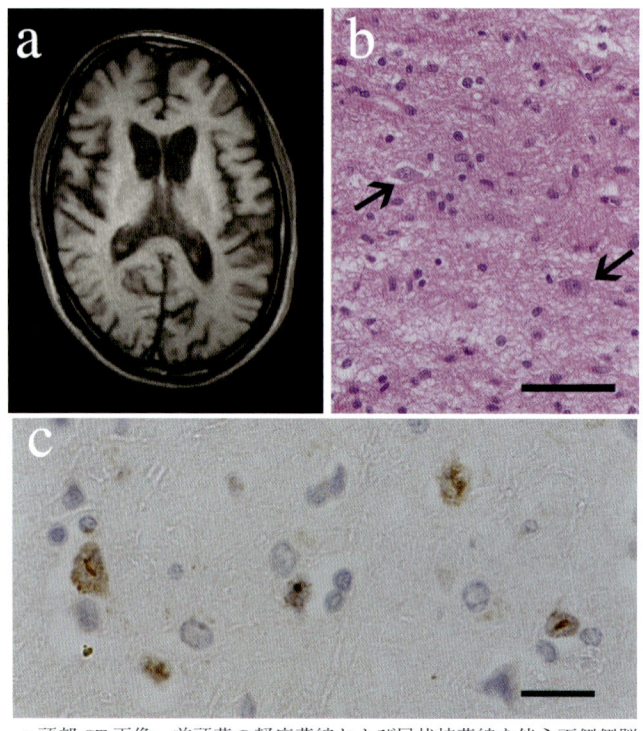

a：頭部 CT 画像．前頭葉の軽度萎縮および尾状核萎縮を伴う両側側脳室前角拡大が確認される．
b：線条体では小型神経細胞は脱落し，大型神経細胞（矢印）が目立つ（HE 染色）
c：抗ポリグルタミン抗体による免疫染色では神経細胞の核内に封入体を認める（写真は尾状核）．
Scale bar：20 μm

図6　ハンチントン病の神経画像と組織学的所見

自殺企図も少なくない．精神症状としては抑うつ，易怒性亢進，人格変化などが多くみられる．精神症状は 10 年以上運動症状に先行することもあり，急激な人格変化が万引きなどの軽犯罪に結びつく例もある[33]．

　B）検査

　頭部 CT および MRI で尾状核萎縮を含む両側の側脳室の拡大を認め，進行に伴い，前頭葉に萎縮が確認される（図 6a）．脳血流 SPECT では萎縮部位に一致した血流低下や PET スキャンで線条体領域の低代謝がみられる．診断確定は，遺伝子検査によって HTT 遺伝子における CAG リピートの伸長を確認する．遺伝子検査は，罹患者のみならず，家族に対しても十分に配慮し，遺伝カウンセラーなどと連携して実施する必要がある．

　C）病理

　神経病理学的には，線条体の変性とハンチンチン蛋白を含んだ神経細胞の封入体が特徴的

である．尾状核の萎縮が強く側脳室の膨隆が消失し，側脳室前角の拡大が目立つ．被殻や淡蒼球の萎縮は，尾状核と比較して軽度である．組織学的には，線条体における小型神経細胞の脱落が目立ち，進行すると大型神経細胞も脱落し，グリアの増生が目立つようになる（図6b）．筋固縮型では大型，小型ともに脱落が強いとされる．線条体の変性は Vonsattel's grading と呼ばれる分類によって評価され，これは臨床症候の程度と相関する[64]．神経細胞質内および核内に封入体を形成し，抗ポリグルタミン抗体による免疫染色によって確認される（図 6c）．

D）治療・ケア

現時点で有効な根本的治療薬はいまだ開発されていない．従来，不随意運動に対して対症療法が有効とされ，チアプリドやハロペリドール，ペルフェナジンといったドパミン受容体遮断作用を有する抗精神病薬が用いられてきた．ドパミン作用調節薬としてテトラベナジンが米国で承認され，2012 年より本邦でも認可され，第 1 選択薬として推奨されている．精神症状に対しては抗精神病薬のほか，抗うつ薬が用いられることもある．

HD は，難病医療費等助成制度の申請や，障害の程度に応じて精神障害者保健福祉手帳などの社会資源の使用が可能となる．病期に応じた適切なケアが求められる．

文　献

1）饗場郁子：Corticobasal syndrome；最近の進歩と今後の課題. *BRAIN and NERVE*—神経研究の進歩, **64**（4）：462-472（2012）.

2）American Psychiatric Association : Diagnostic and Statistical Manual of Mental Disorders, Fifth Edition, Text Revision（DSM-5-TR™）, American Psychiatric Association Publishing, Washington, D.C.（2022）.

3）Aoki N, Murray ME, Ogaki K, et al.: Hippocampal sclerosis in Lewy body disease is a TDP-43 proteinopathy similar to FTLD-TDP Type A. *Acta Neuropathol*, **129**（1）：53-64（2015）.

4）Arai T, Ikeda K, Akiyama H, et al.: Different immunoreactivities of the microtubule-binding region of tau and its molecular basis in brains from patients with Alzheimer's disease, Pick's disease, progressive supranuclear palsy and corticobasal degeneration. *Acta Neuropathol*, **105**（5）：489-498（2003）.

5）Arai T, Ikeda K, Akiyama H, et al.: Identification of amino-terminally cleaved tau fragments that distinguish progressive supranuclear palsy from corticobasal degeneration. *Ann Neurol*, **55**（1）：72-79（2004）.

6）Arai T, Hasegawa M, Akiyama H, et al.: TDP-43 is a component of ubiquitin-positive tau-negative inclusions in frontotemporal lobar degeneration and amyotrophic lateral sclerosis. *Biochem Biophys Res Commun*, **351**（3）：602-611（2006）.

7）Arai T, Mackenzie IR, Hasegawa M, et al.: Phosphorylated TDP-43 in Alzheimer's disease and dementia with Lewy bodies. *Acta Neuropathol*, **117**（2）：125-136（2009）.

8）Arai T : Significance and limitation of the pathological classification of TDP-43 proteinopathy. *Neuropatholgy*, **34**（February）：578-588（2014）.

9）Baker M, Mackenzie IR, Pickering-Brown SM, et al.: Mutations in progranulin cause tau-negative frontotemporal dementia linked to chromosome 17. *Nature*, **442**（7105）：916-919（2006）.

10）Barker WW, Luis CA, Kashuba A, et al.: Relative frequencies of Alzheimer disease, Lewy body, vascular and frontotemporal dementia, and hippocampal sclerosis in the State of Florida Brain Bank. *Alzheimer Dis Assoc Disord*, **16**（4）：203-212（2002）.

11) Boxer AL, Yu J-T, Golbe LI, et al.: Advances in progressive supranuclear palsy ; New diagnostic criteria, biomarkers, and therapeutic approaches. *Lancet Neurol*, **16** (7) : 552-563 (2017).

12) Brelstaff J, Lashley T, Holton JL, et al.: Transportin1 ; A marker of FTLD-FUS. *Acta Neuropathol*, **122** (5) : 591-600 (2011).

13) Bronner IF, ter Meulen BC, Azmani A, et al.: Hereditary Pick's disease with the G272V tau mutation shows predominant three-repeat tau pathology. *Brain*, **128** (Pt 11) : 2645-2653 (2005).

14) Crary JF, Trojanowski JQ, Schneider JA, et al.: Primary age-related tauopathy (PART) ; A common pathology associated with human aging. *Acta Neuropathol*, **128** (6) : 755-766 (2014).

15) Cruts M, Gijselinck I, van der Zee J, et al.: Null mutations in progranulin cause ubiquitin-positive frontotemporal dementia linked to chromosome 17q21. *Nature*, **442** (7105) : 920-924 (2006).

16) DeJesus-Hernandez M, Mackenzie IR, Boeve BF, et al.: Expanded GGGGCC hexanucleotide repeat in noncoding region of C9ORF72 causes chromosome 9p-linked FTD and ALS. *Neuron*, **72** (2) : 245-256 (2011).

17) Deutschländer AB, Ross OA, Dickson DW, et al.: Atypical parkinsonian syndromes ; A general neurologist's perspective. *Eur J Neurol*, **25** (1) : 41-58 (2018).

18) Dickson DW, Bergeron C, Chin SS, et al.; Office of Rare Diseases of the National Institutes of Health : Office of Rare Diseases neuropathologic criteria for corticobasal degeneration. *J Neuropathol Exp Neurol*, **61** (11) : 935-946 (2002).

19) Falcon B, Zhang W, Murzin AG, et al.: Structures of filaments from Pick's disease reveal a novel tau protein fold. *Nature*, **561** (7721) : 137-140 (2018).

20) Ferrer I, Santpere G, van Leeuwen FW : Argyrophilic grain disease. *Brain*, **131** (Pt 6) : 1416-1432 (2008).

21) Habuchi C, Iritani S, Sekiguchi H, et al.: Clinicopathological study of diffuse neurofibrillary tangle with calcification ; With special reference to TDP-43 proteinopathy and alpha-synucleinopathy. *J Neurol Sci*, **301** (1-2) : 77-85 (2011).

22) Hasegawa M, Arai T, Akiyama H, et al.: TDP-43 is deposited in the Guam parkinsonism-dementia complex brains. *Brain*, **130** (Pt 5) : 1386-1394 (2007).

23) Hasegawa M, Arai T, Nonaka T, et al.: Phosphorylated TDP-43 in frontotemporal lobar degeneration and amyotrophic lateral sclerosis. *Ann Neurol*, **64** (1) : 60-70 (2008).

24) Higashi S, Iseki E, Yamamoto R, et al.: Concurrence of TDP-43, tau and α-synuclein pathology in brains of Alzheimer's disease and dementia with Lewy bodies. *Brain Res*, **1184** (1) : 284-294 (2007).

25) Hogg M, Grujic ZM, Baker M, et al.: The L266V tau mutation is associated with frontotemporal dementia and Pick-like 3R and 4R tauopathy. *Acta Neuropathol*, **106** (4) : 323-336 (2003).

26) Höglinger GU, Respondek G, Stamelou M, et al.: Clinical diagnosis of progressive supranuclear palsy ; The movement disorder society criteria. *Mov Disord*, **32** (6) : 853-864 (2017).

27) Ikeda K, et al.: Diverse cortical lesions in corticobasal degeneration. *Neuropathol Appl Neurobiol*, **22** : 10 (1996).

28) Irwin DJ, Brettschneider J, McMillan CT, et al.: Deep clinical and neuropathological phenotyping of Pick disease. *Ann Neurol*, **79** (2) : 272-287 (2016).

29) Jiménez NG, Tuite P (eds.) : Uncommon Causes of Movement Disorders. Cambridge U.P., New York (2011).

30) Josephs K, Hodges JR, Snowden JS, et al.: Neuropathological background of phenotypical variability in frontotemporal dementia. *Acta Neuropathol*, **122** (2) : 137-153 (2011).

31) Josephs KA, Murray ME, Whitwell JL, et al.: Staging TDP-43 pathology in Alzheimer's disease. *Acta Neuropathol*, **127** (3) : 441-450 (2014).

32) Josephs KA, Whitwell JL, Weigand SD, et al.: TDP-43 is a key player in the clinical features associated with Alzheimer's disease. *Acta Neuropathol*, **127** (6) : 811-824 (2014).

33) 河上　緒，新里和弘，新井哲明ほか：思春期に窃盗やわいせつ行為などの行動異常が出現し，診断に難渋したハンチントン病の 1 例．臨床精神医学，**44**（9）：1201-1205（2015）．

34) 川勝　忍，小林良太，林　博史：前頭側頭葉変性症（1）ピック病から前頭側頭葉変性症への歴史的変遷と臨床病理診断．（日本老年精神医学会監，入谷修司編責）認知症専門医のための臨床神経病理学，51-63，ワールドプランニグ，東京（2019）．

35) Kosaka K : Diffuse neurofibrillary tangles with calcification ; A new presenile dementia. *J Neurol Neurosurg Psychiatry*, **57**（5）: 594-596（1994）.

36) Kovacs GG, Alafuzoff I, Al-Sarraj S, et al.: Mixed brain pathologies in dementia ; The BrainNet Europe consortium experience. *Dement Geriatr Cogn Disord*, **26**（4）: 343-350（2008）.

37) Kwiatkowski TJ Jr, Bosco DA, Leclerc AL, et al.: Mutations in the FUS/TLS gene on chromosome 16 cause familial amyotrophic lateral sclerosis. *Science*, **323**（5918）: 1205-1208（2009）.

38) Kwon I, Xiang S, Kato M, et al.: Poly-dipeptides encoded by the C9orf72 repeats bind nucleoli, impede RNA biogenesis, and kill cells. *Science*, **345**（6201）: 1139-1145（2014）.

39) Lichter D, et al.: Progressive Supranuclear Palsy ; New Diagnostic and Therapeutic Strategies. *American Journal of Gerontology Geriatrics*, **1**（2）: 1007（2018）.

40) Mackenzie IR, Neumann M, Baborie A, et al.: A harmonized classification system for FTLD-TDP pathology. *Acta Neuropathol*, **122**（1）: 111-113（2011）.

41) Mackenzie IR, Munoz DG, Kusaka H, et al.: Distinct pathological subtypes of FTLD-FUS. *Acta Neuropathol*, **121**（2）: 207-218（2011）.

42) Mori K, Weng S-M, Arzberger T, et al.: The C9orf72 GGGGCC repeat is translated into aggregating dipeptide-repeat proteins in FTLD/ALS. *Science*, **339**（6125）: 1335-1338（2013）.

43) Munoz DG, Neumann M, Kusaka H, et al.: FUS pathology in basophilic inclusion body disease. *Acta Neuropathol*, **118**（5）: 617-627（2009）.

44) 村山繁雄，齊藤祐子，足立　正：変性疾患　認知症症状を主とする疾患　嗜銀顆粒性認知症．日本臨牀 別冊 新領域別症候群シリーズ　神経症候群（第 2 版）Ⅱ；その他の神経疾患を含めて，46-50，日本臨牀社，東京（2014）．

45) Nance MA, Myers RH : Juvenile onset Huntington's disease-clinical and research perspectives. *Ment Retard Dev Disabil Res Rev*, **7**（3）: 153-7, 20（2001）.

46) Neumann M, Sampathu DM, Kwong LK, et al.: Ubiquitinated TDP-43 in frontotemporal lobar degeneration and amyotrophic lateral sclerosis. *Science*, **314**（5796）: 130-133（2006）.

47) Neumann M, Rademakers R, Roeber S, et al.: A new subtype of frontotemporal lobar degeneration with FUS pathology. *Brain*, **132**（Pt 11）: 2922-2931（2009）.

48) Neumann M, Roeber S, Kretzschmar H, et al.: Abundant FUS-immunoreactive pathology in neuronal intermediate filament inclusion disease. *Acta Neuropathol*, **118**（5）: 605-616（2009）.

49) Neumann M, Bentmann E, Dormann D, et al.: FET proteins TAF15 and EWS are selective markers that distinguish FTLD with FUS pathology from amyotrophic lateral sclerosis with FUS mutations. *Brain*, **134**（Pt 9）: 2595-2609（2011）.

50) Nishihira Y, Tan CF, Hoshi Y, et al.: Sporadic amyotrophic lateral sclerosis of long duration is associated with relatively mild TDP-43 pathology. *Acta Neuropathol*, **117**（1）: 45-53（2009）.

51) Rebeiz JJ, Kolodny EH, Richardson EP Jr : Corticodentatonigral degeneration with neuronal achromasia. *Arch Neurol*, **18**（1）: 20-33（1968）.

52) Renton AE, Majounie E, Waite A, et al.: A hexanucleotide repeat expansion in C9ORF72 is the cause of chromosome 9p21-linked ALS-FTD. *Neuron*, **72**（2）: 257-268（2011）.

53) Respondek G, Kurz C, Arzberger T, et al.: Which ante mortem clinical features predict progressive supranuclear palsy pathology? *Mov Disord*, **32**（7）: 995-1005（2017）.

54) Ringholz GM, Appel SH, Bradshaw M, et al.: Prevalence and patterns of cognitive impairment in sporadic ALS. *Neurology*, **65**（4）: 586-590（2005）.

55) Saito Y, Ruberu NN, Sawabe M, et al.: Staging of argyrophilic grains ; An age-associated tauopathy.

J Neuropathol Exp Neurol, **63**（9）: 911-918（2004）.

56) Shibayama H, Kobayashi H, Nakagawa M, et al.: Non-Alzheimer non-Pick dementia with Fahr's syndrome. *Clin Neuropathol*, **11**（5）: 237-250（1992）.

57) Smith KR, Damiano J, Franceschetti S, et al.: Strikingly different clinicopathological phenotypes determined by progranulin-mutation dosage. *Am J Hum Genet*, **90**（6）: 1102-1107（2012）.

58) Taipa R, Pinho J, Melo-Pires M : Clinico-pathological correlations of the most common neurodegenerative dementias. *Front Neurol*, **3** : 68（2012）.

59) Togo T, Sahara N, Yen S-H, et al.: Argyrophilic grain disease is a sporadic 4-repeat tauopathy. *J Neuropathol Exp Neurol*, **61**（6）: 547-556（2002）.

60) Tsuchiya K, Ikeda M, Hasegawa K, et al.: Distribution of cerebral cortical lesions in Pick's disease with Pick bodies ; A clinicopathological study of six autopsy cases showing unusual clinical presentations. *Acta Neuropathol*, **102**（6）: 553-571（2001）.

61) Tsuchiya K, Nakayama H, Iritani S, et al.: Distribution of basal ganglia lesions in diffuse neurofibrillary tangles with calcification ; A clinicopathological study of five autopsy cases. *Acta Neuropathol*, **103**（6）: 555-564（2002）.

62) Ukai K, Kosaka K : Diffuse neurofibrillary tangles with calcification（Kosaka-Shibayama disease）in Japan. *Psychiatry Clin Neurosci*, **70**（3）: 131-140（2016）.

63) Vance C, Rogelj B, Hortobagyi T, et al.: Mutations in FUS, an RNA processing protein, cause familial amyotrophic lateral sclerosis type 6. *Science*, **323**（5918）: 1208-1211（2009）.

64) Vonsattel JP, Myers RH, Stevens TJ, et al.: Neuropathological classification of Huntington's disease. *J Neuropathol Exp Neurol*, **44**（6）: 559-577（1985）.

65) Watts GDJ, Wymer J, Kovach MJ, et al.: Inclusion body myopathy associated with Paget disease of bone and frontotemporal dementia is caused by mutant valosin-containing protein. *Nat Genet*, **36**（4）: 377-381（2004）.

66) Whitwell JL, Jack CR Jr, Parisi JE, et al.: Midbrain atrophy is not a biomarker of progressive supranuclear palsy pathology. *Eur J Neurol*, **20**（10）: 1417-1422（2013）.

67) Williams DR, Lees AJ : Progressive supranuclear palsy ; Clinicopathological concepts and diagnostic challenges. *Lancet Neurol*, **8**（3）: 270-279（2009）.

68) Yamada M, Itoh Y, Otomo E, et al.: Dementia of the Alzheimer type and related dementia in the aged ; DAT subgroups and senile dementia of the neurofibrillary tangle type. *Neuropathology*, **16**（2）: 89-98（1996）.

69) Yamada M, Itoh Y, Sodeyama N, et al.: Senile dementia of the neurofibrillary tangle type ; A comparison with Alzheimer's disease. *Dement Geriatr Cogn Disord*, **12**（2）: 117-126（2001）.

70) 山田正仁：神経原線維変化型老年期認知症. 認知神経科学, **17**（1）：32-39（2015）.

71) 山田正仁：アルツハイマー病診断における SNAP とその背景疾患〔Suspected Non-Alzheimer's Disease Pathophysiology（SNAP）and Its Pathological Backgrounds in the Diagnosis of Preclinical and Clinical Alzheimer's Disease〕. *BRAIN and NERVE*—神経研究の進歩, **70**（1）：59-71（2018）.

72) 横田　修, 土谷邦秋：Pick 病の臨床と病理. 臨床神経学, **49**（5）：235-248（2009）.

73) 横田　修, 三木知子, 竹之下慎太郎ほか：タウオパチー（1）進行性核上性麻痺と大脳皮質基底核変性症.（日本老年精神医学会監, 入谷修司編責）認知症専門医のための臨床神経病理学, 73-89, ワールドプランニグ, 東京（2019）.

7

血管性認知症

1. はじめに：概念と歴史

　血管性認知症（vascular dementia ; VaD）の概念は，19世紀，進行麻痺と診断された認知症群の神経病理研究から生まれた．1891年にKlippel，1894年にBinswangerらによって，進行麻痺群のなかに血管障害による脳病変が原因の認知症群が存在することが明らかにされた．その後1902年，Alzheimerにより提唱された"動脈硬化性精神障害"という概念が現在のVaD概念の先駆けとなった[24]．

　Binswangerが記載した，血管障害による脳病変が原因の認知症群のうちの一つのタイプ，"進行性慢性皮質下脳症"は，のちに"皮質下動脈硬化性脳症"がより適切な名称であるとの考えを経たのち，VaDの主病変は前頭葉連合野白質の虚血性病変であるという臨床病理研究成果[22]等に基づき，今日ではVaDの中核をなす小血管病によるVaDであると考えられるに至った．

　一方，Alzheimerがすでに示唆した梗塞巣多発による認知症発症は，1970年にTomlinsonら[47]により梗塞巣の容積に依存することが示され，1974年のHachinskiら[17]による"多発梗塞性認知症"（multi-infarct dementia）概念の提唱を経て，今日では大血管病による認知症にほぼ相当すると考えられている．

　重要なことは，VaDの概念は全身の血管障害に起因する認知症と同義であり，脳原発の病気ではなく身体の病気であるという大原則である[24]．

2. 特徴，疫学

　VaDは，脳血管障害（cerebrovascular disorders ; CVD）に関連して出現した認知症の総称で，アルツハイマー病（Alzheimer's disease ; AD）に次ぐ老年期認知症の代表疾患である．ADと異なり均一の疾患ではなく症候群であって，原因となるCVDの病因，病態，病変部

位や広がりも多様である．症候も記憶障害は必発ではなく，意欲・自発性低下，遂行機能障害，注意障害などが特徴で，簡易知能検査の点数は正常範囲でも認知症と診断される場合がある．認知機能の低下は一様ではなく，病識や判断力も意外に保たれていることも少なくない（まだら認知症）．神経症候としては，AD では晩期でしかみられない歩行障害，尿失禁や，血管性パーキンソン症候群が比較的早期から出現しやすいことも VaD の特徴である．

　過去には CVD が日本人の死因の第 1 位，VaD が認知症の原因の第 1 位を占めた時代があったが，生活環境の向上や医療の進歩により，これらはともに著減した．近年の傾向として，高齢化とともに AD の有病率が急増する一方で VaD は増加していない．1980〜2009 年までの 15 件の疫学調査による 65 歳以上在宅高齢者の VaD 有病率は 1〜5％，ある一定の基準で調査した結果ではおおむね 1.2〜3.5％で明らかな変化は認めないと報告されている[23]．また，東北地方の 2 つの大規模地域調査[23]や久山町研究における 5 つの有病率調査の成績を比較した報告[29]でも同様で，この 30 年間，人口全体から算出される VaD の有病率には大きな変動はないが，AD の急増により認知症の原因疾患に占める VaD の割合は減少していると考えられる．

3．臨床診断基準

　VaD の診断の基本は，①認知症があること，②脳血管障害（CVD）があること，③両者に因果関係があること，の 3 点である．①認知症があることについては，家族からの病歴聴取，認知機能検査，高次脳機能検査などを行い，遂行機能，記憶，言語，視空間認知などの障害により日常生活に支障をきたしている場合に認知症と診断する．薬物の影響，精神疾患やせん妄は除外する．②CVD があることは，病歴，神経症候，画像診断により行う．両者の因果関係については，CVD の発症と認知症発現との時間的関係，および，空間的関係，すなわち，病変の部位と大きさが認知症の責任病巣として妥当かどうかの判断による．

　代表的な VaD の臨床診断基準としては，カリフォルニアのアルツハイマー病診断・治療センター（ADDTC）による虚血性血管性認知症の診断基準[9]，米国国立神経疾患・脳卒中研究所（National Institute of Neurological Disorders and Stroke ; NINDS）と Association Internationare pour la Recherche et l'Enseignement en Neurosciences（AIREN）診断基準（NINDS-AIREN）[34]，WHO の国際疾病分類第 10 改訂（ICD-10）[52]，米国精神医学会による『精神疾患の診断・統計マニュアル改訂 5 版（DSM-5）[3]』などがある．これらには，臨床目的か研究目的か，認知症の定義および CVD の定義の違いなどがあり，どの基準を用いるかによって診断率は大きく異なる．CVD の発症から 3 か月以内の認知症症候出現，認知機能の急激または階段的な増悪などが指標となるが，無症候のうちに CVD を発症している例もあり，必ずしも 3 か月という期間の設定が適切とはいえない．

　VaD が完成してからでは治療効果は望みがたく，認知機能低下のない CVD，あるいは，CVD による認知症前駆期からの積極的な予防が重要である．このような立場から，2011 年，

米国心臓協会 / 米国脳卒中協会（AHA/ASA）の包括的ステートメントでは，VaD を含む CVD によるあらゆる認知機能障害を包括的にとらえた概念である vascular cognitive impairment（VCI）を提唱し，VaD の前駆段階を血管性軽度認知障害（vascular mild cognitive impairment；VCI-no dementia または VaMCI）とした [14, 15]．AD では必須の記憶障害は必須ではなく，遂行機能・注意力，記憶，言語，視空間認知の 4 つの認知領域のうち，2 つ以上の障害があり日常生活動作に影響を及ぼしている場合を VaD，1 つ以上の認知領域の障害があり，日常生活動作が正常か軽度の障害にとどまる場合を VaMCI としている．さらに，最も純粋に近い VaD，VaMCI を probable とし，診断の確実性が低いか，あるいは AD やパーキンソン病関連疾患など認知機能障害を生じうる他疾患と併存している場合にも possible という表現が用いられ，血管性要因を重視する構成になっている．

　2013 年の Vascular Behavioral and Cognitive Disorders（VASCOG）国際学会の包括的ステートメントでは，全病期を含む用語として血管性認知異常症（vascular cognitive disorders；VCD）を提唱し，血管性軽度認知異常症（mild vascular cognitive disorder；mild VCD），前駆段階を過ぎた状態である血管性認知異常症（major VCD，すなわち VaD）を含むこと，これらは AD と高頻度に合併することを指摘している [36]．また，2013 年に発表された DSM-5（現在は改訂版の DSM-5-TR）においては，認知症は Major Neurocognitive Disorder として位置づけられ，そのなかでも VaD は Major Vascular Neurocognitive Disorder として扱われている [3]．

4．亜型の分類と特徴

　VaD のサブタイプは，一般に以下のように分類される（表 1）[34]．

1）多発梗塞性認知症（皮質性 VaD）

　多発梗塞性認知症は，大脳皮質と白質を含む大・小の多発性皮質枝領域梗塞による．梗塞の機序は，大血管（主幹動脈）のアテローム硬化性血栓症，心原性脳塞栓症などで生じた頭蓋内外の血管閉塞である．梗塞巣の容積と認知症の発現との間には相関があり，100 ml を超えると認知症の頻度が急増する [47]．

　経過は急性発症（卒中発作）または階段状悪化を示し，症候の変動もみられる．病変部位に対応して失語，失行，失認，視空間障害，構成障害，遂行機能障害などの高次脳機能障害の組合せが認知症とみなされる．病変部位の機能局在に一致して運動麻痺などを含む神経症候も合併しやすく，脳卒中後遺症ともいうべき病態である．

2）局在病変型 VaD（戦略的部位の単一病変による VaD；strategic infarct dementia）

　高次脳機能に重要な部位（strategic sites）の小梗塞により，記憶障害，意欲低下，無為，集中力低下，せん妄，認知症等を呈する [1]．急性発症で，時間とともに一定のレベルまでは

表1　NINDS-AIREN の血管性認知症の分類

病型	血管性脳病変の種類	病変部位	血管病変
1．多発梗塞性認知症（皮質性血管性認知症）	大中の完全軟化性病変	皮質と皮質下白質	太い脳血管の閉塞
2．小血管病変による認知症	ラクナ梗塞と白質病変		小血管
a．多発ラクナ梗塞性認知症	ラクナ梗塞多発	視床，尾状核，白質連絡線維，前頭葉白質	穿通動脈，髄質動脈
b．Binswanger 病	大脳白質のびまん性脱髄	大脳白質，基底核，橋に高度	白質，基底核，橋の小動脈壁肥厚，硬化ヒアリン変性
	小梗塞	大脳皮質は正常	
3．戦略的部位の単一梗塞	小梗塞	皮質と皮質下白質	
a．角回症候群		角回梗塞	中大脳動脈後方部皮質枝領域
b．後大脳動脈領域梗塞			後大脳動脈
c．前大脳動脈領域梗塞			前大脳動脈
d．中大脳動脈領域梗塞			中大脳動脈，内頸動脈
e．視床性認知症			視床穿通動脈領域
f．前脳基底部			前交通動脈瘤
4．低灌流性脳血管性認知症	低灌流による脳全体の虚血　分水嶺虚血	脳全体，分水嶺領域，脳質周囲白質	心停止，高度の低血圧，頭蓋外動脈閉塞　脳動静脈奇形，塞栓，血管炎，脳アミロイドアンギオパチー
5．脳出血性脳血管性認知症	脳内出血，クモ膜下出血後　慢性硬膜下血腫		高血圧，アミロイドアンギオパチー
6．その他（遺伝性，その他）			

（Román GC, Tatemichi TK, Erkinjuntti T, et al.: Vascular dementia ; Diagnostic criteria for research studies. Report of the NINDS-AIREN International Workshop. *Neurology*, 43（2）: 250-260, 1993）

改善する傾向がある．皮質領域では優位側角回，前大脳動脈領域，中大脳動脈領域，後大脳動脈領域が，皮質下領域では視床，前脳基底部梗塞などが該当する（表2）[1]．記憶を司る Papez 回路（海馬→乳頭体→視床前核→帯状回→海馬）や Yakovlev 回路（扁桃体→視床背内側核→前頭前野下部→側頭葉前部皮質→扁桃体）にかかる病変では数 mm の梗塞でも記憶障害をきたすことがある（図 1a～c）．

　また，CT，MRI では線条体，淡蒼球，視床，内包前脚，内包膝部などの戦略的部位に小梗塞を認めるにすぎなくても，SPECT では同側または両側前頭葉の広範な血流減少所見を認めることが多く，投射線維の障害を介した遠隔徴候（diaschisis）による前頭葉機能低下が認知症の発現に関与していることが示唆される．

3）小血管性認知症

　本症は，VaD 亜型の約半数を占める[20]．脳の小血管（small vessel；直径 300 μm 以下の細動脈，あるいは"穿通枝"）の障害が主因である脳小血管病（small vessel disease）は，高血圧性の I 型と脳アミロイドアンギオパチー（cerebral amyloid angiopathy ; CAA）の II 型

表2 限局性病変による血管性認知症（主に脳梗塞，とくに優位側病変）

1）海馬型：主に後大脳動脈領域（海馬回旋枝）
　a）海馬病変
　b）collateral isthmus 病変
　c）脳梁膨大部後部病変
2）視床型
　a）前内側視床病変：主に後交通動脈領域（前乳頭体枝）
　b）傍正中視床中脳病変：脳底交通動脈領域（視床中脳穿通枝）
3）側頭葉白質型
　a）レンズ核後部の側頭葉深部白質病変：主に前脈絡動脈領域
　b）中下側頭回や側頭茎（temporal stem）病変：中大脳・後大脳境界域
4）海馬型：主に後大脳動脈領域（海馬回旋枝）
　a）前脳基底部病変
　b）内包膝部病変
5）その他

（秋口一郎，高山吉弘：脳梗塞による急性健忘症候群と脳血管性痴呆；とくに海馬および内包膝梗塞について．老年精神医学雑誌，10（1）：27-33，1999）

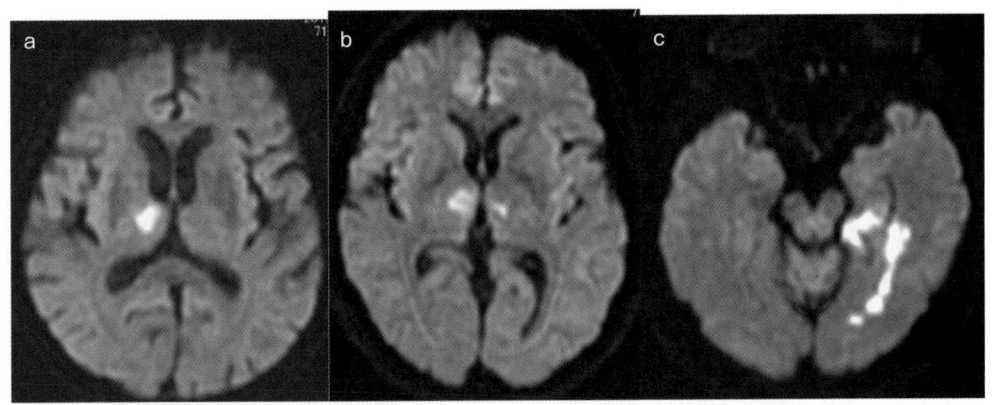

aは右視床前核，bは両側の視床傍正中部，cは左海馬・側頭葉白質に新しい小梗塞巣を認める．
図1 戦略的部位の単一病変による血管性認知症（VaD）の拡散強調MRI

に大別される[44]．Ⅰ型で高血圧性の細動脈硬化症が原因となって生じたVaDを皮質下血管性認知症（subcortical vascular dementia）と呼ぶ．そのうち，ラクナ梗塞主体のものは多発性ラクナ梗塞（multiple lacunar state），白質病変が主体のものがビンスワンガー病（進行性皮質下血管性脳症；Binswanger disease；BD）である．とくに後者は進行性で高度の認知症を呈する．いずれも主として脳深部に広範な梗塞・不全軟化を生じ，白質線維の障害で前頭葉−皮質下回路（背外側前頭前野回路，前頭眼窩回路，前部帯状回回路）の連絡が寸断されるために生じる前頭葉の機能障害が認知症の本態である[53]．

　小血管性認知症は，卒中発作や階段状悪化を伴わず緩徐に進行することが多い．遂行機能障害，思考緩慢，抑うつ，アパシー，感情失禁などがみられるが，記銘力は比較的保たれて

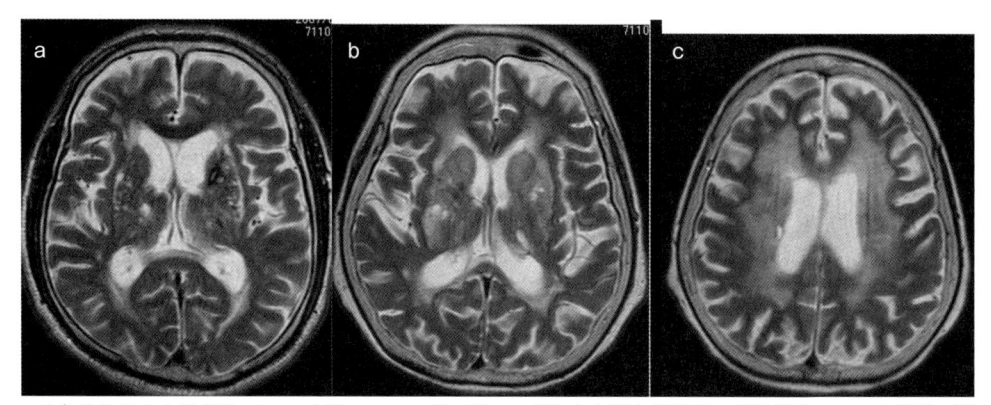

aは多発性ラクナ梗塞型，b，cはビンスワンガー病．いずれも大脳白質病変，両側視床のラクナ梗塞，脳室拡大，微小出血を示す基底核の点状低信号域などを認めるが，b，cのほうが白質病変がより広範である．

図2　小血管病変性 VaD の T₂ 強調 MRI

いる．ある程度進行してからの神経症候として，運動麻痺，偽性球麻痺（構音・嚥下障害，病的泣き笑い），血管性パーキンソン症候群（すくみ足，小刻み歩行などの歩行障害，易転倒など），原始反射，協調運動障害，過活動膀胱（頻尿・尿失禁）などを示すことが多い．

　CT，MRI で両側・広範性に融合する白質病変に加え，脳梁萎縮[55]，脳室拡大，軽度の海馬萎縮などが認められる（図 2a～c）．T₂*強調 MRI では基底核，視床などのラクナ梗塞多発部位に一致して微小出血（microbleeds；MBs）を示す点状低信号域がしばしば認められ，小血管病の特徴を示す．SPECT では主に前頭葉の局所脳血流が減少している．成因には高血圧性細動脈硬化による循環障害に加え，上流である主幹動脈の硬化や，心不全などによる慢性低灌流，凝固・線溶系の異常なども関与している可能性がある[2,46]．

　脳小血管病のⅡ型である CAA は加齢とともに増加し，AD では 80～90％に合併する．CAA も小血管性認知症の原因となるが，高血圧性のⅠ型とは異なり，皮質の小血管が主な障害部位であり，皮質下出血や MBs などの出血性病変，皮質の微小梗塞，後方に強い虚血性白質病変，血管周囲腔拡大などが認知機能低下に寄与する[38]．T₂*強調 MRI で MBs は側頭葉や後頭葉など大脳皮質，皮髄境界（図 3a，b）に分布する．CAA はまれに Aβ 関連血管炎を起こすことがある．

4）低灌流性 VaD

　本疾患は，心停止，高度の血圧低下など全身性循環障害の後遺症，主幹動脈の閉塞や高度狭窄などによる．虚血に脆弱な部位は主幹動脈の境界域（分水嶺領域），脳室周囲・深部白質などであり，細胞レベルでは海馬や大脳皮質の神経細胞が脆弱である．低灌流性 VaD では，境界域梗塞（表在型または深部型）や大脳皮質層状壊死，白質の不全軟化などの病理変化があり，SPECT では梗塞巣周辺の，より広範な低灌流域が認められる．

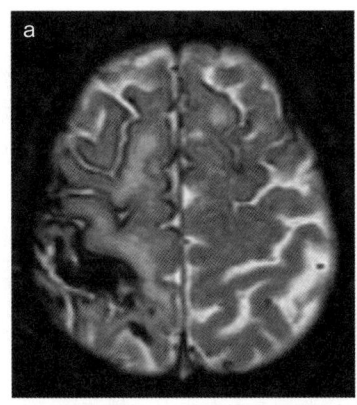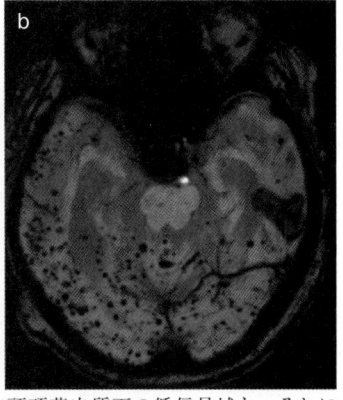

a は T₂*強調像で，陳旧性出血を示す右頭頂葉皮質下の低信号域と，それによる二次性クモ膜下出血の跡を示す大脳皮質の広範な低信号域を認める. b は CAA を伴ったアルツハイマー病の SWI（susceptibility weighted image）像で，微小出血を示す点状低信号域が側頭葉，後頭葉に多発している.

図 3　脳アミロイドアンギオパチー（CAA）の MRI

5）出血性 VaD

　前頭葉皮質下出血，多発性皮質下出血，中等大以上の視床出血などによる場合が多いが，視床前核など戦略的部位では小出血でも認知症を呈することがある. 高血圧性小血管病，CAA などが原因となるほか，血管奇形によるもの，抗血小板薬や抗凝固薬使用中の脳出血もある.

　クモ膜下出血でも，出血による脳組織の破壊や浮腫，続発する脳血管攣縮による脳梗塞，水頭症，脳表ヘモジデリン沈着などにより後遺症としての認知症が生じる.

6）その他

A）脳卒中後認知症

　脳卒中後認知症（post-stroke dementia；PSD）という概念がある. VaD は CVD（卒中発作を呈するとは限らない）による血管性脳病変の直接の結果として認められる認知症症候群であるが，PSD は原因の如何を問わず脳卒中後に起こるあらゆる認知症病型を含む概念である.

　地域疫学的な研究では，PSD は脳卒中患者のおよそ 30％にみられ，有病率は 1 年後の 7％から，25 年後には 48％に増加する. また，PSD のおよそ 1 割は脳卒中初発以前に認知症を示しており，1 割が初発の脳卒中発作後に新規の認知症を発症し，脳卒中再発後には 1/3 以上が認知症に至る [31]. 脳卒中発症以前から認知症を有する例では内側側頭葉萎縮がより高率で，新規脳卒中後に認知症の発症リスクを高めることから，PSD の少なくとも一部には潜在する AD の影響が示唆される [10, 18].

106

B）遺伝性小血管病による VaD

遺伝性小血管病による VaD として，CADASIL（cerebral autosomal dominant arteriopathy with subcortical infarcts and leukoencephalopathy）と CARASIL（cerebral autosomal recessive arteriopathy with subcortical infarcts and leukoencephalopathy）がある．いずれも若年〜壮年期発症の VaD の原因となる．CADASIL は，前兆を伴う片頭痛，うつ，眼底の動脈硬化性変化などを伴い，病理で脳小血管の中膜平滑筋細胞変性とエオジン好性の微細な顆粒状物質の蓄積がみられる．電顕ではオスミウム好性顆粒状物質（granular osmiophilic materials；GOM）が蓄積している．NOTCH3 遺伝子の変異が原因と考えられている．一方，CARASIL は変形性脊椎症に伴う腰痛や禿頭を伴い，HTRA1 遺伝子変異が原因と考えられている．いずれも広範な白質病変，ラクナ梗塞，MBs，脳萎縮をきたすが，側頭極における白質病変が特徴的である．そのほか，Fabry 病，MELAS（mitochondrial encephalopathy with lactic acidosis and stroke like episode），Sneddon 症候群なども遺伝性 VaD の原因となりうる．

C）混合型認知症

加齢に伴い血管性病変も異常蛋白蓄積による神経変性も増えるので，混合病理を有する認知症の割合が増加する．修道尼を対象とした前向き研究の Nun study では，AD の病理診断例のうち，梗塞巣を有しない群の Mini-Mental State Examination（MMSE）の平均が 15 点であったのに対し，梗塞のある群では 3 点と有意に低値で，基底核，視床，白質にラクナ梗塞を有する場合は血管障害のない群に比べて認知症の発症確率が 20.7 倍であったことから，ラクナ梗塞が AD の臨床像を大きく修飾することが示された[40]．

混合型の定義に関するコンセンサスは不十分であり，全認知症に占める混合型の頻度も 2〜58% と報告により大きな差があるが，Jellinger と Attems[21]によれば，病理学的に定義される混合型認知症の頻度は 6〜12% が妥当と考えられる．1,500 例の認知症剖検例をレビューすると，純粋な AD が 41.5〜52%，AD と CVD の合併が 16〜20%，レビー小体を有する AD が 9%，AD と皮質下血管性認知症の合併が 2.4〜4.6%，純粋な VaD が 2〜11% であった[21]．地域住民を対象とした Rush 研究では認知症症例の過半数が混合病理を有しており，認知症の 38% は AD と脳梗塞の合併で，純粋な VaD は 12% であった[37]．

5. 危険因子と予防

加齢以外の VaD の危険因子として，高血圧，糖尿病，心筋梗塞，心房細動，心不全，脳卒中既往，一過性脳虚血発作（transient ischemic attack；TIA），頸動脈狭窄，脂質異常症，うつ，肥満，喫煙，過度の飲酒，運動不足などが候補に挙げられている．

久山町研究で収縮期血圧，とくに中年期の高血圧が強い危険因子であることが示されたことから，予防には中年期からの積極的な降圧を行うべきと考えられる．一方，高齢者を主な対象として降圧薬を用いた大規模なランダム化試験で認知機能を評価項目に加えたものは 6 つあり，そのうち，4 つの試験では認知症リスクや認知機能に対する明らかな効果はみられ

なかった[33]. 残りの2試験のうち, Systolic Hypertension in Europe (Syst-Eur) 試験では認知症リスクに対する有用性がみられ[13], PROGRESS (Perindopril Protection Against Recurrent Stroke Study) 試験では脳卒中後の認知症に対する効果がみられた[11,48]. このように, 高齢期高血圧の降圧治療による認知症の予防効果に関して結論は得られていない. フレイル状態の高齢者や主幹動脈高度狭窄例などでは血圧の下げすぎによる悪化の危険から, むしろ高めに維持すべきであり, 個々の症例で最適と考えられる対応が必要である.

糖尿病はCVDの危険因子であるが, 血糖コントロールのみでは再発抑制効果はなく, 高血圧など他の危険因子も併せてコントロールする必要がある. 脂質異常症に対するスタチン投与の認知機能への影響は報告が一定しない. 喫煙はAD, VaD両者の危険因子であり, 禁煙が望ましい. 身体運動に関しては, 散歩などの運動により発症リスクが減少したとの報告があり, 適度の身体活動が望ましい. 食生活では, 抗酸化物質 (ビタミンC, E), 魚由来の脂質はVaDに保護的に働く一方で, 揚げた魚, ホモシステイン上昇, 葉酸とビタミンB_{12}低値はVaDのリスクを高める[32]. 中年者における肥満 (BMI = 30以上) はVaDの発症リスクを5.1倍上昇させたが, 高齢者を対象とした3〜5年間の観察研究では両者の関連は乏しかった[6].

わが国の『認知症疾患診療ガイドライン2017』では, これらの研究成果から, 中年期の降圧療法 (1B), 禁煙 (1B), 身体運動 (2C), 中年期からの厳密な体重管理 (2C) が推奨されている[27].

VaDのタイプ別にみた予防策も重要である. 多発梗塞性認知症に関しては, アテローム血栓性脳梗塞の予防として血管系危険因子のコントロール, 抗血小板薬, また, 頸動脈の高度病変を有する場合は, ステント留置や内膜剥離術など外科的治療の適応も検討に値する. 心原性脳塞栓は原因の大部分が非弁膜性心房細動であり, これがあると脳梗塞および認知症のリスクが明らかに上昇する. また, 塞栓性梗塞のみならず, 心房細動自体による脳血流減少, 炎症マーカー上昇, MBsなども認知機能低下に影響する. 心房細動患者の認知症発症予防にはDOAC (直接経口抗凝固薬) やワルファリンなどによる抗凝固療法を検討する必要がある.

小血管性認知症の危険因子の最たるものは高血圧であるが, 遺伝的脆弱性や炎症, 感染症などの関与も示唆され, 齲蝕原性細菌がMBsの発生を促進する可能性が指摘されている[19]. 高血圧に関しては, 夜間下降度が10%以内のnon-dipperや夜間血圧のほうが日中より高いriserがVaDの独立した危険因子であり, その成因のひとつは食塩感受性高血圧である. 慢性腎障害 (chronic kidney disease ; CKD) も危険因子であり, 減塩, 腎機能の評価や24時間血圧測定を用いたきめ細かい血圧のコントロールが大切である[54]. 小血管性認知症は, 緩徐に進行する遂行機能障害や意欲低下のため家の中に閉じこもりがちで, 病気と認識されないまま地域に埋もれている可能性があり, 積極的な検診介入が望まれる[23]. ラクナ梗塞の再発予防に抗血小板薬が有用との報告は少なく, むしろ出血性合併症の危険性がある. cyclic AMP phosphodiesterase阻害による抗血小板作用を有するシロスタゾールは, ラクナ梗塞再

発予防効果が示されている[16]が，白質病変が抗血小板薬で予防できるとのエビデンスはない．

　脳ドック受診健常者において少数のラクナ梗塞や MBs，軽度の白質病変など，軽い小血管病性変化を認めることはまれではないが，その発見をもって将来の認知症発症を予測することは不可能である．しかし，脳小血管病では個々の病変が共存しやすい特徴があり，これらをスコア化し総体として評価することで，VaMCI レベルのもの忘れを訴える患者の将来の VaD 発症リスクをある程度予測できるとの期待がもたれている[45]．

6．治　　療

1）中核症候に対する治療

　VaD も AD と同じくコリン系障害が認知機能に影響している可能性がある．CVD により直接コリン系の白質線維が障害され認知機能に影響する可能性があり[41]，VaD 剖検脳では大脳皮質・皮質下灰白質のアセチルコリン濃度低下がみられ[49]，髄液中アセチルコリン濃度は低下しており[43]，また，遺伝性小血管性 VaD である CADASIL の剖検脳においてもコリン作動性線維の脱落が認められる[25]といったことから，VaD にもアセチルコリンエステラーゼ阻害薬の効果が期待される．

　VaD を対象にアセチルコリンエステラーゼ阻害薬を投与した 6 か月間のランダム化比較試験の結果報告は，6 試験中 5 試験で認知機能に対して有効であったと報告された（ドネペジル 3 試験，ガランタミン 2 試験，リバスチグミン 1 試験）[4, 5, 7, 12, 35, 51]．しかし，効果は AD よりも少なく，ADL または全般的評価で有効と結論されたのは 2 試験のみで，消化器症状のためプラセボよりも脱落率が高かった．メマンチンに関しては 6 か月間のランダム化比較試験の結果が 2 編報告され[30, 50]，認知機能に対してわずかに有効性を示すものの全般的機能での有効性は示されていない[26]．これらの結果から，AD に保険適応のある 4 剤のいずれも若干の効果が期待できるという程度である．『認知症疾患診療ガイドライン 2017』では，VaD の中核症状の治療には，ドネペジル，ガランタミン，メマンチンが 2B，リバスチグミンが 2C で推奨されているが，保険適応はない[27]．高齢者では VaD と AD の合併例が多いことから，両者合併の可能性が高い場合には試みる価値がある．

　ADL の低下や寝たきりは脳循環代謝の低下を助長し，認知症を促進させるので，CVD 発症早期からリハビリテーションを行い，寝たきりにさせないことが重要である．

2）周辺症候に対する治療

　抑うつに対しては，選択的セロトニン再取り込み阻害薬（SSRI）やセロトニン・ノルアドレナリン再取り込み阻害薬（SNRI）など適切な抗うつ薬治療により，抑うつのみならず認知機能の改善も期待される．意欲・自発性低下に対してはニセルゴリン（「脳梗塞後遺症に伴う慢性脳循環障害による意欲低下の改善」に保険適応），アマンタジン（「脳梗塞後遺症に伴う意欲・自発性低下の改善」に保険適応）などを試みる価値がある．VaD に伴う攻撃性，

焦燥性興奮や精神症状の緩和にはリスペリドンの低用量（平均 0.95 mg/ 日）[8]やチアプリド（「脳梗塞後遺症に伴う攻撃的行為，精神興奮，徘徊，せん妄の改善」に保険適応）の投与が考慮される．なお，抗うつ薬などの中枢神経作用薬の投与に際しては，脳機能の予備力が低下している認知症患者では過剰反応や副作用が起こりやすいことに留意する．

3）身体合併症に対する治療

VaD は CVD 慢性期後遺症の最たるものであり，CVD 患者に対しては，"post-stroke syndrome"（脳卒中後の肺炎，うつ状態，認知症，けいれん，めまい，その他）として総合的に対処すべきである[39]．

高齢の VaD を短期的に悪化させる要因として，感染症や脱水などに伴う凝固能亢進[46]，心不全，ショックなどがある．骨折などで安静を強いられることにより悪化しやすく，全身状態の影響にも留意する．肺炎は VaD の悪化要因，死因として重要であり，アマンタジンなどのドパミン作動薬，咳反射を促進する降圧薬のアンジオテンシン変換酵素（ACE）阻害薬，シロスタゾールなどが予防に有効であるとの成績が発表されている．また，虚血性心疾患，腹部大動脈瘤，閉塞性動脈硬化症など他臓器の動脈硬化性合併症にも注意する．転倒傾向，ADL 低下を少しでも減らすべく，リハビリテーションを行う．

7．予後とターミナルケア

VaD は，全身の動脈硬化性合併症や嚥下障害などが比較的早期から出現しやすく，AD よりも予後が悪いとの報告が多い．発症以後の生存期間は数年程度である．久山町研究でも過去 14 年間で認知症の生命予後は改善してきているが，その傾向は AD より VaD のほうが乏しいと報告されている[28]．

VaD の末期には多くの場合，寝たきり，高度認知症の"廃用症候群"状態に陥っている．改善は困難で，QOL の改善，維持が目標となる．ターミナルケアでは薬物療法よりも介護に重点をおき，身体的サポートをする．患者の人生最後の数か月間を情緒的に援助し，快適に過ごせるよう家族に指導する．経管栄養，感染症の治療，心肺蘇生と挿管などの措置に関して，患者や家族との間で話し合う必要があるが，患者の意思確認が困難なことも多い．上記の処置が緊急に必要になる前に話し合い，患者側の意見をあらかじめ知っておくことも大切である（ACP；advance care planning，"人生会議"）．

8．おわりに：今後の展望

近年，CVD の軽症化，死亡率減少，受療率の低下傾向などが指摘されている．大血管の動脈硬化については，頭蓋外アテローム性動脈硬化は増加傾向で，artery to artery 塞栓も増加しているが，頭蓋内アテローム性動脈硬化は減少傾向で 80 歳ごろから頭打ちとなる[42]．

一方，心原性脳塞栓症は心房細動の増加に伴って増えている．高血圧性小血管障害に関しては，高血圧の治療が進んだことで，ラクナ梗塞や高血圧性脳出血の減少がみられるが，一方，加齢に伴い CAA による小血管障害は出血性・虚血性ともに増加している．

　これらのことから，超高齢化で今後増加が予想される VaD としては，心原性脳塞栓症による脳卒中後 VaD，CAA による脳出血・脳梗塞，混合型認知症などが考えられる．特殊な原因により比較的急激に進行する VaD 類似病態として，担癌患者の多発性脳梗塞（Trousseau 症候群）や血管内悪性リンパ腫なども増加が予想される．

文　　献

1) 秋口一郎，高山吉弘：脳梗塞による急性健忘症候群と脳血管性痴呆；とくに海馬および内包膝梗塞について．老年精神医学雑誌，**10**（1）：27-33（1999）

2) 秋口一郎：Binswanger 病の病態と治療戦略．脳と神経，**58**（4）：289-297（2006）．

3) American Psychiatric Association : Diagnostic and Statistical Manual of Mental Disorders, Fifth Edition（DSM-5）. American Psychiatric Association, Arlington, VA（2013）.

4) Auchus AP, Brashear HR, Salloway S, et al.; GAL-INT-26 Study Group : Galantamine treatment of vascular dementia ; A randomized trial. *Neurology*, **69**（5）: 448-458（2007）.

5) Ballard C, Sauter M, Scheltens P, et al.: Efficacy, safety and tolerability of rivastigmine capsules in patients with probable vascular dementia ; The VantagE study. *Curr Med Res Opin*, **24**（9）: 2561-2574（2008）.

6) Beydoun MA, Beydoun HA, Wang Y : Obesity and central obesity as risk factors for incident dementia and its subtypes ; A systemic review and meta-analysis. *Obes Rev*, **9**（3）: 204-218（2008）.

7) Black S, Román GC, Geldmacher DS, et al.; Donepezil 307 Vascular Dementia Study Group : Efficacy and tolerability of donepezil in vascular dementia ; Positive results of a 24-week, multicenter, international, randomized, placebo-controlled clinical trial. *Stroke*, **34**（10）: 2323-2330（2003）.

8) Brodaty H, Ames D, Snowdon J, et al.: A randomized placebo-controlled trial of risperidone for the treatment of aggression, agitation, and psychosis of dementia. *J Clin Psychiatry*, **64**（2）: 134-143（2003）.

9) Chui HC, Victoroff JI, Margolin D, et al.: Criteria for the diagnosis of ischemic vascular dementia proposed by the State of California Alzheimer's Disease Diagnostic and Treatment Centers. *Neurology*, **42**（3 Pt 1）: 473-480（1992）.

10) Cordoliani-Mackowiak MA, Hénon H, Pruvo JP, et al.: Poststroke dementia ; Influence of hippocampal atrophy. *Arch Neurol*, **60**（4）: 585-590（2003）.

11) Dufouil C, Chalmers J, Coskun O, et al.; PROGRESS MRI Substudy Investigators : Effect of blood pressure lowering on cerebral white matter hyperintensities in patients with stroke ; The PROGRESS（Perindopril Protection Against Recurrent Stroke Study）Magnetic Resonance Imaging Substudy. *Circulation*, **112**（11）: 1644-1650（2005）.

12) Erkinjuntti T, Kurz A, Gauthier S, et al.: Efficacy of galantamine in probable vascular dementia and Alzheimer's disease combined cerebrovascular disease ; A randomized trial. *Lancet*, **359**（9314）: 1283-1290（2002）.

13) Forette F, Seux ML, Staessen JA, et al.: Prevention of dementia in randomised double-blind placebo controlled Systolic Hypertension in Europe（Syst-Eur）trial. *Lancet*, **352**（9137）: 1347-1351（1988）.

14) Gorelick PB, Scuteri A, Black SE, et al.; American Heart Association Stroke Council, Council on Epidemiology and Prevention, Council on Cardiovascular Nursing, Council on Cardiovascular Radiology and Intervention, and Council on Cardiovascular Surgery and Anesthesia : Vascular contri-

butions to cognitive impairment and dementia ; A statement for healthcare professionals from the american heart association/american stroke association. *Stroke*, **42**（9）: 2672-2713（2011）.

15) Gorelick PB, Nyenhuis D : Understanding and treating vascular cognitive impairment. *Continuum*（*Minneap Minn*）, **19**（2 Dementia）: 425-437（2013）.

16) Gotoh F, Tohgi H, Hirai S, et al.: Cilostazol stroke prevention study ; A placebo-controlled double-blind trial for secondary prevention of cerebral infarction. *J Stroke Cerebrovasc Dis*, **9**（4）: 147-157（2000）.

17) Hachinski VC, Lassen NA, Marshall J : Multi-infarct dementia ; A cause of mental deterioration in the elderly. *Lancet*, **2**（7874）: 207-209（1974）.

18) Hénon H, Pasquier F, Durieu I, et al.: Medial temporal lobe atrophy in stroke patients ; Relation to pre-existing dementia. *J Neurol Neurosurg Psychiatry*, **65**（5）: 641-647（1998）.

19) 猪原匡史：血管性認知症の病態と治療；脳小血管病を中心に．神経治療学，**34**（1）：13-17（2017）.

20) Ihara M, Yamamoto Y : Emerging Evidence for Pathogenesis of Sporadic Cerebral Small Vessel Disease. *Stroke*, **47**（2）: 554-560（2016）.

21) Jellinger KA, Attems J : Neuropathological evaluation of mixed dementia. *J Neurol Sci*, **257**（1-2）: 80-87（2007）.

22) 亀山正邦：内科の立場から―前頭葉連合野の血管障害と痴呆．精神医学，**15**（4）：357-366（1973）.

23) 小出浩久，中村　馨，目黒謙一：血管性認知症は減少したのか；東北地方の 2 つの大規模地域調査からの報告．老年精神医学雑誌，**27**（12）：1273-1280（2016）.

24) 松下正明：血管性認知症概念の歴史的変遷．老年精神医学雑誌，**24**（4）：333-338（2013）

25) Mesulam M, Siddique T, Cohen B : Cholinergic denervation in a pure multi-infarct state ; Observations on CADASIL. *Neurology*, **60**（7）: 1183-1185（2003）.

26) 森　悦朗：血管性認知症は「治せる認知症」か．*BRAIN and NERVE*―神経研究の進歩，**68**（4）：441-450（2016）.

27) 日本神経学会（監），「認知症疾患診療ガイドライン」作成委員会（編）：認知症疾患診療ガイドライン 2017．医学書院，東京（2017）.

28) Ohara T, Hata J, Yoshida D, et al.: Trends in dementia prevalence, incidence, and survival rate in a Japanese community. *Neurology*, **88**（20）: 1925-1931（2017）.

29) 小原知之，清原　裕：血管性認知症の疫学．老年精神医学雑誌，**26**（1）：11-18（2015）.

30) Orgogozo JM, Rigaud AS, Stoffler A, et al.: Efficacy and safety of memantine in patients with mild to moderate vascular dementia ; A randomized, placebo-controlled trial（MMM300）. *Stroke*, **33**（7）: 1834-1839（2002）.

31) Pendlebury ST, Rothwell PM : Prevalence, incidence, and factors associated with pre-stroke and post-stroke dementia ; A systemic review and meta-analysis. *Lancet Neurol*, **8**（11）: 1006-1018（2009）.

32) Perez L, Heim L, Sherzai A, et al.: Nutrition and vascular dementia. *J Nutr Health Aging*, **16**（4）: 319-324（2012）.

33) Peters R, Beckett N, Forette F, et al.; HYVET investigators : Incident dementia and blood pressure lowering in the Hypertension in the Very Elderly Trial cognitive function assessment（HYVET-COG）; A double-blind, placebo controlled trial. *Lancet Neurol*, **7**（8）: 683-689（2008）.

34) Román GC, Tatemichi TK, Erkinjuntti T, et al.: Vascular dementia ; Diagnostic criteria for research studies. Report of the NINDS-AIREN International Workshop. *Neurology*, **43**（2）: 250-260（1993）.

35) Roman GC, Salloway S, Black SE, et al.: Randomized, placebo-controlled, clinical trial of donepezil in vascular dementia ; Differential effects by hippocampal size. *Stroke*, **41**（6）: 1213-1221（2010）.

36) Sachdev P, Kararia R, O'Brien J, et al.; International Society for Vascular Behavioral and Cognitive

Disorders : Diagnostic criteria for vascular cognitive disorders ; A VASCOG statement. *Alzheimer Dis Assoc Disord*, **28**（3）: 206-218（2014）.

37）Schneider JA, Arvanitakis Z, Bang W, et al.: Mixed brain pathologies account for most dementia cases in community-dwelling older persons. *Neurology*, **69**（24）: 2197-2204（2007）.

38）新堂晃大，冨本秀和：血管性認知症 最近の話題　アミロイド血管症との関連. *Dementia Japan*, **32**（1）: 38-47（2018）.

39）篠原幸人，片山泰朗，平田幸一：鼎談　Post-stroke Syndrome の重要性. 成人病と生活習慣病, **37**（4）: 377-388（2007）.

40）Snowdon DA, Greiner LH, Mortimer JA, et al.: Brain infarction and the clinical expression of Alzheimer disease. The Nun Study. *JAMA*, **277**（10）: 813-817（1997）.

41）Swartz RH, Sahlas DJ, Black SE : Strategic involvement of cholinergic pathways and executive dysfunction ; Does location of white matter signal hyperintensities matter? *J Stroke Cerebrovasc Dis*, **12**（1）: 29-36（2003）.

42）高尾昌樹：超高齢者における神経病理. 神経内科, **88**（5）: 499-505（2018）.

43）Tohgi H, Abe T, Kimura M, et al.: Cerebrospinal fluid acetylcholine and choline in vascular dementia of Binswanger and multiple small infarct types as compared with Alzheimer-type dementia. *J Neural Transm（Vienna）*, **103**（10）: 1211-1220（1996）.

44）冨本秀和：脳小血管病の概念と分類. 脳卒中, **35**（2）: 128-132（2013）.

45）冨本秀和：血管性軽度認知障害；vascular MCI/VCI は脳ドックで検出可能か？ *The Japan Brain Dock Society Report*, **7**: 2-3（2021）.

46）Tomimoto H, Akiguchi I, Ohtani R, et al.: The coagulation-fibrinolysis system in patients with leukoaraiosis and Binswanger disease. *Arch Neurol*, **58**（10）: 1620-1625（2001）.

47）Tomlinson BE, Blessed G, Roth M : Observations on the brains of demented old people. *J Neurol Sci*, **11**（3）: 205-242（1970）.

48）Tzourio C, Anderson C, Chapman N, et al.; PROGRESS Collaborative Group : Effects of blood pressure lowering with perindopril and indapamide therapy on dementia and cognitive decline in patients with cerebrovascular disease. *Arch Intern Med*, **163**（9）: 1069-1075（2003）.

49）Wallin A, Alafuzoff I, Carlsson A, et al.: Neurotransmitter deficit in a non-multi-infarct category of vascular dementia. *Acta Neurol Scand*, **79**（5）: 397-406（1989）.

50）Wilcock G, Möbius HJ, Stöffler A ; MMM 500 group : A double-blind, placebo-controlled multicenter study of memantine in mild to moderate vascular dementia（MMM500）. *Int Clin Psychopharmacol*, **17**（6）: 297-305（2002）.

51）Wilkinson D, Doody R, Helme R, et al.: Donepezil in vascular dementia ; A randomized, placebo-controlled study. *Neurology*, **61**（4）: 479-486（2003）.

52）World Health Organization : International Statistical Classification of Disease and Related Health Problems, 10th ed（ICD-10）. Vol 11（1992）.

53）山縣　文，三村　將：血管性認知症 4）症状と臨床経過. 神経内科, **72**〔Suppl.6〕: 329-333（2010）.

54）山本康正，冨井康宏，永金義成：脳小血管病に伴う認知機能障害の病態と予防・治療戦略. *Dementia Japan*, **29**: 69-77（2015）.

55）Yamauchi H, Fukuyama H, Shio H : Corpus callosum atrophy in patients with leukoaraiosis may indicate global cognitive impairment. *Stroke*, **31**（7）: 1515-1520（2000）.

8

その他の認知症疾患

本章では，治療可能な特発性正常圧水頭症，慢性硬膜下血腫，ビタミン B_{12}・葉酸欠乏による認知症を取り上げる．これらの疾患は，早期に正しく診断して早期に治療を開始することにより予後がよくなる．また，プリオン病も取り上げる．本疾患は正しく診断し，周囲の人への二次感染の防止のための対応をとることが重要である．

1. 特発性正常圧水頭症 (iNPH)

1) 疾患概念

正常圧水頭症 (normal pressure hydrocephalus ; NPH) は，脳脊髄液 (cerebrospinal fluid ; CSF) の循環，または吸収障害が生じ，そのため脳室系が拡大し，認知障害，歩行障害，排尿障害という3徴が出現するが，CSF圧は正常である病態である．NPH は，過剰に貯留したCSF を脳外に排出するシャント術によって3徴の改善が可能である．

NPH は，脳炎，髄膜炎，クモ膜下出血などの先行疾患のあとに続発する二次性 NPH と先行疾患が明らかでない特発性正常圧水頭症 (idiopathic normal pressure hydrocephalus ; iNPH) に分類される．二次性 NPH は，先行疾患治療後の経過観察中に亜急性に出現するため，見逃されることは少ない．しかし iNPH は，潜行性に出現し，緩徐に進行するため，加齢性変化や変性性認知症とまちがわれ，見逃されることがあるため注意を要する．近年，iNPH のなかに「不均衡なクモ膜下腔の拡大を認める水頭症（disproportionately enlarged subarachnoid space hydrocephalus ; DESH）」が存在することが明らかになった[8, 19]．DESH の啓発によって本病態の発見が促進されている．

2) 疫学・危険因子

わが国で行われた複数の疫学調査によって，iNPH が地域在住の高齢者の 0.2〜3.7% に存在すること，罹患率は年間およそ 120/10 万人と推定されることが明らかになった[21]．一方，

わが国で 2012 年に郵送方式によって行われた全国レベルのアンケート調査の結果では，iNPH 患者の割合は，人口 10 万人あたり 10.2 人であった[23]．この両データの差から，医療機関を受診していない iNPH 例，あるいは iNPH と正しく診断されていない iNPH 例が多い可能性が推測される．

3）臨床症状

iNPH の診断においては，3 徴の特徴を知っておくことが必要である．

iNPH の認知障害は，精神運動速度の低下，注意障害，作動記憶（ワーキングメモリ）の障害が中心である[27]．記憶障害も初期から認められるが，再生は障害されやすいが再認は障害されにくい．また，語想起（語列挙）検査でも低下を認める．これらの iNPH で障害されやすい機能は前頭葉と密接に関連する機能である．

iNPH の歩行障害の 3 徴は，歩幅の減少（petit-pas gait），足の挙上低下（magnet gait），歩隔の拡大（broad-based gait）である．これらのため歩行はゆっくりになる．がに股になる傾向もある．パーキンソン病で認められる歩行中の上肢の振りの低下は iNPH では認められず，逆に大きく振って反動でスピードをつけようとしているかのように見えることがある．軽症例では，以上の特徴が診察での歩行評価時には目立たないことがある．しかし方向転換時，狭い所を歩く時，あるいは，診察室への入退室時には顕在化することがある．継ぎ足歩行も病初期からできなくなる．パーキンソン病とは異なり，号令や目印となる線などの外的なきっかけによる歩行の改善効果は少ない．

iNPH の排尿障害の特徴は，過活動性膀胱である．頻尿，尿意切迫が生じ，その後，切迫性尿失禁へと至ることが多い．3 徴の重症度評価尺度としては，iNPH Grading Scale（iNPHGS，表 1）[21,22]がよく用いられる．3 徴以外の症状としては，行動・心理症状に分類される無為・無関心（アパシー）が 70％以上に認められる[20]．アルツハイマー病（Alzheimer's disease；AD）と比較して，妄想，興奮，易刺激性，抑うつの出現頻度および重症度は低い．

4）画像診断

頭部 CT，または MRI では脳室拡大を認める．側脳室の拡大は慣習的に Evans Index ＞ 0.3 を基準としている（図 1）．これに加えてわが国の iNPH 診療ガイドラインでは，DESH（図 2）を重視している．すなわち，脳室系，シルビウス裂は拡大する一方で，高位円蓋部，正中部は狭小化する所見である．この狭小化は頭頂部でとくに目立ち，前頭部では目立たないことがある．この DESH 所見は，AD，血管性認知症との鑑別に有用である[19]．また，この所見を有する iNPH 例はシャント術の効果が高いことも知られている[33]．脳梁角の鋭角化も DESH を反映した所見と考えられるが，iNPH と AD との鑑別に有用[13]で，かつシャント術の効果予測への有用性も示されている[34]．また，iNPH の症例の約 30％で局所的な CSF 貯留像が認められることが知られており，この所見も診断に有用である[8,19]（図 3）．

iNPH 患者の脳血流 SPECT 検査の所見としては，前方優位の低下を認める症例が多いが，

表 1　iNPH Grading Scale（iNPHGS）

重症度	歩行障害	認知障害	排尿障害
0	正常	正常	正常
1	ふらつき，歩行障害の自覚のみ	注意・記憶障害の自覚のみ	頻尿，または尿意切迫
2	歩行障害を認めるが，補助器具（杖，手すり，歩行器）なしで自立歩行可能	注意・記憶障害を認めるが，時間・場所の見当識は良好	時折の尿失禁（1〜3 回 / 週以上）
3	補助器具や介助がなければ歩行不能	時間・場所の見当識障害を認める	頻回の尿失禁（1 回 / 日以上）
4	歩行不能	状況に対する見当識はまったくない，または意味ある会話が成立しない	膀胱機能のコントロールがほとんどまたはまったく不可能

3 症状それぞれに対して重症度を判定していく．

（厚生労働科学研究費補助金 難治性疾患政策研究事業「特発性正常圧水頭症の診療ガイドライン作成に関する研究」班，日本正常圧水頭症学会監：特発性正常圧水頭症診療ガイドライン 第 3 版. 24，メディカルレビュー社，東京，2020）

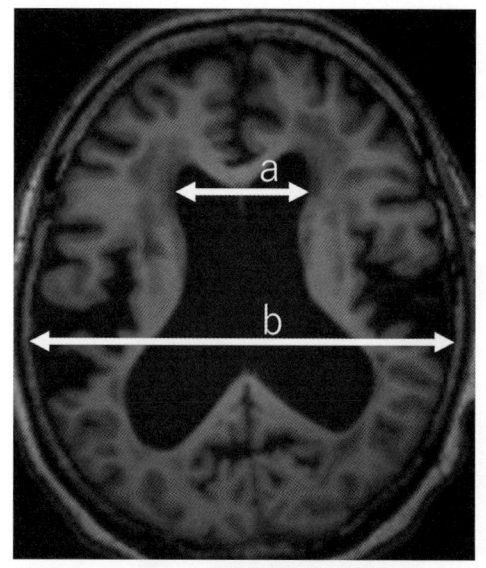

Evans Index = a/b：両側側脳室前角間最大幅／同じスライスにおける頭蓋内腔最大幅

図 1　Evans Index

後方優位の症例，びまん性に低下している症例も存在する [14]．iNPH において特徴的な所見としては，高位円蓋部，正中部の狭小化を反映していると考えられる同部位の相対的高血流域の存在で，CAPPAH サイン [26] と呼ばれている．

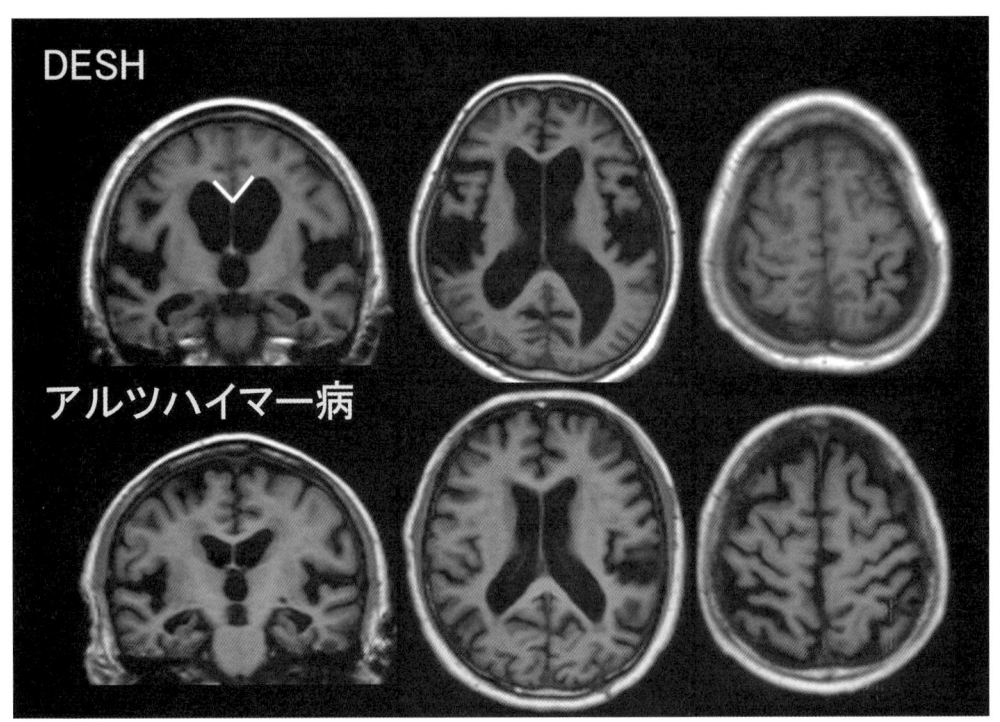

白線は脳梁角を示す.

図2　DESH 型の特発性正常圧水頭症の画像

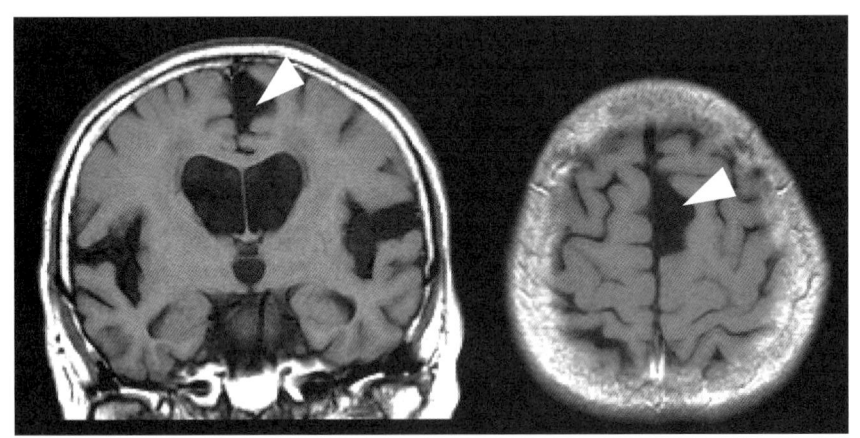

同一症例の冠状断像（左）と水平断像（右）．白矢頭部分が，局所的に脳溝が開大し脳脊髄液が貯留している部分を示す.

図3　iNPH でみられる局所的な脳脊髄液の貯留像

5）タップテスト（脳脊髄液排除試験）

　タップテスト（脳脊髄液排除試験）は，CSF の循環不全の存在を評価するためにわが国で最もよく行われている検査である．iNPH 診療ガイドラインでは，腰椎穿刺により，CSF を 30 cc 排除し，その前後で 3 徴を評価する方法を推奨している．前後で評価する項目としては，認知機能については，Mini-Mental State Examination（MMSE），歩行については Timed Up & Go test（TUG）と 10 m 往復歩行検査である．TUG は，椅子に座った位置から起立し，3 m 前方に歩き，そこで 180 度方向転換して，また 3 m 歩いて元の椅子に座るまでの時間を計測する検査である．iNPHGS を用いた 3 徴の評価も行う．本検査で陽性と判定する基準は，いまだ確立していないが，わが国では，MMSE で 3 点以上の改善，TUG か 10 m 往復歩行検査で 10%以上の改善，iNPHGS のいずれかで 1 段階以上の改善，を用いることが多い．タップテストで 3 徴の改善を認めた症例はシャント術によって改善が見込める．

6）シャント術

　iNPH の治療法はシャント術である．シャント術式には，脳室-腹腔（ventriculo-peritoneal；VP）シャント術，腰部クモ膜下腔-腹腔（lumbo-peritoneal；LP）シャント術，脳室-心房（ventoriculo-arterial；VA）シャント術の 3 種類がある．世界的には VP シャント術が主流であるが，わが国では LP シャント術もよく行われている．iNPH 患者に対して，一般的に用いられているシャントシステムは，シャント術を実施したあとでも専用のデバイスを用いて脳室，あるいは腰部クモ膜下腔から CSF を排出させる圧を調節することができる圧可変式バルブである．シャント術後に圧調整が可能になったことで，シャント術の有効性と安全性が増している．シャント成績については，頭部 MRI で DESH を呈する iNPH 100 例に対する圧可変式バルブを用いた VP シャント術の効果を明らかにした多施設共同研究，Study of Idiopathic Normal Pressure Hydrocephalus On Neurological Improvement（SINPHONI）[8]が参考にできる．術後 1 年間経過観察した研究であるが，自立度を評価する modified Rankin Scale（mRS）における 1 段階以上の改善という，臨床的に明らかな改善を認めた症例は 80%，1 年後の時点でも改善を認めた症例は 69%であった．LP シャント術の効果は，SINPHONI-2 研究[17]で明らかにされており，シャント術の 1 年後に mRS で 1 段階以上の改善を認めた症例の割合は 63%であった．シャント術に直接関連した重篤な有害事象については，SINPHONI では 3 例のみで，慢性硬膜下血腫，腸管穿孔，シャントチューブの入れ替えが必要な閉塞であった．SINPHONI-2 では，シャント術が直接関連した重篤な有害事象を 11.5%で認め，その内訳は，手術を要する硬膜下血種，シャントチューブの逸脱・断裂，髄膜炎であった．重篤でないが，SINPHONI-2 では術後 1 週間程度持続する低 CSF 圧性頭痛が 24%と高頻度に認められ，これは LP シャント術で認められる有害事象として認識しておく必要がある．

7）診断基準

　iNPH の診療ガイドラインでは，iNPH を確からしさに応じて表 2 のように 4 段階に分類

118

表 2 『特発性正常圧水頭症診療ガイドライン 第 3 版』の特発性正常圧水頭症（iNPH）の診断基準（抜粋）

Suspected iNPH
　①60 歳代以降に発症する
　②脳室が拡大（Evans Index ＞ 0.3）している

Possible iNPH
　①Suspected iNPH の必須項目を満たす
　②歩行障害，認知障害および尿失禁のうち 1 つ以上を認める
　③他の神経学的あるいは非神経学的疾患によって上記臨床症状のすべてを説明し得ない
　④脳室拡大をきたす可能性のある先行疾患（くも膜下出血，髄膜炎，頭部外傷，先天性水頭症，中脳
　　水道狭窄症など）がない

Probable iNPH
　① Possible iNPH の必須項目を満たす
　②脳脊髄液圧が 20 cmH$_2$O 以下で脳脊髄液の性状が正常
　③以下のいずれかを認める
　　1）歩行障害があり，DESH が認められる
　　2）タップテスト（脳脊髄液排除試験）で症状の改善を認める

Definite iNPH
　シャント術施行後，客観的に症状の改善が示される

して診断している．Suspected iNPH は，画像診断医などが，限られた情報のなかで診断を
つける場合に用いる項目で，iNPH を診察する医師が用いるのは possible iNPH 以下である．
Possible iNPH の診断の際には，脳室拡大と 3 徴のいずれかの存在を確認するが，この段階
で同時に，他の認知症疾患などとの鑑別診断や併存診断も開始する．そして iNPH の可能性
があると考えられたら，probable iNPH の基準を満たすか否かを確認する．この過程で CSF
検査と脳脊髄液排除試験が必要となるが，これも認知症診療医による実施が望まれる．
Probable iNPH の基準を満たせば「シャント術の適応あり」と考え，脳神経外科施設へ紹介
する．シャント術後，客観的に症状の改善が認められれば definite iNPH と診断する．

8）iNPH に関して臨床上重要な知見
　A）asymptomatic ventriculomegaly with features of iNPH on MRI（AVIM）
　画像上 DESH 所見を有するが iNPH の 3 徴が明らかでない人の存在が報告され，asymp-
tomatic ventriculomegaly with features of iNPH on MRI（AVIM）と呼ばれている [12]．そして，
AVIM のなかで 4～8 年後に iNPH の症状が顕在化する人がいることも明らかになっている．
この知見から，AVIM は iNPH の preclinical stage である可能性が指摘されている．臨床現
場においては，認知症診療医が AVIM 疑い例を診察した場合，のちに 3 徴が出現してくる可
能性を念頭において，注意深く経過観察を続ける．そして症状が出現した場合には，ただち
に，シャント術の実施に向けた診療を行う．iNPH においては，シャント術前の症状が軽症
であるほど，シャント術後に自立できる確率が高くなるため [16]，このような流れが確立でき
れば，iNPH の早期診断と適時のシャント術が可能となり，iNPH が自立できる状態にまで

改善可能な病態となると思われる.

　B）アルツハイマー病の併存

　近年，iNPH 例は AD，またはその病理を高頻度に併存していることが明らかになっている. すなわち，剖検によって AD 病理を判定した 9 例の iNPH に対する研究では，89%[4]に併存を認めた. また，この 9 例の診療記録を確認したところ，55.6% に AD の合併を認めた. また，脳のバイオプシー標本で AD 病理の存在を判定した研究では，併存率は 25%[3]，45.6%[6]，67.6%[7]であった.

　AD 病理の併存がシャント術の成績に影響するか否かについては，術後数か月の短期間観察した研究では，中等度以上の AD 病理を有する iNPH においては，シャント術による改善を認める症例の割合が減る可能性が報告されている[17]. また AD 病理を有する iNPH 例では，記憶障害の改善は得られないが，歩行障害，前頭葉機能障害などは改善するとの報告[18]があり，症状によって影響が異なる可能性もある. さらに，シャント術 3 年後までの MMSE の経過を観察した研究[24]では，AD 病理を有していない iNPH 例では，改善を認める症例が多く，かつ均質なよい経過をとるが，AD 病理を有している iNPH 例では，多様な経過をとり，悪化例の割合も高かった. 以上の知見から，シャント術前に認知症診療医が，AD の併存の有無について検討し，その結果も患者本人と家族に説明して，シャント術の実施について検討することが望ましい.

2．慢性硬膜下血腫（CSDH）

1）疾患概念

　頭蓋骨の内側と脳の表面との間には外側から硬膜，クモ膜，軟膜という 3 つの膜が存在する. 慢性硬膜下血腫（chronic subdural hematoma ; CSDH）は，硬膜とクモ膜との間にある硬膜下腔に徐々に血液や CSF が貯留して脳が圧迫される病態である. CSDH の病態機序は十分には解明されていないが，外的要因により硬膜下腔に出血する. そして，硬膜側被膜（外側）とクモ膜側被膜（内側）が形成され血腫となる. この血腫の被膜には血管が新生されるが，その後もこの被膜から出血を繰り返す結果，血腫が徐々に大きくなる. 出血が繰り返されるのは，被膜の毛細血管や血腫で線溶系が亢進しているからではないかと考えられている. また血腫の内容液は浸透圧が高いため，被膜を通して CSF が血腫内に流入することも血腫の増大に関与していると考えられている. そして，約 2 週間〜3 か月後に血腫が脳実質を圧迫するようになり，症状が明らかになる.

2）疫学・危険因子

　2011 年に報告された宮城県での研究では，頻度は，65 歳以上人口 10 万人あたり年間 80.1 人，80 歳以上では 127.1 人であった[15]. 危険因子としては，抗凝固療法，抗血小板療法，凝固異常，低髄圧，アルコール常用，慢性血液透析などがある. 外傷の契機については，高齢

者では転倒が多いが，外傷の病歴が不明であることも多い．パーキンソン病や認知症を有している症例では，発見が遅れ受診までの期間が長くなるため，受診時には重症化していることが多い[1]．

3）臨床症状

高齢者においては，記憶障害，尿失禁，活動性低下，意識障害が多い[32]．両側性のCSDHは9.7〜34.8％で認められ，頭蓋内圧亢進に関連する頭痛，嘔吐，急速な意識障害が生じうるが，片側性の障害による症状が目立たないため診断が遅れることがある．また，CSDHに急性硬膜下血腫が加わり，急速な意識障害が生じることがある．

4）画像診断

臨床症状だけで本症を診断することは困難で，診断には頭部CTやMRIが必要である．CTでは初期には高吸収域として描出され，経時的に吸収値が低下する．そして，再出血により再度吸収値が上昇する．正中偏位が認められる症例もある．両側性に血腫が存在する場合には偏位が少なくなることがあり，見落とさないように注意を要する．MRIではシーケンスや磁場強度，時期により信号が変化する．また血腫の成分により信号はさまざまであるが，血腫自体は発見しやすくなる（図4）．CTで脳と等吸収になる時期でもT_1強調画像やFLAIR画像では明瞭な高信号を示す．また，血腫内隔壁が描出されることもある．症状を呈しているCSDH患者に脳血流検査を行うと，血腫側の脳血流が低下している．また，視床や基底核などの深部灰白質に最も強い血流低下を認め，これらの部位と線維連絡のある他領域に対する遠隔効果による機能障害が症状形成に重要であるとの報告[31]もある．

5）治療

無症候で血腫量が少ない場合は保存的加療も可能であるが，症状がある場合は外科的治療により，血腫を除去することが原則である．保存的治療を行う場合には，トラネキサム酸，五苓散などを使うことがある．術式としては，局所麻酔科下での穿頭血腫ドレナージ術が最もよく行われる．手術後は70〜90％の症例で改善を認める．年齢による有効性の差はないとの報告があるが，高齢者では若い人より予後が悪いとの報告もある．自宅に退院できる患者の割合は70歳以下では90.8％，70歳代では85.2％，80歳代では73.8％，90歳代では61.9％であった[15]．さらに，自宅退院ができなかった人は，できた人と比べて生存期間も短かった．CSDHの再発率は10〜15％である[32]．

3．ビタミンB_12・葉酸欠乏症による認知症

1）疾患概念

ビタミンB_12は，主として神経と血液細胞機能の維持に重要なビタミンで，生体内ではメ

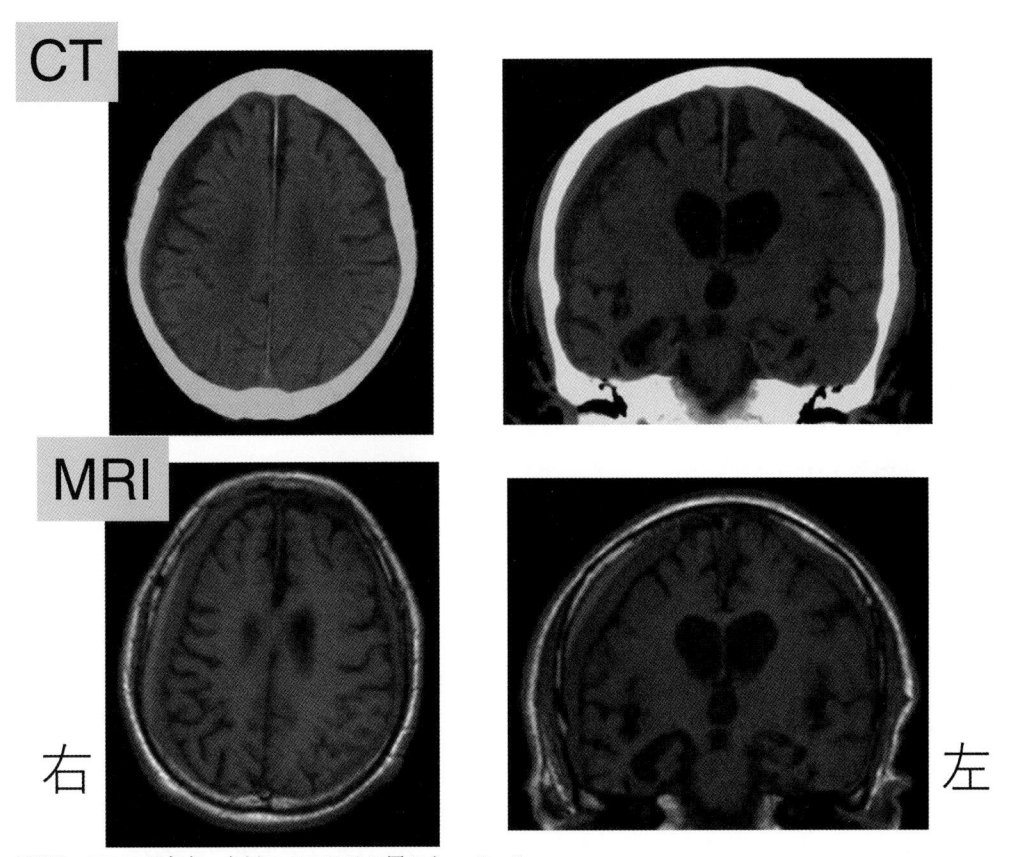

両側に CSDH が存在．右側の CSDH は 2 層になっている．
CT で，外側のほうが高吸収域となっているため内側よりも新しい出血であると考えられる．

図 4　慢性硬膜下血腫（CSDH）の頭部 CT と MR 画像

チオニン合成酵素とメチルマロニル -CoA ムターゼの 2 種類の酵素の反応に補因子として関与する．この欠乏によって，メチオニン合成酵素を含む代謝系の機能低下，核酸などのメチル化反応の低下，ホモシステインをメチオニンに変換できなくなることによるホモシステインの異常蓄積などが生じる．

　ビタミン B_{12} は体内で合成することができない．ビタミン B_{12} は，レバー，貝類，赤身の魚，卵，乳製品などの動物性の食品に多く含まれているが，動物性食品のなかでは蛋白質と結合している．胃内でペプシンによって蛋白質から遊離し，胃で分泌された内因子と結合して回腸終末部より吸収される．吸収されたビタミン B_{12} は主として肝臓に貯蔵される．ビタミン B_{12} を摂取できなくても，この貯蔵分を使用することで通常 5〜6 年は欠乏症にはならない．ビタミン B_{12} の 1 日必要量は 6〜9 μg とされており，通常の食事を摂取していれば欠乏をきたすことはない．

　ビタミン B_{12} 欠乏症は，上記の過程のいずれかが長期的に障害されたときに生じる．具体

的な原因としては，胃切除，慢性萎縮性胃炎，自己免疫性疾患，極端な菜食主義，妊娠，回盲部病変などが挙げられる．また，ピロリ菌感染やH2受容体遮断薬，プロトンポンプ阻害薬使用による胃酸分泌低下も原因となりうる．胃酸が低下すると小腸のpHが上昇し，腸内細菌叢に変化が生じ，たとえばクロストリジウムなどの細菌が増殖することでビタミンB_{12}が消費され，欠乏を増悪させる．2型糖尿病治療薬であるメトホルミンは，回腸終末における吸収を阻害するとされており，長期服用によってビタミンB_{12}欠乏を起こしうる[2]．

　葉酸は，細胞の分裂や増殖，核酸合成に欠かせないビタミンで，ビタミンB_{12}と関連して働くため，葉酸欠乏症はビタミンB_{12}欠乏症との共通点が多い．葉酸も体内で合成することができない．成人の1日必要量は$200 \sim 400 \mu g$とされているが，体内貯蔵量は$5 \sim 10$ mgしかないため，葉酸の摂取が十分でないと数か月で欠乏症状をきたす．葉酸は，緑黄色野菜，果物などに多く含まれている．

2）疫学・危険因子

　高齢者の$10 \sim 24\%$にビタミンB_{12}欠乏が認められるとの報告[25]がある．高齢者で，萎縮性胃炎の頻度の増加に加えて制酸薬の長期服用との関連も指摘されている．胃全摘出術後，幽門側胃切除後4年の時点でのビタミンB_{12}欠乏症の出現率が検討されているが，それぞれ100％，16％であった[11]．

　75歳以上の人の約10％に葉酸欠乏があると報告されている[5]．葉酸欠乏の原因は，ビタミンB_{12}と同様に偏食，吸収障害を伴う腸疾患などある．さらに，妊娠や授乳による葉酸の需要増加，アルコール，抗てんかん薬（フェニトイン，フェノバルビタール），抗がん剤（メトトレキサートなど）による葉酸吸収阻害によっても生じる．

3）臨床症状

　ビタミンB_{12}欠乏症の認知障害としては，思考緩慢，記憶障害，注意障害が，精神症状としては，うつ，妄想，幻覚，せん妄などが生じうる．ビタミンB_{12}欠乏によって大球性貧血，末梢神経障害，亜急性連合性脊髄変性症などが生じることは知られているが，これらの異常がなくても認知障害，精神症状は出現しうる．葉酸欠乏症の精神神経症状は，ビタミンB_{12}欠乏症のそれと共通しているが，気分障害の頻度がビタミンB_{12}欠乏症の約2倍であると報告されている[30]．

4）診断

　血清中のビタミンB_{12}，葉酸の濃度の測定で診断される．

5）治療

　ビタミンB_{12}，葉酸の補充．通常は経口投与でよいが，胃切除後，高度の萎縮性胃炎や抗内因子抗体陽性などを含む消化器疾患による吸収障害の可能性がある場合は，注射剤での投

与が必要となる.

4．クロイツフェルト・ヤコブ病（CJD）

1）疾患概念

　脳に異常なプリオン蛋白が沈着し，脳神経細胞の機能が障害される疾患群をプリオン病と呼ぶが，このプリオン病のなかで最も頻度の高い疾患がクロイツフェルト・ヤコブ病（Creutzfeldt–Jakob disease；CJD）である．プリオン蛋白（prion protein；PrP）は正常型プリオン蛋白（cellular prion protein；PrP^C）と異常プリオン蛋白（Scrapie PrP；PrP^{Sc}）とに分類される．PrP^C は第 20 染色体にあるプリオン蛋白遺伝子（*PRNP*）によってコードされており，253 個のアミノ酸からなる．脳や脊髄などの神経系に多く発現し，すべての人が有しているが，プロテアーゼ感受性で感染性のない蛋白である．一方，プリオン病で認められるPrP^{Sc} は，プロテアーゼ抵抗性で感染性のある蛋白で，神経細胞を障害する．PrP^C から PrP^{Sc}への変換は PrP の立体構造の変化と考えられており，プリオン感染細胞由来の PrP^{Sc} と接触した宿主細胞の PrP^C は，PrP^{Sc} を鋳型にして PrP^{Sc} に構造変換すると考えられている．

　プリオン病は人獣共通感染症で，ヒツジやヤギのスクレイピー（Scrapie），ウシやヤギのウシ海綿状脳症（bovine spongiform encephalopathy；BSE）もプリオン病に含まれる．ヒトのプリオン病は病因により，特発性，遺伝性，獲得性に 3 分類される．プリオン病は第 5 類感染症に指定されており，診断した医師は診断後 7 日以内に保健所に報告する義務がある．すべてのプリオン病に対して根本的治療は開発されていないため，現状では，治療は対症的に治療やケアを行うことにとどまる．

2）疫学・危険因子

　プリオン病の発症率は，人口 100 万人あたり，1 年間に 1〜2 人程度である．病型ごとの頻度は，『プリオン病診療ガイドライン 2020』によると，わが国では孤発性 CJD が 76.8%，遺伝性プリオン病が 19.9%，獲得性プリオン病が 2.8% であった[36]．

3）孤発性 CJD

　特発性 CJD に分類され最も多い．発症は 60〜70 歳代が多い．孤発性 CJD の多くは，急速に進行し，平均 3〜7 か月で無動性無言に至る．その経過は 3 期に分けられる．第 1 期には，倦怠感，ふらつき，めまい，活動性低下，視覚異常，抑うつ傾向などの非特異的な症状がみられる．第 2 期には，認知機能障害が急速に進行し，錐体路症状，錐体外路症状，ミオクローヌスが出現する．神経学的には，腱反射の亢進，病的反射の出現，小脳失調，筋強剛，ジストニア，Gegenhalten，驚愕反応などが認められる．第 3 期には無動性無言となり，除皮質硬直や屈曲拘縮肢位を呈する．ミオクローヌスは消失する．わが国では，全経過は 1〜2 年程度である．感染症で死亡する例が多い．

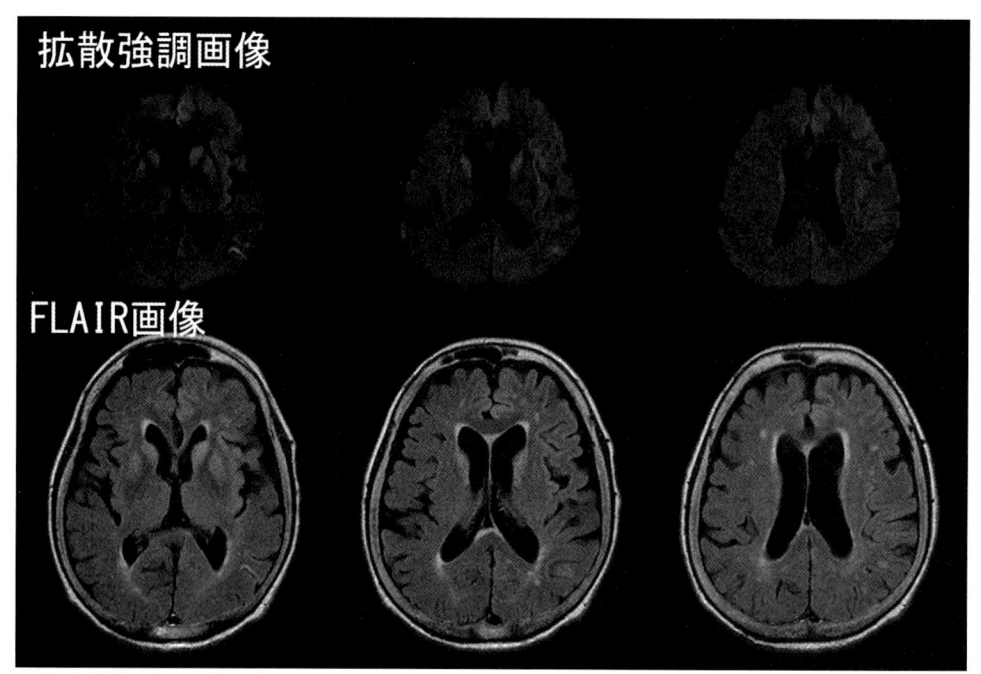

両側の尾状核頭部と被殻，左半球の島皮質，前頭葉皮質，頭頂葉皮質に高信号域を認める．

図5　クロイツフェルト・ヤコブ病（CJD）例の MRI 拡散強調画像と FLAIR 画像

A）検査所見

（1）画像診断

頭部 MRI は必須の検査である．萎縮は目立たないが，拡散強調画像と FLAIR 画像で大脳皮質，基底核（被殻，尾状核）に特徴的な高信号を認める．ただしこの異常信号は，てんかん，橋本脳症，低酸素脳症，単純ヘルペス脳炎などでも認めうる（図5）．

（2）脳波検査

両側同期性の鋭徐波複合が周期的に出現する周期性同期性放電（periodic synchronous discharge；PSD）は，診断基準にも含まれている重要な所見であるが，認められるのは CJD の 2/3 である[35]．ミオクローヌスが出現するころに認められる．PSD は CJD にのみ認められる所見ではなく，肝性昏睡，無酸素脳症，薬物中毒，非けいれん性てんかん重積状態でも認められる．CJD の病初期の脳波変化は，徐波化，不規則化のみである．

（3）CSF 検査所見

性状，細胞数，蛋白量は正常である．CSF 中の 14-3-3 蛋白と総タウ蛋白，ニューロン特異的エノラーゼ（neuron specific enolase；NSE）が増加する．近年，RT-QUIC 法が開発され，感度約 70% で CSF 中の PrP^{Sc} の検出が可能となっている．ただし，14-3-3 蛋白，PrP^{Sc} は，けいれん発作後，脳炎，低酸素尿症，傍腫瘍症候群，脳卒中，代謝性疾患などで偽陽性になる場合がある．

表 3　『プリオン病診療ガイドライン』の孤発性クロイツフェルト・ヤコブ病（CJD）の診断基準

Ⅰ．従来から用いられている診断基準（Masters ら [a]）
  A．確実例（definite）
    特徴的な病理所見，またはウェスタンブロットや免疫染色法で脳に異常プリオン蛋白を検出．
  B．ほぼ確実例（probable）
    病理所見はないが，以下の 1～3 を満たす．
    1．急速進行性認知症
    2．次の 4 項目中 2 項目以上を満たす．
      a．ミオクローヌス
      b．視覚または小脳症状
      c．錐体路または錐体外路症状
      d．無動性無言
    3．脳波上で周期性同期性放電（PSD）を認める．
  C．疑い例（possible）
    上記の B の 1 及び 2 を満たすが，脳波上 PSD を欠く場合．
Ⅱ．拡大診断基準（WHO [b]）
    上記の診断基準の C の疑い例（possible）に入る例で，脳波上 PSD がなくても，脳脊髄液中に 14-3-3 蛋白が検出され臨床経過が 2 年未満の場合，ほぼ確実例（probable）とする．

[a]Masters CL, Harris JO, Gajdusek DC, et al.: Creutzfeldt-Jakob disease ; Patterns of worldwide occurrence and the significance of familial and sporadic clustering. *Ann Neurol*, 5（2）: 177-188（1979）.
[b]World Health Organization : WHO Manual for strengthening diagnosis and surveillance of Creutzfeldt Jakob disease. WHO, Geneva（1998）.
（山田正仁，水澤英洋：プリオン病診療ガイドライン 2020．厚生労働科学研究費補助金難治性疾患政策研究事業　プリオン病及び遅発性ウイルス感染症に関する調査研究班，厚生労働行政推進調査事業費補助金　難治性疾患政策研究事業　プリオン病のサーベイランスと感染予防に関する調査研究班，金沢市，東京，2020）

（4）診断

　『プリオン病診療ガイドライン 2020』の診断基準を示す（表 3）[36]．臨床的には，probable CJD の項目を満たすか否かを評価していく．急速進行性，すなわち週単位，月単位程度の認知障害，精神症状，日常生活動作の障害の出現と進行で本疾患を鑑別診断に挙げる．しかし CJD には，比較的緩徐な進行を示す非典型例も存在するため，さまざまな検査を行っても診断が特定できないときにも鑑別診断に挙げる．

　（5）感染症対策・滅菌方法

　プリオン病は，発症後だけでなく潜伏期間においても伝播しうる．CJD 疑い患者に対しては可能な限りディスポーザブルの機器を使用して，使用後は焼却する．

4）孤発性 CJD の類型分類

　孤発性 CJD は，*PRNP* のコドン 129 番目の遺伝子多型と蓄積する PrP^{Sc} のウェスタンブロット解析の結果（1 型か 2 型か）という 2 軸の組合せで分類すると臨床病型と一致する [28]．それぞれの特徴を表 4 に示す [28]．

5）遺伝性プリオン病

　PRNP の変異により生じるプリオン病で，主な臨床症候により，孤発性 CJD に類似の症

表4 孤発性 CJD 例の類型分類

類型分類	MM1	MV1	VV1	MM2 皮質型	MM2 視床型	MV2	VV2
PRNP コドン 129 多型	Met/Met	Met/Val	Val/Val	Met/Met	Met/Met	Met/Val	Val/Val
PrP 型	1 型	1 型	1 型	2 型	2 型	2 型	2 型
従来分類	ミオクローヌス型, Heidenhain 型				視床型	Kuru 斑型	失調型
頻度 (%)	67.6	2.7	1	2	2	9	15.7
発症年齢 (歳)	65.5 (42〜91)	62.1 (51〜72)	39.3 (24〜49)	64.3 (49〜77)	52.3 (36〜71)	59.4 (40〜81)	61.3 (41〜80)
全経過 (月)	3.9 (1〜18)	4.9 (2.5〜9)	15.3 (14〜16)	15.7 (9〜36)	15.6 (8〜24)	17.1 (5〜72)	6.5 (3〜18)
ミオクローヌス 出現率 (%) と 出現時期 (月)	97 (1.8)	100 (2)	67 (7.5)	67 (10.5)	50 (9)	77 (9)	66 (4.2)
脳波上 PSD の 出現率 (%)	80	71.4	0	0	0	7.7	7.1

PRNP；プリオン蛋白遺伝子，PrP；プリオン蛋白，Met；メチオニン，Val；バリン，PSD；周期性同期性放電
(Parchi P, Giese A, Capellari S, et al.: Classification of sporadic Creutzfeldt-Jakob disease based on molecular and phenotypic analysis of 300 subjects. *Ann Neurol*, 46 (2): 224-233, 1999 より筆者が作成)

候を呈する遺伝性 CJD，脊髄小脳変性症や痙性対麻痺などに類似し経過が長いゲルストマン・ストロイスラー・シャインカー病 (Gerstman-Sträussler-Scheinker disease；GSS)，視床型孤発性 CJD のように不眠などの自律神経症状が目立つ致死性家族性不眠症 (fatal familial insomnia；FFI)，その他に分類される．多数の遺伝子変異が知られているが，日本では，V180I (40%)，P102L-129M (19%)，E200K (17%)，M232R (16%) が多い[36]．常染色体優性遺伝形式をとるが，V180I，M232R はほとんど家族発症がなく孤発性 CJD として発症するため，遺伝子検査をしなければ診断はつかない．感染性については，孤発性 CJD と同様で注意が必要である．

V180I 変異 CJD は，平均発症年齢が 77 歳で，孤発性 CJD より発症年齢が高く，記銘力障害，失語や失行などの高次脳機能障害で発症することが多く，それらが緩徐に進行し，一方ミオクローヌス，小脳失調，視覚障害の頻度が低く，また出現時期も遅いため，MRI を実施していない症例では，アルツハイマー病と誤診されることがある[29]．しかし，頭部 MRIが診断に有用で，拡散強調画像でほぼ全例に後頭葉と中心溝前後を除いた全域に大脳皮質にリボン状，基底核に左右差のある高信号と大脳皮質全体の浮腫上に腫脹する像を呈する．脳波上の PSD の出現率は 7.3% と低い．CSF 中の 14-3-3 蛋白の陽性率は 86.8% と高いが，RT-QUIC 法の PrP^{Sc} の陽性率は 67.9% である[29]．

P102L 変異を有する GSS の発症年齢は平均 55 歳で，約 90% が歩行障害 (運動失調性歩行) などの運動失調で発症する[36]．頭部 MRI では初期に変化を認めることは少ない．その

ため脊髄小脳変性症と診断されることが多い[9]．2～3年間進行したあとに，認知症，ミオクローヌスなどが加わることが多い．脳波上の PSD の出現率は低く，CSF 中の 14-3-3 蛋白の陽性率も低い．RT-QUIC 法の PrP^{Sc} の陽性率は 80％と報告されている[9]．P102L 変異で CJD の病像を呈する例もあり，さらに同一家系内に GSS と CJD の病像を呈する人がいる場合もある．平均罹病期間は 4～5 年と長く，初期には認知症がないため，診断後の心理的介入も重要である．以下に，GSS と FFI の診断基準を提示する．

　A）GSS の診断基準（『プリオン病診療ガイドライン 2020』[36]より）

　(1) 確実例（definite）：進行性認知症，小脳症状，痙性対麻痺などを呈する．プリオン蛋白遺伝子の変異が認められ，脳組織において GSS に特徴的な病理所見を証明するか，またはウェスタンブロット法か免疫組織学的検査にて異常プリオン蛋白が検出されたもの．

　(2) ほぼ確実例（probable）：臨床症状とプリオン蛋白遺伝子の変異は確実例と同じであるが，病理所見・異常プリオン蛋白の証明が得られていないもの．

　(3) 疑い例（possible）：家族歴があり，進行性認知症を呈し，小脳症状か痙性対麻痺を伴うが，プリオン蛋白遺伝子の変異や病理所見・異常プリオン蛋白の証明が得られていないもの．

　B）FFI の診断基準（『プリオン病診療ガイドライン 2020』[36]より）

　(1) 確実例（definite）：臨床的に進行性不眠，認知症，交感神経興奮状態，ミオクローヌス，小脳症状，錐体路徴候，無動性無言など FFI として矛盾しない症状を呈し，プリオン蛋白遺伝子のコドン 178 の変異を有しコドン 129 が Mst/Met である．さらに脳組織において FFI に特徴的な病理所見を証明するか，またはウェスタンブロット法か免疫組織学的検査にて異常プリオン蛋白が検出されたもの．

　(2) ほぼ確実例（probable）：臨床的に FFI として矛盾しない症状を呈し，プリオン蛋白遺伝子のコドン 178 の変異を有しコドン 129 が Met/Met であるが，病理所見・異常プリオン蛋白の証明が得られていないもの．

　(3) 疑い例（possible）：臨床的に FFI として矛盾しない症状を呈しているが，プリオン蛋白遺伝子変異や病理所見・異常プリオン蛋白の証明が得られていないもの．

6）獲得性プリオン病

　獲得性プリオン病は，クールー（Kuru），医原性，変異型の 3 種類に分類されるが，クールーはパプアニューギニアで発生していた疾患で，これは死者の脳を食べる儀式によって伝播したと考えられている．食人禁止措置によって現在は患者数が激減している．医原性は，プリオン病の人から医療行為を介して感染した病態である．感染経路としては，角膜移植，脳波記録用の深部電極，下垂体ホルモン製剤，硬膜移植が報告されている．わが国で報告されている医原性 CJD はすべて脳外科手術の過程で欠損した硬膜を補填する目的で行われる硬膜移植による dura mater graft associated CJD（dCJD）である[36]．1987 年以前，ドイツ B. Braun 社の移植用硬膜（商品名：Lyodura）を作るために集められた硬膜のドナーとして認

知症患者は除外されていなかった．また，プリオン滅菌効果がある水酸化ナトリウム処理もなされていなかった．dCJD の人にヒト硬膜が移植された時期は 1983〜1987 年が多く，移植から発症までの期間は 16 か月〜17 年で発症年齢は平均 53 歳（15〜79 歳）と，孤発性 CJD と比べると若年発症の傾向があった．また初発症状は歩行不安定など，小脳失調で始まる症例がやや多かった[10].

　変異型 CJD（variant Creutzfeldt-Jakob disease ; vCJD）は，BSE のプリオンに汚染された牛肉からの伝播が考えられている．BSE は 1985 年から英国で広がり始めたが，1993 年には 3 万件以上の発病数となった．1995 年にヒトに伝染し，vCJD という新しい CJD が確認された．わが国では，英国短期滞在中に BSE プリオンに汚染されたリスクのある食品への曝露歴のある 1 例のみが診断された．vCJD は，平均発症年齢 26 歳と若年者に多く，うつ，不安，無関心，自閉，妄想などの精神症状で発症することが多い．また，持続する痛みや異常感覚を初期に訴えることも多い．病初期には認知機能障害は目立たない．経過は一般的に緩徐である．頭部 MRI の T_2 強調画像や FLAIR 画像で両側性の視床枕の高信号がみられ，pulvinar sign と呼ばれている．脳波検査では PSD を認めない症例が多いが，わが国の症例では PSD を認めた．

文　献

1) Arca R, Ricchi V, Murgia D, et al.: Parkinsonism and dementia are negative prognostic factors for the outcome of subdural hematoma. *Neurol Sci*, **37**（8）: 1299-303（2016）.

2) Aroda VR, Edelstein SL, Goldberg RB, et al.: Long-term Metformin Use and Vitamin B12 Deficiency in the Diabetes Prevention Program Outcomes Study. *J Clin Endocrinol Metab*, **101**（4）: 1754-1761（2016）.

3) Bech-Azeddine R, Høgh P, Juhler M, et al.: Idiopathic normal-pressure hydrocephalus ; Clinical comorbidity correlated with cerebral biopsy findings and outcome of cerebrospinal fluid shunting. *J Neurol Neurosurg Psychiatry*, **78**（2）: 157-161（2007）.

4) Cabral D, Beach TG, Veders L, et al.: Frequency of Alzheimer's disease pathology at autopsy in patients with clinical normal pressure hydrocephalus. *Alzheimers Dement*, **7**（5）: 509-513（2011）.

5) Clarke R, Grimley Evans J, Schneede J, et al.: Vitamin B12 and folate deficiency in later life. *Age Ageing*, **33**（1）: 34-41（2004）.

6) Elobeid A, Laurell K, Cesarini KG, et al.: Correlations between mini-mental state examination score, cerebrospinal fluid biomarkers, and pathology observed in brain biopsies of patients with normal-pressure hydrocephalus. *J Neuropathol Exp Neurol*, **74**（5）: 470-479（2015）.

7) Hamilton R, Patel S, Lee EB : Lack of shunt response in suspected idiopathic normal pressure hydrocephalus with Alzheimer disease pathology. *Ann Neurol*, **68**（4）: 535-540（2010）.

8) Hashimoto M, Ishikawa M, Mori E, et al.; Study of INPH on neurological improvement（SINPHONI）: Diagnosis of idiopathic normal pressure hydrocephalus is supported by MRI-based scheme ; A prospective cohort study. *Cerebrospinal Fluid Research*, **7** : 18（2010）.

9) Higuma M, Sanjo N, Satoh K, et al.: Relationships between clinicopathological features and cerebrospinal fluid biomarkers in Japanese patients with genetic prion diseases. *PLoS One*, **8**（3）: e60003（2013）.

10) Hoshi K, Yoshino H, Urata J, et al.: Creutzfeldt-Jakob disease associated with cadaveric dura mater grafts in Japan. *Neurology*, **55**（5）: 718-721（2000）.

11) Hu Y, Kim HI, Hyung WJ, et al.：Vitamin B12 deficiency after gastrectomy for gastric cancer ; An

analysis of clinical patterns and risk factors. *Ann Surg*, **258** (6) : 970-975 (2013).

12) Iseki C, Kawanami T, Nagasawa H, et al.: Asymptomatic ventriculomegaly with features of idiopathic normal pressure hydrocephalus on MRI (AVIM) in the elderly ; A prospective study in a Japanese population. *J Neurol Sci*, **277** (1-2) : 54-57 (2009).

13) Ishii K, Kanda T, Harada A, et al.: Clinical impact of the callosal angle in the diagnosis of idiopathic normal pressure hydrocephalus. *Eur Radiol*, **18** (11) : 2678-2683 (2008).

14) Ishii K, Hashimoto M, Hayashida K, et al.: A multicenter brain perfusion SPECT study evaluating idiopathic normal-pressure hydrocephalus on neurological improvement. *Dement Geriatr Cogn Disord*, **32** (1) : 1-10 (2011).

15) 刈部　博，亀山元信，川瀬　誠ほか：成人慢性硬膜下血腫の疫学に関する検討；宮城頭部外傷研究会多施設共同登録調査より．*Neurological Surgery* 脳神経外科，**39** (12)：1149-1153 (2011).

16) Kazui H, Mori E, Ohkawa S, et al.: Predictors of the disappearance of triad symptoms in patients with idiopathic normal pressure hydrocephalus after shunt surgery. *J Neurol Sci*, **328** (1-2) : 64-69 (2013).

17) Kazui H, Miyajima M, Mori E, et al.: Lumboperitoneal shunt surgery for idiopathic normal pressure hydrocephalus (SINPHONI-2) ; An open-label randomised trial. *Lancet Neurol*, **14** (6) : 585-594 (2015).

18) Kazui H, Kanemoto H, Yoshiyama K, et al.: Association between high biomarker probability of Alzheimer's disease and improvement of clinical outcomes after shunt surgery in patients with idiopathic normal pressure hydrocephalus. *J Neurol Sci*, **369** : 236-241 (2016).

19) Kitagaki H, Mori E, Ishii K, et al.: CSF space in idiopathic normal pressure hydrocephalus ; Morphology and volumetry. *AJNR Am J Neuroradiol*, **19** (7) : 1277-1284 (1998).

20) Kito Y, Kazui H, Kubo Y, et al.: Neuropsychiatric symptoms in patients with idiopathic normal pressure hydrocephalus. *Behav Neurol*, **21** (3) : 165-174 (2009).

21) 厚生労働科学研究費補助金 難治性疾患政策研究事業「特発性正常圧水頭症の診療ガイドライン作成に関する研究」班，日本正常圧水頭症学会 (監)：特発性正常圧水頭症診療ガイドライン第 3 版．メディカルレビュー社，東京 (2020).

22) Kubo Y, Kazui H, Yoshida T, et al.: Validation of grading scale for evaluating symptoms of idiopathic normal-pressure hydrocephalus. *Dement Geriatr Cogn Disord*, **25** (1) : 37-45 (2008).

23) Kuriyama N, Miyajima M, Nakajima M, et al.: Nationwide hospital-based survey of idiopathic normal pressure hydrocephalus in Japan ; Epidemiological and clinical characteristics. *Brain Behav*, **7** (3) : e00635 (2017).

24) Nakajima M, Miyajima M, Ogino I, et al.: Preoperative Phosphorylated Tau Concentration in the Cerebrospinal Fluid Can Predict Cognitive Function Three Years after Shunt Surgery in Patients with Idiopathic Normal Pressure Hydrocephalus. *J Alzheimers Dis*, **66** (1) : 319-331 (2018).

25) Oh R, Brown DL : Vitamin B12 deficiency. *Am Fam Physician*, **67** (5) : 979-986 (2003).

26) Ohmichi T, Kondo M, Itsukage M, et al.: Usefulness of the convexity apparent hyperperfusion sign in 123I-iodoamphetamine brain perfusion SPECT for the diagnosis of idiopathic normal pressure hydrocephalus. *J Neurosurg*, **130** (2) : 398-405 (2018).

27) Ogino A, Kazui H, Miyoshi N, et al.: Cognitive impairment in patients with idiopathic normal pressure hydrocephalus. *Dement Geriatr Cogn Disord*, **21** (2) : 113-119 (2006).

28) Parchi P, Giese A, Capellari S, et al.: Classification of sporadic Creutzfeldt-Jakob disease based on molecular and phenotypic analysis of 300 subjects. *Ann Neurol*, **46** (2) : 224-233 (1999).

29) Qina T, Sanjo N, Hizume M, et al.: Clinical features of genetic Creutzfeldt-Jakob disease with V180I mutation in the prion protein gene. *BMJ Open*, **4** (5) : e004968 (2014).

30) Shorvon SD, Carney MW, Chanarin I, et al.: The neuropsychiatry of megaloblastic anaemia. *Br Med J*, **281** (6247) : 1036-1038 (1980).

31） Tanaka A, Nakayama Y, Yoshinaga S : Cerebral blood flow and intracranial pressure in chronic sub-dural hematomas. *Surg Neurol*, **47**（4）: 346-351（1997）.

32） Uno M, Toi H, Hirai S : Chronic Subdural Hematoma in Elderly Patients ; Is This Disease Benign? *Neurol Med Chir*（*Tokyo*）, **57**（8）: 402-409（2017）.

33） Virhammar J, Laurell K, Cesarini KG, et al.: Preoperative prognostic value of MRI findings in 108 patients with idiopathic normal pressure hydrocephalus. *AJNR Am J Neuroradiol*, **35**（12）: 2311-2318（2014）.

34） Virhammar J, Laurell K, Cesarini KG, et al.: The callosal angle measured on MRI as a predictor of outcome in idiopathic normal-pressure hydrocephalus. *J Neurosurg*, **120**（1）: 178-184（2014）.

35） Wieser HG, Schindler K, Zumsteg D : EEG in Creutzfeldt-Jakob disease. *Clin Neurophysiol*, **117**（5）: 935-951（2006）.

36） 山田正仁，水澤英洋：プリオン病診療ガイドライン 2020．厚生労働科学研究費補助金難治性疾患政策研究事業　プリオン病及び遅発性ウイルス感染症に関する調査研究班，厚生労働行政推進調査事業費補助金　難治性疾患政策研究事業　プリオン病のサーベイランスと感染予防に関する調査研究班，金沢市，東京（2020）. Available at : http://prion.umin.jp/guideline/pdf/guideline_2020.pdf

9

せ ん 妄

1. はじめに

1）意識障害の捉え方

　意識障害に関する領域は，伝統的に，意識混濁という量の側面と意識変容という質の側面からとらえられてきた．独仏の精神医学を中心に，意識混濁・意識変容という視点から多数の概念が提唱された．意識変容という視点から提唱された概念のうち，いくつかを紹介しておく．

　（1）もうろう状態[1~3]：正常な意識状態の間に，突発的に，周囲とほとんど関係のない無目的な行動を起こし，ある期間，意識の狭窄した状態が続く．一見，行動はまとまっているが，錯覚的・夢幻的である．終わり方もまた急速であり，この間の出来事を想起することができない．意識障害が前景に立つことはない．

　（2）アメンチア[1~3]：せん妄に比べて意識混濁の程度は軽く，思考散乱と困惑によって特徴づけられる．思考・行動はまとまりなくさまざまに変わりやすい．どうしたらよいかわからない困惑感が著明である．

　（3）せん妄（伝統的概念）[3]：アメンチアより意識混濁が強い．軽度〜中等度の意識混濁に精神的興奮が加わり，幻覚・妄想・不安・錯覚などが現れる．その瞬間瞬間の認識や疎通は保たれるが，のちに想起するのは困難である．

　多数の用語による伝統的な意識障害の捉え方から，まず，意識混濁の面については，Glasgow Coma Scale や Japan Coma Scale といった数値評価が一般的となった．一方，意識変容の側面については，しだいに，せん妄の概念が拡大し，意識変容に関連する領域の大部分を包含するようになった[4]．

　せん妄概念の拡大にあたっては，低活動型せん妄という用語の提唱・受容が大きな影響を与えた．過活動型および低活動型は，Lipowski[5]が 1970 年代なかばから提唱していた．Lipowski によれば，過活動型は，過活動・興奮が目立ち，幻覚や被害妄想がみられやすく，

表1　活動型亜型の定義（data-based definition）

1．過活動型
直前の24時間以内に，以下の項目のうち2つ以上が明確に認められた場合
（症状は，せん妄の発症前と比較して，明らかに逸脱していること）
　　　運動-活動量の増加
　　　抑制の欠如した活動
　　　落ち着きのなさ
　　　徘徊

2．低活動型
直前の24時間以内に，以下の項目のうち2つ以上が明確に認められた場合
（症状は，せん妄の発症前と比較して，明らかに逸脱していること）
（「活動量の減少」と「行動速度の減少」のうち1つは存在していることが必要）
　　　活動量の減少
　　　行動速度の減少
　　　周囲への認識が低下
　　　会話量の減少
　　　会話速度の減少
　　　気力の低下
　　　覚醒度の低下／引きこもり

3．混合活動型（混合型）
直前の24時間に，過活動型および低活動型の両者が認められた場合

4．活動型亜型なし
直前の24時間に，過活動型および低活動型のどちらも認められなかった場合

(Meagher D, Moran M, Raju B, et al.: A new data-based motor subtype schema for delirium. *J Neuropsychiatry Clin Neurosci*, 20 (2) : 185-193, 2008)

行動上あるいは自律神経の過覚醒を伴う．典型例はアルコールやバルビツール類からの離脱症候群である．一方，低活動型は，活動量が減少し，極端な場合には昏迷・無為・傾眠に至る．覚醒度は低下し興奮はみられず，思考過程は緩徐となり内容は乏しくなる．典型例はウェルニッケ脳症である[5]．

　本来，軽度〜中等度の意識混濁には，ある程度の意識変容がほぼ例外なく併存する[3]．低活動型せん妄の特徴的な症候をみると（表1）[6]，活動量の減少から覚醒度の低下／引きこもりまで，ほぼすべての症候は，興奮を伴わない，軽度〜中等度の意識障害患者のほとんどに認められる[7]．言い換えれば，意識障害患者で興奮がなければ，多くは低活動型せん妄の病像を呈する．となると，軽度〜中等度の意識混濁を認め，症候の変動さえあれば，ほぼ全例がせん妄の診断基準を満たす．つまり，現在の「せん妄」概念は，非常に広範な病態を指し示す用語となっている．実際，最近の総説では，急性心不全（acute heart failure）に対応する概念として急性脳不全（acute brain failure）を考え，せん妄は，その急性脳不全の臨床的な現れを包括的に示す用語とされている[8,9]．

2）低活動型せん妄の重要性

　Lipowski[10]の提唱したせん妄の亜型（過活動型，低活動型，混合型）は相互に移行することもあり，一連の病態とされる．ただ，過活動型と低活動型では非常に異なった症候を呈するため，共通する機序のうえに異なった病態が重畳していると推測される[11]．予後も異なるため，両者の区別は重要である[12]．過活動型や低活動型など各活動型亜型の，Meagherによる定義を表1に示す[6]．

　低活動型や混合型は，過活動型に比べて予後がよくないことが報告されてきた[13~15]．最近の系統レビューでも，高齢入院患者における低活動型せん妄が，死亡や施設入所につながりやすく[16]，また，低活動型の症候があるとせん妄が遷延しやすいとされる[17]（ただ，低活動型と予後との関連については，疾患の重症度など交絡要因を調整して評価した研究は少なく，確定的なものとは言い難い）．

　各亜型ごとの有病率について記載する．ICUせん妄に関するメタ解析では，過活動型4％・低活動型17％・混合型10％とされる[18]．また，緩和ケア領域では，低活動型が非常に多い（68~86％）[19]．なお，入院中にせん妄を発症し，その後回復したがん患者と家族を対象とした調査によれば，患者本人の苦悩の程度は，過活動型と低活動型で同程度であり[20]，低活動型であっても本人にとってはたいへん苦しい体験とされる．

2．診断と危険因子

1）DSM-5（DSM-5-TR）

　DSM-5-TRによるせん妄の診断基準を表2に示す[21,22]．基準Aは，環境の認識の減少が伴った注意の障害からなる．診断基準の歴史的移り変わりについては，DSM各種・ICD-10を通覧し比較した優れた邦語総説がある[12]．ここでは，主にDSM-5-TRについて記載する．

　DSM-5-TRでは，認識awarenessという単語のみ使用され，意識consciousnessという単語が診断基準に使われていないことは大きな変化である．これには，意識consciousnessという概念を客観的にとらえることの困難さもあり[23]，曖昧さを避けて測定可能な指標での診断を目指したとされる[12]．

　意識consciousnessは，神経科学的には，意識の水準（覚醒：arousal, wakefulness, vigilance）と意識の内容（気づき：awareness of the environment and of the self）からなる[24]．意識の水準arousalは，脳幹諸核から視床・大脳皮質への投射を基盤とし，意識の内容awarenessは，大脳皮質間および皮質下との機能的統合を基盤とするとされる[24]．そのため植物状態のような極端な場合には，覚醒はしているが気づきはない状態がありうる．

2）鑑別

　せん妄と，うつ病・認知症との症候の違いを表3に示した[25]．過活動型では認知症との，また，低活動型ではうつ病との鑑別が問題となりやすい．

表2　DSM-5-TR によるせん妄の診断基準

A. 環境の認識の減少が伴った注意の障害（すなわち，注意を方向づけ，集中，維持，転換する能力の低下）

B. その障害は短期間の間に出現し（通常数時間〜数日），もととなる注意および意識水準からの変化を示し，さらに1日の経過中で重症度が変動する傾向がある．

C. さらに認知の障害を伴う（例：記憶欠損，失見当識，言語，視空間認知，知覚）．

D. 基準AおよびCに示す障害は，他の既存の，確定した，または進行中の神経認知障害ではうまく説明されないし，昏睡のような覚醒水準の著しい低下という状況下で起こるものではない．

E. 病歴，身体診察，臨床検査所見から，その障害が他の医学的状態，物質中毒または離脱（すなわち，乱用薬物や医薬品によるもの），または毒物への曝露，または複数の病因による直接的な生理学的結果により引き起こされたという証拠がある．

▶該当すれば特定せよ
急性：数時間または数日続く
持続性：数週または数カ月続く

▶該当すれば特定せよ
過活動型：その人の精神運動活動の水準は過活動であり，気分の不安定性，焦燥，および/または医療に対する協力の拒否を伴うかもしれない．
低活動型：その人の精神運動活動の水準は低活動であり，昏迷に近いような不活発や嗜眠を伴うかもしれない．
活動水準混合型：その人の注意および意識は障害されているが，精神運動活動の水準は正常である．また，活動水準が急速に変動する例も含む．

（日本精神神経学会日本語版用語監修，髙橋三郎，大野　裕監訳，染矢俊幸，神庭重信，尾﨑紀夫，三村　將，村井俊哉，中尾智博訳：せん妄．DSM-5-TR™精神疾患の診断・統計マニュアル，653，医学書院，東京，2023）

　せん妄とうつ病に共通する症候としては，感情変化や睡眠障害，低活動，無為，焦燥，情報処理速度の低下，幻覚妄想，記憶障害などが挙げられるが，せん妄に比較的特異的な症候としては，急性の発症，変動する経過，意識の変化（混濁と変容），失見当識，まとまらない思考，理解の低下，基盤に存在する身体疾患などがある[26]．せん妄と認知症は，双方向性に影響しあう複雑な関係である．別項にて詳述する．

　うつ病や認知症以外にも，鑑別すべき重要な病態として，レム期睡眠行動異常症をはじめとする睡眠時随伴症がある[27]．また，せん妄患者205例のうち，21.4%で無動・昏迷を，15.6%が無動を呈したとの報告もある[28]．患者が昏迷を呈している場合には，せん妄の可能性も考慮すべきである[27]．さらに，非けいれん性てんかん重積[29]，アカシジア[30]，解離性障害[27]なども鑑別上，重要である．

3）せん妄発症の成因

　せん妄発症の成因としては，Lipowski[10]の提唱した準備因子・誘発因子・直接因子が有名である．準備因子は，高齢・認知症など患者に内在する（修正困難な）リスク因子で，多いほど，せん妄ハイリスクとなる．誘発因子は，せん妄発症を促進する因子で，身体状況や身体的環境，環境変化，精神的要因，睡眠状況などを含み，患者のケアや処置に際して注意すべき課題が多く，非薬物療法的介入の対象となる[31]．直接因子は，せん妄を引き起こす疾患病態を指し，身体疾患・手術・薬剤の3つが重要である[32]．ただ，直接因子と誘発因子を綺

表 3　せん妄・認知症・うつ病における，顕著な特徴と症候の重なり合い

	せん妄	認知症	うつ病
記憶の問題[a]	+++	+++	+
睡眠障害	+++	+/-	+
注意力低下	+++	+/-	+/-
気分障害	+/-	+/-	+++
感覚・知覚障害	+++	+/-	+/-
失見当識	+++	++	-
急性発症	++	-	-
緩徐進行	-	+	+/-
身体的愁訴	-	+/-	+
アンヘドニア・アパシー	+/-	++	++
変動する症候	++	-	-
不良な予後への危険性[b]	++	+++	+/-

[a] うつ病に関連した記憶の問題は，典型的には想起に関連した欠損を示す．一方，認知症やせん妄における顕著な記憶の欠損は，貯蔵（記銘）と想起の両者に影響する
[b] うつ病の患者は，適切に診断・治療されれば，良好な回復が期待できる．せん妄は今回のエピソードが消失したとしても，その後における合併症のリスク因子とされる．認知症は自然経過として，進行する機能低下とさまざまな合併症を呈しやすい．
（Downing LJ, Caprio TV, Lyness JM : Geriatric psychiatry review ; Differential diagnosis and treatment of the 3 D's - delirium, dementia, and depression. *Curr Psychiatry Rep*, 15（6）: 365, 2013）

麗に分けることは困難な場合も少なくない．せん妄の危険因子を表 4 に示した[33]．原題には「準備因子と直接因子」と記載されているが，せん妄の成因を網羅的に示したものといえる．せん妄の原因は複合的な場合も多いことには注意が必要である[34]．

4）危険因子

A）疾患や病態ごとに

準備因子・直接因子それぞれについて，どのような環境下で，どの程度，せん妄の危険性を増すか（相対危険度）を表 5 に示した[35]．

一般内科では，年齢や認知症の有無などがせん妄発症に関連し，直接因子では，向精神薬や身体拘束，膀胱カテーテル留置などが影響する．一方，ICU（集中治療室）では，疾患自体の重篤さや鎮静薬・感染症が影響している．表 5 は，検証された予測モデルを用いて調査した結果を示したものである．より広範な研究をまとめたメタ解析などの結果についてもふれておく（オッズ比〈odds ratio ; OR〉，95％信頼区間〈95％CI〉，平均差〈mean difference ; MD〉）．

高齢者の手術全般では，せん妄の既往（OR 6.4，95％CI：2.2-17.9）・フレイル（OR 4.1，95％CI：1.4-11.7）・認知障害（OR 2.7，95％CI：1.9-3.8）・腎障害（OR 2.3，95％CI：1.1-

136

表4　せん妄の危険因子（準備因子と直接因子）

END ACUTE BRAIN FAILURE	
Electrolyte imbalance & dehydration	電解質不均衡・脱水
Neurologic disorder & injury	神経障害・傷害
Deficiencies（nutritional）	欠乏（栄養）
Age & gender	年齢・性別
Cognition	認知
U-Tox（intoxication & withdrawal）	尿-毒物（中毒・離脱）
Trauma	外傷
Endocrine disturbance	内分泌異常
Behavioral, psychiatric	行動上の，精神的な
Rx & other toxins	処方薬・他の毒物
Anemia, anoxia, hypoxia, & low perfusion states	貧血・無酸素・低酸素・低環流状態
Infections	感染
Noxious stimuli（pain）	有害な刺激（痛み）
Failure（organ）	不全（臓器）
APACHE score（severity of illness）	APACHE スコア（疾患の重篤さ）
Isolation & immobility	孤立・不動
Light, sleep, & circadian rhythm	光・睡眠・概日リズム
Uremia & other metabolic disorders	尿毒症・他の代謝障害
Restraints	拘束
Emergence delirium	覚醒時せん妄

U-Tox：urine toxicology
（Maldonado JR：Acute Brain Failure；Pathophysiology, Diagnosis, Management, and Sequelae of Delirium. *Crit Care Clin*, 33（3）：461-519, 2017）

4.8）・向精神薬（OR 2.3，95％CI：1.4-3.6）・高齢（OR 2.2，95％CI：1.6-3.2）・ADL 障害（OR 2.1，95％CI：1.6-2.6）/IADL 障害（OR 1.9，95％CI：1.3-2.8）などが，有意な危険因子とされる[36]．高齢者の内科入院においては，認知症（OR 6.62，95％CI：4.30-10.19）・疾患の重症度（MD 3.91，95％CI：2.22-5.59）・視力障害（OR 1.89，95％CI：1.03-3.47）・尿カテーテル（OR 3.16，95％CI：1.26-7.92）・低アルブミン（MD −3.14，95％CI：−5.99〜−0.29）・入院期間の長さ（OR 4.85，95％CI：2.20-7.50）が関連する[37]．

　ICU せん妄においては，高齢・認知症・疾患重症度・人工呼吸・緊急手術・外傷・ベンゾジアゼピン系薬剤（BZs）使用などが危険因子とされる[38]．

　B）個々の要因や薬剤

　個々の要因についてもふれておく．認知症は強い危険因子であり，入院では，認知症（−）群と比べて2〜5倍せん妄になりやすい[39]．認知症レベルではない軽度の認知障害も，明確な危険因子である[35, 40, 41]．術前から睡眠障害が存在すると術後せん妄を起こしやすい（OR 5.24）[42]．閉塞性睡眠時無呼吸でも，せん妄になりやすく（OR 4.75）[42]，高齢者でより影響が大きい[43]．フレイルだとせん妄になりやすい（相対危険度〈relative risk〉2.19）[44]．パーキンソン病患者が急性期病院に入院した場合，約10％にせん妄を生じ，他疾患と比べて約5倍多い[45]．

表5　せん妄の危険因子（検証された予測モデルから）

	一般内科	外科		ICU
		非-心臓	心臓	
準備因子				
認知症	2.3～4.7	2.8	……	……
認知障害	2.1～2.8	3.5～4.2	1.3	……
せん妄の既往	……	3.0		……
機能障害	4.0	2.5～3.5		……
視覚障害	2.1～3.5	1.1～3.0		……
聴覚障害		1.3		……
合併症あるいは疾患の重篤さ	1.3～5.6	4.3		1.1
うつ病	3.2	……	1.2	
一過性脳虚血や卒中の既往	……		1.6	
アルコール乱用	5.7	1.4～3.3	……	……
高齢（75歳以上）	4.0	3.3～6.6	……	1.1
直接因子				
薬				
薬剤追加（＞3剤）	2.9	……	……	……
向精神薬	4.5	……	……	……
鎮静薬（ICU）	……	……	……	4.5
身体拘束	3.2～4.4	……	……	……
膀胱カテーテル	2.4			
生理学的				
BUN上昇	5.1	……	……	1.1
BUN/クレアチニン比の上昇	2.0	2.9	……	
血清アルブミンの異常	……		1.4	……
Na, K, 血糖値*（術前）	……	3.4	……	……
代謝性アシドーシス	……			1.4
感染	……			3.1
医原性の出来事	1.9	……		
手術				
大動脈瘤	……	8.3		
非心臓性胸部		3.5		
脳神経外科	……			4.5
外傷入院				3.4
緊急入院	……			1.5
昏睡	……		……	1.8～21.3

*待機的手術（非心臓）の術前における，Na値・K値・血糖値の顕著な異常.
数字は相対危険度.

〔Inouye SK, Westendorp RG, Saczynski JS：Delirium in elderly people. *Lancet*, 383（9920）：911-922, 2014〕

　次に，薬剤について記載する．せん妄全体の10～20％が薬物誘発性だったとの本邦からの報告[46]もある．メタ解析では，ベンゾジアゼピン系薬剤（BZs，OR 3.0，95％CI：1.3-6.8），オピオイド類（OR 2.5，95％CI：1.2-5.2），抗ヒスタミン薬（OR 1.8，95％CI：0.7-4.5）が特記されている[47]．他に重要な薬剤として，副腎皮質ステロイド，抗コリン作用を有する各種薬剤（抗コリン薬，三環系抗うつ薬，一部の頻尿治療薬など），抗パーキンソン病薬があ

る [12,48]．上記以外で（頻度は比較的まれであるが）留意しておくべき薬剤として，H₂ 遮断薬（シメチジンなど），降圧薬（β 遮断薬など），抗不整脈薬（リドカインなど），抗ウイルス薬（インターフェロンなど），NSAIDs（インドメタシンなど），交感神経刺激薬，抗てんかん薬（フェニトインなど），リチウム，ジゴキシンなどが挙げられる [12,48]．

BZs はせん妄危険因子であるが [49]，BZs 離脱もせん妄を惹起しうるため，長期内服 BZs の中止には注意が必要である [50]．オピオイド類内での比較では，メペリジンの危険度が他剤より高く，ヒドロモルフォンとフェンタニルは低い可能性がある [51]．

抗生剤（セファロスポリン系やマクロライド系，ニューキノロンなど）による脳症が，意外に高頻度である可能性も指摘されている [52]．麻酔についてもふれておく．全身麻酔と局所麻酔を比較した諸研究を通覧すると，手術全般 [53]でも，hip fracture（大腿骨近位部骨折）手術 [54]でも，術後せん妄に関して，有意差は認められていない．ただ，せん妄ではなく，術後の認知障害については，全身麻酔でなりやすい傾向との指摘がある [53]．

5）その他；他の危険因子やせん妄の遷延について

バイオマーカーでは，炎症マーカーやコルチゾル，低アルブミンなどが ICU せん妄の発症と関連する [55,56]．非心臓手術の術後せん妄に関する予測バイオマーカーとしては，C 反応性蛋白（CRP）が最も有望である [57,58]．

髄液所見では，アルツハイマー病（Alzheimer's disease；AD）や神経炎症に関連したマーカーが，せん妄と関連する [59]．神経画像の系統レビューでは，大脳白質高信号病変・脳萎縮・大脳白質路の異常などが，せん妄の予測因子とされる [60,61]．

系統レビューによれば，退院時に 45％，1 か月後も 33％でせん妄が持続している [62]．遷延の危険因子としては，認知症・疾患の併存数・せん妄の重症度・低活動性の症候・低酸素の病態が挙げられている [17]．

3．せん妄の疫学および予後

1）せん妄の頻度

A）地域で

地域住民を対象として，せん妄が，どの程度の頻度で出現するのかを検討した研究は比較的少ない [63,64]．

点有病率を検討した研究から概観する．Baltimore での研究で，せん妄の点有病率は 65 歳以上（228 人）で 1.8％であった [65]．ただ，この研究では，認知症の合併の有無は不明である．Canadian Study of Health and Aging（CSHA）研究（カナダ）では，65 歳以上の数千人（認知症者は含まない）を対象とし，点有病率は＜ 0.5％であった [66]．また Spain Girona での研究では，70 歳以上 1,460 人を調査し，点有病率は 1.0％であった [67]．この研究ではせん妄と診断された 14 例のうち 12 例が認知症に罹患しており，認知症の有無で分けると，認

知症（−）群 0.15%・認知症（＋）群 7.95%であった[67].

　次に，期間有病率を調べた研究を概観する．Vantaa 85＋（フィンランド）研究は，85 歳以上の地域住民 366 人（観察開始時には認知症なし）を対象とした前向きコホート研究である[68]．3 年後に追跡調査を受けた 199 人について，3 年間におけるせん妄有病率を本人・家族・医療記録からの情報に基づき調査したところ 10.1%であった．なお，フォローアップ時点での認知症の有無で分けると，認知症（＋）群で 22.0%・認知症（−）群で 5.0%であった[68]．この研究は，途中で亡くなった人は調査できておらず，生存者効果や記憶の問題を考慮すると，実際より低めの数値になっている可能性が高い．GERDA project（スウェーデン）では，85 歳以上の女性患者 504 人（全体の 46.4%が認知症で，47.2%が施設入所者）で，過去 1 か月間のせん妄有病率は 27.2%であった[69]．認知症の有無で分けると，認知症（＋）群 51.7%・認知症（−）群 5.9%であった．Medical Research Council Cognitive Function and Ageing Study（MRC CFAS）研究（英国）では，65 歳以上 2,197 人（平均 77 歳）を対象として，過去数か月間のせん妄有病率を調べたところ 5.6%であり，認知症の有無で分けると，認知症（＋）群 16.8%・認知症（−）群 2.0%であった[70]．

　以上をまとめる．認知症のない群では 1 か月から数か月間でのせん妄有病率は 0.5〜2%ぐらいだが，85 歳以上となると 2〜3 倍に増える．また，認知症（＋）群では認知症（−）群に比べて少なくとも 5 倍以上の有病率を示す．

　なお，長期入所ケア施設を対象とした，せん妄有病率調査は多数実施されているが，対象となった施設入所者の特性の違いや診断方法の違いにより，1.4〜70%と極端に多様な結果が得られている[64]．

　B）医療機関で

　入院患者でのせん妄の出現頻度および予後への影響を表 6 に示した[35]．高い出現頻度を示しているのは，ICU や術後，緩和ケアの領域である．ただ，多くの調査では認知症者を除外しており，それを考慮すると実際の数値はさらに高くなる[35]．表 6 は，比較的厳密な方法で調査が実施された結果を示したものである．より広範な研究をまとめたメタ解析や系統レビューについてもふれておく．

　ICU せん妄については複数のメタ解析があり，頻度は 29〜32%とされる[18,71,72]．ほかに，脳卒中 26%[73]，尿路感染症での入院患者 19%[74]，高齢者の待機手術では 18.4%とされる[36]．手術領域別では，血管外科手術で 23.4%[75]，hip fracture 術後で 24.0%[76]，カテーテルによる大動脈弁置換術で 8.1%[77]との解析がある．

　系統レビューでは，高齢者の脊髄手術で 12.5〜24.3%[78]，関節全置換術（3 つの Level 1 study）で 5〜10%[79]とされる．緩和ケア領域では，緩和ケア開始時 13〜42%，入院中の横断調査で 26〜47%，亡くなる前週から当日にかけて 59〜88%であった[19]．救急外来では，受診時に 7〜20%がせん妄を呈していた[80]．

　閾値下せん妄の頻度については，入院高齢患者で 23%（95%CI：9-42%），ICU で 36%とのメタ解析がある[81,82]．

表6 せん妄の発生率と関連する予後

	有病率（%）	発生率（%）	予後（調整RR）		註
外科					
心臓	……	11〜46	認知障害	1.7	
			機能低下	1.9	a
非-心臓	……	13〜50	認知障害	1.6	b
			機能低下	2.1	
整形外科	17	12〜51	認知症または認知障害	6.4〜41.2	c
			施設入所	5.6	
内科					
一般内科	18〜35	11〜14	死亡率	1.5〜1.6	
			不良な予後*	1.5	d
老年内科	25	20〜29	転倒	3.6	e
			死亡率	1.9	
			施設入所	2.5	
集中治療	7〜50	19〜82	死亡率	1.4〜13.0	f
			より長期の入院期間	1.4〜2.1	
			長期にわたる人工呼吸	7.0	g
卒中	……	10〜27	死亡率	2.0	
			重篤な機能障害または死亡	2.0	h
認知症	18	56	認知低下	1.6〜3.1	i
			施設入所	9.3	j
			死亡率	5.4	k
緩和ケア，がん	……	47	……		
NH	14	20〜22	死亡率	4.9	l
救急部門	8〜17	……	死亡率	1.7	

RR；相対危険度，NH；post-acute care に特化した nursing facility
*死亡または機能低下
有病率：入院時のせん妄有病率
発生率：入院中の新たなせん妄発生率
有病率と発生率を足し合わせた数が，全体としてのせん妄出現率となる．

a 元論文では，諸要因調整前が 1.9（1 か月後・6 か月後），諸要因調整後は 1.8（1 か月後）・1.5（6 か月後）．
b 調整 RR は，7 日後が 1.6，3 か月後が 1.3．
c 2 つの文献からのデータによる．
　　1 つは，退院後 8 か月時点では諸要因調整前 OR 11.2，調整後 OR 4.6，
　　　　退院後 38 か月時点で諸要因調整前 OR 25.5，調整後 OR 41.2
　　1 つは，骨折前の認知機能を独立因子に含めない場合は調整 OR 6.4，
　　　　含めた場合は調整 OR 10.5（どちらも 6 か月後）
d 元論文に合わせて「機能低下」を「不良な予後」に修正．
　　「機能低下」については，せん妄は有意な関連なし（回帰分析後）．
e 元論文を確認し，1.3 を 3.6 に修正．
f 1.4 は正確には 1.47，なお 1.47 と 13.0 は両者とも調査期間が「入院期間」である研究．
g 元論文を確認し，8.6 を 7.0 に修正（8.6 は「より長期の ICU 在室期間」の OR）．
h 元論文を確認し，予後の項目を「重篤な機能障害または死亡」に修正．数値を 2.1 から 2.0 に修正．
i RR 1.6 は，入院 1 年後時点で，Blessed IMC 4 点以上低下群を認知低下と判断．
　　RR 3.1 は，2〜3 年間隔での調査で，前回調査から CDR が 1 以上低下した群を認知低下と判断．
j RR 9.3 は，入院（＋）せん妄（＋）群と入院（−）群との比較．
　　入院（＋）せん妄（−）群と入院（−）群との比較では，RR 6.9．
k RR 5.4 は，入院（＋）せん妄（＋）群と入院（−）群との比較．
　　入院（＋）せん妄（−）群と入院（−）群との比較では，RR 4.7．
l 元論文では，諸要因（年齢・認知症・合併症）調整前が RR 4.9，調整後が RR 5.2．
下記文献より引用．ただし，根拠となった元の文献を確認し，一部は修正している．
（Inouye SK, Westendorp RG, Saczynski JS：Delirium in elderly people. *Lancet*, 383（9920）：911-922, 2014）

2）せん妄の予後

せん妄を発症した対象者の予後は対照群と比較すると不良である．とくに，死亡率上昇，認知症発症／認知機能低下，施設入所については報告が多い（表6）[35]．メタ解析でも，高齢者でせん妄を呈すると，死亡率が増加し（調整されたハザード比1.95，平均追跡期間22.7か月，7研究），施設入所が増え（OR 2.41，平均追跡期間14.6か月，7研究），認知症になりやすい（OR 12.52，平均追跡期間4.1年，2研究）[83]．このメタ解析以降でも，認知機能の低下[84,86]，機能レベルの低下[84,85,87]，入院期間の延長[72]なども報告されている．地域住民を対象として剖検まで追跡した研究でも，せん妄は認知症や認知機能低下につながっている[88,89]．

せん妄後の死亡率上昇と関連する具体的要因として，低活動型せん妄，せん妄の持続期間，従前よりの認知症などが複数の研究で報告されている[16]．また，せん妄の持続期間が長いほど，3か月後・12か月後の認知機能が低い[86,90]．

ほかにも，高齢入院患者では，せん妄があると転倒リスクが増加し，10報の観察研究で得られたリスク比（risk ratio；RR）の中央値が4.5であった[91]．また，せん妄（+）群ではせん妄（-）群に比べて，抑うつ症候の出現率が高い（RR 2.79）[92]．

認知症者であっても，せん妄（+）群はせん妄（-）群に比べて，その後の認知低下が加速し[85,88,93~95]，身体機能の低下・死亡・再入院・施設入所につながりやすい[85,93,96]．なお，せん妄治療が認知機能保持につながる可能性を示唆する報告もある[97]．

なお，閾値下せん妄についても，証拠の質はいまだ低いが，死亡率上昇（OR 3.41）や施設入所（OR 3.13），認知症発症などとの関連が示されている[70,81]．ICUでの閾値下せん妄も，入院期間の延長（標準化平均差〈SMD〉0.31）と関連している[82]．

3）せん妄は見逃されやすい

系統レビューによれば，救急外来受診時にせん妄を有していた患者のうち，医師が診断できていたのは11.1～46.0％とされる[80]．単発の研究であるが，一般病棟で（70歳以上），訓練を受けた調査者がせん妄と評価した患者のうち19.2％しかプライマリ・ナースは同定できていなかった[98]．ICUでも，医師が認識できていたのは28％（看護師は35％）との報告[99]や，看護師が認知できていたのが27％との報告[100]がある．緩和ケア領域でも，61％が見逃されていたとされる[101]．

また，見逃す危険性が高くなる患者側要因としては（OR（95％CI）），低活動型せん妄7.4（4.2-12.9），80歳以上2.8（1.7-4.7），視力障害2.2（1.2-4.0），認知症2.1（1.2-3.7）などが挙げられている[98]．

4．せん妄評価尺度

1）Delirium Rating Scale（DRS）およびDelirium Rating Scale-revised-98（DRS-R-98）

Delirium Rating Scale（DRS）は，DSM-Ⅲによるせん妄診断後に，その重症度を評価することを目的として開発された[102]．10項目からなり，信頼性・妥当性にも優れ広く使用されていたが，いくつかの欠点を有していた．具体的には，「短時間での繰り返し評価に適さない項目がある」「過活動と低活動が1項目である」「失見当識・注意・記憶などさまざまな認知欠損が1項目になっている」「言語障害や思考過程の異常に関する項目を欠く」などである[103]．そのため，改訂版としてDelirium Rating Scale-revised-98（DRS-R-98）が開発された[104,105]（日本語版せん妄評価尺度98年改訂版〈日本語版DRS-R-98〉）．

DRS-R-98では，診断に関する3項目と重症度に関する13項目とが分けられ，上記の欠点が解消された（表7）[103,105]．日本語版の信頼性・妥当性も報告されている[105,106]．重症度評価として繰り返し使用することが可能であり，診断にも使用可能である[48]．日本語版における診断のためのカットオフ値は，全スコアで14.5点・重症度スコアで10.0点とされている[106]．老年精神医学の領域では，最も有用で[107]，教育効果も大きい[48]．ただ，欠点としては，精神科のトレーニングを受けた臨床家が評価する必要があること，評価に時間を要することが挙げられる[108]．そのため，スクリーニングには適さない．なお，日本語版DRS-R-98の使用に際しては，原著者による許可が必要である．

2）Memorial Delirium Assessment Scale（MDAS）

Memorial Delirium Assessment Scale（MDAS）は，10項目からなり，各項目は0〜3点で評価される．MDASに含まれる項目は，DSM-Ⅳにおけるせん妄の診断基準を反映している[109]．症状変化を評価するため，繰り返し施行されることが意図されており，重症度評価に適する[110]．ただ，発症や症状変動の評価は含まれておらず，スクリーニングや診断での使用には適さない[103]．低活動型・過活動型・混合型の区別が求められているが，精神運動抑制と精神運動興奮は同じ1項目で評価される．トレーニングを受けた臨床家により評価され，看護師評価には適さない．評価時間は10〜15分だが，新たに情報取得が必要な場合は余分に時間が必要である[108]．逆翻訳を経た日本語版もすでに報告されており，信頼性・妥当性も報告されている[111]．使用許諾は不要である．

3）Confusion Assessment Method（CAM）および派生スケール

Confusion Assessment Method（CAM）は，全体としては，DSM-Ⅲ-Rに由来する9項目からなるが（CAM Instrument or Long CAM），主に用いられているのは4項目を抜き出した短縮版である（CAM Diagnostic AlgorithmあるいはShort CAM）[112]．具体的には，①急性発症と変動性の経過，②注意散漫，③支離滅裂な思考，④意識レベルの変化，のうち，①，②をともに満たし，加えて③または④のどちらかを満たすとせん妄と診断される．

表7　日本語版せん妄評価尺度98年改訂版 検査シート

DRS-R-98 スコアシート

名前：＿＿＿＿＿＿＿＿＿＿＿　日付：＿＿＿＿＿＿＿　時間：＿＿＿＿＿＿＿＿

評価者：＿＿＿＿＿＿＿＿＿＿

重症度得点合計：＿＿＿＿＿＿＿　DRS-R-98 スコア合計：＿＿＿＿＿＿＿＿＿＿

重症度項目	得点	その他の情報
睡眠覚醒サイクル	0 1 2 3	□昼寝　□夜間の障害のみ　□昼夜逆転
知覚障害	0 1 2 3	錯覚，幻覚のタイプ □聴覚　□視覚　□臭覚　□触覚 錯覚，幻覚の体裁 □単純　□複雑
妄想	0 1 2 3	妄想のタイプ □被害型　□誇大型　□身体型 性質 □系統だっていない　□体系づいている
情動の変容	0 1 2 3	タイプ：□怒り　□不安　□不機嫌　□高揚　□いらだち
言語	0 1 2 3	挿管，無言などの場合ここにチェック　□
思考過程	0 1 2 3	挿管，無言などの場合ここにチェック　□
運動性焦燥	0 1 2 3	身体拘束されている場合ここにチェック　□ 身体拘束の方法：
運動制止	0 1 2 3	身体拘束されている場合ここにチェック　□ 身体拘束の方法：
見当識	0 1 2 3	日付： 場所： 人物：
注意	0 1 2 3	
短期記憶	0 1 2 3	項目を記銘するまでの試行回数： □カテゴリーのヒントを与えた場合チェック
長期記憶	0 1 2 3	□カテゴリーのヒントを与えた場合チェック
視空間能力	0 1 2 3	□手指が使えない場合ここにチェック

診断項目	得点	その他の情報
短期間での症状発症	0 1 2 3	□症状がその他の精神症状に重畳している場合チェック
症状重症度の変動性	0 1 2	□夜間のみに症状が出現している場合チェック
身体の障害	0 1 2	関係している障害：

© Trzepacz 1998

（Trzepacz PT, 岸　泰宏, 保坂　隆ほか：日本語版せん妄評価尺度98年改訂版. 精神医学, 43 (12)：1365-1371, 2001）

　メタ解析で感度86％・特異度93％とされ，評価時間も考慮すると最も推奨される尺度ともいわれるが[113]，認知機能評価を含まないため，認知機能検査との併用が推奨される[35]．オランダ語版 CAM Diagnostic Algorithm を使用した研究では，1時間のトレーニング後に看

護師が評価した場合，感度23.8％・特異度97.7％と見落としが非常に多かった[114]．別の研究でも使用者によって，CAMの感度には大きな違いが出ることが指摘されている[115]．

　CAM（Diagnostic Algorithm）については，逆翻訳を経た日本語版も作成されており，感度83.3％・特異度97.6％と報告されている[116]．トレーニングを受けた評価者であれば，医師でなくても評価可能である．スクリーニングには使用可能だが，重症度評価はできない[116]．「睡眠覚醒リズムの評価は含まれない」「注意力の評価が曖昧」「意識レベルの変化も一時点評価にすぎない」などの問題点があり，診断目的での使用には疑問が残る[117,312]．日本語版を含むCAMには著作権があり，研究などで使用する際には原著者の許可を要する[116]．

　なお，CAMを母体として，さまざまな臨床場面や評価目的ごとに使用可能な尺度が開発されている[118]．会話困難な患者の多いICUで使用するためのCAM-ICU[119,120]，CAM-ICUの評価手順を効率化したCAM-ICU Flowsheet[121]，家族介護者の記入を想定したfamily CAM（FAM-CAM）[122]，重症度評価としてCAM-Severity[123]などである．構造化された評価（20項目）でCAMをより短時間に実施する3D-CAM（3-minute diagnostic assessment for CAM）も報告されており，評価時間の中央値は3分とされる[124]．

4）せん妄スクリーニング・ツール（DST）

　せん妄スクリーニング・ツール（Delirium Screening Tool；DST）は，町田らにより本邦で開発された，DSM-IVのせん妄診断基準に基づいた11項目からなるチェックリストである[125]．「はい/いいえ」で回答するため，評価時間は5分以内と簡便であり，感度98％・特異度76％とされる．スクリーニングには有用であるが，信頼性の検討が不足しているとの指摘がある[48]．

5）その他

　集中治療領域では，CAM-ICUとIntensive Care Delirium Screening Checklist（ICDSC）というスクリーニングツールの使用が推奨されている[126~129]．CAM-ICU Flowsheetも含め，すべて日本語版が作成され，信頼性・妥当性が報告されている[130~136]．ただ，CAM-ICUについては，見逃しが多いとする海外データもあり，注意が必要である[137,138]．また，日本語版ICDSCについては，カットオフ得点が原版とは異なること，感度・特異度が低いことなど，問題点が残っている．

　いくつかのレビューで推奨されているNursing Delirium Screening Scale（Nu-DESC：医師以外も使用可能で，観察のみにより評価）[107,139,140]，「～さんは最近，以前よりも混乱していると思いますか？」という1つの質問のみからなるSingle Question in Delirium（SQiD）[141]，DSM-5に基づいたStanford Proxy Test for Delirium（S-PTD）[142]などについては，信頼性・妥当性が評価された日本語版はいまだ報告されていない．Mini-Mental State Examination（MMSE）については，スクリーニングには不適だが，高得点であればせん妄を除外することは可能とされる[143]．

表 8　せん妄と認知症

	せん妄	認知症
発症	突発，ただし清明さが失われる始まりは微妙なこともある	潜行性で進行性
持続	時間単位から日単位（長く続く場合もあるが）	月単位から年単位
注意	注意を集中・持続・移動させる能力の低下は，早期から出現する顕著な特徴	重度認知症の場合を除けば，正常
意識[a]	動揺する（それゆえ，複数時点での評価が必要）；意識レベルの低下と見当識障害	一般的には損なわれない
発話	首尾一貫せず，まとまらない：会話では注意が逸れやすい	秩序立っているが，失名詞や失語がみられることもある
原因	医学的疾患，物質中毒，薬剤副作用	神経学的な疾患過程[b]
他の特徴	精神運動障害のタイプから，過活動型・低活動型．混合型に分けられる：睡眠時間や睡眠構築の乱れ；知覚障害	根底にある病理によって，それぞれ症候は異なる（例：認知の変動はレビー小体型認知症の特徴である）

[a] 言い換えれば，環境の認識
[b] たとえば，アルツハイマー病におけるアミロイド β 斑の蓄積
せん妄と認知症は，かなりの程度に重なり合った特徴を有しており，1 人の患者に共存しうる．
（Fong TG, Davis D, Growdon ME, et al.: The interface between delirium and dementia in elderly adults. *Lancet Neurol*, 14 (8)：823-832, 2015）

5．認知症との関連

1）せん妄と認知症：鑑別と併存

　せん妄と認知症の関係は複雑である．一般的な鑑別点を表 8 に示す[39]．認知症の場合，軽度の段階であれば持続性注意は比較的保たれる[144]．最近のレビューでも，持続性注意の検査が，せん妄と認知症の鑑別に最も有用であり，具体的には数唱（逆唱），空間スパン課題，抹消検査（数字）が有望とされる[145]．また，せん妄の場合，簡単なテストすら実施不可能な場合も多いが，そのこと自体に意味がある[145]．

　ただ，認知症者の急増している現況下では，両者の鑑別だけでなく，併存をも念頭におく必要がある．認知症に併存したせん妄は delirium superimposed on dementia（DSD）と呼ばれる[146, 147]．認知症におけるせん妄合併率については，外来での調査であるが，血管性認知症（vascular dementia；VaD）34.4%，レビー小体型認知症（dementia with Lewy bodies；DLB）31.7%，アルツハイマー型認知症（AD dementia；ADD）14.7%との報告がある[148]．

　認知症が重度になり，注意のテストでも判別困難な場合には，覚醒度を評価したり[149, 150]，運動機能の評価で，重度認知症に合併したせん妄を診断しようとの試みもある[151]．DSD を認知症から鑑別するために，CAM や CAM-ICU が有望との系統レビューもあるが[152]，証拠の質は低い．また，定量的評価を加えた脳波検査による鑑別（感度 67%・特異度 91%）も報告されている[153]．神経画像・生理検査・血液検査など含め，せん妄の客観的検査法の開発は，今後の大きな課題である[147]．

２）せん妄とレビー小体型認知症

　認知機能や意識レベルの変動，幻視などの幻覚や妄想，注意や視空間認知に目立つ認知機能障害など，せん妄と DLB に共通する臨床症候は少なくない[147]．また，AD と比べても，DLB ではせん妄を合併しやすい[148,154]．そのため，DLB だけか，DLB ＋せん妄か，せん妄だけかという判断は，時に至難となる．

　横断的な症候が似ており，診断的バイオマーカーも現時点では実施困難なため，鑑別には，縦断的な病歴が重要となる．DLB では，便秘・嗅覚低下・うつ病・レム睡眠行動障害（RBD）・起立性低血圧など，早期から出現しやすい症候が知られている[155]．今回のエピソード以前から，そのような症候が存在したのかを確認することが鑑別の一助となる．

３）せん妄が，認知症発症の危険因子であるとは，なにを意味するのか

　非認知症者のなかでも，認知的に脆弱な患者に，せん妄は出現しやすい[40,41]．とすれば，せん妄を呈した群には，もともと認知症になりやすい人たちが多く含まれる．その結果，せん妄発症群は，将来的に認知症を発症しやすくなるという可能性は高い．

　剖検研究によれば，DLB では，認知症になる前の時期から，せん妄を呈しやすい[156,157]．α-シヌクレイン病理を有することは，胃切除術後のせん妄出現と関連する[158]．症状の面からも，せん妄と DLB に共通する症候が少なくないことから[147]，せん妄患者の一部は，early stage of DLB であるという仮説も提唱されている[159]．

　次に，せん妄が傷害を引き起こす可能性を検討する．せん妄をきたすような重篤な身体状況（低血糖，低酸素症）は，神経細胞傷害を引き起こしうる[39,160]．また，せん妄自体が神経細胞傷害を引き起こす可能性もある[39,160]．すでに認知症レベルの患者であっても，せん妄（＋）群はせん妄（−）群に比べて，長期にわたり（5 年フォローの研究もある）その後の認知低下が加速する[88,95]．

　剖検研究でも，地域住民を対象とした前向きコホート研究（Vantaa 85＋）において，せん妄（＋）群はせん妄（−）群に比較すると，MMSE 1.0 点／年，余計に低下していた[88]．また，地域住民を対象とした 3 つのコホート研究で得られた剖検脳 987 例を対象とした研究では，せん妄（＋）群では認知症病理（AD・レビー小体病・脳血管）とは独立して，認知機能低下が認められ，せん妄と認知症病理とが併存すると相乗効果を呈していた[89]．

　以上の結果を勘案すれば，せん妄自体が，脳機能の傷害を引き起こしている可能性も十分ある．せん妄と認知症の関係解明には，研究のさらなる進展が望まれる．

６．病態生理

１）検査所見

　まず，脳波検査について記載する．せん妄では，背景脳波である α 波が不規則化・減少し，次いで，θ 波や δ 波が増えて全体的に徐波化する[161]．脳波異常の程度が，せん妄の重症度

と相関する [161]．器質的な原因から機能的・精神的な原因を鑑別する場合や，認知症患者における精神状態悪化を評価する場合，さらには非けいれん性てんかん重積を疑う場合などには非常に有益である [35]．ただ，過活動型と低活動型では，脳波所見に有意な差は認められていない [161]．感度・特異度に欠けるとされるが [35]，最近ではコンピュータを活用し，短時間の脳波記録により，せん妄を探知しようとする試みもある [162]．

　せん妄時には，局所脳血流の低下を示す報告が多いが，否定的な報告もあり，症状との関連などは，なお不明である [60, 163]．

　せん妄の病態を反映するバイオマーカーとして，明確な有用性が示されたものはないが [164]，血清 IL-6 が，せん妄の病態を反映したマーカーとなりうる可能性が示唆されている [164, 165]．

2）さまざまな仮説

　せん妄の病態について，Maldonado は以下の 7 つの仮説を提示している [166, 167]：①加齢，②神経炎症，③酸化ストレス，④神経内分泌，⑤概日リズム障害，⑥神経伝達物質，⑦神経ネットワーク障害．

A）加齢

　加齢がせん妄の危険因子であることは，多くの研究で示されてきた．65 歳以上では，1 歳増えるごとに，ICU せん妄の危険性が 2％増すとした報告もある [168]．加齢に伴うさまざまな変化により，生理的な予備能が低下するため，身体的なストレスや疾患に対して，より脆弱になる [169]．

B）神経炎症

　炎症性疾患は，せん妄発症の引き金を引く [170〜172]．末梢性の炎症過程が，サイトカインやメディエーターを介して，神経細胞やシナプスの機能障害を引き起こし，せん妄の臨床症候を発現させるという経路が想定されている [173〜175]．全身炎症や麻酔薬により血液脳関門も傷害される [176〜178]．

C）酸化ストレス

　術中の低い酸素飽和度 [179, 180] や低血圧環流 [181] と術後せん妄との間に強い関連がある．脳血流減少とせん妄重症度との間に相関を認めた報告もある [182]．脳の低流流が，各種フリーラジカルを生成して，組織・細胞に傷害を与え，脳機能障害やせん妄を誘発する [167, 183]．

D）神経内分泌

　術後や脳卒中，感染症において，コルチゾル高値や視床下部 - 下垂体 - 副腎皮質系の調節異常が，せん妄と関連する [184〜186]．また，副腎皮質ステロイドは，せん妄の危険因子として知られている [184, 187〜190]．副腎皮質ステロイドの異常高値が，海馬を含めて脳内広範囲に有害な影響を及ぼし，せん妄発症に寄与すると推測されている [166, 191]．

E）概日リズム障害

　不眠を呈する患者ではせん妄が出現しやすい [192, 193]．メラトニン日内変動の崩れと術後せ

ん妄が関連しており[194]，メラトニン受容体作動薬がせん妄予防に有効との報告もある[195]．概日リズム障害が，生理的な睡眠構築の障害を引き起こし，せん妄を惹起する[166]．

F）神経伝達物質

せん妄が，脳内神経伝達物質の異常と関連することはまちがいないが[166]，個々の変化については，さまざまな報告がある．比較的一致しているのは，脳内アセチルコリン活性の低下であり[167]，抗コリン作用を有する薬剤とせん妄発症の関連[196]はよく知られている．ドーパミン・ノルエピネフリン・グルタミン酸については過剰な放出が，セロトニン・ヒスタミン・GABA については原因や状況により増減ともにありうるとされる[166]．

G）神経ネットワーク障害

せん妄が，脳内の機能的なネットワークの乱れ，具体的には，脳波でのコネクティビティ強度の低下や fMRI でのネットワーク統合の減少と関連することは，多数の研究で一貫している[198]．脳内ネットワークのもともとの接続性と，ネットワークを阻害する因子の強さ，これら2つの決定因子が，脳内ネットワークをさまざまな程度に障害するため，せん妄の多様な症状が引き起こされる[33,197,198]．

3）統合的な仮説

前項で示された多数の仮説は相互排除的なものではない．Maldonado[166]はすべての仮説を含むかたちで，システム統合不全仮説を提唱している．これは，最終的には，神経伝達物質の調節障害と脳内ネットワークの障害が，脳というシステムの統合不全を引き起こすことで，せん妄を惹起するという仮説である．また，脳内ネットワークの障害こそが，せん妄発現の最終共通経路だとする仮説も提唱されている[198]．

7．予　　防

1）非薬物療法

せん妄は 30〜40％のケースでは予防可能であり[35,199,200]，非薬物療法が基本となる．非薬物療法は，有用性が確認された侵襲度の少ない介入法であり[201]，主に誘発因子を標的とする．

具体的な介入方法としては，HELP（Hospital Elder Life Program）が有名である[199,202,203]．Inouye らは，自らの先行研究により明らかにされた，認知機能障害，不動化（寝たきり），聴覚障害，睡眠不足，視覚障害，脱水症状という6つの危険因子に介入するプログラムを作成し，介入群ではせん妄発症が有意に低いことを報告し[199,201]，翌年，これらの介入をまとめて，HELP として公表した[202]．高齢の入院患者を対象として，危険因子を評価し，多職種チームにより，系統的に介入する[201]．HELP に基づき，さらに，HELP には含まれない便秘・低酸素・感染・疼痛といった危険因子も含めたかたちで，NICE ガイドラインが提唱されている（表9）[201,204]．なお，表には明記されていないが，せん妄の予防および治療にとって，家族の付き添いは非常に重要かつ意味のあることである．

表9　NICE 推奨（National Institute for Health and Clinical Excellence〈NICE〉Recommendations）

臨床要因	予防介入
認知障害，または失見当識	照明・標識・カレンダー・時計を設置する
	時間・場所・人・介護者の役割を患者に認識してもらう
	回想法など認知を刺激する活動を取り入れる
	家族や友人に定期的に来てもらうようにする
脱水，または便秘	水分を取るよう促す．必要があれば，非経口的な水分補給を勧める
	合併症（心不全・腎疾患）を有する患者では，睡眠バランスに関する助言を求める
低酸素	低酸素状態や酸素飽和度を評価する
不動，または動きが制限	術後の早期離床と定期的な歩行を促す．歩行補助具（杖・歩行器）を常に傍に置いていく
	すべての患者に，関節可動域訓練を自らするよう促す
感染	感染を早期に発見するようにし，治療する
	不要なカテーテル挿入は避ける
	感染対策を実施する
多剤併用	使用されている薬剤の種類と数を見直す
疼痛	疼痛を評価する，とくに，意思疎通の困難な患者では．
	疼痛がある，あるいは疑われる患者では，疼痛管理を開始し観察する
低栄養	一般的な栄養ガイドラインに従う．必要があれば栄養士の助言を求める
	義歯が合っていることを確認する
感覚障害	対処可能な原因であれば解消する
	補聴器や眼鏡が使用可能であり，ちゃんと使われていることを確認する
睡眠障害	可能であれば睡眠中には，治療やケアの実施を避ける
	睡眠を妨げないように，投薬時間を調整する
	夜間の騒音を減らす

一部省略．

（Young J, Murthy L, Westby M, et al.; Guideline Development Group : Diagnosis, prevention, and management of delirium ; Summary of NICE guidance. *BMJ*, 341 : c3704, 2010）

2）非薬物療法の効果

　非薬物療法としての多因子介入は，入院患者でのせん妄発症を減少させ（RR 0.69）[205]，院内転倒を減少させる（OR 0.38）[206]．他のメタ解析や系統レビューでも，多因子介入による予防効果は支持されており[207, 208]，とくに，高リスク患者で有効とされる[209]．

　ICU せん妄の予防に関しては，緩い基準で多数の研究を含めた解析では，非薬物的介入が有効とするものもあるが[210〜212]，有効性は示されていないとする解析もあり[213, 214]，はっきりしない．

　一方，施設入所者については，処方薬を評価し最適化を図ることが，せん妄予防に有効（HR 0.42）とされるが，質の高い研究は少ない[215]．

　単因子への介入についてもふれる．せん妄予防として運動トレーニング（OR 0.46）[216]，ICU せん妄の予防として耳栓（相対危険度 0.59）[217]が有効とされるが，他の介入と組み合わせた研究まで含めた解析であり，その点を差し引いて考える必要がある．光療法については有効とする報告と無効とする報告があり，はっきりしない[218]．

表10　薬物でのせん妄予防

著者 （年，国） 研究デザイン	n （女性比率） 平均年齢	対象となる入院患者 群分け（n），投与経路 介入方法
抗精神病薬		
Kalisvaart ら [219)]	430	70歳以上，股関節手術，せん妄リスク中等度以上
（2005，オランダ）	（79.8%）	HPD（212)-Placebo（218），内服
DB	79.1	HPD 1.5 mg/日，入院日から術後3日目まで
Prakanrattana ら [220)]	126	40歳以上，心臓手術（人工心肺を使用）
（2007，タイ）	（41.3%）	RIS（63)-Placebo（63），内服
DB	61	RIS 1 mgを術後に舌下投与（1回）
Larsen ら [221)]	400	65歳以上，膝関節・股関節置換術
（2010，米国）	（54.3%）	OLZ（196)-Placebo（204），内服
DB	74	OLZ 5 mgを術前後に内服（1回）
Wang ら [222)]	457	65歳以上，非心臓手術後にICU
（2012，中国）	（37.0%）	HPD（229)-Placebo（228），静注
DB	74	HPD 0.5 mgを静注後，0.1 mg/時で12時間
Hakim ら [223)]	101	65歳以上，閾値下せん妄 [d)]
（2012，エジプト）	（31.7%）	RIS（51)-Placebo（50），内服
DB	≥ 65	RIS 0.5 mgを12時間ごと [e)]
Page ら [224)]	141	18歳以上，ICU，入院72時間以内に人工呼吸 [f)]
（2013，英国）	（41.8%）	HPD（71)-Placebo（70），静注
DB	68	8時間ごとにHPD 2.5 mg，最大14日間 [g)]
Al-Qadheeb ら [225)]	68	84歳以下，ICUで人工呼吸，閾値下せん妄 [d)]
（2016，米国）	（44.1%）	HPD（34)-Placebo（34），静注
DB	60.5	HPD 1 mgを6時間ごと [h)]
Schrijver ら [226)]	242	70歳以上，緊急入院，せん妄リスクあり
（2018，オランダ）	（55.4%）	HPD（118)-Placebo（124），内服
DB	83.5	HPD 1 mg × 2/日，最大7日間
van den Boogaard ら [227)]	1,789	18歳以上，ICU 在室≧2日（予想），せん妄ハイリスク
（2018，オランダ）	（36.8%）	HPD 1 mg（350)-HPD 2 mg（732)-Placebo（707），静注
DB	66.6	HPD静注8時間ごと [i)]
メラトニン		
Al-Aama ら [228)]	145	65歳以上，内科病棟に緊急入院
（2011，カナダ）	（57.4%） [a)]	メラトニン（72)-Placebo（73），内服
DB	84.5	メラトニン 0.5 mg眠前，最大14日間
de Jonghe ら [229)]	444	65歳以上，股関節手術
（2014，オランダ）	（69.6%） [b)]	メラトニン（219)-Placebo（225），内服
DB	84 [c)]	メラトニン 3 mg眠前，5日間
Hatta ら [230)]	67	65歳以上，入院（ICUまたは急性期病棟）
（2014，日本）	（59.7%）	ラメルテオン（33)-Placebo（34），内服
SB	78	ラメルテオン 8 mg眠前，7日間

3）薬物療法

　高齢者を主な対象とした偽薬対照盲検試験（二重盲検・単盲検）を表10に示した[219~236]．なお，コリンエステラーゼ阻害薬については，単盲検では有効とする報告もあるが[237]，明確な有効性を示した二重盲検試験はなく[238,239]，今回は省略した．また，麻酔薬に関しても

主な結果
その他の結果
せん妄診断基準

せん妄（6日間）は，群間で有意差なし（H群 15.1%，P群 16.5%）
せん妄重症度・持続期間・入院日数はH群で有意によい
DSM-IV

せん妄[l]は，R群で有意に少なかった（R群 11.1%，P群 31.7%）
ICU在室期間・入院期間・合併症などには有意差なし
CAM-ICU

せん妄（8日間）[m]は，O群で有意に少なかった（O群 14.3%，P群 40.2%）
O群で，せん妄持続期間はより長く，重症度はより重篤
DSM-III-R

せん妄（7日間）は，H群で有意に少なかった（H群 15.3%，P群 23.2%）
入院期間・術後合併症・死亡率などには有意差なし
CAM-ICU

せん妄（退院）[n]は，R群で有意に少なかった（R群 13.7%，P群 34.0%）
ICU在室期間・入院期間などには有意差なし
DSM-IV-TR

14日後まででせん妄（−）昏睡（−）生存日数は，群間で有意差なし
ICU在室期間・入院期間・28日間での死亡率などにも有意差なし
CAM-ICU

せん妄（介入期間中）は，群間で有意差なし（H群 35%，P群 23%）
出現までの期間・持続期間・ICUでの死亡率などにも有意差なし
ICDSC，DSM

せん妄（7日間）は，群間で有意差なし（H群 19.5%，P群 14.5%）
せん妄重症度・持続期間・安全性・臨床予後などにも有意差なし
DSM-IV

28日後まででで生存日数には，群間で有意差なし
せん妄出現率・せん妄（−）昏睡（−）日数・入院期間などにも有意差なし
CAM-ICU or ICDSC

せん妄（14日間）は，M群で有意に少なかった（M群 11.5%，P群 31.1%）
せん妄重症度・入院期間・死亡率には有意差なし
CAM

せん妄（8日間）は，群間で有意差なし（M群 29.6%，P群 25.5%）
せん妄持続期間・重症度・入院期間・死亡率などにも有意差なし
DSM-IV

せん妄（7日間）は，R群で有意に少なかった（R群 3.0%，P群 32.4%）
不眠時使用や睡眠指標にも有意差なし
DSM-IV

掲載していない．

　一般病棟でのせん妄や術後せん妄の予防に抗精神病薬を使用した諸研究に関するメタ解析
や系統レビューは，非常に多数報告されている[205,240〜249]．全体として，ある程度は有効，と
くに非定型抗精神病薬は有効ではないかとされる[205,240〜242,244,247,249]．ただ，ハロペリドールに

表 10 （つづき）

著者 （年，国） 研究デザイン	n （女性比率） 平均年齢	対象となる入院患者 群分け（n），投与経路 介入方法
その他		
Hatta ら[231]	72	65 歳以上，入院（ICU または急性期病棟）
（2017，日本）	（41.7%）	スボレキサント（36）-Placebo（36），内服
SB	78	スボレキサント 15 mg 眠前，3 日間
Xin ら[232]	120	66 歳以上，股関節手術
（2017，中国）	（48.3%）	高張食塩水（60）- 生理食塩水（60），点滴
SB	76	術前に高張（7.5%）or 生理の食塩水を点滴（4 ml/kg）
Page ら[233]	142	18 歳以上，ICU，入院 72 時間以内に人工呼吸[j]
（2017，英国）	（42.3%）	シンバスタチン（71）-Placebo（71），経管？
DB	62.0	シンバスタチン 80 mg/日，最大 28 日間
Leung ら[234]	697	65 歳以上，脊椎手術または関節置換術
（2017，米国）	（50.4%）	ガバペンチン（350）-Placebo（347），内服
DB	72	ガバペンチン 900 mg/日，術直前と術後 3 日間
Mu ら[235]	620	60 歳以上，股関節または膝関節の置換術
（2017，中国）	（73.5%）	パレコキシブ（310）-Placebo（310），静注
DB	70	パレコキシブ 40 mg を術直後から 12 時間ごと 72 時間後まで[k]
Clemmesen ら[236]	117	65 歳以上，股関節手術
（2018，デンマーク）	（64.1%）	mPSL（59）- Placebo（58），静注
DB	80	mPSL 125 mg 術前に 1 回静注

DB；double blind, SB；single blind
HPD；ハロペリドール, RIS；リスペリドン, OLZ；オランザピン, mPSL；methylpredonisolone,
ICDSC；Intensive Care Delirium Screening Checklist, Nu-DESC；Nursing Delirium Screening Scale
[a]解析された 122 人中 70 人
[b]解析対象 378 人のうち
[c]解析対象 378 人の平均年齢
[d]ICDSC 1〜3 点
[e]閾値下せん妄の消退 24 時間後まで or せん妄になるまで
[f]介入開始時点で両群とも大多数例がせん妄（＋）または昏睡（＋）
[g]ICU 退室 or 2 日連続せん妄（−）昏睡（−）or 最大 14 日間
[h]せん妄になる or ICU 退室 or 副作用で中止 or 最大 10 日間
[i]28 日間 or ICU 出るまで or せん妄になるまで
[j]介入開始時点で両群とも 79%はせん妄（＋）
[k]両群とも術後鎮痛にモルヒネ静注使用（プロトコルに従い投与）
[l]観察期間不明だが平均入院期間は 10 日あまり．せん妄はすべて術後 3 日目までに発症．
[m]観察期間は 8 日間または退院まで
[n]退院または競合イベントの発生まで
[o]28 日後までに関しても同様の結果

ついては肯定・否定が相半ばしている[205,240,242,246,248]．

　ICU せん妄に対しては，睡眠改善を目指した取組みが予防に有効な可能性はあるが，研究の質は低い[250]．ICU せん妄の予防としてのハロペリドール投与は無効とする解析・報告が多い[214,227,251,252]．

4）麻酔関連

　術後せん妄の予防として，麻酔深度の脳モニタリング（脳波や誘発電位）を実施し，鎮静

主な結果 その他の結果 せん妄診断基準
せん妄（3日間）は，S群で有意に少なかった（S群0%，P群16.7%） せん妄（7日間）もS群で有意に少なかった（S群2.8%，P群22.2%） DSM-5
せん妄（3日間）は，高張群で有意に少なかった（高群11.7%，生群38.3%） 高張群では，CD14+CD16+単球が有意に少なかった Nu-DESC ≧ 2点で評価
14日後までででせん妄（-）昏睡（-）生存日数は，群間で有意差なし[o)] せん妄（+）率・持続期間・入院期間などにも有意差なし CAM-ICU
せん妄（3日間）は，群間で有意差なし（G群24.0%，P群20.8%） 手術別や麻酔別に分けても，有意差なし CAM
せん妄（術後5日間）は，Pa群で有意に少なかった（Pa群6.1%，Pl群11.0%） 痛みの程度とモルヒネ使用量も，Pa群で有意に低かった CAM or CAM-ICU
術後3日間の積算CAM-Sスコア（中央値）は，群間で有意差なし せん妄（3日間）は，mPSL群で有意に低かった（mPSL16.9%，P群32.8%） CAM-S ≧ 5点で評価

CAM；Confusion Assessment Method，CAM-S；CAM delirium severity score，

深度を軽度に保つことが有効とされるが[253~256]，否定的な報告もある[257,258]．術後やICUでのせん妄予防に，スタチン製剤は無効である[259]．

　鎮静にデクスメデトミジンを使用することが，ICUせん妄や術後せん妄の発症を減少させることがいくつかのメタ解析などで示されているが[242,260~264]，質の高い研究は少ない[249]．最近の大規模研究では無効との報告もある[265]．徐脈と低血圧には注意が必要である[261,264,266,267]．なお，これらの研究の多くにおいて，日本では未承認の高用量までデクスメデトミジンが使用されている[268]．

5）予防の実践

　せん妄予防としては，HELP や NICE ガイドラインに基づいた介入，言い換えれば，多職種による総合的な介入が強く推奨される．発症を予防するための薬物療法は，保険診療上は認められていない．

　せん妄を惹起しやすい薬剤，具体的にはベンゾジアゼピン系（BZs）や類似の作用機序を有する薬剤を，眠前薬や不眠時薬として新たに使用することは避ける[269]．代替としてなにを使用するのが最善かははっきりしないが，ラメルテオン・トラゾドン・スボレキサントなどが臨床の現場では使用・推奨されている[269~271]．なお，ラメルテオンはフルボキサミンと併用禁忌，スボレキサントはイトコナゾールやクラリスロマイシンと併用禁忌である．また，術後の不穏時指示としては，抗精神病薬の使用も十分ありうる．

　BZs や類似の作用機序を有する薬剤を，長期にわたり内服している場合には，中止でせん妄を惹起する可能性もあるため，個別に慎重に判断する．BZs を眠前薬として内服している場合，予定手術であれば，日程が決まった時点から，他系統薬剤への変更を進めるという考え方も提唱されている[272]．今後，検討されるべき課題である．

8．治　　療

1）研究概観

　高齢者を主な対象とした，二重盲検偽薬対照試験を表 11 に示した[273~281]．単盲検の研究については，以下に記す．

　心臓手術後のせん妄患者（全体 $n = 53$，平均 65.9 歳）で，モルヒネ筋注とハロペリドール（HPD）筋注を比較し，開始後 2~3 時間の時点ではモルヒネ群で有意に強い鎮静が得られた[282]．せん妄患者（全体 $n = 36$，平均 69.6 歳）で，リスペリドン（RIS）＋光療法群と RIS 群を比較し，RIS ＋光療法群で，DRS スコアの有意な減少（ただし MDAS スコアでは有意差なし）や総睡眠時間の有意な改善を認めた[283]．せん妄患者（$n = 74$，平均 45.3 歳）で，RIS 群・オランザピン（OLZ）群・HPD 群を比較し，有意差（DRS-R-98，MMSE）を認めなかった[284]．せん妄患者（$n = 32$，平均 70 歳）で，RIS 群と OLZ 群を比較し，有意差を認めなかった（RIS 群内では 70 歳以上群は 70 歳未満群より反応不良）[285]．ICU でせん妄患者を対象（$n = 73$，平均 64.9 歳）として，OLZ 群・HPD 群を比較し，改善度は両群で有意差なく，HPD 群の一部（$n = 6$）で軽度の錐体外路症状を認めた[286]．

　表 11 のうち，最近の研究に関し，コメントしておく．Hui らの研究に対し，患者を鎮静させて過活動型せん妄を低活動型へ転換させただけとの批判もある[287]．たしかに介入 8 時間後に，介入群では Richmond Agitation-Sedation Scale（RASS）-3~-5 に属する人の割合が多く，過鎮静になっている可能性が高い．ただ，「身体治療遂行上の危険性を減らす」という観点からは意味のある結果ともいえる[277]．Agar ら[278]の結果から，緩和ケア領域では，せん妄への抗精神病薬投与には，他の領域以上に慎重を期すことが必要である．ただ，対象

患者の MDAS 平均は 14.5 点であり，重症度としては軽度〜中等度が多い．Girard ら[279]の研究では，研究開始時点での評価で，低活動型せん妄が 89％を占めている．ICU での低活動型せん妄に HPD 静注は無効と考えられる．

　薬物治療に関しても，多数のメタ解析や系統レビューが報告されている．せん妄治療としての抗精神病薬については，有効とするものもあれば[288,289]，明確な効果は認めないとする解析もある[290〜292]．また，ICU せん妄に絞っての解析では，抗精神病薬治療に，死亡率の改善などといった，明確な有用性は示されていないとされる[293〜295]．

　コリンエステラーゼ阻害薬については，ICU せん妄に関しては死亡率の上昇を示す研究（ICU）もあり[281]，避けるべきである．ただ，ICU 外でのせん妄については，ごく少数を対象とした研究しかないため，効果の有無は不明である[238,296]．

　認知症者への抗精神病薬投与の問題についてもふれておく．認知症の行動・心理症状（BPSD）を標的として，抗精神病薬を長期に使用することで，死亡率などが上昇する[297]．しかし，BPSD への長期投与とせん妄への短期投与を同一線上で考えるべきではない．使用期間については，抗精神病薬の開始 30 日時点で，死亡率[298]や心筋梗塞[299]が増加するとのデータはあるが，より短期間での影響は不明である．

　なお，せん妄に対する薬剤の効果を検討した研究の約半数で認知症者が除外されていること，含まれている場合にも割合が少ないことは大きな問題である[300]．

2）治療を始める際に

　せん妄患者を前にしたときに，まず取り組むべきことは，患者の身体治療継続と安全確保，原因の同定／推測，症候の制御である[35]．治療としては，まず非薬物療法から始める．

　薬物治療は，患者の興奮により必須な医療継続ができないとか自傷の危険が大きい場合や，顕著な精神症状（幻覚・妄想など）で本人が苦しんでいる場合にのみ，開始される[35]．ただし，治療上必要と判断すれば，躊躇なく抗精神病薬も使用する．

3）治療の実践

　せん妄の根本的な治療は，原因を取り除くことに尽きる．原因疾患の治療が最優先であり，向精神薬による治療は，多くの場合，対症療法である．

　低活動型せん妄や，混合型・過活動型であっても興奮が目立たない場合には，向精神薬が本当に必要か否かを検討する．処方薬なしで経過をみていく場合も十分ありうる．睡眠覚醒リズムを整える必要があると判断すれば，トラゾドン[301]やラメルテオン[302]を少量から開始し，増量していく．ミアンセリン[303]もありうるが，効果の持ち越しに注意する．

　過活動型せん妄が主の場合には，経口薬については，図1の方針が基本となる[48]．オランザピン・クエチアピンは糖尿病が禁忌，リスペリドンは活性代謝産物が腎排泄性であり，腎障害時には注意が必要である[271]．なお，2011 年9 月に厚生労働省から「器質性疾患に伴うせん妄・精神運動興奮状態・易怒性」に対して，リスペリドン・クエチアピン・ペロスピロ

表11　薬物でのせん妄治療

著者 （年，国） 研究デザイン	n （女性比率） 平均年齢	対象となる入院患者 群分け（n），投与経路 介入方法
抗精神病薬		
Han ら [273] （2004，韓国） DB	28 （45.8%）[a] 66[b]	入院，せん妄（DSM-Ⅲ-R） RIS（14）-HPD（14），内服 RIS 0.5 mg×2/ 日 or HPD 0.75 mg×2/ 日から開始，7 日間
Devlin ら [274] （2010，米国） DB	36 （44%） 63	ICU，せん妄（ICDSC ≧ 4） QTP（18）-Placebo（18），内服（両群とも＋HPD 静注 [e]） QTP 50 mg12 時間ごとに最大 200 mg/ 回，9 日間 [f]
Tahir ら [275] （2010，英国） DB	42 （71.4%） 84.2	内科・外科・整形外科病棟，せん妄（DSM-Ⅳ）[g] QTP（21）-Placebo（21），内服 QTP 25〜175 mg/ 日，10 日間（30 日後にフォロー調査）
Maneeton ら [276] （2013，タイ） DB	52 （32.7%） 56.8	入院，せん妄（DSM-Ⅳ-TR，CAM） QTP（24）-HPD（28），内服 QTP 25〜200 mg/ 日 or HPD 0.5〜2.0 mg/ 日，7 日間
Hui ら [277] （2017，米国） DB	58[c] （46.6%） 65	緩和ケア病棟（進行がん），せん妄（DSM-Ⅳ-TR）[h] LZP（29）-Placebo（29），静注（両群とも＋ HPD 静注 [e]） LZP 3 mg 静注（1 回）
Agar ら [278] （2017，豪州） DB	247 （34.4%） 74.9	緩和ケアを利用 [i]，せん妄（DSM-Ⅳ-TR）[j] RIS（82）-HPD（81）-Placebo（84），内服 12 時間ごと計 72 時間投与，最大 4 mg/ 日 [k]
Girard ら [279] （2018，米国） DB	566 （42.9%） 61[d]	18 歳以上，ICU，せん妄（CAM-ICU） HPD（192）-ZIP（190）-Placebo（184），静注 12 時間ごと，HPD 最大 20 mg/ 日・ZIP 最大 40 mg/ 日 [k]
その他		
Overshott ら [280] （2010，英国） DB	15 （46.7%） 83	65 歳以上，内科病棟，せん妄（CAM） RIV（8）-Placebo（7），内服 RIV 1.5 mg × 1/ 日で開始し，7 日後以降 1.5 mg × 2/ 日
van Eijk ら [281] （2010，オランダ） DB	104 （35.6%） 69	18 歳以上，ICU，せん妄（CAM-ICU） RIV（54）-Placebo（50），経管？（両群とも＋HPD 静注 [e]） RIV 1.5 mg×2/ 日で開始し増量，10 日目以降 6 mg×2/ 日

DB；double blind
RIS：リスペリドン，QTP：クエチアピン，HPD：ハロペリドール，LZP：ロラゼパム，ZIP：ジプ
CAM；Confusion Assessment Method，MDAS；Memorial Delirium Assessment Scale，DRS-R-98；
[a] 完遂した 24 例での女性割合
[b] 完遂した 24 例の平均年齢
[c] ランダム割り付けを受けたのは 90 人，研究プロトコルに従った介入を受けたのは 58 人
[d] 各群の年齢（中央値）は 59〜61 歳
[e] HPD 静注はプロトコルに従い投与
[f] せん妄軽快 or 10 日以上 or ICU 退室 のいずれかで中止
[g] DSM-Ⅳでせん妄＋DRS-98-R 総スコア≧ 15
[h] DSM-Ⅳ-TR でせん妄＋定期的 HPD 使用にもかかわらず 24 時間以内に RASS ＋2 以上のエピソード
[i] ホスピス入所 or 緩和ケアサービスを利用（88.3% がん患者）
[j] DSM-Ⅳ-TR でせん妄＋MDAS スコア≧ 7 ＋ Delirium Symptom Score ≧ 1
[k] 年齢で調整したプロトコルに従い，量を調整投与
[l] Delirium Symptom Score，Nu-DESC のうち，行動・会話・知覚の 3 項目の合計点（0〜6 点）

主な結果
その他の結果
その他

平均 MDAS スコアは，群間で有意差なし
反応率（MDAS ＜ 13 点）にも有意差なし
平均使用量（7 日目），RIS 群 1.02mg・HPD 群 1.71 mg
せん妄軽快までの期間は Q 群で有意に短かった（Q 群 1.0 日，P 群 4.5 日）
死亡率や ICU 在室期間には有意差なし
せん妄軽快，ICDSC ≦ 3 点
Q 群で有意に早い改善（DRS-R-98 重症度スコアで 82.7％早い改善）
7 日目でのせん妄快復率（DRS-R-98 ＜ 15）には有意差なし
QTP の平均使用量，最大は 4 日目で 40 mg/ 日
DRS-R-98 重症度スコア，群間で有意差なし
総睡眠時間などの二次評価項目も有意差なし
7 日間の平均使用量，QTP 67.6 mg/ 日・HPD 0.8 mg/ 日
RASS スコア減少（8 時間後）は，L 群で有意によい結果（L 群 -4.1, P 群 -2.3）
抗精神病薬の追加投与量は，L 群で有意に少なかった
介護者・看護師による症状改善評価も L 群で有意によい結果であった
DSS[1]（72 時間後）は，実薬群で有意に悪い結果であった
R 群，H 群で錐体外路症状が多く，H 群で生存期間が短かった
（DSS；P 群に比べて，R 群で 0.48・H 群で 0.24，高かった）
14 日後までででせん妄（−）昏睡（−）生存日数は，3 群間で有意差なし
せん妄期間・昏睡期間などにも，3 群間に有意差なし
平均使用量，HPD 群 11.0 mg/ 日・ZIP 群 20.0 mg/ 日

3 日連続せん妄（−）で観察終了したのは，R 群で 7 人・P 群で 3 人
せん妄持続期間は 2 群間で有意差なし（R 群 6.3 日・P 群 9.9 日）
副作用は P 群で 1 例のみ（悪心）
R 群で死亡率が高かった（22％＞ 7％，$p = 0.07$）
R 群でせん妄持続期間もより長い傾向（5.0 日＞ 3.0 日，$p = 0.06$）
研究途中で組み入れ中止に

ラシドン，RIV；リバスチグミン，ICDSC；Intensive Care Delirium Screening Checklist,
Delirium Rating Scale-revised-98，RASS；Richmond Agitation-Sedation Scale

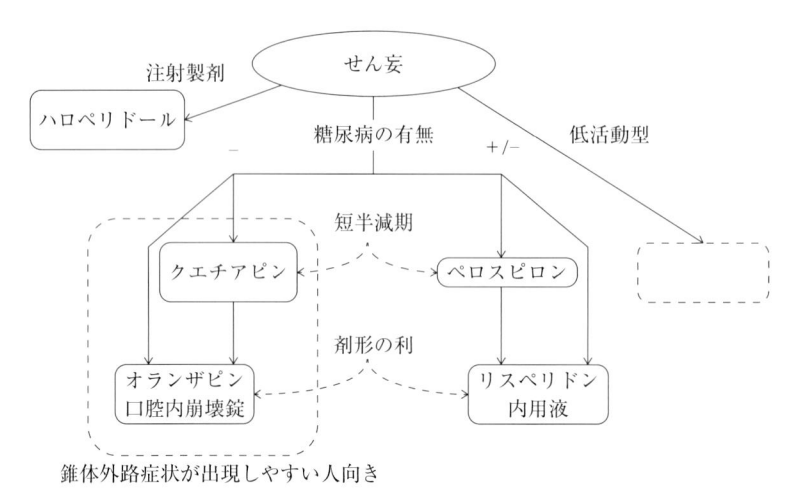

錐体外路症状が出現しやすい人向き
（日本総合病院精神医学会せん妄指針改訂班（統括：八田耕太郎）：増補改訂 せん妄の臨床
指針［せん妄の治療指針 第2版］. 100, 星和書店, 東京, 2015 より改変引用）

図1　せん妄に対する薬物療法アルゴリズム

ン・ハロペリドールの使用を審査上認めるとの通知が出されている. 図1に掲載されていない薬剤について, 簡単にふれておく.

　アリピプラゾールは, 低活動型せん妄や鎮静ハイリスクの場合には, 候補となりうる [270]. また, QT 延長のリスクが低いとされ, 重篤な心疾患を伴う場合にも選択肢となる [304,305]. ブロナンセリンも鎮静作用が比較的少ない薬剤であり, せん妄への有効性を示唆する報告もある [306]. アセナピンは舌下投与であり, 内服困難な場合も使用可能である. 鎮静効果があり, 抗コリン作用は少ない [271]. 今後, 有力な選択肢となりうるが [307], 投与後10分間は飲食を避ける必要があり, 口腔内の痺れや苦みを訴えられることは少なくない.

　チアプリドは現在も唯一の保険適応（「脳梗塞後遺症に伴う攻撃的行為・精神興奮・徘徊・せん妄の改善」）をもつ薬剤であり, 興奮が比較的軽度の場合には選択肢となりうる [308]. 抑肝散の有用性を示唆する報告もあり [309], 興奮が目立たない場合には選択肢となりうるが, 低カリウム血症には注意が必要である.

　経口が困難な場合には, ハロペリドールの点滴あるいは注射が第1選択となる [11,48]. ただ, パーキンソン病では禁忌であり, QT 延長に注意が必要である. それでも興奮が激しい場合には, フルニトラゼパムまたはヒドロキシジンの上乗せが検討される [11]. 検査実施などを目的として, 短時間の鎮静を要する場合には, ミダゾラム静注も選択肢となる [48].

4）特殊な病態

　アルコール離脱せん妄では, 一般的なせん妄とは治療方針が異なり, BZs が第1選択となる. 予防・治療としては, 固定スケジュール法と症状引き金法がある [310,311]. 症状引き金法のほうが治療期間が短く薬剤も少量で済むとされるが, 日本の臨床現場の状況からは固定ス

ケジュール法が現実的とされ，ジアゼパム 6～20 mg/ 日程度の投与が推奨されている [310].

　がん患者，とくに終末期においては，緩和との兼ね合いなど特殊な配慮が必要とされる．ターミナルであっても，薬剤や電解質異常・脱水などによるせん妄は治療可能な場合が多く，せん妄の原因に対する精査は必要である [312]．脳転移・肝不全・低酸素脳症など臓器不全に伴うせん妄は不可逆性のことが多く [312]，不可逆性と判断した場合には，緩和的な介入が望まれる．

文　献

1）濱中淑彦：精神症状学各論 1 意識の障害.（大橋博司，保崎秀夫編）現代精神医学体系 3A；精神症状学 I，27-123，中山書店，東京（1978）.

2）大月三郎：1 総論.（猪瀬　正，大月三郎，中沢恒幸編）現代精神医学体系 14；症状精神病，3-36，中山書店，東京（1976）.

3）平沢秀人，一瀬邦弘：II．せん妄.（三好功峰，黒田重利編）臨床精神医学講座 10；器質・症状性精神障害，10-26，中山書店，東京（1997）.

4）European Delirium Association, American Delirium Society : The DSM-5 criteria, level of arousal and delirium diagnosis ; Inclusiveness is safer. *BMC Med*, **12** : 141（2014）.

5）Lipowski ZJ : Organic brain syndrome ; Overview and classification. *In* Psychiatric Aspects of Neurologic Disease, ed. by Benson DF, Blumer D, 11-35, Grune & Stratton, New York（1975）.

6）Meagher D, Moran M, Raju B, et al.: A new data-based motor subtype schema for delirium. *J Neuropsychiatry Clin Neurosci*, **20**（2）:185-193（2008）.

7）Meagher D : Motor subtypes of delirium ; Past, present and future. *Int Rev Psychiatry*, **21**（1）: 59-73（2009）.

8）AGS/NIA Delirium Conference Writing Group, Planning Committee and Faculty : The American Geriatrics Society/National Institute on Aging Bedside-to-Bench Conference ; Research Agenda on Delirium in Older Adults. *J Am Geriatr Soc*, **63**（5）: 843-852（2015）.

9）Marcantonio ER : Delirium in Hospitalized Older Adults. *N Engl J Med*, **377**（15）: 1456-1466（2017）.

10）Lipowski ZJ : Delirium ; Acute confusional states. Oxford U.P., New York（1990）.

11）和田　健：せん妄の病態と治療.　精神医学，**60**（3）：223-232（2018）.

12）安来大輔：せん妄の病因と診断.　臨床精神薬理，**20**（2）：125-135（2017）.

13）Kobayashi K, Takeuchi O, Suzuki M, et al.: A retrospective study on delirium type. *Jpn J Psychiatry Neurol*, **46**（4）: 911-917（1992）.

14）O'Keeffe ST, Lavan JN : Clinical significance of delirium subtypes in older people. *Age Ageing*, **28**（2）: 115-119（1999）.

15）Yang FM, Marcantonio ER, Inouye SK, et al.: Phenomenological subtypes of delirium in older persons ; Patterns, prevalence, and prognosis. *Psychosomatics*, **50**（3）: 248-254（2009）.

16）Jackson TA, Wilson D, Richardson S, et al.: Predicting outcome in older hospital patients with delirium ; A systematic literature review. *Int J Geriatr Psychiatry*, **31**（4）: 392-399（2016）.

17）Dasgupta M, Hillier LM : Factors associated with prolonged delirium ; A systematic review. *Int Psychogeriatr*, **22**（3）: 373-394（2010）.

18）Krewulak KD, Stelfox HT, Leigh JP, et al.: Incidence and Prevalence of Delirium Subtypes in an Adult ICU ; A Systematic Review and Meta-Analysis. *Crit Care Med*, **46**（12）: 2029-2035（2018）.

19）Hosie A, Davidson PM, Agar M, et al.: Delirium prevalence, incidence, and implications for screening in specialist palliative care inpatient settings ; A systematic review. *Palliat Med*, **27**（6）: 486-498（2013）.

20）Breitbart W, Gibson C, Tremblay A : The delirium experience ; Delirium recall and delirium-related distress in hospitalized patients with cancer, their spouses/caregivers, and their nurses. *Psychosomatics*, **43**（3）：183-194（2002）.

21） American Psychiatric Association : Diagnostic and Statistical Manual of Mental Disorders, Fifth Edition, Text Revision（DSM-5-TR™）. American Psychiatric Association Publishing, Washington, D.C.（2022）.

22） 日本精神神経学会（日本語版用語監修），髙橋三郎，大野　裕（監訳），染矢俊幸，神庭重信，尾崎紀夫，三村　將ほか（訳）：DSM-5-TR™ 精神疾患の診断・統計マニュアル．医学書院，東京（2023）.

23） Blazer DG, van Nieuwenhuizen AO : Evidence for the diagnostic criteria of delirium ; An update. *Curr Opin Psychiatry*, **25**（3）：239-243（2012）.

24） Laureys S, Owen AM, Schiff ND : Brain function in coma, vegetative state, and related disorders. *Lancet Neurol*, **3**（9）：537-546（2004）.

25） Downing LJ, Caprio TV, Lyness JM : Geriatric psychiatry review ; Differential diagnosis and treatment of the 3 D's - delirium, dementia, and depression. *Curr Psychiatry Rep*, **15**（6）：365（2013）.

26） O'Sullivan R, Inouye SK, Meagher D : Delirium and depression ; Inter-relationship and clinical overlap in elderly people. *Lancet Psychiatry*, **1**（4）：303-311（2014）.

27） 吉村匡史，足立浩祥，榎戸正則ほか：せん妄と鑑別に迷う病態．精神医学，**60**（3）：273-283（2018）.

28） Grover S, Ghosh A, Ghormode D : Do patients of delirium have catatonic features? ; An exploratory study. *Psychiatry Clin Neurosci*, **68**（8）：644-651（2014）.

29） Lorenzl S, Mayer S, Feddersen B, et al.: Nonconvulsive status epilepticus in palliative care patients. *J Pain Symptom Manage*, **40**（3）：460-465（2010）.

30） Forcen FE, Matsoukas K, Alici Y : Antipsychotic-induced akathisia in delirium ; A systematic review. *Palliat Support Care*, **14**（1）：77-84（2016）.

31） 山田了士：なぜせん妄は起きるのか？ *Modern Physician*，**37**（4）：315-318（2017）.

32） 井上真一郎，井上尚子，大柳貴惠ほか：せん妄に効果的な非薬物療法的アプローチ．臨床精神薬理，**20**（2）：199-206（2017）.

33） Maldonado JR : Acute Brain Failure ; Pathophysiology, Diagnosis, Management, and Sequelae of Delirium. *Crit Care Clin*, **33**（3）：461-519（2017）.

34） Sagawa R, Akechi T, Okuyama T, et al.: Etiologies of delirium and their relationship to reversibility and motor subtype in cancer patients. *Jpn J Clin Oncol*, **39**（3）：175-182（2009）.

35） Inouye SK, Westendorp RG, Saczynski JS : Delirium in elderly people. *Lancet*, **383**（9920）：911-922（2014）.

36） Watt J, Tricco AC, Talbot-Hamon C, et al.: Identifying Older Adults at Risk of Delirium Following Elective Surgery ; A Systematic Review and Meta-Analysis. *J Gen Intern Med*, **33**（4）：500-509（2018）.

37） Ahmed S, Leurent B, Sampson EL : Risk factors for incident delirium among older people in acute hospital medical units ; A systematic review and meta-analysis. *Age Ageing*, **43**（3）：326-333（2014）.

38） Zaal IJ, Devlin JW, Peelen LM, et al.: A systematic review of risk factors for delirium in the ICU. *Crit Care Med*, **43**（1）：40-47（2015）.

39） Fong TG, Davis D, Growdon ME, et al.: The interface between delirium and dementia in elderly adults. *Lancet Neurol*, **14**（8）：823-832（2015）.

40） Smith PJ, Attix DK, Weldon BC, et al.: Executive function and depression as independent risk factors for postoperative delirium. *Anesthesiology*, **110**（4）：781-787（2009）.

41） Lowery DP, Wesnes K, Ballard CG : Subtle attentional deficits in the absence of dementia are associated with an increased risk of post-operative delirium. *Dement Geriatr Cogn Disord*, **23**（6）：

390-394（2007）.

42）Fadayomi AB, Ibala R, Bilotta F, et al.: A Systematic Review and Meta-Analysis Examining the Impact of Sleep Disturbance on Postoperative Delirium. *Crit Care Med*, **46**（12）: e1204-e1212（2018）.

43）Lam EWK, Chung F, Wong J : Sleep-Disordered Breathing, Postoperative Delirium, and Cognitive Impairment. *Anesth Analg*, **124**（5）: 1626-1635（2017）.

44）Persico I, Cesari M, Morandi A, et al.: Frailty and Delirium in Older Adults ; A Systematic Review and Meta-Analysis of the Literature. *J Am Geriatr Soc*, **66**（10）: 2022-2030（2018）.

45）Lubomski M, Rushworth RL, Tisch S : Hospitalisation and comorbidities in Parkinson's disease ; A large Australian retrospective study. *J Neurol Neurosurg Psychiatry*, **86**（3）: 324-330（2015）.

46）柴田敬祐，北林百合之介，成本　迅ほか：高齢者せん妄を誘発する物質と薬物．老年精神医学雑誌，**17**（6）：610-615（2006）.

47）Clegg A, Young JB : Which medications to avoid in people at risk of delirium ; A systematic review. *Age Ageing*, **40**（1）: 23-29（2011）.

48）日本総合病院精神医学会せん妄指針改訂班（統括：八田耕太郎）：増補改訂 せん妄の臨床指針［せん妄の治療指針 第 2 版］．星和書店，東京（2015）.

49）Kassie GM, Nguyen TA, Kalisch Ellett LM, et al.: Preoperative medication use and postoperative delirium ; A systematic review. *BMC Geriatr*, **17**（1）: 298（2017）.

50）Lipowski ZJ : Update on delirium. *Psychiatry Clin North Am*, **15**（2）: 335-346（1992）.

51）Swart LM, van der Zanden V, Spies PE, et al.: The Comparative Risk of Delirium with Different Opioids ; A Systematic Review. *Drugs Aging*, **34**（6）: 437-443（2017）.

52）Bhattacharyya S, Darby RR, Raibagkar P, et al.: Antibiotic-associated encephalopathy. *Neurology*, **86**（10）: 963-971（2016）.

53）Mason SE, Noel-Storr A, Ritchie CW : The impact of general and regional anesthesia on the incidence of post-operative cognitive dysfunction and post-operative delirium ; A systematic review with meta-analysis. *J Alzheimers Dis*, **22**〔Suppl. 3〕: 67-79（2010）.

54）Patel V, Champaneria R, Dretzke J, et al.: Effect of regional versus general anaesthesia on postoperative delirium in elderly patients undergoing surgery for hip fracture ; A systematic review. *BMJ Open*, **8**（12）: e020757（2018）.

55）Michels M, Michelon C, Damásio D, et al.: Biomarker Predictors of Delirium in Acutely Ill Patients ; A Systematic Review. *J Geriatr Psychiatry Neurol*, **32**（3）: 119-136（2019）.

56）Mattar I, Chan MF, Childs C : Factors causing acute delirium in critically ill adult patients ; A systematic review. *JBI Libr Syst Rev*, **10**（3）: 187-231（2012）.

57）Ayob F, Lam E, Ho G, et al.: Pre-operative biomarkers and imaging tests as predictors of post-operative delirium in non-cardiac surgical patients ; A systematic review. *BMC Anesthesiol*, **19**（1）: 25（2019）.

58）Dillon ST, Vasunilashorn SM, Ngo L, et al.: Higher C-Reactive Protein Levels Predict Postoperative Delirium in Older Patients Undergoing Major Elective Surgery ; A Longitudinal Nested Case-Control Study. *Biol Psychiatry*, **81**（2）: 145-153（2017）.

59）Hall RJ, Watne LO, Cunningham E, et al.: CSF biomarkers in delirium ; A systematic review. *Int J Geriatr Psychiatry*, **33**（11）: 1479-1500（2018）.

60）Nitchingham A, Kumar V, Shenkin S, et al.: A systematic review of neuroimaging in delirium ; Predictors, correlates and consequences. *Int J Geriatr Psychiatry*, **33**（11）: 1458-1478（2018）.

61）Huang C, Mårtensson J, Gögenur I, et al.: Exploring Postoperative Cognitive Dysfunction and Delirium in Noncardiac Surgery Using MRI ; A Systematic Review. *Neural Plast*, 2018 : 1281657（2018）.

62）Cole MG, Ciampi A, Belzile E, et al.: Persistent delirium in older hospital patients ; A systematic review of frequency and prognosis. *Age Ageing*, **38**（1）: 19-26（2009）.

63) Davis DH, Kreisel SH, Muniz Terrera G, et al.: The epidemiology of delirium ; Challenges and opportunities for population studies. *Am J Geriatr Psychiatry*, **21** (12) : 1173-1189 (2013).

64) de Lange E, Verhaak PF, van der Meer K : Prevalence, presentation and prognosis of delirium in older people in the population, at home and in long term care ; A review. *Int J Geriatr Psychiatry*, **28** (2) : 127-134 (2013).

65) Folstein MF, Bassett SS, Romanoski AJ, et al.: The epidemiology of delirium in the community ; The Eastern Baltimore Mental Health Survey. *Int Psychogeriatr*, **3** (2) : 169-176 (1991).

66) Andrew MK, Freter SH, Rockwood K : Prevalence and outcomes of delirium in community and non-acute care settings in people without dementia ; A report from the Canadian Study of Health and Aging. *BMC Med*, **4** : 15 (2006).

67) Vilalta-Franch J, Llinàs-Reglà J, López-Pousa S, et al.: Prevalence and evolution of delirium in a community population of 70 years and older. [Spanish] *Actas Esp Psiquiatr*, **37** (1) : 27-33 (2009).

68) Rahkonen T, Eloniemi-Sulkava U, Halonen P, et al.: Delirium in the non-demented oldest old in the general population ; Risk factors and prognosis. *Int J Geriatr Psychiatry*, **16** (4) : 415-421 (2001).

69) Eriksson I, Gustafson Y, Fagerström L, et al.: Urinary tract infection in very old women is associated with delirium. *Int Psychogeriatr*, **23** (3) : 496-502 (2011).

70) Davis DH, Barnes LE, Stephan BC, et al.; MRC Cognitive Function and Ageing Study : The descriptive epidemiology of delirium symptoms in a large population-based cohort study ; Results from the Medical Research Council Cognitive Function and Ageing Study (MRC CFAS). *BMC Geriatr*, **14** : 87 (2014).

71) Rood P, Huisman-de Waal G, Vermeulen H, et al.: Effect of organizational factors on the variation in incidence of delirium in intensive care unit patients ; A systematic review and meta-regression analysis. *Aust Crit Care*, **31** (3) : 180-187 (2018).

72) Salluh JI, Wang H, Schneider EB, et al.: Outcome of delirium in critically ill patients ; Systematic review and meta-analysis. *BMJ*, **350** : h2538 (2015).

73) Carin-Levy G, Mead GE, Nicol K, et al.: Delirium in acute stroke ; Screening tools, incidence rates and predictors— A systematic review. *J Neurol*, **259** (8) : 1590-1599 (2012).

74) Chae JH, Miller BJ : Beyond Urinary Tract Infections (UTIs) and Delirium ; A Systematic Review of UTIs and Neuropsychiatric Disorders. *J Psychiatr Pract*, **21** (6) : 402-411 (2015).

75) Oldroyd C, Scholz AFM, Hinchliffe RJ, et al.: A systematic review and meta-analysis of factors for delirium in vascular surgical patients. *J Vasc Surg*, **66** (4) : 1269-1279.e9 (2017).

76) Yang Y, Zhao X, Dong T, et al.: Risk factors for postoperative delirium following hip fracture repair in elderly patients ; A systematic review and meta-analysis. *Aging Clin Exp Res*, **29** (2) : 115-126 (2017).

77) Abawi M, Pagnesi M, Agostoni P, et al.: Postoperative Delirium in Individuals Undergoing Transcatheter Aortic Valve Replacement ; A Systematic Review and Meta-Analysis. *J Am Geriatr Soc*, **66** (12) : 2417-2424 (2018).

78) Nazemi AK, Gowd AK, Carmouche JJ, et al.: Prevention and Management of Postoperative Delirium in Elderly Patients Following Elective Spinal Surgery. *Clin Spine Surg*, **30** (3) : 112-119 (2017).

79) Bin Abd Razak HR, Yung WY : Postoperative Delirium in Patients Undergoing Total Joint Arthroplasty ; A Systematic Review. *J Arthroplasty*, **30** (8) : 1414-1417 (2015).

80) Barron EA, Holmes J : Delirium within the emergency care setting, occurrence and detection ; A systematic review. *Emerg Med J*, **30** (4) : 263-268 (2013).

81) Cole MG, Ciampi A, Belzile E, et al.: Subsyndromal delirium in older people ; A systematic review of frequency, risk factors, course and outcomes. *Int J Geriatr Psychiatry*, **28** (8) : 771-780

（2013）.

82) Serafim RB, Soares M, Bozza FA, et al.: Outcomes of subsyndromal delirium in ICU ; A systematic review and meta-analysis. *Crit Care*, **21**（1）: 179（2017）.

83) Witlox J, Eurelings LS, de Jonghe JF, et al.: Delirium in elderly patients and the risk of postdischarge mortality, institutionalization, and dementia ; A meta-analysis. *JAMA*, **304**（4）: 443-451（2010）.

84) Buurman BM, Hoogerduijn JG, de Haan RJ, et al.: Geriatric conditions in acutely hospitalized older patients ; Prevalence and one-year survival and functional decline. *PLoS One*, **6**（11）: e26951（2011）.

85) Fong TG, Jones RN, Marcantonio ER, et al.: Adverse outcomes after hospitalization and delirium in persons with Alzheimer disease. *Ann Intern Med*, **156**（12）: 848-856, W296（2012）.

86) Girard TD, Jackson JC, Pandharipande PP, et al.: Delirium as a predictor of long-term cognitive impairment in survivors of critical illness. *Crit Care Med*, **38**（7）: 1513-1520（2010）.

87) Brummel NE, Jackson JC, Pandharipande PP, et al.: Delirium in the ICU and subsequent long-term disability among survivors of mechanical ventilation. *Crit Care Med*, **42**（2）: 369-377（2014）.

88) Davis DH, Muniz Terrera G, Keage H, et al.: Delirium is a strong risk factor for dementia in the oldest-old ; A population-based cohort study. *Brain*, **135**（Pt 9）: 2809-2816（2012）.

89) Davis DH, Muniz-Terrera G, Keage HA, et al.; Epidemiological Clinicopathological Studies in Europe（EClipSE）Collaborative Members : Association of Delirium With Cognitive Decline in Late Life ; A Neuropathologic Study of 3 Population-Based Cohort Studies. *JAMA Psychiatry*, **74**（3）: 244-251（2017）.

90) Pandharipande PP, Girard TD, Jackson JC, et al.; BRAIN-ICU Study Investigators : Long-term cognitive impairment after critical illness. *N Engl J Med*, **369**（14）: 1306-1316（2013）.

91) Sillner AY, Holle CL, Rudolph JL : The Overlap Between Falls and Delirium in Hospitalized Older Adults ; A Systematic Review. *Clin Geriatr Med*, **35**（2）:221-236（2019）.

92) Langan C, Sarode DP, Russ TC, et al.: Psychiatric symptomatology after delirium ; A systematic review. *PSYCHOGERIATRICS*, **17**（5）: 327-335（2017）.

93) McCusker J, Cole M, Dendukuri N, et al.: Delirium in older medical inpatients and subsequent cognitive and functional status ; A prospective study. *CMAJ*, **165**（5）: 575-583（2001）.

94) Fong TG, Jones RN, Shi P, et al.: Delirium accelerates cognitive decline in Alzheimer disease. *Neurology*, **72**（18）: 1570-1575（2009）.

95) Gross AL, Jones RN, Habtemariam DA, et al.: Delirium and Long-term Cognitive Trajectory Among Persons With Dementia. *Arch Intern Med*, **172**（17）: 1324-1331（2012）.

96) Fick D, Foreman M : Consequences of not recognizing delirium superimposed on dementia in hospitalized elderly individuals. *J Gerontol Nurs*, **26**（1）: 30-40（2000）.

97) Pitkälä KH, Laurila JV, Strandberg TE, et al.: Multicomponent geriatric intervention for elderly inpatients with delirium ; A randomized, controlled trial. *J Gerontol A Biol Sci Med Sci*, **61**（2）: 176-181（2006）.

98) Inouye SK, Foreman MD, Mion LC, et al.: Nurses' recognition of delirium and its symptoms ; Comparison of nurse and researcher ratings. *Arch Intern Med*, **161**（20）: 2467-2473（2001）.

99) Spronk PE, Riekerk B, Hofhuis J, et al.: Occurrence of delirium is severely underestimated in the ICU during daily care. *Intensive Care Med*, **35**（7）: 1276-1280（2009）.

100) Mistarz R, Eliott S, Whitfield A, et al.: Bedside nurse-patient interactions do not reliably detect delirium: an observational study. *Aust Crit Care*, **24**（2）: 126-132（2011）.

101) de la Cruz M, Fan J, Yennu S, et al.: The frequency of missed delirium in patients referred to palliative care in a comprehensive cancer center. *Support Care Cancer*, **23**（8）: 2427-2433（2015）.

102）Trzepacz PT, Baker RW, Greenhouse J : A symptom rating scale for delirium. *Psychiatry Res*, **23**（1）: 89-97（1988）.

103）三上克央：せん妄対策のための診断と評価尺度. 医学のあゆみ, **256**（11）: 1122-1125（2016）.

104）Trzepacz PT, Mittal D, Torres R, et al.: Validation of the Delirium Rating Scale-revised-98 ; Comparison with the delirium rating scale and the cognitive test for delirium. *J Neuropsychiatry Clin Neurosci*, **13**（2）: 229-242（2001）.

105）Trzepacz PT, 岸　泰宏, 保坂　隆ほか：日本語版せん妄評価尺度 98 年改訂版. 精神医学, **43**（12）: 1365-1371（2001）.

106）Kato M, Kishi Y, Okuyama T, et al.: Japanese version of the Delirium Rating Scale, Revised-98（DRS-R98-J）; Reliability and validity. *Psychosomatics*, **51**（5）: 425-431（2010）.

107）De J, Wand AP : Delirium Screening ; A Systematic Review of Delirium Screening Tools in Hospitalized Patients. *Gerontologist*, **55**（6）: 1079-1099（2015）.

108）Jones RN, Cizginer S, Pavlech L, et al.; Better Assessment of Illness（BASIL）Study Group : Assessment of Instruments for Measurement of Delirium Severity ; A Systematic Review. *JAMA Intern Med*, **179**（2）: 231-239（2019）.

109）Breitbart W, Rosenfeld B, Roth A, et al.: The Memorial Delirium Assessment Scale. *J Pain Symptom Manage*, **13**（3）: 128-137（1997）.

110）吉村玲児, 井形亮平：せん妄の薬理学的病態および評価と臨床への活用. 精神科臨床 Legato, **3**（3）: 194-198（2017）.

111）Matsuoka Y, Miyake Y, Arakaki H, et al.: Clinical utility and validation of the Japanese version of Memorial Delirium Assessment Scale in a psychogeriatric inpatient setting. *Gen Hosp Psychiatry*, **23**（1）: 36-40（2001）.

112）Inouye SK, van Dyck CH, Alessi CA, et al.: Clarifying confusion ; The confusion assessment method. A new method for detection of delirium. *Ann Intern Med*, **113**（12）: 941-948（1990）.

113）Wong CL, Holroyd-Leduc J, Simel DL, et al.: Does this patient have delirium? ; Value of bedside instruments. *JAMA*, **304**（7）: 779-786（2010）.

114）Lemiengre J, Nelis T, Joosten E, et al.: Detection of delirium by bedside nurses using the confusion assessment method. *J Am Geriatr Soc*, **54**（4）: 685-689（2006）.

115）Rolfson DB, McElhaney JE, Jhangri GS, et al.: Validity of the confusion assessment method in detecting postoperative delirium in the elderly. *Int Psychogeriatr*, **11**（4）: 431-438（1999）.

116）渡邉　明：The Confusion Assessment Method（CAM）日本語版の妥当性. 総合病院精神医学, **25**（2）: 165-170（2013）.

117）三上克央：せん妄の概念と診断, 評価尺度. *Progress in Medicine*, **36**（12）: 1615-1619（2016）.

118）Wei LA, Fearing MA, Sternberg EJ, et al.: The Confusion Assessment Method ; A systematic review of current usage. *J Am Geriatr Soc*, **56**（5）: 823-830（2008）.

119）Ely EW, Margolin R, Francis J, et al.: Evaluation of delirium in critically ill patients ; Validation of the Confusion Assessment Method for the Intensive Care Unit（CAM-ICU）. *Crit Care Med*, **29**（7）: 1370-1379（2001）.

120）Ely EW, Inouye SK, Bernard GR, et al.: Delirium in mechanically ventilated patients ; Validity and reliability of the confusion assessment method for the intensive care unit（CAM-ICU）. *JAMA*, **286**（21）: 2703-2710（2001）.

121）Guenther U, Popp J, Koecher L, et al.: Validity and reliability of the CAM-ICU Flowsheet to diagnose delirium in surgical ICU patients. *J Crit Care*, **25**（1）: 144-151（2010）.

122）Steis MR, Evans L, Hirschman KB, et al.: Screening for delirium using family caregivers ; Convergent validity of the Family Confusion Assessment Method and interviewer-rated Confusion Assessment Method. *J Am Geriatr Soc*, **60**（11）: 2121-2126（2012）.

123） Inouye SK, Kosar CM, Tommet D, et al.: The CAM-S ; Development and validation of a new scoring system for delirium severity in 2 cohorts. *Ann Intern Med*, **160**（8）: 526-533（2014）.

124） Marcantonio ER, Ngo LH, O'Connor M, et al.: 3D-CAM ; Derivation and validation of a 3-minute diagnostic interview for CAM-defined delirium− A cross-sectional diagnostic test study. *Ann Intern Med*, **161**（8）: 554-561（2014）.

125） 町田いづみ, 青木孝之, 上月清司ほか：せん妄スクリーニング・ツール（DST）の作成. 総合病院精神医学, **15**（2）: 150-155（2003）.

126） Barr J, Fraser GL, Puntillo K, et al.; American College of Critical Care Medicine : Clinical practice guidelines for the management of pain, agitation, and delirium in adult patients in the intensive care unit. *Crit Care Med*, **41**（1）: 263-306（2013）.

127） Gélinas C, Bérubé M, Chevrier A, et al.: Delirium Assessment Tools for Use in Critically Ill Adults ; A Psychometric Analysis and Systematic Review. *Crit Care Nurse*, **38**（1）: 38-49（2018）.

128） Gusmao-Flores D, Salluh JI, Chalhub RÁ, et al.: The confusion assessment method for the intensive care unit（CAM-ICU）and intensive care delirium screening checklist（ICDSC）for the diagnosis of delirium ; A systematic review and meta-analysis of clinical studies. *Crit Care*, **16**（4）: R115（2012）.

129） Neto AS, Nassar AP Jr, Cardoso SO, et al.: Delirium screening in critically ill patients ; A systematic review and meta-analysis. *Crit Care Med*, **40**（6）: 1946-1951（2012）.

130） Bergeron N, Dubois MJ, Dumont M, et al.: Intensive Care Delirium Screening Checklist ; Evaluation of a new screening tool. *Intensive Care Med*, **27**（5）: 859-864（2001）.

131） 古賀雄二：ICU におけるせん妄の評価；日本語版 CAM-ICU. 看護技術, **55**（1）: 30-33（2009）.

132） 古賀雄二：せん妄の評価；CAM-ICU を使用したせん妄の評価①. 看護技術, **57**（2）: 34-39（2011）.

133） 古賀雄二, 村田洋章, 山勢博彰：日本語版 CAM-ICU フローシートの妥当性と信頼性の検証. 山口医学, **63**（2）: 93-101（2014）.

134） Koga Y, Tsuruta R, Murata H, et al.: Reliability and validity assessment of the Japanese version of the Confusion Assessment Method for the Intensive Care Unit（CAM-ICU）. *Intensive Crit Care Nurs*, **31**（3）: 165-170（2015）.

135） 卯野木健, 劔持雄二：せん妄の評価；ICDSC を使用したせん妄の評価. 看護技術, **57**（2）: 45-49（2011）.

136） 古賀雄二, 村田洋章, 山勢博彰：日本語版 ICDSC の妥当性と信頼性の検証. 山口医学, **63**（2）: 103-111（2014）.

137） van Eijk MM, van den Boogaard M, van Marum RJ, et al.: Routine use of the confusion assessment method for the intensive care unit ; A multicenter study. *Am J Respir Crit Care Med*, **184**（3）: 340-344（2011）.

138） Neufeld KJ, Leoutsakos JS, Sieber FE, et al.: Evaluation of two delirium screening tools for detecting post-operative delirium in the elderly. *Br J Anaesth*, **111**（4）: 612-618（2013）.

139） Gaudreau JD, Gagnon P, Harel F, et al.: Fast, systematic, and continuous delirium assessment in hospitalized patients ; The nursing delirium screening scale. *J Pain Symptom Manage*, **29**（4）: 368-375（2005）.

140） van Velthuijsen EL, Zwakhalen SM, Warnier RM, et al.: Psychometric properties and feasibility of instruments for the detection of delirium in older hospitalized patients ; A systematic review. *Int J Geriatr Psychiatry*, **31**（9）: 974-989（2016）.

141） Sands MB, Dantoc BP, Hartshorn A, et al.: Single Question in Delirium（SQiD）; Testing its efficacy against psychiatrist interview, the Confusion Assessment Method and the Memorial Delirium Assessment Scale. *Palliat Med*, **24**（6）: 561-565（2010）.

142） Alosaimi FD, Alghamdi A, Alsuhaibani R, et al.: Validation of the Stanford Proxy Test for Delirium

(S-PTD) among critical and noncritical patients. *J Psychosom Res*, **114** : 8-14 （2018）.

143) Mitchell AJ, Shukla D, Ajumal HA, et al.: The Mini-Mental State Examination as a diagnostic and screening test for delirium ; Systematic review and meta-analysis. *Gen Hosp Psychiatry*, **36** （6）: 627-633 （2014）.

144) Perry RJ, Watson P, Hodges JR : The nature and staging of attention dysfunction in early （minimal and mild） Alzheimer's disease ; Relationship to episodic and semantic memory impairment. *Neuropsychologia*, **38** （3）: 252-271 （2000）.

145) Tieges Z, Brown LJ, MacLullich AM : Objective assessment of attention in delirium ; A narrative review. *Int J Geriatr Psychiatry*, **29** （12）: 1185-1197 （2014）.

146) Fick DM, Agostini JV, Inouye SK : Delirium superimposed on dementia ; A systematic review. *J Am Geriatr Soc*, **50** （10）: 1723-1732 （2002）.

147) Morandi A, Davis D, Bellelli G, et al.: The Diagnosis of Delirium Superimposed on Dementia ; An Emerging Challenge. *J Am Med Dir Assoc*, **18** （1）: 12-18 （2017）.

148) Hasegawa N, Hashimoto M, Yuuki S, et al.: Prevalence of delirium among outpatients with dementia. *Int Psychogeriatr*, **25** （11）: 1877-1883 （2013）.

149) Tieges Z, McGrath A, Hall RJ, et al.: Abnormal level of arousal as a predictor of delirium and inattention ; An exploratory study. *Am J Geriatr Psychiatry*, **21** （12）: 1244-1253 （2013）.

150) Morandi A, Han JH, Meagher D, et al.: Detecting Delirium Superimposed on Dementia ; Evaluation of the Diagnostic Performance of the Richmond Agitation and Sedation Scale. *J Am Med Dir Assoc*, **17** （9）: 828-833 （2016）.

151) Bellelli G, Speciale S, Morghen S, et al.: Are fluctuations in motor performance a diagnostic sign of delirium? *J Am Med Dir Assoc*, **12** （8）: 578-583 （2011）.

152) Morandi A, McCurley J, Vasilevskis EE, et al.: Tools to detect delirium superimposed on dementia ; A systematic review. *J Am Geriatr Soc*, **60** （11）: 2005-2013 （2012）.

153) Thomas C, Hestermann U, Walther S, et al.: Prolonged activation EEG differentiates dementia with and without delirium in frail elderly patients. *J Neurol Neurosurg Psychiatry*, **79** （2）: 119-125 （2008）.

154) Vardy E, Holt R, Gerhard A, et al.: History of a suspected delirium is more common in dementia with Lewy bodies than Alzheimer's disease ; A retrospective study. *Int J Geriatr Psychiatry*, **29** （2）: 178-181 （2014）.

155) Fujishiro H, Iseki E, Nakamura S, et al.: Dementia with Lewy bodies ; Early diagnostic challenges. *PSYCHOGERIATRICS*, **13** （2）: 128-138 （2013）.

156) Gaig C, Valldeoriola F, Gelpi E, et al.: Rapidly progressive diffuse Lewy body disease. *Mov Disord*, **26** （7）: 1316-1323 （2011）.

157) Jicha GA, Schmitt FA, Abner E, et al.: Prodromal clinical manifestations of neuropathologically confirmed Lewy body disease. *Neurobiol Aging*, **31** （10）: 1805-1813 （2010）.

158) Sunwoo MK, Hong JY, Choi J, et al.: α-Synuclein pathology is related to postoperative delirium in patients undergoing gastrectomy. *Neurology*, **80** （9）: 810-813 （2013）.

159) Gore RL, Vardy ER, O'Brien JT : Delirium and dementia with Lewy bodies ; Distinct diagnoses or part of the same spectrum? *J Neurol Neurosurg Psychiatry*, **86** （1）: 50-59 （2015）.

160) Fong TG, Inouye SK, Jones RN : Delirium, Dementia, and Decline. *JAMA Psychiatry*, **74** （3）: 212-213 （2017）.

161) Koponen H, Partanen J, Pääkkönen A, et al.: EEG spectral analysis in delirium. *J Neurol Neurosurg Psychiatry*, **52** （8）: 980-985 （1989）.

162) Numan T, van den Boogaard M, Kamper AM, et al.; Dutch Delirium Detection Study Group : Delirium detection using relative delta power based on 1-minute single-channel EEG ; A multicentre study. *Br J Anaesth*, **122** （1）: 60-68 （2019）.

163) Haggstrom L, Welschinger R, Caplan GA : Functional neuroimaging offers insights into delirium

pathophysiology ; A systematic review. *Australas J Ageing*, **36**（3）: 186-192（2017）.

164）Fong TG, Vasunilashorn SM, Libermann T, et al.: Delirium and Alzheimer disease ; A proposed model for shared pathophysiology. *Int J Geriatr Psychiatry*, **34**（6）: 781-789（2019）.

165）Khan BA, Zawahiri M, Campbell NL, et al.: Biomarkers for delirium ; A review. *J Am Geriatr Soc*, **59**〔Suppl. 2〕: S256-261（2011）.

166）Maldonado JR : Delirium pathophysiology ; An updated hypothesis of the etiology of acute brain failure. *Int J Geriatr Psychiatry*, **33**（11）: 1428-1457（2018）.

167）押淵英弘, 西村勝治：せん妄の病態・機序. *Progress in Medicine*, **36**（12）: 1621-1625（2016）.

168）Pandharipande P, Shintani A, Peterson J, et al.: Lorazepam is an independent risk factor for transitioning to delirium in intensive care unit patients. *Anesthesiology*, **104**（1）: 21-26（2006）.

169）Troncale JA : The aging process. Physiologic changes and pharmacologic implications. *Postgrad Med*, **99**（5）: 111-114, 120-122（1996）.

170）van Gool WA, van de Beek D, Eikelenboom P : Systemic infection and delirium ; When cytokines and acetylcholine collide. *Lancet*, **375**（9716）: 773-775（2010）.

171）Simone MJ, Tan ZS : The role of inflammation in the pathogenesis of delirium and dementia in older adults ; A review. *CNS Neurosci Ther*, **17**（5）: 506-513（2011）.

172）Hála M : Pathophysiology of postoperative delirium ; Systemic inflammation as a response to surgical trauma causes diffuse microcirculatory impairment. *Med Hypotheses*, **68**（1）: 194-196（2007）.

173）de Rooij SE, van Munster BC, Korevaar JC, et al.: Cytokines and acute phase response in delirium. *J Psychosom Res*, **62**（5）: 521-525（2007）.

174）Cerejeira J, Firmino H, Vaz-Serra A, et al.: The neuroinflammatory hypothesis of delirium. *Acta Neuropathol*, **119**（6）: 737-754（2010）.

175）Cunningham C, Campion S, Lunnon K, et al.: Systemic inflammation induces acute behavioral and cognitive changes and accelerates neurodegenerative disease. *Biol Psychiatry*, **65**（4）: 304-312（2009）.

176）Uchikado H, Akiyama H, Kondo H, et al.: Activation of vascular endothelial cells and perivascular cells by systemic inflammation ; An immunohistochemical study of postmortem human brain tissues. *Acta Neuropathol*, **107**（4）: 341-351（2004）.

177）Acharya NK, Goldwaser EL, Forsberg MM, et al.: Sevoflurane and Isoflurane induce structural changes in brain vascular endothelial cells and increase blood-brain barrier permeability ; Possible link to postoperative delirium and cognitive decline. *Brain Res*, **1620** : 29-41（2015）.

178）Varatharaj A, Galea I : The blood-brain barrier in systemic inflammation. *Brain Behav Immun*, **60** : 1-12（2017）.

179）Karlidag R, Unal S, Sezer OH, et al.: The role of oxidative stress in postoperative delirium. *Gen Hosp Psychiatry*, **28**（5）: 418-423（2006）.

180）Morimoto Y, Yoshimura M, Utada K, et al.: Prediction of postoperative delirium after abdominal surgery in the elderly. *J Anesth*, **23**（1）: 51-56（2009）.

181）Siepe M, Pfeiffer T, Gieringer A, et al.: Increased systemic perfusion pressure during cardiopulmonary bypass is associated with less early postoperative cognitive dysfunction and delirium. *Eur J Cardiothorac Surg*, **40**（1）: 200-207（2011）.

182）Caplan GA, Lan Z, Newton L, et al.: Transcranial Doppler to measure cerebral blood flow in delirium superimposed on dementia ; A cohort study. *J Am Med Dir Assoc*, **15**（5）: 355-360（2014）.

183）Aliev G, Obrenovich ME, Smith MA, et al.: Hypoperfusion, Mitochondria Failure, Oxidative Stress, and Alzheimer Disease. *J Biomed Biotechnol*, **2003**（3）: 162-163（2003）.

184）Kazmierski J, Banys A, Latek J, et al.: Cortisol levels and neuropsychiatric diagnosis as markers of postoperative delirium ; A prospective cohort study. *Crit Care*, **17**（2）: R38（2013）.

168

185) Olsson T : Activity in the hypothalamic-pituitary-adrenal axis and delirium. *Dement Geriatr Cogn Disord*, **10**（5）: 345-349（1999）.

186) O'Keeffe ST, Devlin JG : Delirium and the dexamethasone suppression test in the elderly. *Neuropsychobiology*, **30**（4）: 153-156（1994）.

187) Brown CH 4th, Neufeld KJ, Needham DM : Delirium, steroids, and cardiac surgery. *Anesth Analg*, **119**（5）: 1011-1013（2014）.

188) Nishimura K, Omori M, Sato E, et al.: New-onset psychiatric disorders after corticosteroid therapy in systemic lupus erythematosus ; An observational case-series study. *J Neurol*, **261**（11）: 2150-2158（2014）.

189) Schreiber MP, Colantuoni E, Bienvenu OJ, et al.: Corticosteroids and transition to delirium in patients with acute lung injury. *Crit Care Med*, **42**（6）: 1480-1486（2014）.

190) Judd LL, Schettler PJ, Brown ES, et al.: Adverse consequences of glucocorticoid medication ; Psychological, cognitive, and behavioral effects. *Am J Psychiatry*, **171**（10）: 1045-1051（2014）.

191) Sapolsky RM : Why stress is bad for your brain. *Science*, **273**（5276）: 749-750（1996）.

192) Mundigler G, Delle-Karth G, Koreny M, et al.: Impaired circadian rhythm of melatonin secretion in sedated critically ill patients with severe sepsis. *Crit Care Med*, **30**（3）: 536-540（2002）.

193) Olofsson K, Alling C, Lundberg D, et al.: Abolished circadian rhythm of melatonin secretion in sedated and artificially ventilated intensive care patients. *Acta Anaesthesiol Scand*, **48**（6）: 679-684（2004）.

194) Miyazaki T, Kuwano H, Kato H, et al.: Correlation between serum melatonin circadian rhythm and intensive care unit psychosis after thoracic esophagectomy. *Surgery*, **133**（6）: 662-668（2003）.

195) Hatta K, Kishi Y, Wada K, et al.; DELIRIA-J Group : Preventive effects of ramelteon on delirium ; A randomized placebo-controlled trial. *JAMA Psychiatry*, **71**（4）: 397-403（2014）.

196) Han L, McCusker J, Cole M, et al.: Use of medications with anticholinergic effect predicts clinical severity of delirium symptoms in older medical inpatients. *Arch Intern Med*, **161**（8）: 1099-1105（2001）.

197) Maldonado JR : Neuropathogenesis of delirium ; Review of current etiologic theories and common pathways. *Am J Geriatr Psychiatry*, **21**（12）: 1190-1222（2013）.

198) van Montfort SJT, van Dellen E, Stam CJ, et al.: Brain network disintegration as a final common pathway for delirium ; A systematic review and qualitative meta-analysis. *Neuroimage Clin*, **23**: 101809（2019）.

199) Inouye SK, Bogardus ST Jr, Charpentier PA, et al.: A multicomponent intervention to prevent delirium in hospitalized older patients. *N Engl J Med*, **340**（9）: 669-676（1999）.

200) Marcantonio ER, Flacker JM, Wright RJ, et al.: Reducing delirium after hip fracture ; A randomized trial. *J Am Geriatr Soc*, **49**（5）: 516-522（2001）.

201) 山内典子：なぜせん妄には看護ケアが重要なのか. *Modern Physician*, **37**（4）: 333-337（2017）.

202) Inouye SK, Bogardus ST Jr, Baker DI, et al.: The Hospital Elder Life Program ; A model of care to prevent cognitive and functional decline in older hospitalized patients. Hospital Elder Life Program. *J Am Geriatr Soc*, **48**（12）: 1697-1706（2000）.

203) Inouye SK, Baker DI, Fugal P, et al.; HELP Dissemination Project : Dissemination of the hospital elder life program ; Implementation, adaptation, and successes. *J Am Geriatr Soc*, **54**（10）: 1492-1499（2006）.

204) Young J, Murthy L, Westby M, et al.; Guideline Development Group : Diagnosis, prevention, and management of delirium ; Summary of NICE guidance. *BMJ*, **341**: c3704（2010）.

205) Siddiqi N, Harrison JK, Clegg A, et al.: Interventions for preventing delirium in hospitalised non-ICU patients. *Cochrane Database Syst Rev*, **3**: CD005563（2016）.

206) Hshieh TT, Yue J, Oh E, et al.: Effectiveness of multicomponent nonpharmacological delirium interventions ; A meta-analysis. *JAMA Intern Med*, **175**（4）: 512-520（2015）.

207) Rivosecchi RM, Smithburger PL, Svec S, et al.: Nonpharmacological interventions to prevent delirium ; An evidence-based systematic review. *Crit Care Nurse*, **35**（1）: 39-50 ; quiz 51（2015）.

208) Martinez F, Tobar C, Hill N : Preventing delirium ; Should non-pharmacological, multicomponent interventions be used?– A systematic review and meta-analysis of the literature. *Age Ageing*, **44**（2）: 196-204（2015）.

209) Reston JT, Schoelles KM : In-facility delirium prevention programs as a patient safety strategy ; A systematic review. *Ann Intern Med*, **158**（5 Pt 2）: 375-380（2013）.

210) Kang J, Lee M, Ko H, et al.: Effect of nonpharmacological interventions for the prevention of delirium in the intensive care unit ; A systematic review and meta-analysis. *J Crit Care*, **48** : 372-384（2018）.

211) Luther R, McLeod A : The effect of chronotherapy on delirium in critical care ; A systematic review. *Nurs Crit Care*, **23**（6）: 283-290（2018）.

212) Trogrlić Z, van der Jagt M, Bakker J, et al.: A systematic review of implementation strategies for assessment, prevention, and management of ICU delirium and their effect on clinical outcomes. *Crit Care*, **19** : 157（2015）.

213) Bannon L, McGaughey J, Verghis R, et al.: The effectiveness of non-pharmacological interventions in reducing the incidence and duration of delirium in critically ill patients ; A systematic review and meta-analysis. *Intensive Care Med*, **45**（1）: 1-12（2019）.

214) Herling SF, Greve IE, Vasilevskis EE, et al.: Interventions for preventing intensive care unit delirium in adults. *Cochrane Database Syst Rev*, **11** : CD009783（2018）.

215) Woodhouse R, Burton JK, Rana N, et al.: Interventions for preventing delirium in older people in institutional long-term care. *Cochrane Database Syst Rev*, **4** : CD009537（2019）.

216) Haley MN, Casey P, Kane RY, et al.: Delirium management ; Let's get physical? —A systematic review and meta-analysis. *Australas J Ageing*, **38**（4）: 231-241（2019）.

217) Litton E, Carnegie V, Elliott R, et al.: The Efficacy of Earplugs as a Sleep Hygiene Strategy for Reducing Delirium in the ICU ; A Systematic Review and Meta-Analysis. *Crit Care Med*, **44**（5）: 992-999（2016）.

218) Groves RL : Increasing Light Exposure for the Prevention of Delirium ; A Systematic Review. *Dimens Crit Care Nurs*, **38**（2）: 96-107（2019）.

219) Kalisvaart KJ, de Jonghe JF, Bogaards MJ, et al.: Haloperidol prophylaxis for elderly hip-surgery patients at risk for delirium ; A randomized placebo-controlled study. *J Am Geriatr Soc*, **53**（10）: 1658-1666（2005）.

220) Prakanrattana U, Prapaitrakool S : Efficacy of risperidone for prevention of postoperative delirium in cardiac surgery. *Anaesth Intensive Care*, **35**（5）: 714-719（2007）.

221) Larsen KA, Kelly SE, Stern TA, et al.: Administration of olanzapine to prevent postoperative delirium in elderly joint-replacement patients ; A randomized, controlled trial. *Psychosomatics*, **51**（5）: 409-418（2010）.

222) Wang W, Li HL, Wang DX, et al.: Haloperidol prophylaxis decreases delirium incidence in elderly patients after noncardiac surgery ; A randomized controlled trial*. *Crit Care Med*, **40**（3）: 731-739（2012）.

223) Hakim SM, Othman AI, Naoum DO : Early treatment with risperidone for subsyndromal delirium after on-pump cardiac surgery in the elderly ; A randomized trial. *Anesthesiology*, **116**（5）: 987-997（2012）.

224) Page VJ, Ely EW, Gates S, et al.: Effect of intravenous haloperidol on the duration of delirium and coma in critically ill patients（Hope-ICU）; A randomised, double-blind, placebo-controlled trial. *Lancet Respir Med*, **1**（7）: 515-523（2013）.

225) Al-Qadheeb NS, Skrobik Y, Schumaker G, et al.: Preventing ICU Subsyndromal Delirium Conversion to Delirium With Low-Dose Ⅳ Haloperidol ; A Double-Blind, Placebo-Controlled Pilot Study. *Crit Care Med*, **44**（3）: 583-591（2016）.

226) Schrijver EJM, de Vries OJ, van de Ven PM, et al.: Haloperidol versus placebo for delirium prevention in acutely hospitalised older at risk patients ; A multi-centre double-blind randomised controlled clinical trial. *Age Ageing*, **47**（1）: 48-55（2018）.

227) van den Boogaard M, Slooter AJC, Brüggemann RJM, et al.; REDUCE Study Investigators, van der Woude MCE, Besselink A, Hofstra LS, et al.: Effect of Haloperidol on Survival Among Critically Ill Adults With a High Risk of Delirium ; The REDUCE Randomized Clinical Trial. *JAMA*, **319**（7）: 680-690（2018）.

228) Al-Aama T, Brymer C, Gutmanis I, et al.: Melatonin decreases delirium in elderly patients ; A randomized, placebo-controlled trial. *Int J Geriatr Psychiatry*, **26**（7）: 687-694（2011）.

229) de Jonghe A, van Munster BC, Goslings JC, et al.; Amsterdam Delirium Study Group : Effect of melatonin on incidence of delirium among patients with hip fracture ; A multicentre, double-blind randomized controlled trial. *CMAJ*, **186**（14）: E547-556（2014）.

230) Hatta K, Kishi Y, Wada K, et al.; DELIRIA-J Group : Preventive effects of ramelteon on delirium ; A randomized placebo-controlled trial. *JAMA Psychiatry*, **71**（4）: 397-403（2014）.

231) Hatta K, Kishi Y, Wada K, et al.; DELIRIA-J Group : Preventive Effects of Suvorexant on Delirium ; A Randomized Placebo-Controlled Trial. *J Clin Psychiatry*, **78**（8）: e970-e979（2017）.

232) Xin X, Xin F, Chen X, et al.: Hypertonic saline for prevention of delirium in geriatric patients who underwent hip surgery. *J Neuroinflammation*, **14**（1）: 221（2017）.

233) Page VJ, Casarin A, Ely EW, et al.: Evaluation of early administration of simvastatin in the prevention and treatment of delirium in critically ill patients undergoing mechanical ventilation（Mo DUS）; A randomised, double-blind, placebo-controlled trial. *Lancet Respir Med*, **5**（9）: 727-737（2017）.

234) Leung JM, Sands LP, Chen N, et al.; Perioperative Medicine Research Group : Perioperative Gabapentin Does Not Reduce Postoperative Delirium in Older Surgical Patients ; A Randomized Clinical Trial. *Anesthesiology*, **127**（4）: 633-644（2017）.

235) Mu DL, Zhang DZ, Wang DX, et al.: Parecoxib Supplementation to Morphine Analgesia Decreases Incidence of Delirium in Elderly Patients After Hip or Knee Replacement Surgery ; A Randomized Controlled Trial. *Anesth Analg*, **124**（6）: 1992-2000（2017）.

236) Clemmesen CG, Lunn TH, Kristensen MT, et al.: Effect of a single pre-operative 125 mg dose of methylprednisolone on postoperative delirium in hip fracture patients ; A randomised, double-blind, placebo-controlled trial. *Anaesthesia*, **73**（11）: 1353-1360（2018）.

237) Youn YC, Shin HW, Choi BS, et al.: Rivastigmine patch reduces the incidence of postoperative delirium in older patients with cognitive impairment. *Int J Geriatr Psychiatry*, **32**（10）: 1079-1084（2017）.

238) Tampi RR, Tampi DJ, Ghori AK : Acetylcholinesterase Inhibitors for Delirium in Older Adults. *Am J Alzheimers Dis Other Demen*, **31**（4）: 305-310（2016）.

239) Campbell N, Boustani MA, Ayub A, et al.: Pharmacological management of delirium in hospitalized adults ; A systematic evidence review. *J Gen Intern Med*, **24**（7）: 848-853（2009）.

240) Hirota T, Kishi T : Prophylactic antipsychotic use for postoperative delirium ; A systematic review and meta-analysis. *J Clin Psychiatry*, **74**（12）: e1136-44（2013）.

241) Teslyar P, Stock VM, Wilk CM, et al.: Prophylaxis with antipsychotic medication reduces the risk of post-operative delirium in elderly patients ; A meta-analysis. *Psychosomatics*, **54**（2）: 124-131（2013）.

242) Zhang H, Lu Y, Liu M, et al.: Strategies for prevention of postoperative delirium ; A systematic review and meta-analysis of randomized trials. *Crit Care*, **17**（2）: R47（2013）.

243) Friedman JI, Soleimani L, McGonigle DP, et al.: Pharmacological treatments of non-substance-withdrawal delirium ; A systematic review of prospective trials. *Am J Psychiatry*, **171** (2) : 151-159 (2014).

244) Fok MC, Sepehry AA, Frisch L, et al.: Do antipsychotics prevent postoperative delirium? ; A systematic review and meta-analysis. *Int J Geriatr Psychiatry*, **30** (4) : 333-344 (2015).

245) Khan BA, Gutteridge D, Campbell NL : Update on Pharmacotherapy for Prevention and Treatment of Post-operative Delirium ; A Systematic Evidence Review. *Curr Anesthesiol Rep*, **5** (1) : 57-64 (2015).

246) Schrijver EJ, de Graaf K, de Vries OJ, et al.: Efficacy and safety of haloperidol for in-hospital delirium prevention and treatment ; A systematic review of current evidence. *Eur J Intern Med*, **27** : 14-23 (2016).

247) Cerveira CCT, Pupo CC, Dos Santos SS, et al.: Delirium in the elderly ; A systematic review of pharmacological and non-pharmacological treatments. *Dement Neuropsychol*, **11** (3) : 270-275 (2017).

248) Shen YZ, Peng K, Zhang J, et al.: Effects of Haloperidol on Delirium in Adult Patients ; A Systematic Review and Meta-Analysis. *Med Princ Pract*, **27** (3) : 250-259 (2018).

249) Liu Y, Li XJ, Liang Y, et al.: Pharmacological Prevention of Postoperative Delirium ; A Systematic Review and Meta-Analysis of Randomized Controlled Trials. *Evid Based Complement Alternat Med*, 2019 : 9607129 (2019).

250) Flannery AH, Oyler DR, Weinhouse GL : The Impact of Interventions to Improve Sleep on Delirium in the ICU ; A Systematic Review and Research Framework. *Crit Care Med*, **44** (12) : 2231-2240 (2016).

251) Zayed Y, Barbarawi M, Kheiri B, et al.: Haloperidol for the management of delirium in adult intensive care unit patients ; A systematic review and meta-analysis of randomized controlled trials. *J Crit Care*, **50** : 280-286 (2019).

252) Santos E, Cardoso D, Neves H, et al.: Effectiveness of haloperidol prophylaxis in critically ill patients with a high risk of delirium ; A systematic review. JBI Database *System Rev Implement Rep*, **15** (5) : 1440-1472 (2017).

253) Orena EF, King AB, Hughes CG : The role of anesthesia in the prevention of postoperative delirium ; A systematic review. *Minerva Anestesiol*, **82** (6) : 669-683 (2016).

254) Luo C, Zou W : Cerebral monitoring of anaesthesia on reducing cognitive dysfunction and postoperativedelirium ; A systematic review. *J Int Med Res*, **46** (10) : 4100-4110 (2018).

255) MacKenzie KK, Britt-Spells AM, Sands LP, et al.: Processed Electroencephalogram Monitoring and Postoperative Delirium ; A Systematic Review and Meta-analysis. *Anesthesiology*, **129** (3) : 417-427 (2018).

256) Punjasawadwong Y, Chau-In W, Laopaiboon M, et al.: Processed electroencephalogram and evoked potential techniques for amelioration of postoperative delirium and cognitive dysfunction following non-cardiac and non-neurosurgical procedures in adults. *Cochrane Database Syst Rev*, **5** : CD011283 (2018).

257) Wildes TS, Mickle AM, Ben Abdallah A, et al.; ENGAGES Research Group : Effect of Electroencephalography-Guided Anesthetic Administration on Postoperative Delirium Among Older Adults Undergoing Major Surgery ; The ENGAGES Randomized Clinical Trial. *JAMA*, **321** (5) : 473-483 (2019).

258) Sieber F, Neufeld KJ, Gottschalk A, et al.: Depth of sedation as an interventional target to reduce postoperative delirium ; Mortality and functional outcomes of the Strategy to Reduce the Incidence of Postoperative Delirium in Elderly Patients randomised clinical trial. *Br J Anaesth*, **122** (4) : 480-489 (2019).

259) Vallabhajosyula S, Kanmanthareddy A, Erwin PJ, et al.: Role of statins in delirium prevention in

172

critical ill and cardiac surgery patients ; A systematic review and meta-analysis. *J Crit Care*, **37** : 189-196（2017）.

260）Mattar I, Chan MF, Childs C : Factors causing acute delirium in critically ill adult patients ; A systematic review. *JBI Libr Syst Rev*, **10**（3）: 187-231（2012）.

261）Flükiger J, Hollinger A, Speich B, et al.: Dexmedetomidine in prevention and treatment of postoperative and intensive care unit delirium ; A systematic review and meta-analysis. *Ann Intensive Care*, **8**（1）: 92（2018）.

262）Duan X, Coburn M, Rossaint R, et al.: Efficacy of perioperative dexmedetomidine on postoperative delirium ; Systematic review and meta-analysis with trial sequential analysis of randomised controlled trials. *Br J Anaesth*, **121**（2）: 384-397（2018）.

263）Xing S, Ding J, Wang J, et al.: Dexmedetomidine versus midazolam/propofol sedation reduces delirium in the intensive care unit ; A systematic review and meta-analysis of randomized controlled trials. *Int J Clin Exp Med*, **11**（8）: 7727-7739（2018）.

264）Ng KT, Shubash CJ, Chong JS : The effect of dexmedetomidine on delirium and agitation in patients in intensive care ; Systematic review and meta-analysis with trial sequential analysis. *Anaesthesia*, **74**（3）: 380-392（2019）.

265）Shehabi Y, Howe BD, Bellomo R, et al.; ANZICS Clinical Trials Group and the SPICE Ⅲ Investigators : Early Sedation with Dexmedetomidine in Critically Ill Patients. *N Engl J Med*, **380**（26）: 2505-2517（2019）.

266）Nelson S, Muzyk AJ, Bucklin MH, et al.: Defining the Role of Dexmedetomidine in the Prevention of Delirium in the Intensive Care Unit. *Biomed Res Int*, 2015 : 635737（2015）.

267）Pavone KJ, Cacchione PZ, Polomano RC, et al.: Evaluating the use of dexmedetomidine for the reduction of delirium ; An integrative review. *Heart Lung*, **47**（6）: 591-601（2018）.

268）日本集中治療医学会：日本版・集中治療室における成人重症患者に対する痛み・不穏・せん妄管理のための臨床ガイドライン．総合医学社，東京（2015）.

269）松本晃明：せん妄の予防；高齢入院患者の不眠対応に着目した実践．精神医学，**60**（3）: 233-242（2018）.

270）大谷恭平，伊藤聡子，大音三枝子ほか：せん妄の予防と治療における薬物療法．臨床精神薬理，**20**（2）: 163-173（2017）.

271）井上真一郎：せん妄・不眠．薬事，**60**（9）: 1648-1653（2018）.

272）松本晃明：せん妄予防のコツ；静岡がんセンターの実践．星和書店，東京（2017）.

273）Han CS, Kim YK : A double-blind trial of risperidone and haloperidol for the treatment of delirium. *Psychosomatics*, **45**（4）: 297-301（2004）.

274）Devlin JW, Roberts RJ, Fong JJ, et al.: Efficacy and safety of quetiapine in critically ill patients with delirium ; A prospective, multicenter, randomized, double-blind, placebo-controlled pilot study. *Crit Care Med*, **38**（2）: 419-427（2010）.

275）Tahir TA, Eeles E, Karapareddy V, et al.: A randomized controlled trial of quetiapine versus placebo in the treatment of delirium. *J Psychosom Res*, **69**（5）: 485-490（2010）.

276）Maneeton B, Maneeton N, Srisurapanont M, et al.: Quetiapine versus haloperidol in the treatment of delirium ; A double-blind, randomized, controlled trial. *Drug Des Devel Ther*, **7** : 657-667（2013）.

277）Hui D, Frisbee-Hume S, Wilson A, et al.: Effect of Lorazepam With Haloperidol vs Haloperidol Alone on Agitated Delirium in Patients With Advanced Cancer Receiving Palliative Care ; A Randomized Clinical Trial. *JAMA*, **318**（11）: 1047-1056（2017）.

278）Agar MR, Lawlor PG, Quinn S, et al.: Efficacy of Oral Risperidone, Haloperidol, or Placebo for Symptoms of Delirium Among Patients in Palliative Care ; A Randomized Clinical Trial. *JAMA Intern Med*, **177**（1）: 34-42（2017）.

279）Girard TD, Exline MC, Carson SS, et al.; MIND-USA Investigators : Haloperidol and Ziprasidone for Treatment of Delirium in Critical Illness. *N Engl J Med*, **379**（26）: 2506-2516（2018）.

280）Overshott R, Vernon M, Morris J, et al.: Rivastigmine in the treatment of delirium in older people: a pilot study. *Int Psychogeriatr*, **22**（5）: 812-818（2010）.

281）van Eijk MM, Roes KC, Honing ML, et al.: Effect of rivastigmine as an adjunct to usual care with haloperidol on duration of delirium and mortality in critically ill patients ; A multicentre, double-blind, placebo-controlled randomised trial. *Lancet*, **376**（9755）: 1829-1837（2010）.

282）Atalan N, Efe Sevim M, Akgün S, et al.: Morphine is a reasonable alternative to haloperidol in the treatment of postoperative hyperactive-type delirium after cardiac surgery. *J Cardiothorac Vasc Anesth*, **27**（5）: 933-938（2013）.

283）Yang J, Choi W, Ko YH, et al.: Bright light therapy as an adjunctive treatment with risperidone in patients with delirium ; A randomized, open, parallel group study. *Gen Hosp Psychiatry*, **34**（5）: 546-551（2012）.

284）Grover S, Kumar V, Chakrabarti S : Comparative efficacy study of haloperidol, olanzapine and risperidone in delirium. *J Psychosom Res*, **71**（4）: 277-281（2011）.

285）Kim SW, Yoo JA, Lee SY, et al.: Risperidone versus olanzapine for the treatment of delirium. *Hum Psychopharmacol*, **25**（4）: 298-302（2010）.

286）Skrobik YK, Bergeron N, Dumont M, et al.: Olanzapine vs haloperidol ; Treating delirium in a critical care setting. *Intensive Care Med*, **30**（3）: 444-449（2004）.

287）Pandharipande PP, Ely EW : Humanizing the Treatment of Hyperactive Delirium in the Last Days of Life. *JAMA*, **318**（11）: 1014-1015（2017）.

288）Rivière J, van der Mast RC, Vandenberghe J, et al.: Efficacy and Tolerability of Atypical Antipsychotics in the Treatment of Delirium ; A Systematic Review of the Literature. *Psychosomatics*, **60**（1）: 18-26（2019）.

289）Kishi T, Hirota T, Matsunaga S, et al.: Antipsychotic medications for the treatment of delirium ; A systematic review and meta-analysis of randomised controlled trials. *J Neurol Neurosurg Psychiatry*, **87**（7）: 767-774（2016）.

290）Neufeld KJ, Yue J, Robinson TN, et al.: Antipsychotic Medication for Prevention and Treatment of Delirium in Hospitalized Adults ; A Systematic Review and Meta-Analysis. *J Am Geriatr Soc*, **64**（4）: 705-714（2016）.

291）Burry L, Mehta S, Perreault MM, et al.: Antipsychotics for treatment of delirium in hospitalised non-ICU patients. *Cochrane Database Syst Rev*, **6** : CD005594（2018）.

292）Flaherty JH, Gonzales JP, Dong B : Antipsychotics in the treatment of delirium in older hospitalized adults ; A systematic review. *J Am Geriatr Soc*, **59**〔Suppl 2〕: S269-276（2011）.

293）Serafim RB, Bozza FA, Soares M, et al.: Pharmacologic prevention and treatment of delirium in intensive care patients ; A systematic review. *J Crit Care*, **30**（4）: 799-807（2015）.

294）Al-Qadheeb NS, Balk EM, Fraser GL, et al.: Randomized ICU trials do not demonstrate an association between interventions that reduce delirium duration and short-term mortality ; A systematic review and meta-analysis. *Crit Care Med*, **42**（6）: 1442-1454（2014）.

295）Bathula M, Gonzales JP : The pharmacologic treatment of intensive care unit delirium ; A systematic review. *Ann Pharmacother*, **47**（9）: 1168-1174（2013）.

296）Yu A, Wu S, Zhang Z, et al.: Cholinesterase inhibitors for the treatment of delirium in non-ICU settings. *Cochrane Database Syst Rev*, **6** : CD012494（2018）.

297）Schneider LS, Dagerman KS, Insel P : Risk of death with atypical antipsychotic drug treatment for dementia ; Meta-analysis of randomized placebo-controlled trials. *JAMA*, **294**（15）: 1934-1943（2005）.

298）Rossom RC, Rector TS, Lederle FA, et al.: Are all commonly prescribed antipsychotics associated with greater mortality in elderly male veterans with dementia? *J Am Geriatr Soc*, **58**（6）: 1027-1034（2010）.

299) Pariente A, Fourrier-Réglat A, Ducruet T, et al.: Antipsychotic use and myocardial infarction in older patients with treated dementia. *Arch Intern Med*, **172**（8）: 648-653（2012）.

300) de Jonghe A, van de Glind EM, van Munster BC, et al.: Underrepresentation of patients with pre-existing cognitive impairment in pharmaceutical trials on prophylactic or therapeutic treatments for delirium ; A systematic review. *J Psychosom Res*, **76**（3）: 193-199（2014）.

301) Wada K, Morita Y, Iwamoto T, et al.: First- and second-line pharmacological treatment for delirium in general hospital setting ; Retrospective analysis. *Asian J Psychiatr*, **32** : 50-53（2018）.

302) Ohta T, Murao K, Miyake K, et al.: Melatonin receptor agonists for treating delirium in elderly patients with acute stroke. *J Stroke Cerebrovasc Dis*, **22**（7）: 1107-1110（2013）.

303) Uchiyama M, Tanaka K, Isse K, et al.: Efficacy of mianserin on symptoms of delirium in the aged ; An open trial study. *Prog Neuropsychopharmacol Biol Psychiatry*, **20**（4）: 651-656（1996）.

304) Polcwiartek C, Sneider B, Graff C, et al.: The cardiac safety of aripiprazole treatment in patients at high risk for torsade ; A systematic review with a meta-analytic approach. *Psychopharmacology*（*Berl*）, **232**（18）: 3297-3308（2015）.

305) Karz AJ, McGonigle DP, Goldberg JF, et al.: Effects of aripiprazole on the QTc ; A case report. *J Clin Psychiatry*, **76**（12）: 1648-1649（2015）.

306) Kato K, Yamada K, Maehara M, et al.: Blonanserin in the treatment of delirium. *Psychiatry Clin Neurosci*, **65**（4）: 389-391（2011）.

307) Osawa K, Ukai S, Kuriyama T : A case report of the efficacy and usefulness of asenapine in the treatment of a cancer patient with delirium and aphagia. *Palliat Support Care*, **17**（4）: 488-491（2019）.

308) 美原　盤, 谷崎義生, 小林正人ほか：脳梗塞後遺症に伴うせん妄に対する塩酸チアプリド（グラマリール®）の有用性；日本語版せん妄評価尺度 98 改訂版（DRS-R-98）を用いた検討. *Geriat Med* ＜老年医学＞, **43**（5）: 807-815（2005）.

309) 中崎公仁, 森　貴久, 岩田智則ほか：急性期脳卒中患者のせん妄症状に対する抑肝散（TJ-54）の有効性の検討. *Neurological Surgery* 脳神経外科, **41**（9）：765-771（2013）.

310) 真栄里栄, 澤山　透：アルコール離脱せん妄の治療. 臨床精神薬理, **20**（2）：181-190（2017）.

311) 木村　充：アルコール離脱せん妄. 精神医学, **60**（3）：243-252（2018）.

312) 日本サイコオンコロジー学会, 日本がんサポーティブケア学会（編）：がん患者におけるせん妄ガイドライン 2019 年版. 金原出版, 東京（2019）.

10

高齢者のアルコール関連問題

1. はじめに

　WHO（世界保健機関）が 2018 年に発表した "Global status report on alcohol and health 2018"[48] によると，2016 年には，世界で年間 300 万人が，アルコールの有害な使用のために死亡したと推計され，死因全体に占める割合は 5.3％であり，この割合は，結核（2.3％），エイズ（1.8％），糖尿病（2.8％），高血圧（1.6％），消化器疾患（4.5％），交通事故（2.5％），暴力（0.8％）による死亡を上回っている．アルコール消費による死亡の原因として，外傷（28.7％），消化器疾患（21.3％），心血管疾患（19％），感染症（12.9％），がん（12.6％）の順に多い．国内のアルコールによる死亡数は，2013 年の統計を用いた解析によると，1 年間に 32,718 人と推計され，死因の内訳は，アルコール性肝疾患（29％），自殺（18％），肝硬変（10％），溺水溺死（8％），転倒転落（8％），脳梗塞（5％）と報告されている[44]．

　一方，疾病による早死によって失われた年数（損失生存年数〈Years of Life Lost；YLL〉）に，生命は失われないものの，障害のために損なわれた健康的な生活の年数（障害生存年数〈Years Lived with Disability；YLD〉）の合計である障害調整生命年（Disability Adjusted Life Years；DALY）という指標をみると，アルコールは，世界の女性の DALY 全体の 1.6％，男性では 6.0％を占め，全要因のなかで 7 番目に高い割合となっている．とくに，年齢を 15～49 歳に限ると最も高く，男性の全 DALY の 8.9％，女性の 2.3％の原因とされる．また，同じ年代の男性の全死亡の 12.2％，女性の 3.8％がアルコールに起因するという[18]．

　アルコールによって生じる問題は，アルコールによる疾病のみならず，事故，自殺，家庭問題，労働問題など非常に多岐に及ぶ．図 1 にアルコールに関連する問題の具体的な内容を示すが[29]，人の一生にわたって，アルコールに関連したさまざまな問題が存在することが，ご理解いただけると思う．これらの問題を総括してアルコール関連問題と称するが，本章では，高齢者におけるアルコール関連問題について，アルコール依存症および長年の飲酒が認知機能に及ぼす影響や認知症との関連を中心に解説する．

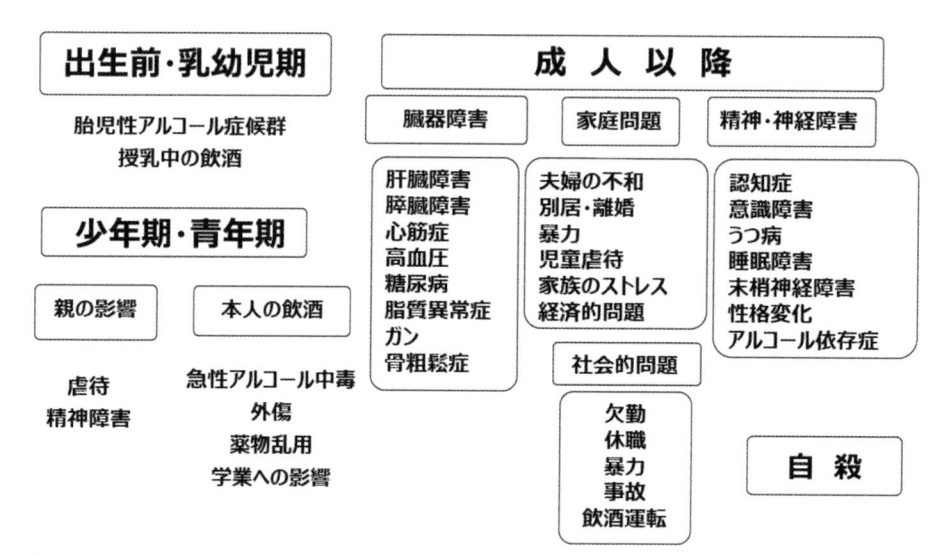

（松下幸生：健康日本 21（第二次）の中間評価とこれからの課題："飲酒"について. 医学のあゆみ, 271（10）: 1099-1104, 2019）

図1　アルコール関連問題について

2. アルコール関連問題総論

1）アルコール依存症・アルコール使用障害の概念

　アルコール依存症の疾患概念を初めて記載したのは，スウェーデンのストックホルム大学内科教授のマーヌス・フスであり，慢性的な過剰飲酒の結果としての情動障害や認知機能低下などの精神症状と末梢神経障害やけいれんなどの神経症状が，飲酒によって慢性進行性に増悪していく病態を"慢性アルコール中毒"として報告した[50]．その後，慢性アルコール中毒の概念は，意味が拡散して飲酒に関連した多くの障害が含まれることになったことから，1975年にWHOは，アルコール依存症候群という疾患概念を使用するようになった[50]．一方，アルコールに起因する身体的・精神的・社会的障害に対しては，アルコール関連障害という用語を提唱した[50]．上述のように，アルコール関連問題（関連障害とほぼ同義だが，現在は関連問題という用語が使われることが多いと思われる）は，アルコール依存症を含む広い概念だが，ここでは精神疾患としてのアルコールの問題について紹介する．

　2013年に改訂されたDSM-5（その後DSM-5-TR）では，それまでのアルコール依存の診断基準は削除され，より診断閾値が下げられた診断としてアルコール使用障害（DSM-5-TRではアルコール使用症）が提唱されたが，ICD-10ではアルコール依存症候群であり，ICD-11でもアルコール依存の診断名（日本語訳はアルコール症になる可能性もある）は継続される予定である[51]．いずれにしても，飲酒のコントロールが利かない，あるいは飲酒に関連して重大な問題が生じているにもかかわらず，飲酒を続けることが本質的な特徴である．

表1　DSM-5-TR によるアルコール使用症の診断基準

A. アルコールの問題となる使用様式で，臨床的に意味のある障害や苦痛が生じ，以下のうち少なくとも 2 つが，12 カ月以内に起こることにより示される．
  (1) アルコールを意図していたよりもしばしば大量に，または長期間にわたって使用する．
  (2) アルコールの使用を減量または制限することに対する，持続的な欲求または努力の不成功がある．
  (3) アルコールを得るために必要な活動，その使用，またはその作用から回復するのに多くの時間が費やされる．
  (4) 渇望，つまりアルコール使用への強い欲求，または衝動
  (5) アルコールの反復的な使用の結果，職場，学校，または家庭における重要な役割の責任を果たすことができなくなる．
  (6) アルコールの作用により，持続的，または反復的に社会的，対人的問題が起こり，悪化しているにもかかわらず，その使用を続ける．
  (7) アルコールの使用のために，重要な社会的，職業的，または娯楽的活動を放棄，または縮小している．
  (8) 身体的に危険な状況においてもアルコールの使用を反復する（例：自動車運転，水泳，機械の操作など）．
  (9) 身体的または精神的問題が，持続的または反復的に起こり，悪化しているらしいと知っているにもかかわらず，アルコールの使用を続ける．
  (10) 耐性，以下のいずれかによって定義されるもの：
    (a) 中毒または期待する効果に達するために，著しく増大した量のアルコールが必要
    (b) 同じ量のアルコールの持続使用で効果が著しく減弱
  (11) 離脱，以下のいずれかによって明らかとなるもの：
    (a) 特徴的なアルコール離脱症候群がある．
    (b) 離脱症状を軽減または回避するために，アルコール（またはベンゾジアゼピンのような密接に関連した物質）を摂取する．
該当する項目の数によって重症度を特定する．軽度：2〜3 項目の症状が存在する．中等度：4〜5 項目の症状が存在する．重度：6 項目以上の症状が存在する．

（日本精神神経学会日本語版用語監修，髙橋三郎，大野　裕監訳，染矢俊幸，神庭重信，尾崎紀夫，三村　將，村井俊哉，中尾智博訳：アルコール使用症．DSM-5-TR™ 精神疾患の診断・統計マニュアル，535-536，医学書院，東京，2023 より作成）

DSM-5-TR のアルコール使用症の診断基準を表 1[2,35]に，ICD-10 のアルコール依存症候群の診断基準を表 2[56,59]に示す．

2）アルコール関連障害の症状

　アルコール使用障害は，飲酒に関連して重大な問題が生じているにもかかわらず，飲酒を続けることが本質的な特徴である．

　精神科領域の国際的診断基準には WHO による ICD-10 と米国精神医学会による DSM-5-TR が用いられるが，DSM はその改訂にあたって大きな変更がなされた．旧版の DSM-Ⅳ ではアルコールに関連した診断をアルコール依存症とアルコール乱用に分けていたが，DSM-5 ではアルコール使用障害，DSM-5-TR ではアルコール使用症に統一された．診断基準を表 1 に示すが，おおむね DSM-Ⅳのアルコール乱用と依存を合わせたものになっている．基準の変更に加えて，該当する項目数によって重症度を定めることも新たに設定された．改訂によって診断閾値は明らかに下がったが，その目的としては，早期に発見して介入することにあると考えられる．

表 2　ICD-10 によるアルコール依存症候群の診断基準

依存の確定診断は，通常過去 1 年間のある期間，次の項目のうち 3 つ以上が経験されるか出現した場合にのみ下すべきである．
①飲酒への強い欲望あるいは強迫感
②飲酒の開始，終了，あるいは使用量に関して，飲酒行動の統制が困難（抑制喪失）．時間に関係なく飲酒したり，仕事中の飲酒といった飲酒の開始のコントロールの障害や夜遅くまで飲むなどの終了のコントロールの障害，飲み始めるとある程度酔うまで飲むといった飲酒量のコントロールの障害がみられる
③飲酒を中止もしくは減量したときの生理学的離脱状態．アルコールに特徴的な離脱症候群の出現や，離脱症状を軽減するか避ける意図で飲酒することが証拠となる．アルコール離脱としては，手指振戦，発汗，嘔気・嘔吐，下痢，睡眠障害，頻脈，血圧上昇，イライラ感，けいれん発作，幻覚，せん妄などがみられる
④はじめはより少量で得られた飲酒の効果を得るために，飲酒量を増やさなければならないような耐性の証拠．依存症では，通常であれば致死量に相当する量を飲酒していることもある
⑤飲酒のために，それに代わる楽しみや興味をしだいに無視するようになり，飲酒や二日酔いからの回復に要する時間が延長する（飲酒中心の生活）．飲酒以外の楽しみを失い，飲酒中心の生活となる
⑥明らかに有害な結果が起きているにもかかわらず，依然として飲酒を続ける．たとえば過度の飲酒による肝臓障害，ある期間多量飲酒した結果としての抑うつ気分状態，飲酒に関連した認知機能の障害などの害．飲酒している者がその害の性質と大きさに実際に気づいていることを確定するよう努力しなければならない（負の強化への抵抗）

（出典：文献 56，59）

3）アルコール依存症の疫学

　国内では，近年は 5 年ごとに飲酒実態調査が行われており，その結果が報告されている[43,45]．この調査では ICD-10 によるアルコール依存症（過去 1 年）の有病率と全国の患者数を推計しているが，一連の調査によると，2003 年は 0.3%（95%信頼区間〈CI〉：0.1-0.5%）で患者数は 26 万人（95%CI：10〜56 万人），2008 年は 0.3%（95%CI：0.1-0.5%），29 万人（95%CI：10〜57 万人），2013 年は 0.5%（95%CI：0.3-0.7%），57 万人（95%CI：30〜88 万人），2018 年は 0.2%（0.1-0.4%），26 万人（95%CI：11〜40 万人）と依存症の有病率や患者数は増減しながらもおおむね変化のないことが示されている[43,45]．

　一方，わが国におけるアルコール関連問題の規模を示唆する統計値として，アルコールによる経済的損失の大きさが報告されている[44]．2003 年，2008 年，2013 年に行われた成人の飲酒行動に関する全国調査結果および関連する統計情報から推計されたアルコールによる社会的損失額は，2003 年は 3 兆 7564 億円（95%CI：2 兆 6808 億円〜4 兆 8319 億円），2008 年は 3 兆 4544 億円（95%CI：2 兆 3744 億円〜4 兆 5343 億円），2013 年は 3 兆 3628 億円（95%CI：2 兆 5312 億円〜4 兆 1942 億円）と推計され，酒税収入を大きく上回っていることが示された．その内訳としては，問題飲酒による労働効率低下による損失，アルコールの害による早期死亡者の賃金損失，アルコールが起因する疾患の治療費の順で高額であった[44]．

　一方，厚生労働省の患者調査によると，アルコール依存症や乱用による受療者数は約 5 万人程度で推移している．住民調査による依存症者の推計数とは大きく異なるが，これは以下のように解釈できるであろう：①相談窓口がわからなかったり，本人の否認などのため受療に至らない，②内科など他の診療科に合併症の治療を求めて受診している，③依存症であっ

ても医療機関を訪れる人の割合は限られている（米国での調査では 24％程度），④一時的に依存症の状態になっても自然回復するケースが一定の割合で存在する．

　アルコール依存症の経過や予後については，治療を求めて受診したケースを対象に多くの調査があるが，自然経過については，アルコール乱用の約 7 割が自然経過のなかで軽快しており，アルコールを目的とした治療を受ける者は 25％に満たず，治療を受けていないケースでは多くが低リスク飲酒を達成しているという報告[57]があり，必ずしも治療を受けなければ回復しないとはいえない面も指摘されている．その一方で，精神科に入院した 472 人のアルコール依存症者の 4.4 年後の生死に関する調査では，断酒を継続した，または時に飲酒するが入院前より減った者（改善群）の死亡率は 7.4％に対して入院前の飲酒に戻った者（再発群）では 38.5％の死亡率であった[60]．対象者を糖尿病，肝硬変の有無で分けると，糖尿病または肝硬変の合併のない者で改善群の死亡率は 6％に対して再発群は 28％，糖尿病を合併した者のうち，改善群の死亡率は 10％に対して再発群は 74％，肝硬変を合併していた者のうち，改善群の死亡率は 12％に対して再発群は 65％と再発すると死亡率が著しく高くなるが，とくに合併症があるとより大きく死亡率が上昇する．このようにアルコール依存症は他の精神疾患と比較して死亡率が高いことが特徴であり，再発は生命予後を悪化させると認識することが重要である[60]．

4）アルコール関連障害の治療

　依存症の多くは身体合併症のために最初に身体科を受診することがほとんどだが，依存症が疑われる場合は可能ならば専門治療施設へ紹介することが望ましい．

　一般的に治療段階は，①離脱期，②離脱後のリハビリテーション，③再飲酒防止のためのアフターケアに分けられる．離脱が軽度で身体合併症も軽症で自傷他害のおそれがなければ通院でも治療可能だが，①明らかな自律神経興奮が認められる，②振戦せん妄や離脱けいれんの既往がある，③妊娠，重篤な身体合併症やうつ病など他の精神疾患を伴う，④自傷他害のおそれがある，⑤過去の治療歴から外来で断酒できないことが明らかな場合，⑥過量摂取による呼吸抑制や昏睡状態，⑦重篤な離脱症状（せん妄など），⑧急性または慢性身体合併症があり，外来では安全な解毒ができない，⑨外来治療では断酒できないことが以前の治療歴から明らか，⑩明らかな精神科合併症があり，自傷他害のおそれが高い（うつ病で希死念慮がある，急性精神病状態にある等），⑪酩酊しており，自傷他害のおそれが高いといったケースは入院治療を原則とする[34]．入院治療の目的は，①離脱への対応，②断酒を始めるきっかけ，③合併症の治療，④依存症への洞察を深めて断酒の動機づけを強化することにある．治療法としては，依存症の理解を深めるための教育や集団による精神療法，認知行動療法が中心である．さらに，自助グループへの参加や断酒継続のための薬物療法を行っていく．心理社会的治療は，集団治療を原則とするが，動機づけ面接を中心とした個人精神療法，集団認知行動療法，酒害教育のほか，断酒会や Alcoholics Anonymous（AA）などの自助グループへ導入するよう努めることも必要である．近年，新たな薬物療法が導入されたが，ア

ルコール依存症の治療において心理社会的治療が治療の中心であることに変わりはない.

　断酒を目標とした薬物療法には，以下のものがある．抗酒剤は患者の理解を得たうえで使用することを原則とし，家族などの協力でコンプライアンスを守るとよりいっそうの効果が期待できる．抗酒剤としては，ジスルフィラム 0.2 g またはシアナミド 7〜10 mL を朝 1 回服用する．これらの薬剤はアルコールが代謝されて出来たアセトアルデヒドを酸化するアルデヒド脱水素酵素の阻害薬である．抗酒剤服用後に飲酒すると，アセトアルデヒドが代謝されず，高アセトアルデヒド血症を生じて顔面紅潮，眩暈，嘔気，血圧低下などの反応を生じさせる．シアナミドは肝細胞にスリガラス様封入体を形成して慢性的な炎症を起こすため，使用する場合は短期間にする．重篤な心疾患，肝障害（肝硬変など），腎疾患，呼吸器疾患のある人，または妊婦には使用しない[30]．

　抗酒剤に加えて新たに承認されたのが，アカンプロサートである．2013 年に承認されたアルコール依存症の治療薬であり，心理社会的治療と併用して離脱症状の治療終了後に開始する．抗酒剤のようにアルコールと反応を起こすことはなく，飲酒欲求を抑制して断酒率を向上する効果が認められているが，抗酒剤と併用することも可能である．服用開始時には副作用として下痢が出現することがあるが，服用を継続する間に軽減することが多い[30]．

3．高齢者のアルコール関連障害

1）高齢者における飲酒の傾向

　加齢によってアルコールの影響も変化することが知られており，高齢者は同じ飲酒量でも若年者より血中アルコール濃度が上昇しやすいという特徴がある．それには，以下の 2 つの理由が考えられている．まず，経口摂取したアルコールの一部は，胃に滞留している間にアルコール脱水素酵素（alcohol dehydrogenase；ADH）の働きによりアセトアルデヒドに酸化されるが，高齢者では胃や肝臓の ADH 活性が 20〜50%低下しているため[24]，経口摂取したアルコールがあまり代謝されずに吸収されて血中濃度が高くなる．もう 1 つは，加齢による体内の水分の割合の低下，筋肉の減少，脂肪の増加といった体組成の変化による．アルコールは体内では水分に溶けるため，体組成における水分の減少は，アルコール濃度を上昇させることになる[6]．そのほかにも，高齢者の場合は，さまざまな疾患のために複数の治療薬を服用していることが多いが，アルコールとの相互作用によって双方の代謝が変化することも指摘されている[6]．

2）高齢者におけるアルコール関連障害の特徴

　高齢アルコール依存症には，孤独，喪失感，不安といった高齢者独特の心理，退職（生きがいの喪失），近親者の死といったライフイベント，高齢になることによって生じる生物学的変化（アルコール代謝の低下や体内の水分の減少による相対的血中濃度の上昇）が関与していると考えられている．

表 3　若年発症と高齢発症アルコール依存症の臨床的相違点

臨床的特徴	若年発症	高齢発症
発症要因	遺伝要因の関与が大きい	環境要因の関与が大きい
飲酒量・頻度	多い	少ない
身体合併症	重症	軽症
飲酒促進因子	—	ライフイベントが関与
性格要因	不安，抑うつ傾向が強い	心理的に安定
その他	犯罪歴，経済問題が多い	—
治療中断	多い	少ない
断酒転帰	不良	良好

（松下幸生：高齢化社会の中でのアルコール問題．日本アルコール関連問題
学会雑誌，12：64-71，2010）

　その臨床特徴として，以下が挙げられる：①酩酊時の異常言動（暴言，イライラ，酔って
路上で寝込む，失禁など）が多い，②手指振戦や発汗（自律神経興奮）といったアルコール
離脱症状は多くないが，注意障害が遷延化することが多い，③身体合併症（がん，糖尿病，
高血圧など）が多い，④飲酒による衰弱，栄養障害が目立つ，⑤認知症の合併が高率である，
⑥発症年齢により，臨床的特徴や治療反応性が異なる[1]．

　さらに，高齢者の場合，生理的な変化のためにアルコール耐性がはっきりしなかったり，
飲酒量は若いころよりむしろ減少していたりすることも多く，飲酒量が判断基準にならない
場合があること，上述の自律神経興奮を中心とした離脱症状は，若い依存症者より少ないと
いった点で，アルコール依存症の診断基準の項目に当てはまらない点があり，現在用いられ
ている診断基準も高齢者向けに見直す必要があるとの意見もある[40]．

　また，高齢の依存症の特徴として，表 3 に示すように，アルコール依存症の発症年齢に
よって臨床的特徴や治療反応性が異なる点が挙げられる[27]．

3）高齢のアルコール依存症のスクリーニング

　日常臨床では以下のような場合に，高齢者のアルコール問題が疑われる：①血圧上昇など
慢性疾患の悪化，②長期に継続している薬物療法の効果が変化した場合，③胃腸疾患の発生，
④頻回の転倒，⑤心不全，⑥誤嚥性肺炎，⑦脱水，⑧栄養不良，⑨認知機能と精神症状の悪
化，⑩セルフケアの低下，⑪失禁，⑫けいれん発作，⑬救急外来の頻回な受診，⑭外来予約
のキャンセルや服薬コンプライアンスの低下[6,12]．また，慢性疼痛，最近の退職などのライ
フスタイルの変化，社会からの孤立，配偶者・家族・友人などとの死別や社会的な立場の喪
失，経済的負担といった要因も高齢アルコール使用障害症例にはよくみられることが指摘さ
れている[12]．

　プライマリ・ケアにおける高齢者のアルコール問題のスクリーニングに関する系統的レビ
ューによると，AUDIT（Alcohol Use Disorders Identification Test，表 4）[20]やその短縮版で
ある AUDIT-C（Alcohol Use Disorder Identification Test-consumption：AUDIT の最初の 3

表4　AUDIT

1．あなたはアルコール含有飲料をどのくらいの頻度で飲みますか？
　　　　　　0．飲まない　　　　　　　1．1ヶ月に1度以下　　　　　2．1ヶ月に2～4度
　　　　　　3．1週間に2～3度　　　4．1週間に4度以上
2．飲酒するときには通常どのくらいの量を飲みますか？
　　ただし，日本酒1合＝2単位，ビール大瓶1本＝2.5単位
　　ウイスキー水割りダブル1杯＝2単位，焼酎お湯割り1杯＝1単位
　　ワイングラス1杯＝1.5単位，梅酒小コップ1杯＝1単位
　　（1単位＝純アルコール9～12 g）
　　　　　　0．1～2単位　　　　　　1．3～4単位　　　　　　　　2．5～6単位
　　　　　　3．7～9単位　　　　　　4．10単位以上
3．1度に6単位以上飲酒することがどのくらいの頻度でありますか？
　　　　　　0．ない　　　　　　　　1．1ヶ月に1度未満　　　　　2．1ヶ月に1度
　　　　　　3．1週間に1度　　　　4．毎日あるいはほとんど毎日
4．過去1年間に飲み始めると止められなかったことが，どのくらいの頻度でありましたか？
　　　　　　0．ない　　　　　　　　1．1ヶ月に1度未満　　　　　2．1ヶ月に1度
　　　　　　3．1週間に1度　　　　4．毎日あるいはほとんど毎日
5．過去1年間に普通だと行えることを飲酒していたためにできなかったことが，どのくらいの頻度でありましたか？
　　　　　　0．ない　　　　　　　　1．1ヶ月に1度未満　　　　　2．1ヶ月に1度
　　　　　　3．1週間に1度　　　　4．毎日あるいはほとんど毎日
6．過去1年間に深酒の後，体調を整えるために朝迎え酒をしなければならなかったことがどのくらいの頻度でありましたか？
　　　　　　0．ない　　　　　　　　1．1ヶ月に1度未満　　　　　2．1ヶ月に1度
　　　　　　3．1週間に1度　　　　4．毎日あるいはほとんど毎日
7．過去1年間に，飲酒後罪悪感や自責の念にかられたことが，どのくらいの頻度でありましたか？
　　　　　　0．ない　　　　　　　　1．1ヶ月に1度未満　　　　　2．1ヶ月に1度
　　　　　　3．1週間に1度　　　　4．毎日あるいはほとんど毎日
8．過去1年間に飲酒のため前夜の出来事を思い出せなかったことが，どのくらいの頻度でありましたか？
　　　　　　0．ない　　　　　　　　1．1ヶ月に1度未満　　　　　2．1ヶ月に1度
　　　　　　3．1週間に1度　　　　4．毎日あるいはほとんど毎日
9．あなたの飲酒のために，あなた自身か他の誰かが怪我をしたことがありますか？
　　　　　　0．ない　　　　　　　　2．あるが，過去1年にはない
　　　　　　4．過去1年間にある
10．肉親や親戚，友人，医師あるいは他の健康管理にたずさわる人が，あなたの飲酒について心配したり，飲酒量を減らすよう勧めたりしたことがありますか？
　　　　　　0．ない　　　　　　　　2．あるが，過去1年にはない
　　　　　　4．過去1年間にある

10問の合計点数が8点以上で何らかのアルコール問題が示唆される．
（廣　尚典：CAGE, AUDITによる問題飲酒の早期発見 アルコール関連問題とアルコール依存症．日本臨牀，55（特別号1）：589-593, 1997）

問からなる）は，60歳以上の者の危険な飲酒や有害な飲酒をスクリーニングするのに有用であり，4問からなるCAGE（アルコール依存症スクリーニングテスト，表5）[16]は依存のスクリーニングに有用であることが報告されている[4]．

4）高齢のアルコール依存症への介入と治療
　アルコールに関連した問題が軽度または軽症の依存症の場合には，簡易な介入で飲酒量が

表5　CAGE

1. 飲酒量を減らさなければならないと感じたことがありますか
2. 他人があなたの飲酒を非難するので気に障ったことがありますか
3. 自分の飲酒について悪いとか申し訳ないと感じたことがありますか
4. 神経を落ち着かせたり，二日酔いを治すために「迎え酒」をしたことがありますか

2つ以上に該当した場合にアルコール依存の可能性が示唆される．
（Ewing JA，北村俊則訳：CAGE 質問票．精神科診断学，2（3）：359-363，1991）

減るなどの効果が示されており，簡易介入と呼ばれる．飲酒に関連した問題のスクリーニングとそのフィードバック，飲酒問題に関する教育，対象者自身が決める目標の設定，飲酒日記，フォローアップなどが用いられる．簡易介入は，アルコールの専門医療機関でなくとも，プライマリ・ケアや産業の場面でも活用され，医師のほか，看護師，心理士，保健師，栄養士などさまざまな職種によって実施される．

　高齢者においても簡易介入の効果が示されており，60 歳以上の患者を対象として内科医が実施した簡易介入の効果についてランダム化比較試験が行われており，介入群は対照群と比較して，1 年後に飲酒に関連した相談の増加，危険な飲酒の減少，飲酒量の減少，救急外来受診の減少などの効果が認められている[14]．

　アルコールの専門医療機関における治療効果を検討した研究は数少ないが，高齢の患者は若い患者より治療成績が良好であることが報告されている[5]．退役軍人の高齢アルコール依存を対象として高齢者のみのグループとさまざまな年齢を含むグループにランダムに分けてその効果を比較したところ，高齢者のみの群は，さまざまな年齢の群より 1 年後の断酒率が2.1 倍高かったとされる[5]．また，高齢者は若年者より治療プログラムの脱落が少なく，プログラムを終了する割合が若年者の 2 倍であったことが示されている[5]．また，筆者らの施設では，認知症や健忘障害を合併したアルコール依存症でも比較的入院治療成績が良好であったことを報告している[33]．

　一方，高齢者では再発予防について配慮すべき点のあることも指摘されている．すなわち，高齢者の特徴でもある社会的孤立，孤独，喪失，うつは再発に先行することが指摘されている[5]．また，身体合併症が多いことは高齢者の特徴だが，飲酒問題のある高齢者では，問題のない高齢者より疼痛と飲酒が関連しやすいことを指摘する報告[5]がある．再発予防には認知行動療法，家族療法，自助グループ，薬物療法が効果的であることが指摘されている[5]．

4．アルコールによる中枢神経の障害

　少量〜中等量のアルコールによる中枢神経への障害については議論があるが，慢性の多量飲酒が中枢神経に及ぼす影響については確立している[58]．また，近年は脳画像研究の進歩によって慢性のアルコール使用による脳への影響に関する理解も大きく進んだ．ここでは，アルコールによる中枢神経の障害について概説する．

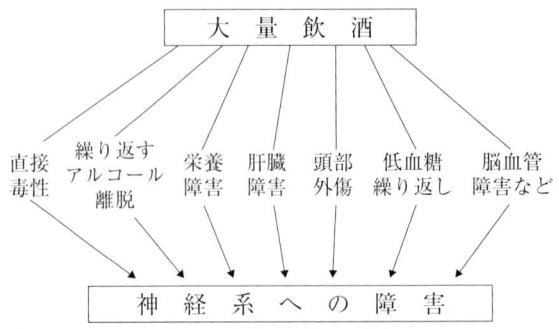

（Oscar-Berman M, Shagrin B, Evert DL, et al.: Impairments of brain and behavior ; The neurological effects of alcohol. *Alcohol Health Res World*, 21（1）: 65-75, 1997 より筆者が翻訳）

図2　慢性的な多量飲酒による中枢神経障害をもたらす要因

1）脳の構造や容積の変化

　半世紀以上も前から飲酒が脳萎縮と関連することは，剖検調査から示されており[11]，その後も CT や MRI を用いた研究によってさらに詳細に検討されるようになった．最近のレビューによると，少量〜中等量の飲酒と脳への影響については，直線的な飲酒量に依存した影響が認められている[38,55]．これらの結果を概説すると，少量〜中等量のアルコールは全脳容積，海馬，扁桃体，前頭および頭頂容積の減少と相関しており，脳室容積や灰白質の萎縮の度合い，白質の高信号の増大と関連していた[58]．また，アルコール乱用を除いた39〜45歳の男女353人を対象とした横断調査によると，アルコール使用障害のスクリーニングテストである AUDIT-C のポイントが1点上昇するごとに全脳容積が0.2％減少していたという[21]．

　アルコール使用障害においては，前頭葉を中心とした広範な皮質萎縮がみられ，小脳，海馬，扁桃体，脳梁も慢性的な多量のアルコールに感受性が高いことが示されている．また，白質の容積減少は灰白質の容積減少より目立つことが報告されている[58]．

2）アルコールによる中枢神経障害のメカニズム

　アルコール依存症に代表される慢性的な多量飲酒が中枢神経を障害するメカニズムとしては，図2に示すさまざまな要因がある[41]．

　中枢神経障害のメカニズムは十分に解明されているわけではないが，栄養障害の代表であるチアミン（ビタミンB_1）欠乏，アルコールやアセトアルデヒドは直接的に神経毒性をもたらすことが知られている．チアミン欠乏による神経毒性については後述する．また，間接的な経路としてアルコールによって誘発された神経炎症や酸化ストレスも注目を集めている[31,32,62]．さらに最近では，チアミン欠乏によって脳血液関門が障害されて鉄が過剰に脳に入って蓄積することが間接的な経路として提唱されている[25]．脳における鉄の沈着は，アルツハイマー病などの神経変性疾患において認知機能を障害する原因となることが示唆されており，まだアルコール関連認知症では証明されてはいないものの，予防や治療に役立つ可能

性のある仮説として注目される[58]．また，認知症疾患とアルコール使用障害との遺伝的関連も示唆されており，セロトニン神経伝達を調整する *SLC6A4* 遺伝子[9]やアルツハイマー病や前頭側頭型認知症において重要な役割を果たすとされる *MAPT* 遺伝子との関連が示唆されている[15]．

5．アルコールによる認知機能低下

　前節では，慢性的なアルコールの摂取は，脳の広範な領域に悪影響を及ぼし，脳萎縮や中枢神経系の障害をもたらすことを概説した．これらのアルコールによる脳の構造的，機能的変化は，アルコール関連脳損傷（alcohol-related brain damage；ARBD）と総称される．本節では，アルコール使用障害（alcohol use disorder；AUD）患者に伴う ARBD について，まず加齢との関連について述べる．続いて，ARBD に伴う認知機能障害の特徴について，ウェルニッケ脳症（Wernicke's encephalopathy；WE）に対する治療が遅延あるいは見逃された場合に発症する重度の認知機能障害であるコルサコフ症候群（Korsakoff syndrome；KS）と，それ以外の認知機能低下に分けて解説する．

1）アルコール関連脳損傷と加齢の関係

　ARBD による認知機能障害は，アルコール摂取をやめた直後，しばらく持続することが知られている．たとえば，解毒後の禁酒した状態のアルコール依存症患者の 50～75％に何らかの認知機能の障害がみられるという報告[13,46,54]がある．

　一方で，AUD 患者に伴う認知機能低下は，一定の断酒期間の経過後には回復することが知られている．しかし，認知機能の回復に必要とされる時間は，合併症の有無や栄養状態，年齢などが関係し，個人差が大きい．筆者らの AUD 患者への知能評価や認知機能検査を各種施行した経験から，ARBD による認知機能低下の回復は，完全断酒してから半年ぐらいで一応の回復がみられるという印象がある．しかし，高齢患者の場合は，より長期間を要し，断酒継続後，1 年以上かかることもまれではなく，なかには進行性の認知症に移行していく症例も一定数認める．実際，AUD 入院患者を対象に施行した認知機能障害のスクリーニングテスト，Mini-Mental State Examination（MMSE）の得点を検討した調査では，中高年層（50 歳代）と高齢（60 歳代，70 歳代）を比べると，高齢層では，入院治療の前後で改善割合が低いという報告[26]がある．高齢のアルコール依存症患者のうち，入院治療の初期段階で認知機能障害を伴う患者は，退院時，自宅に戻れず施設や転院となる割合が高かったという報告[36]もあり，高齢で認知機能低下を伴うと，2～3 か月という短期の入院期間では，回復がむずかしいことが示唆される．

　また，長期間の縦断研究（前向きコホート）から，中高年期に AUD の既往歴があると，高齢期に記憶障害を発症するリスクが高まることや，認知症の有病率が高くなることが示されている[23,47]．

　さらに，AUD 患者の脳の加齢は，正常な加齢に比べて加速することが明らかになっている．たとえば，AUD の疾患特異的に損傷される海馬領域を明らかにすることを目的として，詳細な MRI 画像解析を行った研究によると，CA2 ＋ 3 という海馬の下位領域は，AUD のある中高年（平均年齢 53.7 ± 8.8）では，その年齢で期待される容積より有意に減少していることが示された[61]．したがって，これまでの研究から AUD の既往歴や，大量のアルコール摂取歴（およそ 1 日あたり純アルコール量 60 g を超える多量飲酒[注]）は，脳の老化の加速と関連し，高齢期における認知症発症リスクを高めることが明らかになっている．

　その一方で，中年期から高齢期における少量〜中程度の飲酒が認知機能に与える影響については，これまで「まったく飲まないより，適度なアルコール摂取は認知機能保持に効果がある」という研究結果が示されてきた．これは，多量飲酒では病気のリスクが高まる一方で，少量〜中程度の飲酒は，まったく飲まない群と比較すると，心疾患や認知症などの特定の疾患では発症リスクが下がるというエビデンスに由来していた．飲酒量を X 軸に，病気の発症リスクを Y 軸にしてグラフに表現すると，アルファベットの J や U のような曲線を描くことから，「J カーブ」「U カーブ」現象と呼ばれてきた．しかし，近年，これは正しくない研究手法によって導き出された，誤った結論であることが指摘されるようになった．とくに研究手法上の欠点については，「禁酒者バイアス（abstainer bias）」が注目されている．すなわち，これまで飲酒量と認知機能の関係を調べた縦断研究の大部分は，研究対象者を比較するためのグループ分けをする手続きで，まったく飲まない群に「健康上の懸念のために人生の中盤で禁酒した人や飲酒することができなくなった人」が含まれていたのである．したがって，飲酒量でグループに分けて比較すると，まったく飲酒しない群に「健康上の問題があって禁酒した者」が含まれるために，「まったく飲まない群」が見かけ上，疾患を有する者の割合が高くなり，調査の結果を歪めていた可能性がある．これは禁酒者バイアスと呼ばれており，最近になってこのバイアスを排除した手法で研究が実施され，少量〜中程度の飲酒がもつよい効果＝疾患に対する保護的効果を否定する知見が多数報告されている．たとえば，スウェーデンの長期コホートを用いた研究[19]では，飲酒量と認知機能低下の関連について，対象者を中年期から高齢期の 10 年間にわたり追跡し，2 年ごとに合計 5 時点で認知機能評価を実施した．その結果，中年期の飲酒量が多いほど，測定したすべての時点における認知機能が低下していた．これより，著者らは，アルコール摂取と認知機能への影響に J カーブはみられず，直線的に飲酒が認知機能にもたらすネガティブな傾向があると結論づけている．

　このように，古来より「酒は百薬の長」といわれ，適量の飲酒であれば健康や長寿によい効果をもたらすとされてきた．実際に，アルコールは一時的な血管の拡張作用や，精神作用物質としてリラックスや快感をもたらす物質であり，私たちの文化や生活に強く根づいている．しかし，認知機能を良好に保つという観点からは，中高年期以降のアルコールの摂取は少量であっても控えることが望ましく，推奨されるものではないという事実を広く普及していく必要がある．

表6　アルコールの過剰摂取による認知機能障害の特徴

知的能力の分類	アルコールの影響を受けやすい能力	比較的保たれる能力
実行機能 （遂行機能）	ワーキングメモリ，精神的な柔軟性， 注意，セルフモニタリング，反応抑制	
流動性知能	概念形成，計画能力，抽象化能力， 視空間認知スキル，問題解決スキル	
学習と記憶	新しい物事の学習，自伝的記憶， 前向性の記憶，エピソード記憶	手続き記憶，潜在記憶
精神運動 スキル	自己受容性感覚（自分の身体がどこにある のかわかる感覚） 歩行安定性	
結晶性知能		全般的知能，ボキャブラリー， すでに習得した運動能力 すでに習得した一般的知識
その他	情報処理速度	すでに習得した自動化処理過程

（Bates ME, Buckman JF, Nguyen TT : A role for cognitive rehabilitation in increasing the effectiveness of treatment for alcohol use disorders. *Neuropsychol Rev*, 23（1）: 27-47，2013 より筆者が翻訳，改変引用）

　続いて，ARBD に伴う認知機能障害について，主に神経心理学的検査によって把握される認知機能低下の特徴について，コルサコフ症候群（KS）を伴う場合とそうでない場合に分けて解説する．

2）アルコール関連脳損傷に伴う認知機能障害の特徴：コルサコフ症候群以外

　慢性的で大量のアルコール摂取による認知機能低下は，年齢に関係なく，若年でもみられ，全般的知能の低下，新しい物事の学習や処理能力，注意力などの低下に加え，概念形成，抽象化，問題解決，視覚空間能力などの流動性知能にも影響を与える．また，エピソード記憶や自伝的記憶などの長期記憶もしばしば影響を受ける．とりわけ，作業記憶（working memory）や反応抑制（response inhibition）などの遂行機能（executive function）を含む前頭葉機能障害は，アルコール使用に伴う認知機能低下の特徴である[3]．

　表6に，アルコールの過剰摂取による認知機能障害の特徴について，アルコールの影響を受けやすい能力と比較的保持される能力の例を示した[3]．

　これより，アルコールの過剰摂取に伴う認知機能障害は，言語能力（ボキャブラリー，意味記憶），知識などの結晶性知能は障害されにくい一方で，概念形成や計画能力，問題解決などの流動性知能に関する領域は影響を受けやすいことがわかる．また，65歳以上の高齢のアルコール依存症について，入院患者に対して実施した MMSE と前頭葉機能検査（Frontal Assessment Battery ; FAB）の得点，各下位検査の完答率を検討したところ，遂行機能，概念形成や語の流暢性，ワーキングメモリを用いる課題に加え，見当識の正答率も低下する傾向にあること，また記憶の再生課題の完答率も低いことから，高齢患者では前頭葉機能障

害を中心とした認知機能低下に加え，短期記憶の一部である即時記憶も障害される傾向にあ
ることが示唆された[37]．

　しかし，いずれにしても次項で解説する KS を伴う場合に比べて，AUD 患者の示す認知
機能障害は比較的軽度であり，一定期間の断酒後には回復がみられることが多い．

3）ウェルニッケ・コルサコフ症候群における認知機能障害

　ARBD のうち，重度の認知機能障害を呈する状態には，ウェルニッケ・コルサコフ症候群
（Wernicke-Korsakoff syndrome；WKS）がある．未診断，未治療のウェルニッケ脳症（WE）
患者のうち，約80％が KS を発症するといわれ，全般的な前向性健忘を示すことが特徴であ
る[7]．WKS に伴う認知機能障害は，断酒後も回復がみられず，治療開始後も不可逆的，永
続的な転帰をたどることが多い．なお，「ウェルニッケ・コルサコフ症候群」という用語は，
チアミン欠乏症に関連する一連の脳障害および行動障害を示すために用いられている．

　WKS 患者の特徴として，一般的な知能，短期記憶，視知覚に関する潜在的な学習能力を
保持しているにもかかわらず，新しい出来事の記憶，歩行とバランスといった運動機能に深
刻な障害をきたす．さらに臨床的には重度の見当識障害に加えて，作話（自分で体験してい
ないことを，あたかも実体験であるかのように，1つのストーリーとして詳細に語ること）
がみられる．また，WKS 患者は，前頭葉機能障害を示すこともある．通常，WKS 合併のな
いアルコール依存症患者にみられる実行機能（遂行機能）の障害に比べると，WKS 患者で
観察されるものは比較的重度である．

　本節では，アルコールによる認知機能低下について，加齢との関連，神経心理学的検査で
測定できる認知機能障害の特徴について概説した．おわりに，慢性的にアルコールを摂取し
た者に必ず，上記のような認知機能障害が発現するわけではないことを付記する．同時に，
AUD に罹患したすべての患者が上述したすべての種類の機能の障害を示すわけではない．
すなわち，ARBD に伴う認知機能障害の発現の仕方は，非常に個人差が大きく，障害の程度
（重症度）や種類（構成要素）の不均一性によって特徴づけられる．そのため，日常臨床に
おいては，アルコール使用のある高齢者が，ARBD に伴う認知機能障害を呈すると，他の認
知機能障害をきたす疾患，とくに初期段階のアルツハイマー型認知症との鑑別が容易ではな
い．Kapaki ら[22]は，脳画像や神経心理学的検査からの情報だけでは両者の見分けが困難で
あるとし，鑑別に役立つバイオマーカー指標を検証している．したがって，老年精神医学の
専門家は，認知機能低下を疑って受診する高齢患者の背景に，アルコール問題が隠されてい
ないかを念頭においてスクリーニングすることが重要である．

6．アルコール関連認知症

　前節では，少量〜中程度であっても，慢性的な飲酒習慣は正常な加齢を加速させ，高齢期
の認知機能低下や認知症発症リスクの上昇と関連していることを紹介した．また，アルコー

ル使用障害（AUD）患者にみられる認知機能低下のうち，ウェルニッケ脳症（WE）の後遺症として発現するコルサコフ症候群（KS）が最も重篤な出現型であり，KS を合併しない場合は比較的軽度の認知機能障害であることを解説した．ここでは，アルコール関連脳損傷（ARBD）に伴う認知機能障害が固定化した状態像を表す，アルコール関連認知症（alcohol-related dementia；ARD）および，ウェルニッケ・コルサコフ症候群について取り上げ，その診断や疫学的事項について紹介する．

1）アルコール関連認知症の診断基準

　ARD は，病因や臨床像が複雑で，病理学的実証がむずかしいため，単一の疾患として診断基準は確立していない．しかし，臨床現場では高頻度に経験する病態のため，ARD の診断には，以下の基準が主に用いられている．すなわち，DSM-5-TR における「物質誘発性神経認知障害」，そして，ICD-10 では，「アルコール誘発性持続性認知症を伴うアルコール依存症」，さらに Oslin らの暫定的臨床診断基準（Probable alcohol related dementia）がある（表7）[28, 42]．

　Oslin らの基準に従うと，ARD を診断するためには，認知機能障害を呈した背景に，①一定期間持続した多量飲酒歴があること，②最終飲酒日から 60 日以上経過していること，③記憶障害，知的機能の低下などの臨床症状に加え，画像での脳萎縮や身体合併症などの病理学的所見を認めること等を軸としていることが特徴である．しかしながら，この診断基準については今のところ評価は定まっておらず，上述したとおり，個々の研究者や臨床家によりさまざまな診断基準が採用されているのが現状である．なお，ウェルニッケ・コルサコフ症候群（WKS）については，ARD の一部に分類するべきとする意見と，チアミン欠乏による原因がはっきりしている WKS は ARD とは分けて考えるべきという立場があり，いまだ見解が一致していない．

2）アルコール関連認知症の疫学的事項

　ARD の疫学データについて，過去 25 年間の研究を対象にシステマティックレビューを行い 9 件の論文が抽出された[10]．これによると，ARD の男女比率は，0.56～4.56 で男性のほうが多かった．また，有病率は，入院患者 1,000 に対し 1.19 人という数値から，高齢者専門のクリニックにおける ARD の頻度 25.6％までと範囲が広かった．また年代別にみると，若年層 30～64 歳を対象とした場合の有病率は，対人口 10 万人に対し 8.27 人であるのに対し，中高年層 45～64 歳では，対人口 10 万人に 13.91 人であったと報告されている．以上のように，診断基準がはっきりしないため，先行研究間の比較をすることは容易ではないが，著者らは，「若年性認知症における ARD の割合が比較的高いことと，可逆的な経過の可能性があることを考慮すると，ARD に関する今後の調査が必要である」と結論づけている．

表 7 アルコール関連認知症（ARD）の暫定的臨床診断基準

認知症の診断
認知症そのものの定義は DSM-Ⅳ に従う．すなわち，記憶の障害に加えて少なくとも 1 つの領域における知的機能の障害が必要である．加えて，認知障害がせん妄や薬物の急性中毒や離脱によるものではないことが必要である．

ARD の確定診断（definite）
現在のところアルコール関連認知症の確定診断となる基準は存在しない．

ARD の "疑い（probable）" 診断
A．疑い診断には以下のものを含む
1．最後にアルコールに曝露されてから 60 日以上経過した時点での認知症の存在
2．男性では週に 35 ドリンク（1 ドリンクはビール 350 m*l* に相当），女性では 28 ドリンク以上の大量飲酒が 5 年以上の期間にわたって続いていたこと．そのような大量飲酒の期間が認知症発症の 3 年以内にあったこと
B．以下のような事柄によって疑い診断が支持される
1．アルコール関連の肝臓，膵臓，胃腸，心血管または腎臓疾患の存在
2．失調または感覚性末梢多発神経障害（他の原因によるものを除く）
3．60 日を超えた断酒によって認知障害が固定または改善する
4．60 日を超えた断酒後に画像上，側脳室や脳溝離開に改善がみられる
5．小脳とくに虫部の萎縮が画像で確認される
C．以下の臨床特徴はアルコール関連認知症の診断に疑問を投げかける
1．言語障害とくに名称失語の存在
2．神経巣症状または徴候（失調または末梢感覚性多発神経障害を除く）の存在
3．画像にて皮質または皮質下梗塞，硬膜下血腫または他の局所所見の存在
4．Hachinski 虚血スコアが高いこと
D．アルコール関連認知症の診断を支持もせず疑問も投げかけない臨床特徴
1．画像上の皮質萎縮の存在
2．画像上，局所的脳梗塞を伴わない脳室周囲または深部白質病変の存在
3．アポリポ蛋白 ε4 対立遺伝子を有すること

ARD の "可能性あり（possible）" 診断
1．最終飲酒から 60 日以上後の臨床的認知症の診断
2．男性では平均で週に 35 ドリンク，女件では 28 ドリンク以上の大量飲酒が 5 年以上続いているが，大量飲酒の期間が認知障害発症の 3 年以上 10 年未満前に起こっている場合，または男性で週に平均 21 ドリンク以上 34 ドリンク以下，女性で 14 ドリンク以上 27 ドリンク以下飲酒する期間が 5 年以上存在した場合で，このような大量飲酒の期間が認知障害発症の 3 年以内に存在する場合

混合型認知症（mixed dementia）
混合型認知症の診断は臨床上，認知症の原因が 2 つ以上存在する場合に用いられる．ARD の "疑い" または "可能性あり" 診断は診断の確実性を期して用いられるべきものである．混合型認知症の診断が診断の不確実性または鑑別の意味を含むために用いられるべきではない．

（松下幸生，松井敏史：認知障害を合併した高齢アルコール依存症．日本アルコール関連問題学会雑誌，13：93-100，2011 より改変引用）

3）ウェルニッケ・コルサコフ症候群について

アルコールと関連した神経障害には表 8 に示すものが知られている[53]．そのなかでも，アルコール依存にしばしば認められる栄養障害によって生じる神経障害であるウェルニッケ脳症（WE）は代表的なものである．

WE の原因は，チアミン（ビタミン B$_1$）欠乏である．チアミンは糖質エネルギー代謝の重要な補酵素であり，体内では生成されないため，食事のみから摂取する必要がある．欠乏するとピルビン酸脱水素酵素，α ケトグルタル酸脱水素酵素，トランスケトラーゼといった重

表8　アルコールに関連する主な神経障害

脳挫傷
虚血性卒中
出血性卒中（脳内出血，硬膜外血腫，硬膜下血腫，クモ膜下出血など）
けいれん
脊髄損傷
ウェルニッケ・コルサコフ症候群
ペラグラ
Marchiafava-Bignami 病
進行性認知機能低下（軽度認知障害や認知症など）
末梢神経障害
神経および神経根損傷（コンパートメント症候群など）
ミオパチー
運動障害（振戦，アステリクシス，舞踏病を含む）
中枢神経系感染症

(Sico JJ, Amin H, Sorokin A, et al.: Neurologic disorders related to alcohol and other drug use. *In* The ASAM Principles of Addiction Medicine, 5th ed., ed. by Ries RK, Fiellin DA, Miller SC, et al., 1178-1194, Wolters Kluwer, Philadelphia, PA, 2014 より筆者が翻訳)

　要な酵素の活性が著明に低下する．多量飲酒は WE の直接の原因ではないが，先進国の WE 症例のほとんど（90％）にアルコール依存症が関連している[39]．その理由として，アルコール依存では食事摂取不良により栄養障害をきたすことが多く，摂取量低下によってチアミン欠乏が生じることに加えて，アルコールそのものが腸粘膜を障害してチアミンの輸送を減少させること，チアミンの吸収がアルコール離脱によくみられる下痢や嘔吐により阻害されること，アルコールがチアミンの活性化（リン酸化）を阻害すること，チアミンのリン酸化にはマグネシウムが補因子として必要だが，マグネシウムもアルコール依存では欠乏することが多い．さらに，アルコール分解に必要なチアミン必要量の増加，肝障害によるチアミン貯蔵能の低下と代謝機構の破綻などのため，欠乏をきたしやすいことが知られている[52]．なお，多量飲酒が背景にある WE と飲酒とは無関係の WE を比較すると，WE の後遺症である KS（健忘症候群）を後遺する頻度が，アルコール性 WE で高いことが指摘されており[49]，アルコールは WE を修飾するような役割を果たしているものと考えられる．
　WE の臨床診断には Caine ら[8]の診断基準が提唱されている．すなわち，①栄養障害，②眼球運動障害，③小脳失調，④意識障害から2つ以上を満たした場合に WE を推定診断するものである．病理診断された WE 症例において古典的3徴（意識障害，眼症状，小脳失調）を適用すると 22％しか診断できないのに比べて，この基準を用いると 85％に感度が上昇したと報告されている[8]．
　WE の診断は臨床所見が中心となるが，血中チアミン濃度測定は特異度が高く，有用である．頭部 MRI も補助診断には有用であるが，中脳水道周囲，視床，乳頭体の T_2 および FLAIR 高信号所見は，特異度は高いが（93％），感度が低い（53％）ことに注意が必要である[17]．

WE の治療はチアミンの大量投与である[17]．リン酸化されていないフリーチアミンの血中半減期は 96 分と短いため，1 日 2〜3 回投与することが望ましいと考えられる[17]．その投与量や投与期間にはコンセンサスが得られていないが，経静脈的に塩酸チアミン 200 mg を 1 日 3 回投与することで非アルコール性 WE では効果があったとされる．一方，アルコール性 WE では投与量を多くして 500 mg を 1 日 3 回が推奨される[52]．そのエビデンスははっきりしないが，アルコール性の場合は，慢性的にサブクリニカルなチアミン欠乏の状態にあることやアルコール離脱による脳障害を合併していることが多いこともその理由であろう[17]．2〜3 日投与して反応があれば，塩酸チアミン 250 mg 静注または筋注を 3〜5 日間または症状改善がみられなくなるまでとされている[52]．

7．おわりに

アルコール関連問題について紹介し，その影響の大きさについてのエビデンスを示した．次に，高齢者のアルコール関連問題，アルコール依存症の早期発見・介入について紹介し，アルコールによる中枢神経の障害，アルコールの認知機能への影響，アルコール関連認知症，ウェルニッケ・コルサコフ症候群について解説した．

高齢者においてもアルコールの問題は決してまれなものではない．早期に介入することで，認知症への進行を予防することができ，本人や家族の負担を軽減することができる．

本稿が，老年精神医学に携わる医療者の方々にとって高齢アルコール依存診療の一助になれば幸いである．

註　多量飲酒の定義は国際的には一致していない．わが国では，厚生労働省「健康日本 21」において，多量飲酒を「平均 1 日あたり日本酒に換算して 3 合（純アルコールで約 60 g）以上消費する者」と定義している．

文　献

1) アルコール保健指導マニュアル研究会（編）：健康日本 21 推進のためのアルコール保健指導マニュアル．社会保険研究所，東京（2003）．

2) American Psychiatric Association : Diagnostic and Statistical Manual of Mental Disorders, Fifth Edition, Text Revision（DSM-5-TR™）. American Psychiatric Association Publishing, Washington, D.C.（2022）.

3) Bates ME, Buckman JF, Nguyen TT : A role for cognitive rehabilitation in increasing the effectiveness of treatment for alcohol use disorders. *Neuropsychol Rev*, **23**（1）: 27-47（2013）.

4) Berks J, McCormick R : Screening for alcohol misuse in elderly primary care patients ; A systematic literature review. *Int Psychogeriatr*, **20**（6）: 1090-1103（2008）.

5) Blow FC, Barry K : Alcohol, prescription, and other drug problems in older adults. *In* The ASAM Principles of Addiction Medicine, 6th ed., ed. by Miller SC, Fiellin DA, Rosenthal RN, et al., 560-572, Walters Kluwer, Philadelphia, PA（2019）.

6) Bommersbach TJ, Lapid MI, Rummans TA, et al.: Geriatric alcohol use disorder ; A review for primary care physicians. *Mayo Clin Proc*, **90**（5）: 659-666（2015）.

7) Butters N : The Wernicke-Korsakoff syndrome ; A review of psychological, neuropathological and etiological factors. *Curr Alcohol*, **8** : 205-232（1981）.

8) Caine D, Halliday GM, Kril JJ, et al.: Operational criteria for the classification of chronic alcoholics ; Identification of Wernicke's encephalopathy. *J Neurol Neurosurg Psychiatry*, **62**（1）: 51-60（1997）.

9) Calabrò M, Mandelli L, Crisafulli C, et al.: Psychiatric disorders and SLC6A4 gene variants ; Possible effects on alcohol dependence and alzheimer's disease. *Mol Biol Rep*, **47**（1）: 191-200（2020）.

10) Cheng C, Huang CL, Tsai CJ, et al.: Alcohol-Related Dementia ; A Systemic Review of Epidemiological Studies. *Psychosomatics*, **58**（4）: 331-342（2017）.

11) Courville CB : Effects of Alcohol on the Nervous System of Man. San Lucas Press, Oxford, UK（1955）.

12) DiBartolo MC, Jarosinski JM : Alcohol Use Disorder in Older Adults ; Challenges in Assessment and Treatment. *Issues Ment Health Nurs*, **38**（1）: 25-32（2017）.

13) Dufour MC : The epidemiology of alcohol-induced brain damage. *In* Alcohol-induced Brain Damage, ed. by Hunt WA, Nixon SJ, 39-69, The National Institute on Alcohol Abuse and Alcoholism, Rockville, MD（1993）.

14) Ettner SL, Xu H, Duru OK, et al.: The effect of an educational intervention on alcohol consumption, at-risk drinking, and health care utilization in older adults ; The Project SHARE study. *J Stud Alcohol Drugs*, **75**（3）: 447-457（2014）.

15) Evangelou E, Gao H, Chu C, et al.: New alcohol-related genes suggest shared genetic mechanisms with neuropsychiatric disorders. *Nat Hum Behav*, **3**（9）: 950-961（2019）.

16) Ewing JA（北村俊則訳）：CAGE 質問票．精神科診断学，**2**（3）：359-363（1991）.

17) Galvin R, Bråthen G, Ivashynka A, et al.: EFNS guidelines for diagnosis, therapy and prevention of Wernicke encephalopathy. *Eur J Neurol*, **17**（12）: 1408-1418（2010）.

18) GBD 2016 Alcohol Collaborators : Alcohol use and burden for 195 countries and territories, 1990-2016 ; A systematic analysis for the Global Burden of Disease Study 2016. *Lancet*, **392**（10152）: 1015-1035（2018）.

19) Hassing LB : Light Alcohol Consumption Does Not Protect Cognitive Function ; A Longitudinal Prospective Study. *Front Aging Neurosci*, **10** : 81（2018）.

20) 廣　尚典：CAGE，AUDIT による問題飲酒の早期発見 アルコール関連問題とアルコール依存症．日本臨牀，**55**（特別号 1）：589-593（1997）.

21) Immonen S, Launes J, Järvinen I, et al.: Moderate alcohol use is associated with decreased brain volume in early middle age in both sexes. *Sci Rep*, **10**（1）: 13998（2020）.

22) Kapaki E, Liappas I, Paraskevas GP, et al.: The diagnostic value of tau protein, beta-amyloid（1-42）and their ratio for the discrimination of alcohol-related cognitive disorders from Alzheimer's disease in the early stages. *Int J Geriatr Psychiatry*, **20**（8）: 722-729（2005）.

23) Kuźma E, Llewellyn DJ, Langa KM, et al.: History of alcohol use disorders and risk of severe cognitive impairment ; A 19-year prospective cohort study. *Am J Geriatr Psychiatry*, **22**（10）: 1047-1054（2014）.

24) Lieber CS : Metabolism of alcohol. *Clin Liver Dis*, **9**（1）: 1-35（2005）.

25) Listabarth S, König D, Vyssoki B, et al.: Does thiamine protect the brain from iron overload and alcohol-related dementia? *Alzheimers Dement*, **16**（11）: 1591-1595（2020）.

26) 松下幸生，松井敏史，樋口　進：アルコール依存症に併存する認知症．精神経誌，**112**（8）：774-779（2010）.

27) 松下幸生：高齢化社会の中でのアルコール問題．日本アルコール関連問題学会雑誌，**12**：64-71（2010）.

28) 松下幸生，松井敏史：認知障害を合併した高齢アルコール依存症．日本アルコール関連問題学

会雑誌, **13**：93-100（2011）.

29）松下幸生：健康日本 21（第二次）の中間評価とこれからの課題；"飲酒" について. 医学のあ
ゆみ, **271**（10）：1099-1104（2019）.

30）松下幸生：アルコール依存症治療薬の分類とその特徴. 日本医師会雑誌, **151**（特別号（2）精
神疾患診療）：S161-163（2022）.

31）Melbourne JK, Thompson KR, Peng H, et al.: Its complicated ; The relationship between alcohol
and microglia in the search for novel pharmacotherapeutic targets for alcohol use disorders. *Prog
Mol Biol Transl Sci*, **167**：179-221（2019）.

32）Mira RG, Lira M, Tapia-Rojas C, et al.: Effect of Alcohol on Hippocampal-Dependent Plasticity and
Behavior ; Role of Glutamatergic Synaptic Transmission. *Front Behav Neurosci*, **13**：288（2020）.

33）三富陽子, 松下幸生, 中根　潤ほか：痴呆又は健忘障害を合併したアルコール依存症者の予後
調査. 精神医学, **41**（8）：831-837（1999）.

34）日本精神神経学会（監訳）：米国精神医学会治療ガイドライン　物質使用障害：アルコール,
コカインとオピオイド. 医学書院, 東京（2000）.

35）日本精神神経学会（日本語版用語監修）, 髙橋三郎, 大野　裕（監訳）, 染矢俊幸, 神庭重信,
尾崎紀夫, 三村　將ほか（訳）：アルコール使用症. DSM-5-TR™ 精神疾患の診断・統計マニュ
アル, 535-543, 医学書院, 東京（2023）.

36）新田千枝, 森田展彰, 大谷保和ほか：認知機能低下を伴う高齢アルコール依存症の治療状況と
課題；全国専門医療機関へのアンケート調査から. 日本アルコール・薬物医学会雑誌, **53**（5）：
182-200（2018）.

37）新田千枝：中高年の飲酒と認知機能低下の特徴. 老年精神医学雑誌, **32**（1）：57-63（2021）.

38）Nixon SJ, Lewis B : Clarifying the neurobehavioral sequelae of moderate drinking lifestyles and
acute alcohol effects with aging. *Int Rev Neurobiol*, **148**：39-78（2019）.

39）Nutt D, Hayes A, Fonville L, et al.: Alcohol and the Brain. *Nutrients*, **13**（11）：3938（2021）.

40）O'Connell H, Chin A-V, Cunningham C, et al.: Alcohol use disorders in elderly people ; Redefining
an age old problem in old age. *BMJ*, **327**（7416）：664-667（2003）.

41）Oscar-Berman M, Shagrin B, Evert DL, et al.: Impairments of brain and behavior ; The neurologi-
cal effects of alcohol. *Alcohol Health Res World*, **21**（1）: 65-75（1997）.

42）Oslin D, Atkinson RM, Smith DM, et al.: Alcohol related dementia ; Proposed clinical criteria. *Int J
Geriatr Psychiatry*, **13**（4）: 203-212（1998）.

43）尾﨑米厚：わが国の成人の飲酒行動に関する全国調査 2013 年；2003 年, 2008 年全国調査との
比較. 厚生労働科学研究費補助金（循環器疾患・糖尿病等生活習慣病対策総合研究事業）WHO
世界戦略を踏まえたアルコールの有害使用対策に関する総合的研究（研究代表者：樋口　進）
平成 25 年度分担研究報告書, 19-28（2014）.

44）尾﨑米厚, 金城　文, 松下幸生ほか：アルコール関連問題による社会的損失の推計, 2003 年,
2008 年, 2013 年. 日本アルコール・薬物医学会雑誌, **52**（2）：73-86（2017）.

45）尾﨑米厚, 金城　文：わが国の飲酒行動の実態とアルコール関連問題による社会的損失のイン
パクト. 医学のあゆみ, **274**（1）：34-39（2020）.

46）Parsons OA, Nixon SJ : Neurobehavioral sequelae of alcoholism. *Neurol Clin*, **11**（1）: 205-218
（1993）.

47）Perreira KM, Sloan FA : Excess alcohol consumption and health outcomes ; A 6-year follow-up of
men over age 50 from the health and retirement study. *Addiction*, **97**（3）: 301-310（2002）.

48）Poznyak V, Rekve D : Global status report on alcohol and health 2018. World Health Organization,
Geneva（2018）.

49）Ridley NJ, Draper B, Withall A : Alcohol-related dementia ; An update of the evidence.
Alzheimers Res Ther, **5**（1）: 3（2013）.

50）齋藤利和：わが国におけるアルコール依存症の診断・治療の変遷. 精神経誌, **119**（10）：784-
790（2017）.

51）Saunders JB, Degenhardt L, Reed GM, et al.: Alcohol Use Disorders in ICD-11 ; Past, Present, and Future. *Alcohol Clin Exp Res*, **43**（8）: 1617-1631（2019）.

52）Sechi G, Serra A : Wernicke's encephalopathy ; New clinical settings and recent advances in diagnosis and management. *Lancet Neurol*, **6**（5）: 442-455（2007）.

53）Sico JJ, Amin H, Sorokin A, et al.: Neurologic disorders related to alcohol and other drug use. *In* The ASAM Principles of Addiction Medicine, 5th ed., ed. by Ries RK, Fiellin DA, Miller SC, et al., 1178-1194, Wolters Kluwer, Philadelphia, PA（2014）.

54）Smith DM, Atkinson RM : Alcoholism and dementia. *Int J Addict*, **30**（13-14）: 1843-1869（1995）.

55）Topiwala A, Ebmeier KP : Effects of drinking on late-life brain and cognition. *Evid Based Ment Health*, **21**（1）: 12-15（2018）.

56）融　道男，中根允文，小宮山実（監訳）：ICD-10 精神および行動の障害；臨床記述と診断ガイドライン．医学書院，東京（1993）.

57）Tucker JA, Chandler SD, Witkiewitz K : Epidemiology of Recovery from Alcohol Use Disorder. *Alcohol Res*, **40**（3）: 02（2020）.

58）Visontay R, Rao RT, Mewton L : Alcohol use and dementia ; New research directions. *Curr Opin Psychiatry*, **34**（2）: 165-170（2021）.

59）World Health Organization : The ICD-10 Classification of Mental and Behavioral Disorders ; Clinical Descriptions and Diagnostic Guidelines. WHO, Geneva（1992）.

60）Yokoyama A, Matsushita S, Ishii H, et al.: The impact of diabetes mellitus on the prognosis of alcoholics. *Alcohol Alcohol*, 29（2）: 181-186（1994）.

61）Zahr NM, Pohl KM, Saranathan M, et al.: Hippocampal subfield CA2+3 exhibits accelerated aging in Alcohol Use Disorder ; A preliminary study. *Neuroimage Clin*, **22** : 101764（2019）.

62）Zhang K, Luo J : Role of MCP-1 and CCR2 in alcohol neurotoxicity. *Pharmacol Res*, **139** : 360-366（2019）.

11

高齢者の統合失調症および
他の精神病性障害

1. はじめに

　高齢者の統合失調症を概観するにあたっては，統合失調症という疾病概念を明確化する必要がある．しかし，身体疾患と異なり精神疾患の多くが主として臨床症状によって分類され，精神神経疾患を診断し，鑑別される．それは，精神神経疾患は，身体疾患のように有用なバイオマーカーが少なく，とくに機能性（内因性）精神疾患は，脳病理診断によっても現在のところ確定診断ができないことによる．神経画像技術や分子生物学的研究が発展し，多くの病因・病態にかかわる証左が蓄積されつつあるが，臨床場面で診断に役立つ信頼性のあるマーカーはいまだ見いだされていない．したがって，臨床症状を詳細に観察・検討して峻別していくことにより診断せざるを得ない．それゆえ，高齢期の統合失調症の疾患単位の議論には，好発年齢とされる思春期・成年前期のそれとの臨床症状の相違を論じることになる．一方では，「高齢期に発症する」統合失調症があるのかどうかという問題を扱うことにもなり，この問題は再び統合失調症の病因論に還元されることになる．その病因論は，生物学的にも臨床症候論的にも今後の研究に託さざるを得ない部分が多いが，本稿では，具体的な臨床症状から，高齢期の幻覚妄想症状に焦点をあてて論じる．すなわち，統合失調症という枠組みから出発するのではなく，臨床的に高齢期の精神病症状から，医療者がどのようにその疾患をとらえ，その病態の観察・分析からどう疾患単位として位置づけを行うのかという実臨床的な立場から，疾病単位の歴史的な背景を踏まえながら概説する．よって，ことさら統合失調症という病名枠にとらわれることなく，「他の精神病性障害」も包含して記述する．高齢期の統合失調症とその他の精神病性障害を一言でいえば，高齢期精神障害あるいは老年期精神障害と表現されるかもしれないが，いずれにしろ厳格な診断的基準があるわけでなく，むしろ積極的に他の診断に抵抗感が残るときに使用されることが多い．その課題は，40歳以下ないし60歳以下の幻覚妄想状態が，高齢期にみられる幻覚妄想状態と病因・病態が同じであるかどうかの議論になる．

　高齢期の幻覚妄想症状は疾患単位で規定されるようなものでなく，あくまで状態像を示す言葉である．高齢期の幻覚妄想状態を呈する病態はさまざまな背景疾患を含んでいる．この章の主題である，統合失調症もその背景疾患のひとつであるが，高齢期に統合失調症が発症するか否か，あるいは，若い時に発症する統合失調症と同じ機序で発症するのかという問題がある．それは，いまだもって解決に至っていない．また，気分障害に一致する幻覚妄想，あるいは変性疾患や認知症に伴う幻覚妄想で統合失調症と鑑別が必要となるような症状，また，意識障害を伴ったあるいは意識変容を伴ったときに呈するせん妄やアルコール離脱症状に伴うもの，薬剤性によって惹起される幻覚妄想も，若年発症の統合失調症の場合と同様，鑑別を要する．とくに，若年性のそれと異なり，高齢になるにしたがって，生活習慣病をはじめとする身体疾患の合併が多くなり，したがって，そのための治療薬を服用中の場合が少なくなく，薬剤による影響を鑑別する必要がある．また，身体疾患と同様，加齢とともに脳器質因の要素が多くなる．神経画像技術の進歩により，ラクナ梗塞のような従前の画像では描出されにくかった小さな脳血管障害が検出可能となり，また脳の形態的な加齢変化や，脳血流や機能画像もとらえることができるようになった．これらの脳画像でとらえられた像が，いわゆる統合失調症様病態にどのように影響を与えているのか，あるいはこのような変化が直接的に幻覚妄想を惹起しうるかということはいまだ不明である．しかし，これらは少なからず，機能性精神疾患（いわゆる内因性精神疾患）に影響を与え，または症状に変化を与えることが推量される．このことからも，脳の加齢については高齢者の精神障害を考えるうえでは配慮すべき重要な要素となる．

2．高齢の統合失調症の問題

1）高齢社会の問題

　全世界的な高齢者数の増加にしたがって，高齢の統合失調症の人口も増大している．さらには，統合失調症の患者の平均寿命は，以前に比べて長くなりつつある．アメリカ合衆国の調査では，45～64歳の人口の統合失調症の有病率は0.6～1％と推定され，65歳以上は0.1～0.5％と推定されている[39]．そして，2025年には55歳以上の統合失調症者数は110万人に倍増すると予測されている[16]．日本は，米国よりもさらに高齢化のスピードが速く，高齢の統合失調症の人口割合の増加が推量される．世界では，2014～2050年の間に，60歳以上の人口は倍増し，60歳以上の有病率が0.5％と仮定すれば，2050年の今世紀なかばまでに全世界の60歳以上の統合失調症者数は1000万人にまで増加すると推量される．日本の場合は，人口の（国勢調査による）将来推計で，60歳以上の人口は，2036年がピーク（約4200万人〈全人口の約39％〉）となり，以後全体の人口減少とともに60歳以上人口は減少し，2050年には約3850万人（全人口の約41％）となり，したがって患者実数そのものは減少する．しかし，社会全体の高齢化の進行は止まらず，それとともに，高齢の統合失調症の人口割合は漸増することとなり，今後持続する問題として対応が必要である．

　認知症の問題と同様，高齢の統合失調症では，社会的にどのようにサポートしていくのかという課題があり，欧米先進国と比べて，精神科病院の病床数が多いわが国の場合，地域で支える仕組みをつくっていく必要があり，高齢になればなるほど精神科病院から地域への退院促進がむずかしくなるという課題も増大していくものと考えられる．

2）若年発症，高齢発症，超高齢発症の問題

　Jeste ら[39]の報告によれば，統合失調症の 20～25％は 40 歳以降に発症（onset）と報告されている．オランダの追跡調査[58]では，59 歳以上の人口の統合失調症の 1 年発症率は 0.55％であった．後述するが，高齢発症の統合失調症があるのかという議論は，診断学的に長く議論されてきており，いまだ結着はついていない．しかし，現行の DSM-5-TR ないし ICD-10 の操作的診断基準では，発症年齢を考慮していない．国際遅発性統合失調症研究班（International Late-Onset Schizophrenia Group）は，40～60 歳発症を late-onset（遅発性），60 歳以上発症を very-late-onset（最遅発性）統合失調症様精神病と呼称している[35]．しかし，これらの区別をつけることの証左は現時点では乏しい．しかし臨床的には，高齢発症の統合失調症は，女性に多く，症状の重症度は軽く高次機能は比較的保たれるといった特徴は報告されている[84]．臨床的には，若年発症群と明確な差異を見いだすのは困難であるものの，超高齢発症群の特徴としては，これも女性に多くて視覚，嗅覚，触覚などの感覚器の幻覚の高併存率，遺伝負因のあることが少ないこと，陰性症状や思考障害の少なさ，若年発症群と比べて死亡率が低いことが報告されている[35,78]．

3）高齢発症の統合失調症と認知機能低下の関連問題

　高齢発症，とくに超高齢発症の統合失調症で問題になるのが，認知機能の低下であり，統合失調症患者は認知症を併発しやすいか否かという問題がある[49]．従前の研究から，統合失調症の臨床特徴の決定的因子は，認知機能障害であることが指摘されており，社会的・職業的な機能障害が，幻覚妄想といった陽性症状や意欲発動性の減退というような陰性症状以上に認知機能障害に規定されていることが示されている[41]．また，認知症の初期の精神症状が統合失調症の診断基準を満たし，認知症を誤診断してしまう可能性が多くあることも指摘されている[84]．高齢発症の統合失調症の生物学的マーカーは，いまだとらえにくく，神経病理学的な指標もまったくといってよいほど見いだされていない．しかし，統合失調症は，アルツハイマー病などの変性性変化をきたしやすくないことは病理学検討で報告されている[61]．一方で，神経画像研究で，高齢発症の所見ではいくつかの研究で有意な報告があるものの，全体としては一定した結論には達していない[30]．

　高齢発症の統合失調症，とくに超高齢発症の臨床診断は困難なことが多い．高齢の幻覚妄想は，気分障害に併発することもあり，高齢者では各種の身体疾患を抱えており薬剤も数種類以上常用していることはまれでなく，また生理的加齢による認知機能低下の影響もある．とくに，不眠などで，長期にわたってベンゾジアゼピン系薬剤を服用していることも多く経

験する．また，とくに65歳以上の高齢発症の統合失調症は，嗜銀顆粒病やレビー小体病と有意に関連するとの報告[59]もあり，臨床での判断をより複雑にしている．認知症と統合失調症との鑑別は，臨床症状だけでは困難な場合がまれでない．その理由のひとつには，統合失調症の1つの症状として，注意力の低下，認知機能の低下等が含まれており，Mini-Mental State Examination（MMSE）などの認知症のスクリーニング検査のみだけでは峻別はむずかしい．しかし，神経画像や，髄液の各種認知症マーカー，アミロイドPET検査などによって，アルツハイマー型認知症などの認知症を除外していくことで鑑別の精度を上げることは可能である．ただそうではあっても厳密には，認知症の除外は現時点では，死亡後の神経病理学的な検討に委ねるしかない．

3．統合失調症の診断学変遷

　高齢期の統合失調症を考える前に，統合失調症診断学上での概念の変遷と，現在臨床で多用されているDSM-5-TRにおける診断について述べ，高齢期の幻覚妄想の症状の捉え方について述べる．

1）早発性痴呆（クレペリン）の時代
　近代精神医学の礎をつくった，エミール・クレペリン（Emil Kraepelin, 1856〜1926）は，その教科書の第4版（1893年）において，心的変質過程のなかで，A）早発性痴呆（Dementia Praecox），B）緊張病（Katatonie），C）妄想性痴呆（dementia paranoids）の3つの疾患分類を提唱した．1899年の教科書第6版では，精神疾患を，上記A〜C）を包含した早発性痴呆（Dementia Praecox，早発〈性〉痴呆＝のちの統合失調症）と躁うつ病（双極性障害）に統合分類した[37]．"早発性"という名称から，この疾患が，若い時に発症し，しだいに痴呆すなわち人格の荒廃をきたす病態であることを示している．クレペリンのこの疾病概念は，脳の何らかの器質的疾患を想定し，衰弱に至る過程ととらえたため，広範な概念を含むことになった．また，クレペリンは疾病の予後を重視する立場をとったため，彼の弟子であるアルツハイマー（Alois Alzheimer, 1864〜1915）が，その名前を冠した疾患単位を見いだした神経病理学的な方法論と同様に，この疾患（"早発性痴呆"）にも何らかの脳病理が見いだされることを希求したが，特有の所見が同定されることはなかった．この疾患の脳器質因が同定されないことから，"早発性痴呆"や"緊張病"の予後をどのように判断するのかという議論に関してさまざまな意見が提唱されるようになった．
　1911年に，スイスのオイゲン・ブロイラー（Eugen Bleuler, 1857〜1939）がSchizophreniaと名称変更し，疾患概念を再編成した[53]．1937年に日本精神神経学会は，この和訳を「精神分裂病」としたが，2002年に同学会によって「統合失調症」に変更され，現在に至っている．ブロイラーは，クレペリンの提唱した"早発性痴呆"の概念を，さらに精神病理学的な立場から検証し，思考の分裂（連合障害ないし連合弛緩〈Associatioslockerung〉，感情

表 1　シュナイダーの一級症状

＊思考化声（Audible thoughts）
＊論声が聞こえる（Voices heard arguing）
＊その人の行動に対して意見や批判が聞こえる（Voices heard commenting on one's actions）
＊身体に影響を与えられている体験（Experience of influences playing on the body）
＊思考が打ち消される（Thought withdrawal）
＊他人の思考が押し付けられ，自分の思考に影響を受ける（Thoughts are ascribed to other people who intrude their thoughts upon the patient）
＊思考流出（思考が他者に伝わっている）（Thought diffusion〈also called thought broadcast〉）
＊妄想的知覚（Delusional perception）

(Schneider K : Clinical Psychopathology. Grune & Stratton, New York, 1959；Crowhurst B, Coles EM : Kurt Schneider's concepts of psychopathy and schizophrenia ; A review of the English literature. *Can J Psychiatry*, 34（3）: 238-243, 1989)

障害〈Affectstorung〉，自閉〈Autismus〉，アンビバレンス〈両価性，Ambivalenz〉：これら代表的な症状の頭文字をとってブロイラーの 4A と呼ばれる），その他の症状として，周囲との感情的な関連の消失，認知機能低下（〈早発性痴呆という名称が指摘する〉一見認知症と思われる能力の低下），自我障害などを基本症状とする疾患単位とした．また，1950 年にクルト・シュナイダー（Kurt Schneider，1887〜1967）は，より臨床での症状のあり方に着目し，鑑別と臨床診断に役立つ，のちにシュナイダーの一級症状（Fist rank symptoms）として知られる症状リストを提唱した（表 1）[72, 75]．一級症状は，統合失調症に特徴的な表出された症状であり，診断的に有意であるとし，操作的診断につながるものであった．また，疾患特異的でないが，副次的な症状として他の精神疾患にもみられるものとして二級症状を示した．臨床精神医学は，1950 年代の精神科薬物療法が登場するまでは，このような伝統的な診断概念によって，いわゆる経験主義的な立場で診断がなされていた．クレペリンのこの疾患単位の提唱は，現在臨床で汎用されている『精神疾患の診断・統計マニュアル』（DSM）の疾病分類に至るまで大きな影響を与えている．

2）DSM の登場と DSM-5（DSM-5-TR）

「精神疾患の診断・統計マニュアル（Diagnostic and Statistical Manual of Mental Disorders ; DSM）」は，精神障害の分類のために，それまでは，さまざまなかたちで診断されてきた精神障害を標準的な基準と共通言語で提示したもので，1952 年に米国精神医学会によって出版された．当初は，公衆衛生のための統計調査が目的で作成されたものであった．第 3 版となる 1980 年の DSM-Ⅲ からは，診断基準を明確化し，精神科医間での精神障害の診断の信頼性を高めることを目指し，明示的具体的な診断基準を含む操作的診断基準となった．以後，評価の信頼性の検討や，研究の知見の蓄積を反映しながら，DSM-Ⅲ-R（1987 年），DSM-Ⅳ（1994 年），DSM-Ⅳ-TR（2000 年）と改定され，2013 年に DSM-5，さらに 2022 年に Text Revision である DSM-5-TR が出版されるに至っている[4, 5, 8]．一方で，疾病分類として，世界

保健機関（WHO）が作成した,「疾病および関連保健問題の国際統計分類（International Statistical Classification of Diseases and Related Health Problems ; ICD）」も臨床・医療行政等で広く使われている. これは, DSM が米国精神医学会によって作成されたのに対して, 1900 年に初めて国際会議で承認され, WHO において 10 年ごとに改訂が行われてきたものである. ICD-10 が 1990 年に承認され, 精神だけでなく, すべての疾患を網羅している. 日本では, ICD-10 が 1995 年から適応されて, 公的な統計や診療報酬などに導入されている. WHO から 2018 年 6 月に ICD-11 が公表された. ICD-11 の "Mental, behavioural or neuro-developmental disorders" の項目は, DSM-5 と整合性を保てるように配慮されている[79]. これまでの経緯からは, 将来的には DSM も ICD も一致した操作的診断基準となることが想定されるが, 精神病理学や診断学の歴史的な背景もあり, 議論の余地を残している. また, 精神神経疾患の生物学的な診断マーカーや, 診断に有用な指標が見いだされれば, 主として臨床症状による操作的診断基準も改定されていくことが予想される.

DSM-5 では, 統合失調症の項目では, スペクトラムという概念が取り入れられた. 疾患の境界が明確に描かれるのではなく, それぞれの臨床で診断された疾患群は, 連続的にスペクトラムとして位置し, その認識に基づいて精神疾患診断のカテゴリー的モデルからディメンジョン的モデルへのパラダイムシフトがなされた. 従来の DSM 診断は, 当初から病因や原因は排除して症候や現象から操作的に診断することを目指したものであるが, このようなシフトは精神医学的な進歩を取り入れていく歴史的な必然ともいえる変化である. かつて 19 世紀のドイツで提唱された, 単一精神病（統合失調症や気分障害など臨床症状の違いはあるものの背景病理は共通であるという概念）の回帰ともとらえられるであろう. その変化の背景には, 分子遺伝学の進歩によって, 臨床症状によってカテゴライズ（ラベリング）された群の遺伝背景は共通でなく, むしろ遺伝背景から分類された群には予想された以上に他の精神疾患を包含しているという事実などが知られるようになった経緯がある. すなわち, 全ゲノム解析などによって, 統合失調症, 双極性障害, 大うつ病, 自閉症スペクトラム障害, 注意欠如・多動性障害間の遺伝子相関がみられることがわかってきている.

DSM-5-TR は, 統合失調スペクトラム症として, 統合失調型（パーソナリティ）症, 妄想症, 短期精神症, 統合失調様症, 統合失調症, 統合失調感情症をスペクトラムの構成要素として, 各障害がその精神病理の程度に応じて段階的に配置されているように構成されている（表 2, 表 3）[5]. これらの病理の軽重は議論の余地があるかと思われるが, たとえば妄想症が, 短期精神症より先におかれているのは, 前者が妄想という一領域のみを必要とするのに対して, 後者では統合失調症と同様の 2 領域を必要としていることにより病理が軽いと考えられたものであり, 操作的な従来の DSM の流れを踏襲している.

そのあとに, カタトニア（Catatonia : DSM-5 では緊張病）の項目がおかれ, なかば独立したかたちになっている（表 4）[5]. DSM-Ⅳ-TR までは, 緊張病はいくつかのカテゴリーに分散していたが, DSM-5 ではそれを 1 つの枠でまとめた. しかし, 決して統合失調症に限った 1 つの症状ではなく, さまざまな精神疾患や, 内科的疾患, 悪性症候群などでみられるこ

表 2　統合失調スペクトラム症および他の精神症群（DSM-5-TR）

Schizotypal（Personality）Disorder 統合失調型（パーソナリティ）症
Delusional Disorder 妄想症
Brief Psychotic Disorder 短期精神症
Schizophreniform Disorder 統合失調様症
Schizophrenia 統合失調症
Schizoaffective Disorder 統合失調感情症
Substance/Medication-Induced Psychotic Disorder 物質・医薬品誘発性精神症
Psychotic Disorder Due to Another Medical Condition 他の医学的状態による精神症

Catatonia カタトニア
Catatonia Associated With Another Mental Disorder（Catatonia Specifier）他の精神疾患に関連する
　カタトニア（カタトニアの特定用語）
Unspecified Catatonia カタトニア，特定不能
Unspecified Schizophrenia Spectrum and Other Psychotic Disorder 統合失調スペクトラム症及び
　他の精神症，特定不能

（日本精神神経学会日本語版用語監修，髙橋三郎，大野　裕監訳，染矢俊幸，神庭重信，尾崎紀夫，三村　將，村井俊哉，中尾智博訳：統合失調スペクトラム症及び他の精神症群．DSM-5-TR™ 精神疾患の診断・統計マニュアル，98-134，医学書院，東京，2023 より作成）

表 3　DSM-5-TR による統合失調症の診断基準

A. 以下のうち 2 つ（またはそれ以上），おのおのが 1 カ月間（または治療が成功した際はより短い期間）ほとんど何時も存在する．これらのうち少なくとも 1 つは（1）か（2）か（3）である．
　(1) 妄想
　(2) 幻覚
　(3) 発話の統合不全（例：頻繁な脱線または減裂）
　(4) 行動の著しい統合不全，またはカタトニア性の行動
　(5) 陰性症状（すなわち情動表出の減少，意欲低下）
B. 障害の始まり以降の期間の大部分で，仕事，対人関係，自己管理などの面で 1 つ以上の機能のレベルが病前に獲得していた水準より著しく低下している（または，児童期や青年期の発症の場合，期待される対人的，学業的，職業的水準にまで達しない）．
C. 障害の持続的な徴候が少なくとも 6 カ月間存在する．この 6 カ月の期間には，基準 A を満たす各症状（すなわち，活動期の症状）は少なくとも 1 カ月（または，治療が成功した場合はより短い期間）存在しなければならないが，前駆期または残遺期の症状の存在する期間を含んでもよい．これらの前駆期または残遺期の期間では，障害の徴候は陰性症状のみか，もしくは基準 A にあげられた症状の 2 つまたはそれ以上が弱められた形（例：奇妙な信念，異常な知覚体験）で表されることがある．
D. 統合失調感情症と「抑うつ症または双極症，精神症性の特徴を伴う」が以下のいずれかの理由で除外されていること．
　(1) 活動期の症状と同時に，抑うつエピソード，躁エピソードが発症していない．
　(2) 活動期の症状中に気分エピソードが発症していた場合，その持続期間の合計は，疾病の活動期および残遺期の持続期間の合計の半分に満たない．
E. その障害は，物質（例：乱用薬物，医薬品）または他の医学的状態の生理学的作用によるものではない．
F. 自閉スペクトラム症や児童期発症のコミュニケーション症の病歴があれば，統合失調症の追加診断は，顕著な幻覚や妄想が，その他の統合失調症の診断の必須症状に加え，少なくとも 1 カ月（または，治療が成功した場合はより短い）存在する場合にのみ与えられる．

（日本精神神経学会日本語版用語監修，髙橋三郎，大野　裕監訳，染矢俊幸，神庭重信，尾崎紀夫，三村　將，村井俊哉，中尾智博訳：統合失調症．DSM-5-TR™ 精神疾患の診断・統計マニュアル，110-111，医学書院，東京，2023）

表4　DSM-5-TR による他の精神疾患に関連するカタトニア（カタトニアの特定用語）の診断基準

A．臨床像は以下の症状のうち3つ（またはそれ以上）が優勢である.
(1) 昏迷（すなわち，精神運動性の活動がない．周囲と活動的なつながりがない）
(2) カタレプシー（すなわち，受動的にとらされた姿勢を重力に抗したまま保持する）
(3) 蝋屈症（すなわち，検査者が姿勢をとらせようとすると，ごく軽度で一様な抵抗がある）
(4) 無言症［すなわち，言語反応がない，またはごくわずかしかない（既知の失語症があれば除外）］
(5) 拒絶症（すなわち，指示や外的刺激に対して反対する，または反応がない）
(6) 姿勢保持（すなわち，重力に抗して姿勢を自発的・能動的に維持する）
(7) わざとらしさ（すなわち，普通の所作を奇妙，迂遠に演じる）
(8) 常同症（すなわち，反復的で異常に頻繁に起こる，目標指向のない運動）
(9) 外的刺激の影響によらない興奮
(10) しかめ面
(11) 反響言語（すなわち，他人の言葉を真似する）
(12) 反響動作（すなわち，他人の動作を真似する）

コードするときの注として障害名を記録する際には随伴する精神疾患名を明示することとしている.
（日本精神神経学会日本語版用語監修，髙橋三郎，大野　裕監訳，染矢俊幸，神庭重信，尾崎紀夫，三村　將，村井俊哉，中尾智博訳：他の精神疾患に関連するカタトニア（カタトニアの特定用語）．DSM-5-TR™ 精神疾患の診断・統計マニュアル，131，医学書院，東京，2023）

とは知られている．これは，統合失調症スペクトラムと距離をおきつつも，古典的なクレペリンやブロイラーらの緊張病型統合失調症の概念を色濃く残しているものであろう．将来的には，生物学的な背景が明らかにされて，独立した疾患単位が見いだされる余地はあるが，現段階では"病"でなく，さまざまな病態に随伴してみられることから，"症候群"として認識して実臨床に当たるのが妥当であろう．

3）統合失調症（DSM-5-TR）

　DSM-5における統合失調症の項において，従前との大きな変更は，亜型分類の廃止である．これは，従前は，妄想型，解体型，緊張型，鑑別不能型，残遺型という亜型診断がなされていたが，現実的には厳密な分類は困難であることが背景にある．ただし，緊張型というのは，緊張病（カタトニア）の項目に引き継がれた．しかし，予後に関しては妄想型が比較的良好で破瓜型が悪いという事実は，経験的には知られている．もう1つの大きな変更は，シュナイダーの一級症状の消滅である．DSM-Ⅳ-TR までは，注として，「妄想が奇異なものである場合，また，幻聴がその人の行動や思考を逐一説明するか，または2つ以上の声が互いに会話しているものである場合は，その症状1つだけでよい」として，シュナイダーの一級症状の存在の診断的な重要性を示していた．これは，診断概念として限定的にとらわれない柔軟なスペクトラムとしての疾病理解への現れであろう．

　また高齢者の統合失調症を考えるとき，陰性症状（すなわち情動表出の減少，意欲低下）という項目を慎重に扱う必要がある．すなわち，一般的に，成人前期に発症する統合失調症は，当初は幻覚妄想などの陽性症状を示し，しだいに陰性症状が前景となってくる．一方高齢期に起きた統合失調症が，陰性症状を示すのかどうかは，加齢現象との鑑別もあり，今後

表 5　DSM-5-TR による妄想症の診断基準

A. 1つ（またはそれ以上）の妄想が 1 カ月間またはそれ以上存在する.
B. 統合失調症の基準 A を満たしたことがない.
　注：幻覚はあったとしても優勢ではなく，妄想主題に関連していること（例：寄生虫妄想に基づく
　虫が寄生しているという感覚）
C. 妄想またはそれから波及する影響を除けば，機能は著しく障害されておらず，行動は目立って奇異
　であったり奇妙ではない.
D. 躁エピソードもしくは抑うつエピソードが生じたとしても，それは妄想の持続期間に比べて短い.
E. その障害は，物質または他の医学的状態の生理学的作用によるものではない. また，身体醜形症や
　強迫症など他の精神疾患ではうまく説明されない.

▶いずれかを特定せよ
被愛型：この下位分類は，妄想の中心主題が，ある人物が自分に恋愛感情をもっているという場合に
適用される.
誇大型：この下位分類は，妄想の中心主題が，卓越した（しかし実際は認められない）才能または見
識をもっているという確信，または重大な発見をしたという確信である場合に適用される.
嫉妬型：この下位分類は，妄想の中心主題が，自分の配偶者や恋人が不貞を働いているというもので
ある場合に適用される.
被害型：この下位分類は，妄想の中心主題が，陰謀を企てられている，だまされている，見張られて
いる，つけられている，毒や薬を盛られている，不当に中傷されている，嫌がらせを受けている，長
期目標の遂行を邪魔されるといった確信である場合に適用される.
身体型：この下位分類は，妄想の中心主題が，身体機能または感覚にかかわる場合に適用される.
混合型：この下位分類は，複数の妄想の主題のうち，いずれも優勢でない場合に適用される.
特定不能型：この下位分類は，支配的な妄想的確信がはっきりと決定できない場合やある特定の型に
ならない場合（例：際立った被害的もしくは誇大的な要素のない関係妄想）に適用される.

（日本精神神経学会日本語版用語監修，髙橋三郎，大野　裕監訳，染矢俊幸，神庭重信，尾崎紀夫，三村　將，村井
俊哉，中尾智博訳：妄想症. DSM-5-TR™ 精神疾患の診断・統計マニュアル, 102, 医学書院，東京，2023）

の研究が必要である.

4）妄想症（DSM-5-TR, 表 5）[5]

　妄想症（妄想性障害）とは，妄想のみがあり，それ以外の統合失調症を示す症状を欠く精神障害である. 主として自己に結びつく，根拠のないかつ事実でない事項への確信であり，指摘によっても訂正ができない. そして，多くの場合において社会的機能は損なわれることは少なく，社会生活を送ることが可能である. その妄想内容について語る機会がない限り気づかれることは少ない. しかしながら，妄想内容によって精神的に疲弊し，2 次的な精神医学的問題を呈することもある. また，妄想も体系的に構築されたものから，支配観念（優格観念）といった強い感情と結びついて意識を占有し，訂正が困難な思考障害も含むこともある. 妄想内容によって，被害妄想や嫉妬妄想などと命名される. この疾患単位を最初に明確に定義したのは，クレペリンで，1899 年の教科書第 6 版でパラノイアという言葉で示し，それまでの偏執狂，モノマニーなどの概念を整理した.

　ヤスパース（Karl Jaspers, 1883〜1969）[38]は，妄想を，①確信性，②訂正不能性，③内容の誤りまたは不可能性，と簡潔に定義した. DSM-Ⅳ-TR では，妄想性障害は，妄想が「奇妙でない」とされていた. 妄想内容が奇異である場合は，シュナイダーの一級症状に従えば，

統合失調症になるが，DSM-5 ではその規定がなくなった（前述のように DSM-5 ではシュナイダーの一級症状の内容は加味されなくなった）．しかしながら，奇妙な妄想がありながら統合失調症様の行動障害がまったくないという状態像も考えにくく，議論の余地があろう．とくに，この項目においては，後述する高齢者でみられる遅発（性）パラフレニーの概念との関連，認知症との鑑別に配慮が必要となる．

5）DSM における高齢期発症の統合失調症の扱い

　高齢発症の統合失調症と成年前期発症のそれとを異なる疾患単位とするかは，従前から議論されてきたことはすでに述べた．統合失調症の好発年齢や，典型例などと比較して，高齢発症の統合失調症様の精神障害を，積極的に診断することにはためらいがあるが，操作的診断では，やむを得ずその診断枠にはいってしまう．英国の疫学調査で，統合失調症や統合失調感情障害など統合失調症関連疾患を対象にした調査では，45 歳以降の発症例は 28% で，そのうち 65 歳以降の発症も 12% であり，また 25 歳以下での発症が半数近くを占める．一方，女性に限ると，25 歳以下は約 3 割であり，46 歳以降の発症が 4 割であった[35]．DSM の診断基準においては，DSM-Ⅲ では統合失調症の発症は 45 歳未満であることと規定され，DSM-Ⅲ-R においては 45 歳以上の統合失調症の診断基準を満たすものに対して，遅発性統合失調症（late-onset schizophrenia）というカテゴリーがつくられた．その後，DSM-Ⅳ 以降においては，発症年齢に関する項目は削除された．そこには，何歳からが late-onset とするのかという議論や，高齢発症の統合失調症と成人前期発症のそれとの差異や境界が臨床的にも生物学的にも明確化できないことが背景としてある．

6）診断学における遅発性統合失調症・遅発（性）パラフレニー・パラノイア

　クレペリンが，彼の教科書のなかで，今の統合失調症を「早発性痴呆」と命名したのは，早発すなわち若年性の精神疾患を想定していた．その疾患の大多数は 10 歳代と 20 歳代に始まるとしている．教科書第 8 版において早発性痴呆 1,054 例の年齢別の分布を示し，57% は 25 歳以前に発症し，40 歳以上に発症した例は 5.8% であった．そのなかでクレペリンは，若年期に発症した症例で，華々しい症状がなく実際には気づかれることがなく長期経過し，中年以降に顕著な症状を呈する群もあることを指摘している．前述のように，ブロイラーは，クレペリンの提唱した早発性痴呆を改名し，1911 年に精神分裂病（Schizophrenia）という疾病概念を提唱した．この背景のひとつに，この疾患の大半は成年前期に発症することを認めながらも，さまざまな年齢層において発症する可能性を指摘している．彼が引用したチューリッヒの精神科病院の 618 人の患者の年齢分布は，40 歳以上の遅発例は 13%（男性 9%，女性 18%）で女性が男性の 2 倍の頻度であった[9]．この群を遅発性統合失調症と呼び，オイゲン・ブロイラーの息子のマンフレッド・ブロイラー（Manfred Bleuler，1903～1994）によって，（当時は）遅発性分裂病（Spätschizophrenen）と呼ばれ，以下のように規定された[10]：①40 歳以降の発症，②若年発症の分裂病と症状が違わないか，少なくとも本質的な

表6　遅発（性）パラフレニーの特徴

①多くの症例で 60 歳以降発症
②女性に多い
③未婚の女性に多い
④既婚者でも子どもの出産が少ない
⑤独居者が多い
⑥社会的孤立者が多い
⑦難聴者が多い
⑧統合失調性性格が多い
⑨生存している親族が少ない
⑩統合失調症性の思考障害があり
⑪幻覚も存在し
⑫経過は慢性で，経過とともに
　　統合失調症性人格変化が現れる

差異がないこと，③既往歴からも身体症状からも脳病変（器質因）がないこと．この基準に合致するのは，当時の全体の精神分裂病の約 15％で，また女性の比率が高いことを示している．そして，若年発症との比較において，ア）妄想が前景で重篤な人格崩壊をきたさない，イ）不安抑うつ性で緊張型の分裂病で予後が一定しない，ウ）急性興奮性錯乱性の症状で予後が一定しない，などの症候群の存在を示した．

　英国の Roth[66]は，60 歳以降の高齢発症で，妄想が主体の群を，遅発（性）パラフレニー（late paraphrenia）と名づけた．これは，マンフレッド・ブロイラーによる分類のア）妄想が前景で重篤な人格崩壊をきたさない群にほぼ一致する．内容は，被害妄想を主体として，嫉妬妄想や心気妄想などを呈し女性に多く，人格は比較的保たれる．未婚で単身生活者であることが多く，難聴などの感覚器の低下，社会から孤立した生活をしていることが多い，と位置づけた．遅発（性）パラフレニーの提唱後，いくつかの臨床研究がなされるようになり[1,34,44,45,64〜66]，この群の特徴が報告されるようになった（表6）．

　もともとパラフレニーという概念は，クレペリンが最後の教科書（第 8 版）で独立させた妄想性障害の名称である．これは，クレペリンが，早発性痴呆と躁うつ病の診断を明確化する過程で，幻覚妄想状態を呈するが，情意の障害を認めないグループにこの名称を付与したものであり，DSM-5-TR の妄想症にほぼ一致する．妄想は存在するが，感情や意思疎通の障害が目立たないとされ，ア）幻覚が前景の系統パラフレニー，イ）誇大妄想をもつ誇大パラフレニー，ウ）追想錯誤から作話を示す作話パラフレニー，エ）空想的な妄想を示す空想パラフレニー，の 4 つのタイプを示した．最初に示した系統型が中核群とされ，当初は，迫害妄想を呈し自己を中傷するような幻聴などもあり，まれに血統妄想のような誇大的妄想を伴う．男女比は 6：4 で男性に若干多く，30〜50 歳で発症することが多い．イ）の誇大型は，全体としては小さな群であり，女性に多く，高揚した気分と軽い興奮を伴った発展的な誇大妄想が主体で，内容は性的なものや宗教的であったりする．幻聴との関連性も指摘されてい

る．クレペリンは躁うつ病との近縁性を考えた．ウ）の作話型は，記憶錯誤を伴っているのが特徴で，若い時からの迫害妄想や出生をめぐる誇大的な妄想を述べるとされている．エ）の空想型は，男性に多く（60〜70％），まとまりのない変化する妄想が目まぐるしく交代して生じ，迫害妄想，誇大妄想，憑依妄想，注察妄想などが出現し，幻聴なども伴うとしている．クレペリンは，妄想型の早発性痴呆との近縁性を考えていた．その後，マイヤー（Wilhelm Mayer，1889〜1961）[56]が，クレペリンがパラフレニー分類に用いた症例の長期経過を追い，最終的な診断学的転帰と考察を行った．それによれば，クレペリンがパラフレニーと診断した78例のうち，その後の経過で，精神分裂病（早発性痴呆，統合失調症）と診断変更されたのが32例，また，その他のパーソナリティ障害や躁うつ病であったのが18例であり，それらを除いて診断変更がなかったのは28例であった．すなわち，クレペリンがパラフレニーと診断した78例中，その後の経過でパラフレニーとして残ったのは28例で，多くは当時の精神分裂病（現在の統合失調症），わずかに躁うつ病に移行するという結果になった．しかし，3割以上の患者は，パラフレニーの診断を維持していたことになり，この概念は高齢者の妄想状態を理解するうえで重要である．

　一方，フランスのデュプレ（Ernest Dupré，1862〜1921）[23]は，空想妄想病（délire d'imagination，でたらめな空想症）という概念を提唱し，元来虚偽癖のある人が，血統妄想や発明妄想などの誇大的な考えが限りなく拡大していく群を見いだした．これは，クレペリンの空想型に一致するが，フランスでは，主としてパラフレニーはこの群を指すことが多い．

　クレペリンはその教科書（第8版）で，パラノイアとパラフレニーについて以下のように述べている[50]．「パラノイアとパラフレニー性疾患，なかでも系統性病型との区別を論じておかなくてはならない．この疾患の初期においては，臨床像の類似性はきわめて強く，両者を分けることは誠にむずかしい．この歳に重要なのは，パラノイアにおいては初めから自己感情の高揚がパラフレニーよりも目立っているということであるように，私には思われる．（略）パラノイア患者は一般に，パラフレニー患者ほどに迫害妄想に苦しめられないし，さらにまた行動においてもそれほど強い影響を受けないのが普通である．パラフレニー患者はパラノイア患者よりもその仮想敵に対してはるかに向こう見ずに向かっていき，すぐあらゆる手段でもって自己を守ろうとし，その結果，通常割と早く精神病院に入ることになり，また，しばしばそこに持続的にとどめおかなくてはならなくなる．（略）そのうえパラフレニーでは，妄想はだんだんと馬鹿げたものになってゆき，さらに幻聴や豊富な誇大観念が付け加わって，患者の行動全体は疾病現象に著しく支配されるに至る．そうなればパラフレニー患者と，秩序と社交性とそればかりか職業に就く能力もあるパラノイア患者とを，まず混同するようなことはない」とし，パラノイアとパラフレニーはその経過のなかで区別がつくと述べている．パラノイアは今でいう妄想性障害，そしてパラフレニーは比較的社会性の保たれているものの統合失調症に含まれる概念と理解するのが妥当と考えられる．

　このように，統合失調症スペクトラムのなかで，パラノイア，パラフレニーは，その位置付けにあたっては，歴史的にもドイツやフランス，英国などで議論がなされてきた．これら

の議論のなかで，精神医学史上で有名な2つの妄想性障害を簡単に紹介しておく．一つは，クレペリンの弟子の，ロバート・ガウプ（Robert Gaupp，1870〜1953）[28]が「典型的なパラノイア」と報告した症例である．

　症例は，ワグナー症例（または事件）と呼ばれる．事件とは，1913年に，南ドイツの町で発生した大量殺人事件であり，犯人である，地元の学校の教師で39歳であったエルンスト・ワグナーは，最初に妻と4人の子どもを殺害し，そののち，近隣の村人を無差別に銃撃して9人を殺害した．この事件の裁判において，ガウプが精神鑑定をすることになった．精神鑑定において27歳発症のパラノイア（偏執病）によって責任能力がないとされ，ワグナーは免責となり，療養所で64歳まで生きた．療養所の保護室においても，文学や戯曲の創作活動が続き，自作に誇大的妄想を抱き，自費出版や文学賞に応募するなどの行動をとっていたという．自らの犯罪に関しては，病気であることを不服とし，精神的には健康で，殺害行為は復讐のための行動で死刑を望むと主張していた．パラノイアの妄想が特定の人格に対してある種の体験を通して，そこから妄想が了解的に発展することを説いて，人格反応としてのパラノイアの考え方を定着させた．この症例については，すでに思春期のころから精神的な葛藤が始まっており，高齢発症というわけでないが，その後も，事件までは教師として社会機能しており，さらには，死ぬまで文学的な創作活動も行い人格的低下も示さないことから，早発性痴呆（現在の統合失調症）とパラノイアの明確な違いを提示した．

　もう一つの歴史的な症例は，ジークムント・フロイト（Sigmund Freud，1856〜1939）が，1911年にパラノイア患者として報告した症例である．ドイツの州裁判所民事部長のシュレーバーは，41歳の時に国家議員選挙に立候補したが，その落選を契機に，心気的妄想（「心臓発作によって死んでしまう」「歩けなくなってしまう」）に陥り，フレヒジッヒ教授のいたライプツィッヒ大学病院に入院する．その前後から，「性交を受け入れる側である女性になってみることも元来なかなか素敵なことにちがいない」という強い考えをもつに至った．その後，心気妄想から自殺企図や，脱男性化の誇大的妄想などを呈し，8年ほどの精神科病院生活を送ることとなる．そのころは，「フレヒジッヒ教授が，自らを女性に肉体改造を行い性的に悪用する」という妄想を抱き，それらの考えは宗教的・神秘的解釈の色彩を帯びるようになった．その後，それらの精神症状は回復したのでいったん退院し，5年ほどの安定的な家庭生活を送った．頭脳は明晰であり社会的に機能し，60歳の時には『回顧歴』を出版している．64歳の時に，実母，妻の死亡を契機に，心気妄想（「自分には胃がない」「奇跡のせいで腸を失ってしまった」）により3回目の入院をする．自殺企図もみられたがその後，糞尿を垂れ流す荒廃状態となって68歳で病院にて死亡する．この症例が，パラノイアなのか，妄想型統合失調症であるのか，最後にみられたコタール症候群様の症状が気分障害に一致したものであるかなど，フロイトの報告以降，診断学的にも多くの議論がなされてきた．フロイトは，一方でこの症例を通して，精神分析学的解釈によって，同性愛的欲望に対する防衛（とその失敗）であり，それがパラノイアの原因と考えた[25, 57]．

　このように，高齢期に発症した精神障害のカテゴライズについては，歴史的に多くの議論

がなされてきた経緯がある．これらの診断学的議論の背景を把握したうえで，DSM や ICD などの操作的診断基準を使用することが臨床上，患者理解という点から必要である．

7）遅発性緊張病

DSM-5-TR では，高齢期に起きる緊張病も，すべて統合失調症スペクトラムのなかのカタトニアに含められた．前述したように，統合失調症のみに随伴する症状ではない．もともとの遅発性緊張病の概念は，Sommer[76] によって"Spätkatatonie"と提唱され，高齢発症の以下のような特徴をもつ精神疾患であるとした．それは，①成人後半期に多くは女性に発症し，②心因を発症の契機とすることがしばしばみられ，③初期には心気的で抑うつ状態を呈し，④不安・焦燥を伴う精神運動興奮が反復してみられ，⑤やがて種々の程度の精神荒廃に至り，⑥病期のさまざまな段階で昏迷や無言・無動，常同言語，拒絶症などがみられ，⑦若年型と比較して，強い昏迷，カタレプシー，常同姿勢，命令自動症，衒奇的行動などはあまり観察されない，といった特徴をもつ高齢発症の精神疾患である．

そもそもカタトニア（緊張病）の概念を提唱したのは，ドイツのカールバウム（Karl Ludwig Kahlbaum, 1828〜1899）であり，破瓜病・緊張病の提唱は，クレペリンの早発性痴呆の疾患単位の概念提唱の先駆けとなった[40]．カールバウムは，精神運動性の興奮と昏迷という一見相反する症状が混在する病態を，カタトニー（Katatonie）と名づけた．症状としては，一般的に無動/昏迷，興奮，拒絶症・緘黙，常同症・衒奇，反響言語などの症状を呈する．この緊張病状態は，さまざまな病態・病因でも起こりうることが報告されており，八田[31]の研究では，DSM の緊張病性病状の診断基準を満たす 50 例のうち，統合失調症および他の精神病性障害が 46% で，気分障害が 34% であったという．このようなことからも，この病態を"症候群"として扱うのが臨床的には妥当である．また，高齢者の緊張病状態という観点では，レビー小体病[83]や，進行性核上性麻痺[82]，前頭側頭葉変性症[33]などの認知症疾患に緊張病症状が現れることが報告されており，また，高齢者の他科にまたがる医療のコンサルテーション・リエゾン場面では，器質因の緊張病は見逃されている可能性もある．

クレペリンは，もともとカタトニア（緊張病）を統合失調症の亜型として考え，それは現在の DSM の流れにも影響しており，カタトニアが統合失調症スペクトラムに含まれている．しかし，カールバウムは，当初から身体（器質）疾患にみられる症状として報告しており，その影響を受けて ICD-10 では「器質性緊張病性障害（Organic catatonic disorder）（F06.1）」，および DSM-5-TR では「他の医学的状態によるカタトニア症」（F06.1）の項目として器質因の緊張病のカテゴリーが設けられている．

遅発性緊張病の特徴について，古茶[47]は 16 の自験例から，①初期には，日常生活上の悩みやストレスを契機として不眠や易疲労性などの「反応性」と思われる非特異的な抑うつ状態から始まり，②その後，急速に現実適応能力を喪失し入院を余儀なくされる状況となる．ささいなことでも病的な不安を示し，過剰な依存傾向を示し，一見演技的に見えたりする．③そして典型的な緊張病症候群を呈する前に持続する不安・焦燥感，幻覚妄想などを呈し，

多くの場合，心気妄想や敏感関係妄想を示す．妄想は断片的で体系化することがなく，妄想を認めないこともある．④その後，情動の易変性，拒絶症，昏迷などの症状を呈する．情動の易変性は時として緊張病性興奮を伴う．そして，最も頻度の高いカタトニア（緊張病）症状は拒絶症で，外界に刺激に対する拒絶だけでなく，内的発動性に対する拒絶としての拒食や行為途絶のような症状も呈する．そして，外界からまったく刺激反応せず，緘黙・無動の昏迷状態に移行する．そして多くの場合が，筋緊張の伴った緊張性昏迷であり，カタレプシーがみられる．⑤多くの症例で，症状は完全に消失せず，慢性・残遺・固定化し，意欲発動性の低下を示す症例や，情動不安定性が残存する症例など，多様な病状の症状が残遺・残存するとされている．それに加えて，統合失調症の長期経過でみられるような，無為自閉，感情鈍麻，人格水準の低下などの陰性症状が加わるものなどもあるとしている[47]．臨床上，緊張病で留意すべき点は，昏迷状態では，発熱，発汗，血圧変動，頻脈などの自律神経症状が出現し，悪性緊張病に移行し生命予後にかかわる例もあるということである．とくに高齢者のカタトニー症候群は，経口摂取不良による低栄養，高熱等による脱水，肺塞栓症，誤嚥性肺炎，尿路感染症，褥瘡などのリスクが増大し，全身管理を注意深く行う必要がある．

　また，カタトニア（緊張病：とくに予後が悪い悪性緊張病）については，いまだ生物学的背景については不明であり，向精神薬が登場してから起きる悪性症候群との関連性が推量されているが，それについても不明である．カタトニア（緊張病）の治療については，ベンゾジアゼピン系薬剤の投与や電気けいれん療法（ECT）の有効性が述べられている[54]．

4．高齢発症の統合失調症の鑑別病態

　高齢になり，統合失調症やその他の精神病疾患を初めて発症することは少なくない．一方で，高齢の患者では，若年発症の場合と比較して，身体的・器質的精査はより慎重に行う必要がある．高齢者では，身体疾患を合併していることが多く，また脳器質因の割合が多くなることがその背景にある．そのために，鑑別診断には器質因，身体因を中心に慎重に進める必要がある．以下のような病態との鑑別が必要である．

1）進行麻痺（神経梅毒）

　進行麻痺は，梅毒トレポネーマの中枢神経の感染による脳実質の炎症性反応である．クレペリンの時代や 1900 年代なかばまでは，精神科の病院には，数多くの進行麻痺の患者が入院していた．クレペリンはその教科書で「麻痺性痴呆」としてかなりの紙面を割いており，当時の精神医学的な大きな問題であったことがわかる．クレペリンが 1910 年に著した教科書では，いまだ，この患者の脳実質にトレポネーマを確認することはできていなかったが，疫学的な観察から梅毒が原因であることは知られており，診断には脊髄液のワッセルマン反応が重要なことを記しているが，臓器にはいまだ病原菌を見いだすことはできていなかった．ちなみに，野口英世が，患者の脳組織でトレポネーマを見いだしたのが 1913 年であり，そ

の後，オーストリアのワーグナー＝ヤウレック（Julius Wagner-Jauregg, 1857～1940）が，梅毒トレポネーマが熱に弱いという性質を利用して，進行麻痺の患者に発熱療法（患者に故意にマラリアを接種感染させ，40℃以上の熱発をつくりだす方法）を見いだした．これは当時では画期的治療法であり，ヤウレックはこの発見により1927年にノーベル医学・生理学賞を受賞している[42,63]．その後，1900年代後半には，抗生物質の登場によって，梅毒そのものの患者数は減少したが，2010年代から再び増加傾向となっている[48]．

　梅毒感染後，10～20年を経て，長い場合には30年も経過して，精神症状を発症することもあることから，中年以降に初発した精神病症状については本症を念頭においておく必要がある．この臨床症状は典型的なものはなく，きわめて多彩なことが知られており，症状からは診断は困難である．クレペリンは教科書のなかで，臨床症状の型を，認知症型，抑うつ型，誇大型，激越型と分類しているが，その分類は症状が多彩であるゆえ，便宜的にすぎないとしている．最もみられる症状は認知症型であり，精神活動の低下，思考の貧困化，健忘症，無関心，気分の易変性，易刺激性がみられる．一過性の妄想観念や幻覚も出現する．経過のなかでは，性的興奮性や，多幸症なども出現し，そののち，人格水準の低下がみられ無為・無関心，不潔な状態に至る．抑うつ型は，悲哀気分と意欲の消失，心気的観念や罪業妄想，気分の易変性がみられる．昏迷状態になり，カタトニア（緊張病）症状を呈する場合もある．誇大型は，とりとめのない誇大妄想を呈し，気分は高揚し，その一方で激しい易刺激性を示す．誇大型で，激しい興奮を伴うものが激越型となる[27,86]．

　高齢期に初発の精神病性障害，とくに統合失調症様精神障害や，躁状態，精神運動興奮，緊張病症状，抑うつ，性格変化などを診た場合には，血清検査と平行して，神経画像や構音障害（発音不明瞭），瞳孔反射異常（対光反射の消失，アーガイル・ロバートソン瞳孔）などを注意深く精査する必要がある．臨床的に頻度が低いために見逃されやすく，統合失調症や認知症と誤診されやすい[26]．場合により，脳脊髄液検査が必要になる．

2）認知症との鑑別

　アルツハイマー病やレビー小体病では，記憶障害や認知機能低下を背景に，物盗られ妄想や嫉妬妄想など，日常生活の延長線での，奇異でない妄想を呈する．それが，まったくあり得ない内容ではないために，また妄想の対象者が身近な人であることが多いため，周囲の人間を困らせることが多い．通常の社会生活においては，説明・説得を試みるが，それは訂正されることはなく，反対に攻撃的になったり拒否的になったりする．このことが，認知症の医療につながるきっかけになることもある．詳細に経過を追うと，このような妄想の前には，詳細に病歴やエピソードなどを整理すれば，何らかの記銘力障害などの認知機能の障害が始まっていることがほとんどであるが，同じ繰り返しの日常生活では，認知症と気づかれない，または目立たない場合も多い．

　認知症でアルツハイマー病に次いで頻度の高いレビー小体病では，幻視や錯視があり，中核的特徴のひとつとされている．虫や蛇などの「小動物」視や，「子どもが隣室にいる」と

言って食事を作るなどの具体的で鮮明な幻視がみられる．また，幻聴や幻嗅，体感幻覚も現れることがある．注意や覚醒レベルの変動を伴うため，それによって錯覚や錯視が助長されている側面もある．レビー小体病ではそのほか多彩な精神症状がみられ，人物誤認妄想，盗害妄想，迫害妄想，心気妄想，嫉妬妄想，カプグラ症状などを呈することが知られている．レビー小体病の場合は，初期には認知機能の低下が目立たないことが多く，また神経画像で萎縮などの所見が優位なことも少ないので，老年期の妄想性障害との鑑別が重要である．

　また，臨床的に統合失調症や双極症と診断された症例の脳病理で，タウやユビキチン，TDP-43 の蓄積がみられたという報告[85]もあり，認知症疾患のとくに初期には精神病性障害と誤診する可能性がある．

3）せん妄

　せん妄は，軽度〜中等度の意識障害を背景に，しばしば幻視，幻聴，妄想などを呈し，比較的急速に発症する．まれならず不安・焦燥，精神運動興奮を呈する場合もある．脳の器質的または脆弱性を背景とすることが多く，したがってより高齢者に発症する．アルツハイマー型認知症や血管性認知症などの認知症疾患に伴う場合もあるが，健常高齢者でも発症する．誘因となるものとしては，脱水や循環器疾患，感染症など消耗性疾患，内分泌疾患，虚血性脳疾患などの身体疾患を合併していることが多い．直接的契機となるのは，入院や手術，ICU 入室などの急激な環境変化などで引き起こされることが多い[18]．Simon ら[74]の報告によれば，高齢者のせん妄の約 40％が幻覚を伴い，意識障害の程度が強くなると幻覚妄想を伴うことが少なくなるという．

　また，妄想内容は，被害的なものが多く，嫉妬妄想もある．しかし，意識障害が背景にあるため，体系的，系統的な妄想構築には至らないとされる．幻覚妄想の内容は，患者の本来のパーソナリティ，過去の体験，葛藤，環境刺激，心理状態を反映したものになる．

　せん妄の出現には，環境・心理要因が働くことは知られているが，その機序についてはいまだ不明である．脳内アセチルコリンやドーパミン神経系の不調，急性ストレス下の視床下部－下垂体－副腎系の不活化などが病態生理として考えられているが，いまだ断片的な病態生理の理解にとどまっている[55]．

　また，薬剤に起因するせん妄もあるため，高齢者での精神病性障害を診たときには，服薬内容の把握は必須である．とくに，ベンゾジアゼピン系薬剤，抗てんかん薬，解熱鎮痛薬などの服用はせん妄の発症を惹起させ，とくに注意を要する[3]．

4）薬剤性による幻覚妄想

　高齢者では，身体疾患を有している場合が多く，したがって各種の薬剤を常用している．薬剤誘発性の幻覚妄想にも留意する必要がある．遭遇する頻度が高いものとして，パーキンソン病治療で使用される，ドーパミン作動薬や抗コリン薬，アマンタジン（シンメトレル®），モノアミン酸化酵素（MAO）阻害薬などが挙げられる．いずれの添付文書において，幻覚

妄想の副作用の出現に注意喚起が記されている。とくに抗コリン薬は，脳内のアセチルコリンを減少させる作用があり，認知機能に影響を与えるため，とくに高齢者への使用に際しては注意を要する。パーキンソン病治療中での精神病性障害の出現は，①パーキンソン病自体によるもの，②抗パーキンソン病薬使用によるもの，③①と②の複合要因，に分けられる。①については幻視などが出現し，レビー小体型認知症に近似する。②については，出現頻度は10〜50％と幅があり，およそ20％とされている[19]。幻視が最も頻度が高く，ありありとした内容で，小動物視や人物視が多く，錯視なども伴う。薬剤に起因していても，その基盤にはパーキンソン脳病理，すなわちレビー小体の脳病理が関連しており，主としてドーパミン神経系の障害が背景にある。その他では，副腎ステロイド，抗うつ薬（とくに三環系）などが，とくに注意を要する。

5．高齢期の精神病性障害（幻覚妄想）の病態生理

　高齢期の精神病性障害には，何らかの部分的ないし全般的な，脳器質因・機能低下が背景になっている。DSM-5では，機能的精神障害と器質的精神障害の区分が廃止された。この背景のひとつには，操作的診断では，器質性と機能性を明確に分ける根拠に乏しいことが挙げられるが，高齢期の幻覚妄想の病態を把握するうえで脳器質性の要素の理解は重要である。

1）器質性精神疾患
　精神疾患は，従前から内因，外因，心因と原因別に分けられてきたが，十分な根拠や整合性があるわけでなく，あくまで便宜的に使用されてきた。たとえば，認知症疾患は脳の直接的影響から起きている外因性に属するが，しかし臨床的には，その症状は環境要因や心理的影響によって認知症の行動・心理症状（BPSD）と呼ばれる多彩な精神症状を呈する。また，外因という言葉のなかには，第一義的に脳障害を背景にした器質性精神病（狭義の器質性）と，脳以外の身体的な疾患から2次的に精神病を引き起こす症状性精神病が含まれる。症状性精神病は一般的には，身体的な問題が解決すれば，精神症状も回復する可逆的なものが主である。しかし，一方で肝硬変を背景に起きる肝脳疾患（肝性脳症）などのように，症状性精神病と器質性精神病とに重複し，移行するものもある。シュナイダー[73]は，"Körperlich begründbaren Psychosen"（身体に基礎づけうる精神病）という概念を提唱し，広義の器質性精神病を包含する考え方を示した。ICD-10での器質性精神障害の症候群の分類は，F00〜F09群に相当する（表7）。

2）器質性幻覚妄想
　ICD-10では，F06. 脳損傷，脳機能不全および身体疾患による他の精神障害の下位項目にF06.0 器質性幻覚症，F06.2 器質性妄想性（統合失調症様）障害が挙げられている。脳器質性疾患における幻覚妄想は，Peters[62]によれば以下のような特徴がある：①幻覚は具体的で

表7　ICD-10 における症状性を含む器質性精神障害

F00	アルツハイマー＜ Alzheimer ＞病の認知症
F01	血管性認知症
F02	他に分類されるその他の疾患の認知症
F03	詳細不能の認知症
F04	器質性健忘症候群，アルコールおよび他の精神作用物質によらないもの
F05	せん妄，アルコールおよび他の精神作用物質によらないもの
F06	脳損傷，脳機能不全および身体疾患による他の精神障害
F07	脳疾患，脳損傷および脳機能不全による人格および行動の障害
F09	詳細不能の器質性あるいは症状性精神障害

（World Health Organization 編，融　道男，中根允文，小見山実ほか監訳：ICD-10 精神および行動の障害；臨床記述と診断ガイドライン 新訂版．医学書院，東京，2005）

感覚的で，②妄想は世俗的で現実的，③幻覚妄想は時に修正可能（実際には訂正不能のことも多い）．一方で，アルコール使用によって惹起される嫉妬妄想などは，比較的体系化され持続的であるが，それらは人格要因もあると考えられる．高齢者の器質性を考えるうえで重要なことは，脳の機能低下を背景に，その人の性格要因や，生活環境，生活歴が強く反映されるので，その理解には全人的な側面からの解釈が求められることである．

　器質性妄想性（統合失調症様）障害に含まれる病態として，頭部外傷後精神病（psychiatric disorder following traumatic brain injury；PDFTBI）という病態がある[70]．これは，頭部外傷後，4〜6 年後に遅発性に起きる被害的幻覚妄想状態であり，側頭葉（側頭極）・前頭葉の損傷に多くみられるとされる[21]．この病態は，とくに高齢者に多いというわけではないが，頭部外傷後に，年単位の時間をおいてから精神病性障害が起きる機序についてはいまだ不明のことが多く，幻覚妄想の器質因や背景病理を検討するうえで重要である[46]．

3）認知症疾患と精神病性障害（幻覚妄想）

　いわゆる BPSD についての概説は，別の各章に譲るが，認知症疾患にみられる精神病性障害（幻覚妄想）について要約する．認知症疾患に伴う幻覚妄想の発現頻度は，その認知症疾患や調査対象群，認知症の程度によっても大きく左右されるが，およそ30〜40％の認知症高齢者が幻覚妄想を伴っていると考えられる[68, 87]．認知症疾患に伴う精神病性障害（幻覚妄想）には，認知機能の低下に加えて，難聴や視力低下などの感覚器の機能低下（感覚遮断），家族関係の変化（喪失体験や孤立化），身体疾患の合併の増加，経済的変化，社会からの隔絶（仕事からのリタイヤ），などの身体的・環境的要因と元来の性格要因が強く反映されていることを考慮する必要がある．典型的な統合失調症の幻覚は幻聴がほとんどであるが，それに対して認知症の特徴は，幻聴以外に幻視が多いことである．また後述するように，レビー小体病などでしばしばみられる「幻の同居人」のように，幻視とも妄想とも分かちがたい幻覚妄想もある．認知症の妄想の特徴は，記憶障害を背景にアルツハイマー病などで最も多くみられるのは，盗害妄想である．盗害妄想では，嫁や子どもなど生活をともにする身近

216

な人が犯人になることが多い．その他，迫害妄想，嫉妬妄想，追跡妄想，被毒妄想，貧困妄想など，周囲からの疎外感や孤立感・見捨てられ感を背景にした被害的な内容が多い．認知症に伴う精神病性症状は，認知機能低下の初期〜中期に多くみられ，認知症が進行すると妄想産生のエネルギーも低下し，形骸化ないし消失する．

4）非認知症性の高齢期特有の幻覚妄想

　認知症のない，または顕在化していない高齢者にみられる幻覚妄想にはいくつかあり，次のようなものが代表的である．認知症はなくても，何らかの認知機能低下は背景にあることは否めない．

A）心気症

「自分は重篤な病に罹患している」，あるいは「病になりつつある」という考えに支配されて，繰り返される検索や検査によっても何ら有意な所見が欠如しているにもかかわらず，なお健康に対する過度な不安を呈する状態である．DSM-5-TR では，心気的な訴えが妄想に至らない場合は，身体症状症ないし病気不安症に該当し，確信が強固であれば，妄想症の身体型に該当する．大うつ病性障害の気分に一致した精神病性障害として，貧困妄想や微小妄想，罪業妄想などとともに出現することもある．

B）セネストパチー

　この病像は，身体のさまざまな部位に感覚異常を訴え，奇妙でグロテクスな表現で執拗に主張し，それを説明しうる客観的・医学的身体所見を欠く状態である．最もよくみられるのが，口の中に「動物がいる」などの表現をする，口腔セネストパチーである．それ以外では，「脳味噌がどろどろに溶けている」「腸が腐っている」「腹にドロが流れる」といった奇妙な身体感覚を訴える．DSM や ICD では疾患単位として扱われず，統合失調症や大うつ病性障害に随伴する，ないし，妄想性障害の身体型の症候群のひとつとして扱われている．高齢者のセネストパチーのなかで，皮膚寄生虫妄想と呼ばれる一群の状態像がある．皮膚疾患がないにもかかわらず，自分の皮膚には寄生虫が巣くっているという確信をもち，多くの患者は皮膚科を受診することが多い．この病態は，1894 年の Thibieren[81]の疥癬恐怖症の報告にさかのぼり，1938 年の Ekbom[24]の「初老期皮膚寄生虫妄想」という概念の提唱，その後，寄生虫妄想症，寄生虫恐怖症などの報告がある．この病態を，独立した疾患単位でないとするならば，どのような疾患単位に組み入れられるかについて，セネストパチー同様に，いまだ結論に達していない．

C）カプグラ症候群などの人物誤認妄想

　人物誤認妄想症は，妄想性誤認症候群とも呼ばれる[6,43]．他人が自分の家に住み込んでいると確信する「幻の同居人」や「カプグラ症候群」が代表的なものである．「幻の同居人」（phantom boarders）は，Rowan[67]によって，パラフレニーの患者に認められるとして報告されたが，その後，脳血管障害や認知症，てんかんの患者にも認められるという報告が続いた．背景に認知機能の低下と，視覚機能の低下も関係しているとされている．

　カプグラ症候群は，フランスの Capgras ら [12] が 1923 年に報告した症候群で，「夫と娘が姿を消し，分身に取って代わられた」という訴えをする 53 歳の女性の報告にさかのぼる．当初は，統合失調症の近縁の病態と考えられていたが，1980 年代ごろから，てんかんや，レビー小体病など器質性脳疾患・認知症疾患に随伴する症状として報告されるようになった [14]．

　D）シャルル・ボネ症候群

　シャルル・ボネ症候群は，スイスの Charles Bonnet が 1760 年に，視力障害者の特有の幻視の症状を記載したことにさかのぼる [69]．当初は，視覚障害があり知的障害や精神障害のない高齢者における幻視と定義された．その後，必ずしも視覚障害を伴わないとされたが，実際には大多数の症例に高度な視覚障害がある．Teunisse ら [80] や Gold ら [29] の報告では，幻視は生き生きとして色彩に富み，患者は幻視を自覚しており，他の幻覚や妄想は伴わないとしている．

6．思春期・成年前期発症の統合失調症患者の高齢化

1）高齢化

　わが国の人口の高齢化の進展に歩調をあわせ，統合失調症患者の高齢化も進んでいる．2020（令和 2）年厚生労働省患者調査 [77] によれば，精神科病院に入院・通院している統合失調症圏の患者のうち，65 歳以上が 33.4％であり，入院患者に限っていえば 50.5％であり，とくに長期入院の患者の高齢化が進んでいる．統合失調症の長期経過については，いくつかの報告があるが，従来考えられていたような重度な経過をとる終末像だけでなく，比較的軽快し良好な経過をとる場合も多いことが報告されている [11, 13, 17, 36]．統合失調症の幻覚妄想などのいわゆる陽性症状は加齢とともに軽快し（晩期寛解），若い時の被害妄想は，老年期になると深刻味が減じ，内面的・願望充足的となるとされ，また内容は生活に即したテーマになるという [60]．

2）うつ症状の併存・認知機能低下・認知症の問題

　45 歳以上の高齢の統合失調症者における抑うつの有病率は 44～75％とされ，同世代の一般人口よりも高い [15, 22, 88]．また，老年期の認知機能の低下は，健常者よりより大きいかどうかについては議論のあるところであるが，Arnold ら [7] や Davidson ら [20] の研究では，長期入院の患者においては，その年齢・教育歴などから想定される以上の認知機能低下がみられたとし，一方で，入院経験のない患者での認知機能低下は大きくないという報告 [32] もある．また，高齢発症の統合失調症の患者は，若年発症と比較して，認知機能の低下は軽度であるという報告 [2] もある．統合失調症の臨床経過も一様でなく，サンプリングによってこのような研究の結果は大きく変わる可能性がある．高齢期の統合失調症の臨床研究は少なく，高齢社会の精神医学的問題と同様，今後の課題である．長期経過のなかで合併する精神症状の病態

の評価は，疾患自体の経過によるものか，合併する他の神経変性で起きるものかについても，これからの課題であるといえよう．

3）合併症問題

　一般人口の高齢化問題と同様，統合失調症患者も身体疾患の有病率が高くなる．統合失調症では，健常人に比べて身体合併症が多く，死亡率（標準化死亡比）は一般人口の2.58倍で，平均寿命は10〜25年短い[71]．死因で最も多いのは虚血性心疾患であり[51]，向精神薬や，偏食，運動不足などから糖尿病，脂質代謝異常，高血圧などのリスクが高まる．高齢化した統合失調症患者の身体的ケアを考えることも必要である．

4）地域社会生活の問題

　統合失調症患者自身が高齢化するとともに，患者を支えてきた家族も高齢化するため従前のサポートが困難になり，援助力の低下をきたす[52]．高齢化の問題は，一方で日本の精神科医療の長期入院問題を助長しかねない課題である．65歳以上の統合失調症患者を，高齢者福祉サービスに移行しようとすると，①身体的低下がなく認知症状がない場合は要介護度がつかず，②本人の障害年金だけでは経済的に利用が困難で，③精神症状が残存し，一般の高齢者施設利用が困難，などの問題が生じるため，地域で生活することの阻害要因になっている[60]．行政としては，とくに高齢の長期入院の統合失調症患者の地域移行について，介護保険などの制度の連携を図るなどの退院促進，生活支援を勘案しているが，欧米先進国と比較していまだ大きく立ち後れており，さらなるサポートネットワーク構築を必要としている．

7．高齢期の統合失調症・精神病性障害の治療

　高齢者に限らず，統合失調症・精神病性障害の治療には，薬物治療と非薬物治療がある．薬物治療についていえば，高齢者への向精神薬の使用は，高齢者の薬物代謝の機能低下などの薬物動態を念頭におきながら，副作用に留意する必要がある．すなわち，高齢化によって肝機能・腎機能の低下，体脂肪率の増加による薬剤の脂肪蓄積量の変化，併存する身体合併症のために服用している薬剤との相互作用，禁忌薬や慎重投与薬への留意，併用薬との相互作用など，慎重に対応する必要がある．そして，副作用として，過鎮静や錐体外路症状とそれらによる転倒転落，抗コリン作用による排泄の問題，認知機能の低下などに留意する必要がある．また，薬剤の変更や新規の投与では，緩徐に低用量から開始し，副作用の出現を勘案しながら投与するのが原則である．また，高齢期の精神病性障害においては，薬物治療が奏効しない皮膚寄生虫妄想症など一群の病態が知られており，薬物治療を開始する前に十分に病態を把握し，目的症状を明確化して薬剤選択を慎重に進めていく必要がある．

　一方，非薬物療法としては，一般的に高齢者に出現する幻覚妄想は，おかれている環境要因や本人のパーソナリティなどの背景要因が大きいため，精神療法的なアプローチも併せて

必要である.

8.　おわりに

　高齢発症の精神病症状の問題は，これからの高齢社会，超高齢社会にとっては大きな社会医学的課題のひとつである．その問題に医療的にかかわるときには，医療者は診察室にとどまらない，Bio-Psycho-Social な多次元的な観点からの幅広いアプローチが求められている．高齢者の精神的ケアを含めた健康管理においては，診察室や病院施設内だけで完結することはなく，社会全体のなかでどのように支援していくかを研究・検証・学習していく姿勢が求められる.

文　　献

1) Almeida OP, Howard RJ, Levy R, et al.: Psychotic states arising in late life（late paraphrenia）; The role of risk factors. *Br J Psychiatry*, **166**（2）: 215-228（1995）.
2) Almeida OP, Howard RJ, Levy R, et al.: Clinical and cognitive diversity of psychotic states arising in late life（late paraphrenia）. *Psychol Med*, **25**（4）: 699-714（1995）.
3) Aloisi G, Marengoni A, Morandi A, et al.; Italian Study Group On Delirium（ISGoD）: Drug Prescription and Delirium in Older Inpatients ; Results From the Nationwide Multicenter Italian Delirium Day 2015-2016. *J Clin Psychiatry*, **80**（2）: 18m12430（2019）.
4) American Psychiatric Association : Diagnostic and Statistical Manual of Mental Disorders, Fifth Edition（DSM-5®）. American Psychiatric Association, Arlington, VA（2013）.（日本精神神経学会日本語版用語監修, 髙橋三郎, 大野　裕監訳, 染矢俊幸, 神庭重信, 尾崎紀夫, 三村　將ほか訳：DSM-5® 精神疾患の診断・統計マニュアル. 医学書院, 東京, 2014）
5) American Psychiatric Association : Diagnostic and Statistical Manual of Mental Disorders, Fifth Edition, Text Revision（DSM-5-TR™）. American Psychiatric Association Publishing, Washington, D.C.（2022）.（日本精神神経学会日本語版用語監修, 髙橋三郎, 大野　裕監訳, 染矢俊幸, 神庭重信, 尾崎紀夫, 三村　將ほか訳：DSM-5-TR™ 精神疾患の診断・統計マニュアル. 医学書院, 東京, 2023）
6) Anderson CA, Filley CM : Delusional Misidentification Syndromes: Progress and New Challenges. *J Neuropsychiatry Clin Neurosci*, **28**（3）: 160-161（2016）.
7) Arnold SE, Gur RE, Shapiro RM, et al.: Prospective clinicopathologic studies of schizophrenia: accrual and assessment of patients. *Am J Psychiatry*, **152**（5）: 731-737（1995）.
8) Blashfield RK, Keeley JW, Flanagan EH, et al.: The cycle of classification: DSM-Ⅰ through DSM-5. *Annu Rev Clin Psychol*, **10**: 25-51（2014）.
9) Bleuler E : Dementia praecox, order Gruppe der Schizophrenien. Handbuch der Psychiatrie, Spezieller, T., 4. Abt., 1. Hälfte, Deuticke, Leipzig（1911）.（飯田　真, 下坂幸三, 保崎秀夫, 安永浩訳：非早発性痴呆または精神分裂病群. 医学書院, 東京, 1974）
10) Bleuler M : Die spätschizophrenen Krankheitsbilder. *Fortschr Neurol Psychiat*, **15**: 259（1943）.
11) Bleuler M, Ambros U : Die schizophrenen Geistesstörungen im Lichte langjähriger Kranken- und Familiengeschichten. Thieme, Stuttgart（1972）.
12) Capgras J, Reboul-Lachaux J : L'illusion des "sosies" dans un délire systématisé chronique. *Bulletin de la Société Clinique de Médecine Mentale*, **11**: 6-16（1923）.
13) Ciompi L : Catamnestic long-term study on the course of life and aging of schizophrenics. *Schizophr Bull*, **6**（4）: 606-18（1980）.

220

14) Cipriani G, Vedovello M, Ulivi M, et al.: Delusional misidentification syndromes and dementia ; A border zone between neurology and psychiatry. *Am J Alzheimers Dis Other Demen*, **28**（7）: 671-678（2013）.

15) Cohen CI, Talavera N, Hartung R : Depression among aging persons with schizophrenia who live in the community. *Psychiatr Serv*, **47**（6）: 601-607（1996）.

16) Cohen CI, Vahia I, Reyes P, et al.: Focus on geriatric psychiatry ; Schizophrenia in later life － Clinical symptoms and social well-being. *Psychiatr Serv*, **59**（3）: 232-234（2008）.

17) Cohen CI, Meesters PD, Zhao J : New perspectives on schizophrenia in later life ; Implications for treatment, policy, and research. *Lancet Psychiatry*, **2**（4）: 340-350（2015）.

18) Cole MG : Delirium in elderly patients. *Am J Geriatr Psychiatry*, **12**（1）: 7-21（2004）.

19) Cummings JL : Behavioral complications of drug treatment of Parkinson's disease. *J Am Geriatr Soc*, **39**（7）: 708-716（1991）.

20) Davidson M, Harvey PD, Powchik P, et al.: Severity of symptoms in chronically institutionalized geriatric schizophrenic patients. *Am J Psychiatry*, **152**（2）: 197-207（1995）.

21) Davison K : Schizophrenia-like psychoses associated with organic cerebral disorders ; A review. *Psychiatr Dev*, **1**（1）: 1-33（1983）.

22) Diwan S, Cohen CI, Bankole AO, et al.: Depression in older adults with schizophrenia spectrum disorders ; Prevalence and associated factors. *Am J Geriatr Psychiatry*, **15**（12）: 991-998（2007）.

23) Dupré E : Pathologie de L'Imagination et de l'Emotivité. Payot, Paris（1925）.

24) Ekbom K : Der präsenile dermatozoenwahn. *Acta Psychiatr Neurol Scand*, **33** : 227-259（1938）.

25) Freud S : The Schreber Case. Penguin Classics, London（2003）.

26) Friedrich F, Geusau A, Greisenegger S, et al.: Manifest psychosis in neurosyphilis. *Gen Hosp Psychiatry*, **31**（4）: 379-381（2009）.

27) Friedrich F, Aigner M, Fearns N, et al.: Psychosis in neurosyphilis ; Clinical aspects and implications. *Psychopathology*, **47**（1）: 3-9（2014）.

28) Gaupp RE : Zur Psychologie des Massenmords. Springer-Verlag, Berlin, Heidelberg（1914）.

29) Gold K, Rabins PV : Isolated visual hallucinations and the Charles Bonnet syndrome ; A review of the literature and presentation of six cases. *Compr Psychiatry*, **30**（1）: 90-98（1989）.

30) Hahn C, Lim HK, Lee CU : Neuroimaging findings in late-onset schizophrenia and bipolar disorder. *J Geriatr Psychiatry Neurol*, **27**（1）: 56-62（2014）.

31) 八田耕太郎：治療経過からみた緊張病の考察. 日本生物学的精神医学会誌, **21**（1）: 9-12（2010）.

32) Heaton RK, Gladsjo JA, Palmer BW, et al.: Stability and course of neuropsychological deficits in schizophrenia. *Arch Gen Psychiatry*, **58**（1）: 24-32（2001）.

33) Holm AC : Neurodegenerative and psychiatric overlap in frontotemporal lobar degeneration ; A case of familial frontotemporal dementia presenting with catatonia. *Int Psychogeriatr*, **26**（2）: 345-7（2014）.

34) Howard R, Almeida O, Levy R : Phenomenology, demography and diagnosis in late paraphrenia. *Psychol Med*, **24**（2）: 397-410（1994）.

35) Howard R, Rabins PV, Seeman MV, et al.: Late-onset schizophrenia and very-late-onset schizophrenia-like psychosis ; An international consensus. The International Late-Onset Schizophrenia Group. *Am J Psychiatry*, **157**（2）: 172-178（2000）.

36) Huber G, Gross G, Schuttler R, et al.: Longitudinal studies of schizophrenic patients. *Schizophr Bull*, **6**（4）: 592-605（1980）.

37) Ihara H, Berrios GE, Mckenna PJ : The association between negative and dysexecutive syndromes in schizophrenia ; A cross-cultural study. *Behav Neurol*, **14**（3-4）: 63-74（2003）.

38) Jaspers K : Allgemeine Psychopathologie. Ein Leitfaden für Studierende, Ärzte und Psychologen.

Springer; 8. Aufl., 1973, Springer, Berlin（2011）.

39）Jeste DV, Lanouethe NM, Vahia IV : Schizophrenia and paranoid disorders. Textbook of Geriatric Psychiatry, 4th ed., Washington, D.C.（2009）.

40）Kahlbaum Kl（渡辺哲夫訳）：緊張病. 星和書店，東京（1979）.

41）Kahn RS, Keefe RS : Schizophrenia is a cognitive illness ; Time for a change in focus. *JAMA Psychiatry*, **70**（10）: 1107-1112（2013）.

42）Karamanou M, Liappas I, Antoniou C, et al.: Julius Wagner-Jauregg（1857-1940）; Introducing fever therapy in the treatment of neurosyphilis. *Psychiatriki*, **24**（3）: 208-212（2013）.

43）川合圭成：器質性脳疾患における妄想性誤認症候群の機序. *BRAIN and NERVE*—神経研究の進歩. **70**（11）: 1181-1191（2018）.

44）Kay DW, Roth M : Environmental and hereditary factors in the schizophrenias of age（"late paraphrenia"）and their bearing on the general problem of causation in schizophrenia. *J Ment Sci*, **107** : 649-86（1961）.

45）Kay DW, Cooper AF, Garside RF, et al.: The differentiation of paranoid from affective psychoses by patients' premorbid characteristics. *Br J Psychiatry*, **129** : 207-215（1976）.

46）小林希代江，山田真希子，大東祥孝：妄想知覚と情動認知の歪み；PDFTBI における検討. 認知リハビリテーション，**14**（1）: 21-32（2009）.

47）古茶大樹：遅発緊張病について：自験例に基づく症状，経過，下位群，治療の臨床精神病理学的検討. 精神経誌，**100**（1）: 24-50（1998）.

48）国立感染症研究所感染症疫学センター：＜特集＞梅毒　2008〜2014 年. 病原微生物検出情報（IASR），**36**（2）: 17-23（2015）.

49）Korner A, Lopez AG, Lauritzen L, et al.: Late and very-late first-contact schizophrenia and the risk of dementia ; A nationwide register based study. *Int J Geriatr Psychiatry*, **24**（1）: 61-67（2009）.

50）Kraepelin E, Lange J（内沼幸雄，松下昌雄訳）：パラノイア論. 医学書院，東京（1976）.

51）Laursen TM : Life expectancy among persons with schizophrenia or bipolar affective disorder. *Schizophr Res*, **131**（1-3）: 101-4（2011）.

52）Lefley HP : Changing caregiving needs as persons with schizophrenia grow older. *In* Schizophrenia into Later Life ; Treatment, Research, and Policy, ed. by Cohen CI, American Psychiatric Publishing, Washington, D.C.（2003）.

53）Maatz A, Hoff P, Angst J : Eugen Bleuler's schizophrenia ; A modern perspective. *Dialogues Clin Neurosci*, **17**（1）: 43-49（2015）.

54）Madigand J, Lebain P, Callery G, et al.: Catatonic syndrome ; From detection to therapy. *Encephale*, **42**（4）: 340-345（2016）.

55）Marcantonio ER : Delirium in Hospitalized Older Adults. *N Engl J Med*, **377**（15）: 1456-1466（2017）.

56）Mayer W : Über paraphrene Psychosen. *Zeitschrift für die gesamte Neurologie und Psychiatrie*, **71** : 187-206（1921）.

57）Mcglashan TH : Psychosis as a disorder of reduced cathectic capacity ; Freud's analysis of the Schreber case revisited. *Schizophr Bull*, **35**（3）: 476-481（2009）.

58）Meesters PD, De Haan L, Comijs HC, et al.: Schizophrenia spectrum disorders in later life ; Prevalence and distribution of age at onset and sex in a dutch catchment area. *Am J Geriatr Psychiatry*, **20**（1）: 18-28（2012）.

59）Nagao S, Yokota O, Ikeda C, et al.: Argyrophilic grain disease as a neurodegenerative substrate in late-onset schizophrenia and delusional disorders. *Eur Arch Psychiatry Clin Neurosci*, **264**（4）: 317-331（2014）.

60）新村秀人：統合失調症患者の高齢化に関する問題. 老年精神医学雑誌，**28**（8）: 873-878（2017）.

61) Niizato K, Arai T, Kuroki N, et al.: Autopsy study of Alzheimer's disease brain pathology in schizophrenia. *Schizophr Res*, **31** (2-3) : 177-184 (1998).

62) Peters U : Das exogene paranoid-halluzinatorische Syndrom. Karger, Basel (1967).

63) Raju TN : The Nobel chronicles. 1927: Julius Wagner-Jauregg (1857-1940). *Lancet*, **352** (9141) : 1714 (1998).

64) Riecher-Rossler A, Rossler W, Forstl H, et al.: Late-onset schizophrenia and late paraphrenia. *Schizophr Bull*, **21** (3) : 345-354 ; discussion 355-356 (1995).

65) Roth M, Morrissey JD : Problems in the diagnosis and classification of mental disorder in old age ; With a study of case material. *J Ment Sci*, **98** (410) : 66-80 (1952).

66) Roth M : The natural history of mental disorder in old age. *J Ment Sci*, **101** (423) : 281-301 (1955).

67) Rowan EL : Phantom boarders as a symptom of late paraphrenia. *Am J Psychiatry*, **141** (4) : 580-581 (1984).

68) Rubin EH, Drevets WC, Burke WJ : The nature of psychotic symptoms in senile dementia of the Alzheimer type. *J Geriatr Psychiatry Neurol*, **1** (1) : 16-20 (1988).

69) Russell G, Burns A : Charles Bonnet syndrome and cognitive impairment ; A systematic review. *Int Psychogeriatr*, **22** : 1-13 (2014).

70) Sachdev P, Smith JS, Cathcart S : Schizophrenia-like psychosis following traumatic brain injury ; A chart-based descriptive and case-control study. *Psychol Med*, **31** (2) : 231-239 (2001).

71) Saha S, Chant D, Mcgrath J : A systematic review of mortality in schizophrenia ; Is the differential mortality gap worsening over time? *Arch Gen Psychiatry*, **64** (10) : 1123-1131 (2007).

72) Schneider K : Clinical Psychopathology. Grune & Stratton, New York (1959).

73) Schneider K : Klinische Psychopathologie. Georg Thieme Verlag, Stuttgart (2007).

74) Simon A, Cahan RB : The acute brain syndrome in geriatrics patients. *Psychiatry Res*, **16** : 8-21 (1963).

75) Soares-Weiser K, Maayan N, Bergman H, et al.: First rank symptoms for schizophrenia. *Cochrane Database Syst Rev*, **1** (1) : CD010653 (2015).

76) Sommer M : Zur Kenntnis der Spätkatatonie. *Z Gesamte Neurol Psychiatr*, **1** : 523-555 (1910).

77) 総務省統計局：確定数　全国編　報告書第 33 表　精神科病院の推計患者数，年齢階級（5 歳）×性・疾病分類（精神及び行動の障害）×入院－外来別．患者調査 令和 2 年患者調査 確定数 全国編 報告書，政府統計の総合窓口 e-Stat．Available at : https://www.e-stat.go.jp/dbview?sid= 0004002475（閲覧日：2023 年 8 月 30 日）

78) Talaslahti T, Alanen HM, Hakko H, et al.: Patients with very-late-onset schizoprhenia-like psychosis have higher mortality rates than elderly patients with earlier onset schizophrenia. *Int J Geriatr Psychiatry*, **30** (5) : 453-459 (2015).

79) Tandon R, Maj M : Nosological status and definition of schizophrenia ; Some considerations for DSM-V and ICD-11. *Asian J Psychiatr*, **1** (2) : 22-27 (2008).

80) Teunisse RJ, Cruysberg JR, Verbeek A, et al.: The Charles Bonnet syndrome ; A large prospective study in The Netherlands. A study of the prevalence of the Charles Bonnet syndrome and associated factors in 500 patients attending the University Department of Ophthalmology at Nijmegen. *Br J Psychiatry*, **166** (2) : 254-257 (1995).

81) Thibieren G : Les acarophobes. *Rev Gen Clin Therap*, **32** : 373-376 (1894).

82) Trzepacz PT, Murcko AC, Gillespie MP : Progressive supranuclear palsy misdiagnosed as schizophrenia. *J Nerv Ment Dis*, **173** (6) : 377-378 (1985).

83) 上田　諭，小山恵子，古茶大樹ほか：遅発緊張病の症状群を伴うレビー小体型認知症；いかに症例を理解し治療するか．精神経誌，**113** (2)：144-156（2011）.

84) Vahia IV, Palmer BW, Depp C, et al.: Is late-onset schizophrenia a subtype of schizophrenia? *Acta Psychiatr Scand*, **122** (5) : 414-426 (2010).

85) Velakoulis D, Walterfang M, Mocellin R, et al.: Frontotemporal dementia presenting as schizophrenia-like psychosis in young people ; Clinicopathological series and review of cases. *Br J Psychiatry*, **194** (4) : 298-305 (2009).

86) Wahab S, Md Rani SA, Sharis Othman S : Neurosyphilis and psychosis. *Asia Pac Psychiatry*, **5** 〔Suppl. 1〕: 90-94 (2013).

87) Wragg RE, Jeste DV : Overview of depression and psychosis in Alzheimer's disease. *Am J Psychiatry*, **146** (5) : 577-587 (1989).

88) Zisook S, Mcadams LA, Kuck J, et al.: Depressive symptoms in schizophrenia. *Am J Psychiatry*, **156** (11) : 1736-1743 (1999).

12

高齢者の気分障害

1．はじめに

　高齢者の精神疾患として気分障害は認知症と並んで頻度の高い疾患であり，わが国の高齢化に伴い，今後ますます受療患者の数は増加するものと考えられる．しかし，高齢者の気分障害は成人早期の場合と比べて診療のうえでむずかしい点がある．診断においては，認知症などの脳器質性疾患やせん妄，薬剤や身体疾患による気分障害との鑑別や併存などを考慮しなくてはならない．治療においても，高齢者ならではの心性を理解した精神療法的介入が必要であり，さらに薬物療法においては加齢による薬物動態の変化や併用薬剤などを考慮して，有害事象に細心の注意を要する．

　本章では高齢者の気分障害として，代表的なうつ病と双極性障害について解説する．高齢者のうつ病に関しては 2020 年 7 月に日本うつ病学会より『高齢者のうつ病治療ガイドライン』が発行され，2022 年に改訂，2023 年に一部修正がなされた[72]ので，ここでは多くの部分をそれに沿った記載とする．なお，気分変調症と気分循環症については，高齢患者に関する知見が乏しいため，今回の新訂版では割愛した．

2．う つ 病

1）診断と鑑別[72]

　高齢者であってもうつ病の診断は，基本的には一般的なうつ病の診断と変わらない．操作的診断基準としては，米国精神医学会（American Psychiatric Association）の DSM-5（2013），DSM-5-TR（2022）や世界保健機関（WHO）の ICD-10（1990），ICD-11（2019）などが用いられるが，診断基準によって病名の表記がうつ病（DSM-5）/ 大うつ病性障害（Major Depressive Disorder, DSM-5），うつ病（DSM-5-TR），うつ病エピソード（Depressive Episode, ICD-10）と若干異なり，ICD-11 では抑うつ症群（Depressive Disorders）のなかに単一エピソードう

表1　DSM-5-TR によるうつ病の診断基準

A. 以下の症状のうち5つ（またはそれ以上）が同じ2週間の間に存在し，病前の機能からの変化を起こしている．これらの症状のうち少なくとも1つは（1）抑うつ気分，または（2）興味または喜びの喪失である．
注：明らかに他の医学的状態に起因する症状は含まない．
(1) その人自身の言葉（例：悲しみ，空虚感，または絶望を感じる）か，他者の観察（例：涙を流しているように見える）によって示される，ほとんど1日中，ほとんど毎日の抑うつ気分
注：児童や青年では易怒的な気分もありうる．
(2) ほとんど1日中，ほとんど毎日の，すべて，またはほとんどすべての活動における興味または喜びの著しい減退（その人の説明，または他者の観察によって示される）
(3) 食事療法をしていないのに，有意の体重減少，または体重増加（例：1カ月で体重の5%以上の変化），またはほとんど毎日の食欲の減退または増加
注：児童の場合，期待される体重増加がみられないことも考慮せよ．
(4) ほとんど毎日の不眠または過眠
(5) ほとんど毎日の精神運動興奮または制止（他者によって観察可能で，ただ単に落ち着きがないとか，のろくなったという主観的感覚ではないもの）
(6) ほとんど毎日の疲労感，または気力の減退
(7) ほとんど毎日の無価値観，または過剰であるか不適切な罪責感（妄想的であることもある　単に自分をとがめること，または病気になったことに対する罪悪感ではない）
(8) 思考力や集中力の減退，または決断困難がほとんど毎日認められる（その人自身の説明による，または他者によって観察される）．
(9) 死についての反復思考（死の恐怖だけではない），特別な計画はないが反復的な自殺念慮，はっきりとした自殺計画，または自殺企図
B. その症状は，臨床的に意味のある苦痛，または社会的，職業的，または他の重要な領域における機能の障害を引き起こしている．
C. そのエピソードは物質の生理学的作用，または他の医学的状態によるものではない．
注：基準A〜Cにより抑うつエピソードが構成される．
注：重大な喪失（例：親しい者との死別，経済的破綻，災害による損失，重篤な医学的疾患・障害）への反応は，基準Aに記載したような強い悲しみ，喪失の反芻，不眠，食欲不振，体重減少を含むことがあり，抑うつエピソードに類似している場合がある．これらの症状は，喪失に際し生じることは理解可能で，適切なものであるかもしれないが，重大な喪失に対する正常な反応に加えて，抑うつエピソードの存在も入念に検討すべきである．その決定には，喪失についてどのように苦痛を表現するかという点に関して，各個人の生活史や文化的規範に基づいて，臨床的な判断を実行することが不可欠である．
D. 少なくとも1つの抑うつエピソードは統合失調感情症でうまく説明できず，統合失調症，統合失調様症，妄想症，または「統合失調スペクトラム症及び他の精神症，他の特定される」および「統合失調スペクトラム症及び他の精神症，特定不能」に重複するものではない．
E. 躁エピソード，または軽躁エピソードが存在したことがない．
注：躁様または軽躁様のエピソードのすべてが物質誘発性のものである場合，または他の医学的状態の生理学的作用に起因するものである場合は，この除外は適応されない．

（日本精神神経学会日本語版用語監修，髙橋三郎，大野　裕監訳，染矢俊幸，神庭重信，尾崎紀夫，三村　將，村井俊哉，中尾智博訳：うつ病．DSM-5-TR™ 精神疾患の診断・統計マニュアル，176-177，医学書院，東京，2023）

つ病と反復性うつ病と表記されている．ここでは引用文献の記載を優先するが，それ以外では「うつ病」と統一する．いずれの診断基準においても高齢者のうつ病を独立したカテゴリーとして扱ってはおらず，高齢患者も包含されている．DSM-5-TR のうつ病の診断基準を表1に示す．

　高齢者のうつ病の診断において，配慮すべき疾患・病態として，双極性障害（双極症），

表 2　抑うつ状態とアパシーの臨床的鑑別のポイント

	抑うつ状態	アパシー
感情・情動	抑うつ気分： 落ち込み，悲哀，不安，焦燥，絶望	無感情，感情の平板化： あらゆる出来事に対する情動反応の減退・喪失
興味・関心	興味・喜びの喪失： 否定的出来事・自己の変調・不調に対する 関心はむしろ過剰（心気など）	無関心： 肯定的・否定的な出来事に対しての関心の喪失 自己に対しての関心も喪失
意欲・行動	精神運動制止： 行動するモチベーションは保たれる 活動性の低下に葛藤・苦痛を伴う	自発性の低下： 行動するモチベーションの欠如 活動性の低下に葛藤・苦痛を伴わない

（日本うつ病学会 気分障害の治療ガイドライン検討委員会：日本うつ病学会治療ガイドライン　高齢者のうつ病治療ガイドライン．2023 年 9 月 1 日）

認知症，アパシー，せん妄，身体疾患や脳器質疾患に基づく抑うつ状態，薬剤誘発性の抑うつ状態などが挙げられる．

　双極性障害については，高齢者の大うつ病エピソードの背景には，30％前後という高い頻度で双極性障害が存在し，とくに双極 II 型障害ないし軽躁病エピソードの持続期間が 4 日未満の特定不能の双極性障害が多いとされる[103]．初回の大うつ病エピソードが 60 歳未満，4 回以上の大うつ病エピソード，抑うつ性混合状態の存在などは双極性障害を疑うポイントとなる[103]．

　高齢者のうつ病では認知症との鑑別がしばしば問題となるが，これは類似した臨床症状があるばかりでなく，うつ病と認知症が合併することや，うつ病から認知症に移行することも少なくないので，考慮が必要である．アルツハイマー型認知症（Alzheimer's disease ; AD）では病初期から記憶障害が認められるが，とくに記銘力が強く障害されるため，近時記憶がより障害され，再認障害もみられるのがうつ病による記憶障害との違いである[10]．レビー小体型認知症（dementia with Lewy bodies ; DLB）ではレム睡眠行動障害や嗅覚障害，起立性調節障害や排尿調節障害，発汗異常などの自律神経症状，向精神薬への過敏性，寡動や易転倒性などが認められやすい．また抑うつ以外の精神症状として，幻視やパレイドリアなどの視覚認知障害，替え玉妄想（カプグラ症候群）や幻の同居人（ファントムボーダー症候群）などの誤認妄想がしばしばみられる[40,62]．前頭側頭型認知症の行動障害型（behavioral variant frontotemporal dementia ; bvFTD）では脱抑制やアパシー，固執・常同性，嗜好や食行動変化などの性格・行動の変化が病初期より認められる[102]．

　うつ病の抑うつ状態と類似した状態のひとつとしてアパシーがある．アパシーは認知症に限らず，脳卒中やパーキンソン病などの神経疾患でも高率に認められ，「動機づけ（モチベーション）の減弱ないし欠如」を中核とし，無感情，感情の平板化など情動領域の障害，興味喪失，無関心など認知領域の障害，発動性（自発性）の低下など意欲障害，行動領域の障害が現れる[52,87]．抑うつ状態とアパシーとの鑑別のポイントを表 2 に示す[11,42,72]．

せん妄，とくに活動低下型のせん妄はうつ病と鑑別を要する場合がある．うつ病と異なり，せん妄は発症が急激で夜間に多く，症状は変動的である．注意・集中力はきわめて散乱しており，多くの場合語る内容が混乱している．見当識障害も顕著で，幻覚がみられる場合もある[104]．

2）疫学[10]

高齢者のうつ病の有病率に関しては国内外よりさまざまな報告があり[8,10,64]，欧州10か国で50歳以上の18.1〜36.8%がうつ病であるとの報告もある．一方，わが国のコミュニティにおける65歳以上を対象とした有病率調査では，大うつ病が3.3%，小うつ病が0.7%と報告された．この有病率の違いは診断の閾値によるものと考えられている．また，施設で暮らす高齢者のうつ病の有病率は30%を超えるとされ，調査方法の違いなどから報告によってばらつきが多いが，高齢者のうつ病は高齢者人口のおおむね10〜15%程度と考えられている[8,64]．

高齢者におけるうつ病の年間発病率については，1,000人に対してスウェーデンで22.6人，米国で8.3人，オランダで2.1人であったと報告されている[64]．

わが国におけるうつ病をはじめとする気分障害の受療患者数は年々増加の傾向にあり，高齢者においても同様の傾向にある．厚生労働省が実施した患者調査[29]では，令和2年の「気分［感情］障害（躁うつ病を含む)」のうち，65歳以上の患者数が47.3万人であり，全体（172.1万人）の27.5%を占めていた（平成29年は40.4万人〈31.4%〉，平成26年は34万人〈30.5%〉)．

3）成因

高齢者のうつ病においては，その成因として遺伝的要因の関与する割合は少なくなり，脳の器質的要因や心理・社会的要因の関与する割合が多くなるものと考えられている．加齢による脳の器質的変化により心理的変化や環境変化に対する柔軟な対応がしにくくなっている状態を基盤に，喪失体験に代表される負のライフイベントがトリガーとなり，うつ病の発症に至るという機序が考えられている[8,10]．

A）脳器質的要因

加齢により知的機能・認知機能は低下するが，結晶性知能は加齢の影響を受けにくく，流動性知能は加齢の影響を受けやすいとされている．流動性知能は経験により蓄積され，新しい場面への適応が求められる際に働く能力であり，この流動性知能が低下するとのちの抑うつ症状が出現しやすことが報告されている[1]．

また，脳の血液循環も高齢になるにつれて障害されるようになるが，高齢者のうつ病と脳血管病変の関連性については多くの報告があり，脳器質的要因として重要である．とくに高齢発症のうつ病では高率に大脳深部白質の血管病変を認めることが示されており，これが病態や病状に影響を与えることが示唆されている．こうした脳血管病変を伴ううつ病を「血管

性うつ病（vascular depression）」と呼ぶこともある[3,10].

B）心理・社会的要因

心理・社会的要因として「喪失体験」は重要である．高齢期には短い間にさまざまな「喪失体験」を経験するが，これには近親者との死別だけではなく，老化や病気，怪我などによる身体機能の低下，社会的役割の縮小など多くの事柄が「喪失体験」となる．定年退職による社会的第一線からの離脱，子どもたちの独立による親としての役割の喪失などもこれに当たる．さらに高齢者世帯の増加や近隣との関係の希薄化などにより，孤立して周囲からのサポートも受けにくくなっている．若い世代の家族と同居していても，心理的に孤立してしまう場合も少なくない[10].

4）臨床的特徴[72]

抑うつ気分と興味・喜びの喪失は，高齢者のうつ病と成人早期のうつ病の共通の中核症状であるが，それに続く中核症状は高齢者では自殺念慮，悲観であるのに対して[16]，成人早期では易疲労感や食欲の変化であった[30].　また，高齢者のうつ病と成人早期のうつ病のハミルトンうつ病評価尺度（Hamilton Depression Rating Scale；HAM-D）得点を直接比較した研究では，高齢者のうつ病では精神運動激越，心気症，身体症状（一般的），身体症状（消化器系）の重症度が高く，罪責感と生殖器症状が低かった[35].　一方で，強い罪責感や罪業妄想を伴う場合は，自殺のリスクが高い[34].　高齢者のうつ病では入院患者の45％が精神病性うつ病であったという報告がある[63].

臨床経過として，抗うつ薬に対する治療反応性は高齢者のうつ病と成人早期のうつ病でほとんど差がないという報告[10,65]もある一方で，より高齢になるほど反応率・寛解率ともに低くなる傾向にあるという報告[36,55,70,106]もある．一方で，再発については高齢者のうつ病では再発率が高いことが一致して報告されている[10,65,67].

予後については，未治療の場合，遷延して生命予後も悪いとされている[22].　本邦においても自殺者の約4割は高齢者であり，うつ病が大きな要因である．高齢者の抑うつ症状が認知症の前駆症状であること[97]や，抑うつエピソードが認知症のリスクとなること[26,48]が指摘されており，認知症への移行に注意が必要である．高齢者のうつ病の5〜7年の追跡調査では，認知機能が正常であった患者の18.2％が認知症に移行していたのに対して，認知機能低下があったうつ病（仮性認知症）患者では71.4％が認知症に移行した[91].　レビー小体型認知症への移行も多い[21,32].

5）治療

A）基礎的介入

薬物療法や体系的な精神療法などの本格的治療を導入する以前に，本人・家族および介護者に対する心理教育，環境調整を行い，高齢者においてはとくに身体的な状態にも注意しながら治療計画を立てることが重要である[72].　そのうえで，高齢者のうつ病においては，さまざ

まな喪失体験を背景とした老年期心性に対して十分な受容的・共感的態度を示すことが重要である．すなわち，身体的機能の低下，社会的役割の縮小，近親者との死別などを比較的短期間に複数体験しうるということである．また，独居あるいは同居の家族がいてもその家族自体が患者への対応ですでに疲弊していることも多く，その場合，環境調整はとても重要である．家族の疲弊の要因として，敬愛してきた身内に対して尊厳ある生活態度を求めてしまうが，患者がその期待に応えてくれないという葛藤の存在が認められることがしばしばあるため，その場合は，家族に対しても共感的態度を示しつつ，老年期心性への理解を促すことが必要である[9,74]．また，高齢者のうつ病は自殺リスクが高く，注意が必要である．希死念慮や悲観的な言動等が認められる場合は，躊躇せずしかるべき対応をとる必要がある．

B）精神療法

高齢者のうつ病に対するうつ症状の改善効果は，精神療法が全般的に通常の一般的治療と比較して優れているというメタ解析結果がある[24]．また，一般的に精神療法は軽症〜中等症で行われることが多い．

一般的に用いられる支持的精神療法は，汎用頻度の高さと技法の非特異性から，統計的な有効性を示す報告はない．しかし，精神療法としては基本をなすものである．特異的な精神療法の有効性に関しては，多くのメタ解析の報告がなされている．個別にみると，認知行動療法（cognitive behavioral therapy；CBT）[33,38,77,79,80]，問題解決療法[31,43]，回想療法／ライフレビュー[17,43,99]，行動活性化療法[76]が支持されている．それぞれの精神療法の内容については，関連する成書を参照されたい．現時点では，治療技法による明らかな差は認められていない[72]．

高齢者うつ病を対象として，薬物療法単独と，薬物療法に精神療法を併用した場合の効果を比較した研究は限定的である．薬物療法単独と比べて精神療法を併用したほうが効果が優れるという報告[98,107]もあるが，精神療法単独と併用療法では効果に差がないという報告[78]もある．しかし，併用療法は慢性のうつ病ではより効果があることも報告されており[37]，薬物療法と精神療法の併用には一定の有用性が期待できると考えられている[72]．

C）薬物療法

高齢者のうつ病に対する抗うつ薬による急性期治療に関するメタ解析では，反応率[55,70,105]および寛解率[55,70]において抗うつ薬のプラセボに対する有意な有効性が示されており，また抗うつ薬による維持期療法に関するメタ解析でも有意な再発予防効果が示されている[54,106]．ただし，65歳以上の患者においてはプラセボに対して有意な有効性が示されなかったとする報告もあるので[105,106]，より高齢な患者に抗うつ薬による薬物療法を行う際は，十分にそのリスクとベネフィットに鑑みることが必要である．抗うつ薬のクラスによる有効性や安全性を比較したメタ解析では，選択的セロトニン再取り込み阻害薬（selective serotonin re-uptake inhibitor；SSRI），セロトニン・ノルアドレナリン再取り込み阻害薬（serotonin-nor-adrenaline reuptake inhibitor；SNRI），三環系抗うつ薬（tricyclic antidepressant；TCA），非三環系抗うつ薬（non-TCA）といった抗うつ薬のクラスで有効性に差はないとした報告が多

い [54, 55, 66, 68]．ネットワークメタ解析でも，SSRI と SNRI のプラセボに対する有意な有効性が示された [108]．

　一方，副作用の発現や副作用による脱落などの有害事象は，抗うつ薬のクラス間で差がないとした報告 [54] もあるが，SSRI や non-TCA に比べて TCA で有害事象が多いとした報告 [54, 114] もある．ミルタザピンについては，比較対照試験で SSRI [93] および少量の TCA [39] に対する非劣性が示されており，有害事象も SSRI と同等またはそれ以下であったと報告されている．こうしたエビデンスから，『高齢者のうつ病治療ガイドライン』[72] では高齢者のうつ病に対して推奨される抗うつ薬としては新規抗うつ薬ないし non-TCA が推奨されている．

　抗うつ薬の用量に関しては，パロキセチン CR（徐放性製剤）25 mg/ 日においてプラセボに対する反応率，寛解率ともに有効性が確認された [82]．一方，通常用量でもパロキセチン [81]，フルボキサミン [112]，セルトラリン [94, 96]，デュロキセチン [83~85, 88, 115] でプラセボに対する有効性および安全性が示されている．これらの報告から，上記ガイドラインでは，まずは最小有効量での効果を確認し，低用量の効果が不十分な場合は，有害事象に十分注意しながら，適用最大量まで増量することが推奨されている [72]．

　第 1 選択薬による治療に成功しない高齢者のうつ病に対する抗うつ薬の変更や併用に関するエビデンスは不十分であるが，抗うつ薬の変更は一定の有用性があると考えられる [72]．一方，抗うつ薬の併用は有効性がリスクを上回るとはいえず，慎重に行うことが望ましいとされる [72]．増強療法については，炭酸リチウム [23, 53] とアリピプラゾール [59, 101] による報告がある．炭酸リチウムによる増強療法では有効性が示されているが，重篤な副作用の発現例や脱落率が高い可能性があるので，血中濃度や重篤な有害事象に留意して行うことが推奨されている [72]．アリピプラゾールによる増強療法でもその有効性が示され，有害事象としてアカシジアの発現に留意する必要があるが，プラセボに比較して全脱落率に差はなく，有害事象による脱落率も同等か大きく超えるものではないので，急性期の忍容性は良好であると考えられ，推奨されている [72]．しかし，半年を超える長期投与における有害事象についての知見は乏しいので，ジスキネジアなどの遅発性の有害事象には留意する必要がある．

　上述したとおり，高齢者のうつ病は再燃・再発しやすいことが知られているが，抗うつ薬による持続 / 維持療法により再燃・再発は予防できる可能性が示唆されている [54]．エキスパートコンセンサスでは [56]，持続療法によって 1 年間寛解が続けば，初発エピソードなら漸減中止，2 回目のエピソードなら 1 年間は維持療法を継続，3 回目以上のエピソードなら 2 年以上か無期限で維持療法を継続すべきとしている．

　再発の予測因子として，重症のエピソード，不安症状の併存，遂行機能障害の併存などが知られており [109]，再発リスクが高い場合は長期の維持療法を考慮する．

　高齢者に対して薬物療法を行う際には，とくに有害事象の発現に注意を要するが，各薬剤の有害事象や使用の注意点については，本専門医テキストの総論第 9 章「高齢者の薬物療法」を参照されたい．

D）電気けいれん療法 / 反復経頭蓋磁気刺激療法

電気けいれん療法（electroconvulsive therapy ; ECT）は，高齢者のうつ病に対して有効性が高い治療であり[75]，治療効果が薬物療法より，速やかに得られる可能性がある[100]．一方，全身麻酔を要し，健忘などの有害事象が生じることから，自殺念慮が切迫した場合，低栄養状態にある場合，抗うつ薬による治療が忍容性により困難な場合などに選択される．高齢者のうつ病を対象としたランダム化比較試験（RCT）では，抗うつ薬単独と比較して，ECT単独[20,119]，またはECTと抗うつ薬の併用[41,60]がうつ症状改善に優れていることが示された[28]．うつ病を対象としたECTの治療効果を調査したメタ解析では，精神病症状を伴うこと，高齢であることが，寛解と反応に関する良好な予測因子であったと報告されている[111]．有害事象として，ECTでは記憶障害，頭痛，めまい，嘔気・嘔吐などが報告されている．高齢者うつ病へのECTの認知機能に対する影響を調べた系統的レビューでは，高齢者のうつ病へのECTは，発作間・発作後の認知機能を悪化させるが，長期（6か月以上）に及ぶことを示唆する知見はない[57]．121研究を包括した系統的レビューは，ECTの急性期治療における有効性と安全性を支持している[110]．これらより高齢者のうつ病に対して，ECTは薬物療法と比較して有用であるとされる[72]．また，ECTと薬物療法の併用によって寛解した高齢者のうつ病患者においては，維持療法においても薬物療法単独に比べてECTと薬物療法の併用療法を受けた患者のほうが有用性が高いことも報告されている[45,69]．

反復経頭蓋磁気刺激療法（repetitive transcranial magnetic stimulation ; rTMS）は，低侵襲的に大脳皮質を直接刺激し，皮質や皮質下の活動性を修飾する技術である[51,86]．国内では，2017年9月に初めて治療用のrTMS装置が承認された．その適応は，抗うつ薬による薬物療法によっても治療効果が得られない中等症以上の成人のうつ病患者であり，精神病症状を伴うものは含まれない．高齢者のうつ病患者を対象としたRCTでは，反応率および寛解率において，偽刺激と比較して，rTMS療法が有意に優れていた[44]．刺激部位の痛みは，最も一般的な副作用であるが，認知機能障害を含めた他の副作用ではとくに有意な差は認められなかった．これより高齢者のうつ病に対してrTMSは有用であると考えられる．

E）その他の治療

高齢者のうつ病に対するその他の治療として，高齢者のうつ病を対象とした運動療法の有効性を示したRCTやメタ解析があり[15,18,95]，運動を行うことが可能で，かつ積極的に運動に参加する意思がある高齢者のうつ病患者に対して，運動療法は有用であるとされる[56]．高照度光療法についてはメタ解析が2編報告されており，非季節性うつ病を含めて，いずれも有効性が示されている[19,120]．食事療法としては，青魚やナッツ類に多く含まれ，エイコサペンタエン酸（eicosapentaenoic acid ; EPA）やドコサヘキサエン酸（docosahexaenoic acid ; DHA）に代表されるω3不飽和脂肪酸について4編のメタ解析があるが，結果にはばらつきが多い[6,7,13,14,61]．しかし有害事象はきわめて少ないことから，一定の有用性があると考えられる[72]．

表3　DSM-5-TR による躁エピソードと軽躁エピソード

躁エピソード	軽躁エピソード
A. 気分が異常かつ持続的に高揚し，開放的または易怒的となる．加えて，異常にかつ持続的に亢進した活動または活力がある．このような普段とは異なる期間が，少なくとも1週間，ほぼ毎日，1日の大半において持続する．	A. 気分が異常かつ持続的に高揚し，開放的または易怒的となる．加えて，異常にかつ持続的に亢進した活動または活力のある，普段とは異なる期間が，少なくとも4日間，ほぼ毎日，1日の大半において持続する．
B. 気分の混乱と活動または活力が亢進した期間中，以下の症状のうち3つ（またはそれ以上）（気分が易怒性のみの場合は4つ）が有意の差をもつほどに示され，普段の行動とは明らかに異なった変化を象徴している．	B. 気分の混乱と活力および活動が亢進した期間中，以下の症状のうち3つ（またはそれ以上）（気分が易怒性のみの場合は4つ）が持続しており，普段の行動とは明らかに異なった変化を示しており，それらは有意の差をもつほどに示されている．
(1) 自尊心の肥大，または誇大 (2) 睡眠欲求の減少 (3) 普段より多弁であるか，しゃべり続けようとする切迫感 (4) 観念奔逸，または思考が疾駆しているといった主観的な体験 (5) 注意転導性が報告される，または観察される． (6) 目標指向性の活動の増加，または精神運動興奮 (7) 困った結果につながる可能性が高い活動に熱中すること	(1) 自尊心の肥大，または誇大 (2) 睡眠欲求の減少 (3) 普段より多弁であるか，しゃべり続けようとする切迫感 (4) 観念奔逸，または思考が疾駆しているといった主観的な体験 (5) 注意転導性が報告される，または観察される． (6) 目標指向性の活動の増加，または精神運動興奮 (7) 困った結果につながる可能性が高い活動に熱中すること

（日本精神神経学会日本語版用語監修，髙橋三郎，大野　裕監訳，染矢俊幸，神庭重信，尾崎紀夫，三村　將，村井俊哉，中尾智博訳：双極症I型．DSM-5-TR™ 精神疾患の診断・統計マニュアル，136-137，医学書院，東京，2023 より作成）

3．双極性障害（双極症）

1）診断と鑑別

　双極性障害は，国際的診断分類によって双極性感情障害（Bipolar Affective Disorder, ICD-10）または双極性障害（Bipolar Disorder, DSM-5，ICD-11：DSM-5-TR では双極症）と疾患名の表記が分かれるが，ここでは特別な必要がなければ「双極性障害」に統一する．うつ病と同様，高齢者の双極性障害の診断は一般的な双極性障害の診断と変わらない．いずれの診断基準においても高齢者の双極性障害をサブカテゴリーとして特定していない．DSM-5-TR において抑うつエピソードはうつ病と同じなので，ここでは躁および軽躁エピソードを表3に示す．双極性障害は抑うつエピソードと躁症状を呈する躁病エピソードが反復するものだが，DSM-5-TR では明らかな躁エピソードを認める双極症I型と，軽躁エピソードのみで躁エピソードを認めない双極症II型に分けられる．双極症I型には抑うつエピソードの有無は問われないため，単極性躁病はI型に含まれる．

　高齢者の双極性障害には，高齢になる以前から双極性障害と診断され，高齢に至ったもの（若年発症），以前はうつ病と診断されていたが，高齢になって躁病エピソードが出現し，診

断が変更となったもの（コンバーター），高齢になって初めて双極性障害を発症したもの（高齢発症）がある[12,27]．

一般に双極Ⅱ型障害は病相の多くが抑うつエピソードであり，軽躁病エピソードが目立たないため，うつ病との鑑別が困難な場合が少なくない．高齢者の双極性障害とうつ病との鑑別については「2．うつ病」の項で解説したとおりである．

高齢者の双極性障害のなかでも，とくに高齢発症の双極性障害では認知症との鑑別は重要である．しかし，両疾患の鑑別も困難な場合が少なくない．その理由として，両疾患で症状のオーバーラップがあることや，双極性障害が認知症の危険因子または前駆状態である場合があるということが挙げられる．bvFTDの半数以上がその病初期に精神科診断がついていたという報告がある[116]．bvFTDが双極性障害と診断されていた理由として，多幸感や抑制欠如，衝動性，気分の変動，強迫的行動，共感性の欠如など症状のオーバーラップが指摘されている．両疾患の症候学的な鑑別のポイントとして[117]，アパシーや常同行動はFTDを示唆する．共感性の欠如は両疾患でみられるが，双極性障害の躁病エピソードでは共感性を欠いた言動の背景に怒りなどの感情を伴うことが多いのに対して，FTDでは感情は平板化しており，言動に感情的動機づけがない．食行動においては躁病エピソードでは食欲の亢進などの量的変化を認めるが，FTD患者では甘いものや味の濃いものを好んだり，決まったものしか食べないなどの質的な変化がみられる．脳画像検査や認知機能検査も両疾患の鑑別に有用である．高齢者の躁病エピソードはbvFTDだけでなく，ADや血管性認知症の症状としてみられることも報告されている[12]．またうつ病と同様，双極性障害もADをはじめとする認知症のリスクファクターであり，その相対危険率はむしろうつ病より高いことが示されている[12]．

2）疫学

高齢者の双極性障害の有病率については，米国の地域住民を対象とした大規模調査では，60歳以上の高齢者における双極性障害（Ⅰ型およびⅡ型）の生涯有病率は約1.0%と報告された[50]．報告によってばらつきがあるが，一般人口における生涯有病率は約1〜2%，1年有病率は0.1〜0.7%とされている[118]．また，精神科外来高齢患者の6%，精神科入院高齢患者の8〜10%が双極性障害であるとされており[25]，精神科臨床現場では高齢者の双極性障害と遭遇することは決して珍しくない．高齢者の双極性障害では70%が女性だが，女性に多い背景には女性の生存率の高さも指摘されている[12,25]．

発症年齢については，若年発症と高齢発症を分ける確立されたカットオフ値はないが，50歳で分けるのが合理的であるとの指摘もある[25,27]．高齢者の双極性障害患者の90〜95%が50歳以前に発症しているとされており，高齢発症は多くはないことが示されている[118]．初発エピソードは抑うつエピソードが約80%で，躁病エピソードが約20%と報告されている[73]．

3）成因

　双極性障害の病因はいまだ明らかになっていないが，若年発症の双極性障害は気分障害の家族歴と関連が，高齢発症の双極性障害は脳血管障害と関連があると報告されており，双極性障害は発症年齢によって病因・病態が異なる可能性が示唆されている[12,27]．また，高齢発症の躁病は身体疾患や器質性疾患などの合併症との関連が高く，高齢発症の躁病の 86.3％に合併症があったと報告された[58]．高齢発症の躁病エピソードには，こうした身体的・器質的要因が高齢者の躁病エピソードの原因である二次性躁病（secondary mania）である可能性が高いことが指摘されている[27]．

4）臨床的特徴

　一般に高齢者の双極性障害では抑うつエピソードが多くなり，躁病性の症状は少なくなるとした報告が多い[12]．若年期に双極 I 型障害であった患者も高齢になると躁病エピソードが少なくなり，軽躁病や抑うつエピソードが主体の双極 II 型としての経過になりやすいとされている．スペインで行われた調査[73]では，双極性障害患者のうち，65 歳以上の高齢患者は 20.7％であり，若年群（＜ 65 歳）では I 型が 70.6％，II 型 25.5％であったのに対して，高齢群では I 型が 54.5％で II 型が 41.5％と，若年群に比べて高齢群で有意に II 型の割合が多かった．上述した国内の入院患者を対象とした研究[103]では，大うつ病エピソード（DSM-IV）にて入院した 60 歳以上の双極性障害のうち，81.3％が双極 II 型または特定不能の双極性障害であったと報告された．

　臨床症状については報告によってばらつきがあるが，高齢者の双極性障害で緊張病症状やメランコリー型の特徴，精神病性の症状が多く，若年群では非定型の特徴が多いとの報告がある[73]．自殺のリスクに関しては，双極性障害の自殺既遂のリスクは 35 歳未満で最も高く，高齢者の双極性障害では自殺率は低下すると示唆されている[12]．メタ解析でも，発症年齢が早いほど自殺企図のリスクが高いとしている[92]．一方で，高齢になっても自殺のリスクは変わらないという報告もある[4]．

　治療経過については，回復率は高齢者の双極性障害でも若い人と同様に保たれていると報告されている[2,47]．再発・再燃のリスクは高齢者の双極性障害で高くなるという報告[5]もあるが，年齢や性別に関係なく，病相エピソードのたびに再発のリスクが高くなるという報告[46]もある．しかし，入院を要するような再発は年齢とともに少なくことが報告され[49]，一般に年齢とともに重症度は低くなることが示唆されている[89]．

5）治療

　わが国の双極性障害の治療ガイドラインとして，日本うつ病学会により作成された『日本うつ病学会治療ガイドライン　双極性障害（双極症）2023』[71]がある．しかし，このガイドラインでは高齢患者のみを対象とした治療に関する記載はない．海外のガイドラインとして，『Canadian Network for Mood and Anxiety Treatments（CANMAT）and International Society for Bipolar Disorders（ISBD）2018 guidelines for the management of patients with bipolar disorder』が代表的なガイドラインのひとつであり，ここには高齢者の双極性障害に対する治療マネジメントが薬物療法を中心に記載されている[118]．

A）基礎的介入・精神療法

うつ病と同様，本人・家族および介護者に対する心理教育，環境調整を行い，合併症を含めた身体的状態や併存薬剤にも注意しながら治療計画を立てる．喪失体験を背景とした老年期心性に対して十分な受容的・共感的態度を示すことが重要である点もうつ病と同じである．躁病エピソードでは家族や周囲の人々に強い陰性感情を抱かせ，その後の心理・社会的孤立の原因となりうるので，こうした点にも配慮が必要となる．

高齢者の双極性障害を対象とした精神療法を含めた心理・社会的介入に関する体系的な研究はほとんどなされていない[27]．しかし，抑うつエピソードや維持療法における再発・再燃の予防には，うつ病の項で示したような精神療法の効果が期待できると思われる．

B）薬物療法

上記 CANMAT/ISBD のガイドラインについて，薬物療法に焦点を絞り表4にまとめた[118]．高齢者の躁病エピソードに対するファーストライン（First-line，1次選択治療）はリチウムまたはバルプロ酸の単剤使用であり，セカンドライン（Second-line，2次選択治療）がクエチアピンとなっている．抑うつエピソードに対しては，クエチアピンまたはルラシドンの単剤治療がファーストラインであり，クエチアピンとラモトリギンがセカンドラインとして推奨されている．そして維持療法としては，リチウム，ラモトリギン，バルプロ酸とされる．ただし，高齢者の双極性障害に関する薬物療法の調査は少なく，いずれの推奨もエビデンスレベルは高いものではない．高齢者に限定されてはいないが，わが国の新しいガイドラインでは双極性障害の急性期治療には非定型抗精神病薬と気分安定薬の併用が推奨されている．

日本臨床精神神経薬理学会において，精神科薬物療法のエキスパートとして同学会専門医を対象に行った調査[90]では，高齢者の双極性障害の躁病エピソードに対しては，1次選択治療としてコンセンサスの得られたものはなく，2次選択治療として，アリピプラゾール単剤が最も多く選択されていた．次いで，リチウムと非定型抗精神病薬の併用，リチウム単剤，バルプロ酸と非定型抗精神病薬の併用，バルプロ酸単剤，オランザピン単剤，クエチアピン単剤の順で治療選択の同意の程度が高かった．高齢者の抑うつエピソードに対しては，やはり1次選択治療としてのコンセンサスはなく，2次選択治療としてクエチアピン単剤が最も多く，以下，リチウム単剤，ラモトリギン単剤，リチウムと非定型抗精神病薬の併用，ラモトリギンと非定型抗精神病薬の併用，オランザピン単剤の順で選択されていた．高齢者の双極性障害の治療においては，躁病エピソードについても抑うつエピソードについても1次選択治療としてコンセンサスの得られた治療選択がないことが一つの特徴であり，高齢患者に対する薬物療法のむずかしさや患者の多様性の現れかもしれない．

当然ではあるが，高齢患者への薬物療法においてはとくに副作用に注意を要する．各薬剤の有害事象や使用の注意点については，総論第9章「高齢者の薬物療法」を参照にされたい．

表 4　高齢者の双極性障害の薬物療法

・躁病エピソード
　ファーストライン：
　　リチウム（レベル 2）またはバルプロ酸（レベル 2）の単剤
　セカンドライン：
　　クエチアピン（レベル 2）
　サードライン：
　　アセナピン（レベル 4），アリピプラゾール（レベル 4），リスペリドン
　　（レベル 4），カルバマゼピン（レベル 4）
　治療抵抗性：
　　クロザピン（レベル 4），電気けいれん療法（レベル 4）

・抑うつエピソード
　ファーストライン：
　　クエチアピン（レベル 2）またはルラシドン（レベル 2）の単剤
　セカンドライン：
　　クエチアピン（レベル 4），ラモトリギン（レベル 4）
　サードライン：
　　バルプロ酸（レベル 4），アリピプラゾール（レベル 4），カルバマゼピ
　　ン（レベル 4）
　治療抵抗性：
　　クロザピン（レベル 4），電気けいれん療法（レベル 4）
　電気けいれん療法（レベル 4）：
　　治療抵抗性，自殺のリスク，食事・水分摂取が不十分の場合
　抗うつ薬：
　　よりエビデンスの高い薬剤に対して忍容性または治療反応性がない場合
　　に躁転の可能性が少ない抗うつ薬（SSRI など）を気分安定薬と併用

・維持療法
　リチウム（レベル 2），ラモトリギン（レベル 2），バルプロ酸（レベル 3）

(Yatham LN, Kennedy SH, Parikh SV, et al.: Canadian Network for Mood and Anxiety Treatments（CANMAT）and International Society for Bipolar Disorders（ISBD）2018 guidelines for the management of patients with bipolar disorder. *Bipolar Disord*, 20 (2)：97-170, 2018 より筆者が作成)

C）電気けいれん療法

　高齢者の双極性障害における ECT の使用に関する体系的なデータはほとんどない[89]．しかし ECT は，重度または難治性の躁病エピソードを含め，高齢者にとって安全で効果的な治療法であることが示唆されている[113]．このため，ECT は安全性が懸念される場合（自殺および医学的リスク），または薬物療法が有効でない場合には，重要な選択肢となる[89,118]．

文　献

1) Aichele S, Ghisletta P, Corley J, et al.: Fluid Intelligence Predicts Change in Depressive Symptoms in Later Life ; The Lothian Birth Cohort 1936. *Psychol Sci*, **29** (12)：1984-1995 (2018).

2) Al Jurdi RK, Marangell LB, Petersen NJ, et al.: Prescription patterns of psychotropic medications in elderly compared with younger participants who achieved a "recovered" status in the systematic treatment enhancement program for bipolar disorder. *Am J Geriatr Psychiatry*, **16** (11)：922-933 (2008).

3) Alexopoulos GS, Meyers BS, Young RC, et al.: 'Vascular depression' hypothesis. *Arch Gen Psychi-*

atry, **54**（10）: 915-922（1997）.

4）Angst F, Stassen HH, Clayton PJ, Angst J : Mortality of patients with mood disorders ; Follow-up over 34-38 years. *J Affect Disord*, **68**（2-3）: 167-181（2002）.

5）Angst J, Preisig M : Course of a clinical cohort of unipolar, bipolar and schizoaffective patients ; Results of a prospective study from 1959 to 1985. *Schweiz Arch Neurol Psychiatr*（*1985*）, **146**（1）: 5-16（1995）.

6）Appleton KM, Hayward RC, Gunnell D, et al.: Effects of n-3 long-chain polyunsaturated fatty acids on depressed mood ; Systematic review of published trials. *Am J Clin Nutr*, **84**（6）: 1308-1316（2006）.

7）Appleton KM, Rogers PJ, Ness AR : Updated systematic review and meta-analysis of the effects of n-3 long-chain polyunsaturated fatty acids on depressed mood. *Am J Clin Nutr*, **91**（3）: 757-770（2010）.

8）馬場　元：高齢者特有の症状に対応する―老年症候群　抑うつ．内科，**108**（6）：994-998（2011）.

9）馬場　元：老年期うつ病診療のポイント．（野村総一郎編）多様化したうつ病をどう診るか，97-128，医学書院，東京（2011）.

10）馬場　元：Ⅳ．抑うつ障害群　8．抑うつ症候群の病型（3）老年期の抑うつ症候群．別冊日本臨牀　新領域別症候群シリーズ No. 37　精神医学症候群（第2版）Ⅰ：発達障害・統合失調症・双極性障害・抑うつ障害，540-545，日本臨牀社，東京（2017）.

11）馬場　元：うつ病・抑うつ状態とアパシー．*BRAIN and NERVE*―神経研究の進歩，**70**（9）：961-970（2018）.

12）馬場　元：高齢者の双極Ⅱ型障害．精神医学，**60**（7）：749-754（2018）.

13）Bae JH, Kim G : Systematic review and meta-analysis of omega-3-fatty acids in elderly patients with depression. *Nutr Res*, **50** : 1-9（2018）.

14）Bai ZG, Bo A, Wu SJ, et al.: Omega-3 polyunsaturated fatty acids and reduction of depressive symptoms in older adults ; A systematic review and meta-analysis. *J Affect Disord*, **241** : 241-248（2018）.

15）Belvederi Murri M, Amore M, Menchetti M, et al.; Safety and Efficacy of Exercise for Depression in Seniors（SEEDS）Study Group : Physical exercise for late-life major depression. *Br J Psychiatry*, **207**（3）: 235-242（2015）.

16）Belvederi Murri M, Amore M, Respino M, et al.: The symptom network structure of depressive symptoms in late-life ; Results from a European population study. *Mol Psychiatry*, **25**（7）: 1447-1456（2020）.

17）Bohlmeijer E, Smit F, Cuijpers P : Effects of reminiscence and life review on late-life depression ; A meta-analysis. *Int J Geriatr Psychiatry*, **18**（12）: 1088-1094（2003）.

18）Bridle C, Spanjers K, Patel S, et al.: Effect of exercise on depression severity in older people ; Systematic review and meta-analysis of randomised controlled trials. *Br J Psychiatry*, **201**（3）: 180-185（2012）.

19）Chang CH, Liu CY, Chen SJ, et al.: Efficacy of light therapy on nonseasonal depression among elderly adults ; A systematic review and meta-analysis. *Neuropsychiatr Dis Treat*, **14** : 3091-3102（2018）.

20）Chen W, Wang YM, Zhang XL : The treatment and care of MECT in patient with late-life depression. *J Aerospace Med*, **24** : 1429-1430（2013）.

21）Chiu PY, Wang CW, Tsai CT, et al.: Depression in dementia with Lewy bodies ; A comparison with Alzheimer's disease. *PLoS One*, **12**（6）: e0179399（2017）.

22）Cole MG, Bellavance F, Mansour A : Prognosis of depression in elderly community and primary care populations ; A systematic review and meta-analysis. *Am J Psychiatry*, **156**（8）: 1182-1189（1999）.

23) Cooper C, Katona C, Lyketsos K, et al.: A systematic review of treatments for refractory depression in older people. *Am J Psychiatry*, **168** (7) : 681-688 (2011).

24) Cuijpers P, van Straten A, Smit F : Psychological treatment of late-life depression ; A meta-analysis of randomized controlled trials. *Int J Geriatr Psychiatry*, **21** (12) : 1139-1149 (2006).

25) Depp CA, Jeste DV : Bipolar disorder in older adults ; A critical review. *Bipolar Disord*, **6** (5) : 343-367 (2004).

26) Diniz BS, Butters MA, Albert SM, et al.: Late-life depression and risk of vascular dementia and Alzheimer's disease ; Systematic review and meta-analysis of community-based cohort studies. *Br J Psychiatry*, **202** (5) : 329-335 (2013).

27) Dols A, Beekman A : Older Age Bipolar Disorder. *Psychiatr Clin North Am*, **41** (1) : 95-110 (2018).

28) Dong M, Zhu XM, Zheng W, et al.: Electroconvulsive therapy for older adult patients with major depressive disorder ; A systematic review of randomized controlled trials. *PSYCHOGERIATRICS*, **18** (6) : 468-475 (2018).

29) e-Stat（政府統計の総合窓口），厚生労働省：令和 2 年患者調査 確定数 全国編 報告書．(2023). Available at : https://www.e-stat.go.jp/index.php/stat-search/database?layout=datalist&cycle=7&toukei=00450022&tstat=000001031167&tclass1=000001166809&tclass2=000001166811&tclass3=000001166812&tclass4=000001166813&tclass5val=0&statdisp_id=0004002341

30) Fried EI, Epskamp S, Nesse RM, et al.: What are 'good' depression symptoms? ; Comparing the centrality of DSM and non-DSM symptoms of depression in a network analysis. *J Affect Disord*, **189** : 314-320 (2016).

31) Frost R, Bauernfreund Y, Walters K : Non-pharmacological interventions for depression/anxiety in older adults with physical comorbidities affecting functioning ; Systematic review and meta-analysis. *Int Psychogeriatr*, **31** (8) : 1121-1136 (2019).

32) Fujishiro H : Late-Life Depression and Lewy Body Disease. *Am J Geriatr Psychiatry*, **27** (3) : 287-289 (2019).

33) Gould RL, Coulson MC, Howard RJ : Cognitive behavioral therapy for depression in older people ; A meta-analysis and meta-regression of randomized controlled trials. *J Am Geriatr Soc*, **60** (10) : 1817-1830 (2012).

34) Gournellis R, Efstathiou V, Yotsidi V, et al.: Guilt Delusional Beliefs Increase the Risk of Suicidal Attempt in Elderly Unipolar Psychotic Depressives. *J Nerv Ment Dis*, **207** (1) : 29-33 (2019).

35) Hegeman JM, Kok RM, van der Mast RC, et al.: Phenomenology of depression in older compared with younger adults ; Meta-analysis. *Br J Psychiatry*, **200** (4) : 275-281 (2012).

36) Henssler J, Kurschus M, Franklin J, et al.: Long-Term Acute-Phase Treatment With Antidepressants, 8 Weeks and Beyond ; A Systematic Review and Meta-Analysis of Randomized, Placebo-Controlled Trials. *J Clin Psychiatry*, **79** (1) : 15r10545 (2018).

37) Hollon SD, Jarrett RB, Nierenberg AA, et al.: Psychotherapy and medication in the treatment of adult and geriatric depression ; Which monotherapy or combined treatment? *J Clin Psychiatry*, **66** (4) : 455-468 (2005).

38) Holvast F, Massoudi B, Oude Voshaar RC, et al.: Non-pharmacological treatment for depressed older patients in primary care ; A systematic review and meta-analysis. *PLoS One*, **12** (9) : e0184666 (2017).

39) Høyberg OJ, Maragakis B, Mullin J, et al.: A double-blind multicentre comparison of mirtazapine and amitriptyline in elderly depressed patients. *Acta Psychiatr Scand*, **93** (3) : 184-190 (1996).

40) 石川正憲，朝田　隆：認知症の診断ストラテジーと鑑別のポイント．認知症対応力のエッセンス　この患者さん認知症？；いかに拾い上げ見極めるか！薬局，**68** : 2233-2239 (2017).

41) Jiang XQ, Yang KR, Zheng LF, et al.: MECT combined with sertraline in treatment of elderly patients with major depression. *Zhejiang Med J*, **1254** : 1245-1247 (2014).

42) 城野 匡, 池田 学：高齢者のうつ病とアパシー. 老年精神医学雑誌, **19** (4)：420-427 (2008).

43) Jonsson U, Bertilsson G, Allard P, et al.: Psychological Treatment of Depression in People Aged 65 Years and Over ; A Systematic Review of Efficacy, Safety, and Cost-Effectiveness. *PLoS One*, **11** (8) : e0160859 (2016).

44) Kaster TS, Daskalakis ZJ, Noda Y, et al.: Efficacy, tolerability, and cognitive effects of deep transcranial magnetic stimulation for late-life depression ; A prospective randomized controlled trial. *Neuropsychopharmacology*, **43** (11) : 2231-2238 (2018).

45) Kellner CH, Husain MM, Knapp RG, et al.; CORE/PRIDE Work Group : A Novel Strategy for Continuation ECT in Geriatric Depression ; Phase 2 of the PRIDE Study. *Am J Psychiatry*, **173** (11) : 1110-1118 (2016).

46) Kessing LV : Recurrence in affective disorder ; Ⅱ. Effect of age and gender. *Br J Psychiatry*, **172** : 29-34 (1998).

47) Kessing LV, Mortensen PB : Recovery from episodes during the course of affective disorder ; A case-register study. *Acta Psychiatr Scand*, **100** (4) : 279-287 (1999).

48) Kessing LV, Andersen PK : Does the risk of developing dementia increase with the number of episodes in patients with depressive disorder and in patients with bipolar disorder? *J Neurol Neurosurg Psychiatry*, **75** (12) : 1662-1666 (2004).

49) Kessing LV, Hansen MG, Andersen PK : Course of illness in depressive and bipolar disorders. Naturalistic study, 1994-1999. *Br J Psychiatry*, **185** : 372-377 (2004).

50) Kessler RC, Berglund P, Demler O, et al.: Lifetime prevalence and age-of-onset distributions of DSM-Ⅳ disorders in the National Comorbidity Survey Replication. *Arch Gen Psychiatry*, **62** (6) : 593-602 (2005).

51) Kito S, Fujita K, Koga Y : Changes in regional cerebral blood flow after repetitive transcranial magnetic stimulation of the left dorsolateral prefrontal cortex in treatment-resistant depression. *J Neuropsychiatry Clin Neurosci*, **20** (1) : 74-80 (2008).

52) 小林祥秦 (編)：脳疾患によるアパシー (意欲障害) の臨床 改訂版. 新興医学出版社, 東京 (2016).

53) Kok RM, Vink D, Heeren TJ, et al.: Lithium augmentation compared with phenelzine in treatment-resistant depression in the elderly ; An open, randomized, controlled trial. *J Clin Psychiatry*, **68** (8) : 1177-1185 (2007).

54) Kok RM, Heeren TJ, Nolen WA : Continuing treatment of depression in the elderly ; A systematic review and meta-analysis of double-blinded randomized controlled trials with antidepressants. *Am J Geriatr Psychiatry*, **19** (3) : 249-255 (2011).

55) Kok RM, Nolen WA, Heeren TJ : Efficacy of treatment in older depressed patients ; A systematic review and meta-analysis of double-blind randomized controlled trials with antidepressants. *J Affect Disord*, **141** (2-3) : 103-115 (2012).

56) Kok RM, Reynolds CF 3rd : Management of Depression in Older Adults ; A Review. *JAMA*, **317** (20) : 2114-2122 (2017).

57) Kumar S, Mulsant BH, Liu AY, et al.: Systematic Review of Cognitive Effects of Electroconvulsive Therapy in Late-Life Depression. *Am J Geriatr Psychiatry*, **24** (7) : 547-565 (2016).

58) Lehmann SW, Rabins PV : Factors related to hospitalization in elderly manic patients with early and late-onset bipolar disorder. *Int J Geriatr Psychiatry*, **21** (11) : 1060-1064 (2006).

59) Lenze EJ, Mulsant BH, Blumberger DM, et al.: Efficacy, safety, and tolerability of augmentation pharmacotherapy with aripiprazole for treatment-resistant depression in late life ; A randomised, double-blind, placebo-controlled trial. *Lancet*, **386** (10011) : 2404-2412 (2015).

60) Ma L, Wu L, Wu H : Efficacy observation of escitalopram combined with MECT in senile depression. *Med J Chin People Health*, **28** : 38-39 (2016).

61) Matsuoka YJ, Sawada N, Mimura M, et al.: Dietary fish, n-3 polyunsaturated fatty acid consumption, and depression risk in Japan ; A population-based prospective cohort study. *Transl Psychiatry*, **7**（9）: e1242（2017）.

62) McKeith IG, Boeve BF, Dickson DW, et al.: Diagnosis and management of dementia with Lewy bodies ; Fourth consensus report of the DLB Consortium. *Neurology*, **89**（1）: 88-100（2017）.

63) Meyers B, Greenberg R : Late-life delusional depression. *J Affect Disord*, **11**（2）: 133-137（1986）.

64) 三村　將，仲秋秀太郎，古茶大樹（編）：老年期うつ病ハンドブック. 診断と治療社，東京（2009）.

65) Mitchell AJ, Subramaniam H : Prognosis of depression in old age compared to middle age ; A systematic review of comparative studies. *Am J Psychiatry*, **162**（9）: 1588-1601（2005）.

66) Mottram P, Wilson K, Strobl J : Antidepressants for depressed elderly. *Cochrane Database Syst Rev*, 2006（1）: CD003491（2006）.

67) Mueller TI, Kohn R, Leventhal N, et al.: The course of depression in elderly patients. *Am J Geriatr Psychiatry*, **12**（1）: 22-29（2004）.

68) Mukai Y, Tampi RR : Treatment of depression in the elderly ; A review of the recent literature on the efficacy of single- versus dual-action antidepressants. *Clin Ther*, **31**（5）: 945-961（2009）.

69) Navarro V, Gastó C, Torres X, et al.: Continuation/maintenance treatment with nortriptyline versus combined nortriptyline and ECT in late-life psychotic depression ; A two-year randomized study. *Am J Geriatr Psychiatry*, **16**（6）: 498-505（2008）.

70) Nelson JC, Delucchi K, Schneider LS : Efficacy of second generation antidepressants in late-life depression ; A meta-analysis of the evidence. *Am J Geriatr Psychiatry*, **16**（7）: 558-567（2008）.

71) 日本うつ病学会 気分障害の治療ガイドライン作成委員会：日本うつ病学会治療ガイドライン 双極性障害（双極症）2023. 2023 年 3 月 1 日作成. Available at : https://www.secretariat.ne.jp/jsmd/iinkai/katsudou/data/guideline_sokyoku2023.pdf

72) 日本うつ病学会 気分障害の治療ガイドライン検討委員会：日本うつ病学会治療ガイドライン 高齢者のうつ病治療ガイドライン. 2023 年 9 月 1 日. Available at : https://www.secretariat.ne.jp/jsmd/iinkai/katsudou/data/guideline_20231018.pdf

73) Nivoli AM, Murru A, Pacchiarotti I, et al.: Bipolar disorder in the elderly ; A cohort study comparing older and younger patients. *Acta Psychiatr Scand*, **130**（5）: 364-373（2014）.

74) 落合結介，笠原洋勇：高齢者のストレス. （三村　將，仲秋秀太郎，古茶大樹編）老年期うつ病ハンドブック, 18-20, 診断と治療社，東京（2009）.

75) O'Leary D, Gill D, Gregory S, et al.: The effectiveness of real versus simulated electroconvulsive therapy in depressed elderly patients. *Int J Geriatr Psychiatry*, **9** : 567-571（1994）.

76) Orgeta V, Brede J, Livingston G : Behavioural activation for depression in older people ; Systematic review and meta-analysis. *Br J Psychiatry*, **211**（5）: 274-279（2017）.

77) Payne KT, Marcus DK : The efficacy of group psychotherapy for older adult clients ; A meta-analysis. *Group Dynamics: Theory, Research and Practice*, **12** : 268-278（2008）.

78) Peng XD, Huang CQ, Chen LJ, et al.: Cognitive behavioural therapy and reminiscence techniques for the treatment of depression in the elderly ; A systematic review. *J Int Med Res*, **37**（4）: 975-982（2009）.

79) Pinquart M, Sörensen S : How effective are psychotherapeutic and other psychosocial interventions with older adults? ; A meta-analysis. *J Ment Health Aging*, **7** : 207-243（2001）.

80) Pinquart M, Duberstein PR, Lyness JM : Effects of psychotherapy and other behavioral interventions on clinically depressed older adults ; A meta-analysis. *Aging Ment Health*, **11**（6）: 645-657（2007）.

81) Rapaport MH, Schneider LS, Dunner DL, et al.: Efficacy of controlled-release paroxetine in the treatment of late-life depression. *J Clin Psychiatry*, **64**（9）: 1065-1074（2003）.

82) Rapaport MH, Lydiard RB, Pitts CD, et al.: Low doses of controlled-release paroxetine in the treat-

242

ment of late-life depression ; A randomized, placebo-controlled trial. *J Clin Psychiatry*, **70**（1）: 46-57（2009）.

83）Raskin J, Wiltse CG, Siegal A, et al.: Efficacy of duloxetine on cognition, depression, and pain in elderly patients with major depressive disorder ; An 8-week, double-blind, placebo-controlled trial. *Am J Psychiatry*, **164**（6）: 900-909（2007）.

84）Raskin J, Wiltse CG, Dinkel JJ, et al.: Safety and tolerability of duloxetine at 60 mg once daily in elderly patients with major depressive disorder. *J Clin Psychopharmacol*, **28**（1）: 32-38（2008）.

85）Raskin J, Xu JY, Kajdasz DK : Time to response for duloxetine 60 mg once daily versus placebo in elderly patients with major depressive disorder. *Int Psychogeriatr*, **20**（2）: 309-327（2008）.

86）Ridding MC, Rothwell JC : Is there a future for therapeutic use of transcranial magnetic stimulation? *Nat Rev Neurosci*, **8**（7）: 559-567（2007）.

87）Robert P, Onyike CU, Leentjens AF, et al.: Proposed diagnostic criteria for apathy in Alzheimer's disease and other neuropsychiatric disorders. *Eur Psychiatry*, **24**（2）: 98-104（2009）.

88）Robinson M, Oakes TM, Raskin J, et al.: Acute and long-term treatment of late-life major depressive disorder ; Duloxetine versus placebo. *Am J Geriatr Psychiatry*, **22**（1）: 34-45（2014）.

89）Sajatovic M, Strejilevich SA, Gildengers AG, et al.: A report on older-age bipolar disorder from the International Society for Bipolar Disorders Task Force. *Bipolar Disord*, **17**（7）: 689-704（2015）.

90）Sakurai H, Kato M, Yasui-Furukori N, et al.; Medical Education Panel of the Japanese Society of Clinical Neuropsychopharmacology : Pharmacological management of bipolar disorder ; Japanese expert consensus. *Bipolar Disord*, **22**（8）: 822-830（2020）.

91）Sáez-Fonseca JA, Lee L, Walker Z : Long-term outcome of depressive pseudodementia in the elderly. *J Affect Disord*, **101**（1-3）: 123-129（2007）.

92）Schaffer A, Isometsa ET, Tondo L, et al.: International Society for Bipolar Disorders Task Force on Suicide ; Meta-analyses and meta-regression of correlates of suicide attempts and suicide deaths in bipolar disorder. *Bipolar Disord*, **17**（1）: 1-16（2015）.

93）Schatzberg AF, Kremer C, Rodrigues HE, et al.; Mirtazapine vs. Paroxetine Study Group : Double-blind, randomized comparison of mirtazapine and paroxetine in elderly depressed patients. *Am J Geriatr Psychiatry*, **10**（5）: 541-550（2002）.

94）Schneider LS, Nelson JC, Clary CM, et al.; Sertraline Elderly Depression Study Group : An 8-week multicenter, parallel-group, double-blind, placebo-controlled study of sertraline in elderly outpatients with major depression. *Am J Psychiatry*, **160**（7）: 1277-1285（2003）.

95）Schuch FB, Vancampfort D, Rosenbaum S, et al.: Exercise for depression in older adults ; A meta-analysis of randomized controlled trials adjusting for publication bias. *Braz J Psychiatry*, **38**（3）: 247-254（2016）.

96）Sheikh JI, Cassidy EL, Doraiswamy PM, et al.: Efficacy, safety, and tolerability of sertraline in patients with late-life depression and comorbid medical illness. *J Am Geriatr Soc*, **52**（1）: 86-92（2004）. Erratum in: *J Am Geriatr Soc*, **52**（7）: 1228（2004）.

97）Singh-Manoux A, Dugravot A, Fournier A, et al.: Trajectories of Depressive Symptoms Before Diagnosis of Dementia ; A 28-Year Follow-up Study. *JAMA Psychiatry*, **74**（7）: 712-718（2017）.

98）Sirey JA, Bruce ML, Alexopoulos GS : The Treatment Initiation Program ; An intervention to improve depression outcomes in older adults. *Am J Psychiatry*, **162**（1）: 184-186（2005）.

99）Song D, Shen Q, Xu TZ, et al.: Effects of group reminiscence on elderly depression ; A meta-analysis. *Int J Nurs Sci*, **1** : 416-422（2014）.

100）Spaans HP, Sienaert P, Bouckaert F, et al.: Speed of remission in elderly patients with depression ; Electroconvulsive therapy v. medication. *Br J Psychiatry*, **206**（1）: 67-71（2015）.

101）Steffens DC, Nelson JC, Eudicone JM, et al.: Efficacy and safety of adjunctive aripiprazole in major depressive disorder in older patients ; A pooled subpopulation analysis. *Int J Geriatr Psychiatry*, **26**（6）: 564-572（2011）.

102) 田渕　肇：うつ病と前頭側頭型認知症．老年精神医学雑誌，**29**（3）：274-280（2018）．

103) Takeshima M, Kurata K : Late-life bipolar depression due to the soft form of bipolar disorder compared to unipolar depression ; An inpatient chart review study. *J Affect Disord*, **123**（1-3）: 64-70（2010）.

104) 田中稔久，武田雅俊：うつ病，せん妄と認知症．日本臨牀，**69**（認知症学（上）；その解明と治療の最新知見 臨床編）：384-389（2011）．

105) Tedeschini E, Levkovitz Y, Iovieno N, et al.: Efficacy of antidepressants for late-life depression ; A meta-analysis and meta-regression of placebo-controlled randomized trials. *J Clin Psychiatry*, **72**（12）: 1660-1668（2011）.

106) Tham A, Jonsson U, Andersson G, et al.: Efficacy and tolerability of antidepressants in people aged 65 years or older with major depressive disorder ; A systematic review and a meta-analysis. *J Affect Disord*, **205** : 1-12（2016）.

107) Thompson LW, Coon DW, Gallagher-Thompson D, et al.: Comparison of desipramine and cognitive/behavioral therapy in the treatment of elderly outpatients with mild-to-moderate depression. *Am J Geriatr Psychiatry*, **9**（3）: 225-240（2001）.

108) Thorlund K, Druyts E, Wu P, et al.: Comparative efficacy and safety of selective serotonin reuptake inhibitors and serotonin norepinephrine reuptake inhibitors in older adults ; A network meta-analysis. *J Am Geriatr Soc*, **63**（5）: 1002-1009（2015）.

109) Tunvirachaisakul C, Gould RL, Coulson MC, et al.: Predictors of treatment outcome in depression in later life ; A systematic review and meta-analysis. *J Affect Disord*, **227** : 164-182（2018）.

110) van der Wurff FB, Stek ML, Hoogendijk WJG, et al.: The efficacy and safety of ECT in depressed older adults ; A literature review. *Int J Geriatr Psychiatry*, **18**（10）: 894-904（2003）.

111) van Diermen L, van den Ameele S, Kamperman AM, et al.: Prediction of electroconvulsive therapy response and remission in major depression ; Meta-analysis. *Br J Psychiatry*, **212**（2）: 71-80（2018）.

112) Wakelin JS : Fluvoxamine in the treatment of the older depressed patient ; Double-blind, placebo-controlled data. *Int Clin Psychopharmacol*, **1**（3）: 221-230（1986）.

113) Wilkins KM, Ostroff R, Tampi RR : Efficacy of electroconvulsive therapy in the treatment of nondepressed psychiatric illness in elderly patients ; A review of the literature. *J Geriatr Psychiatry Neurol*, **21**（1）: 3-11（2008）.

114) Wilson K, Mottram P : A comparison of side effects of selective serotonin reuptake inhibitors and tricyclic antidepressants in older depressed patients ; A meta-analysis. *Int J Geriatr Psychiatry*, **19**（8）: 754-762（2004）.

115) Wise TN, Wiltse CG, Iosifescu DV, et al.: The safety and tolerability of duloxetine in depressed elderly patients with and without medical comorbidity. *Int J Clin Pract*, **61**（8）: 1283-1293（2007）.

116) Woolley JD, Khan BK, Murthy NK, et al.: The diagnostic challenge of psychiatric symptoms in neurodegenerative disease ; Rates of and risk factors for prior psychiatric diagnosis in patients with early neurodegenerative disease. *J Clin Psychiatry*, **72**（2）: 126-133（2011）.

117) 矢田部裕介，池田　学：前頭側頭型認知症 vs. 躁病．精神科，**23**（6）：631-636（2013）．

118) Yatham LN, Kennedy SH, Parikh SV, et al.: Canadian Network for Mood and Anxiety Treatments（CANMAT）and International Society for Bipolar Disorders（ISBD）2018 guidelines for the management of patients with bipolar disorder. *Bipolar Disord*, **20**（2）: 97-170（2018）.

119) Zhang X, Li YJ, Sun W : Efficacy observation of MECT in the treatment of senile depression. *Contemp Med Forum*, **222** : 221-221（2014）.

120) Zhao X, Ma J, Wu S, et al.: Light therapy for older patients with non-seasonal depression ; A systematic review and meta-analysis. *J Affect Disord*, **232** : 291-299（2018）.

13

高齢者の不安障害，身体表現性障害，虚偽性障害，解離性障害

1．高齢者の不安障害

　老年期は加齢に伴う身体疾患の罹患や身体機能の低下に直面し，また，さまざまなライフイベントに伴う喪失体験に遭遇する時期である．そのような状況の高齢者が不安症状を呈することもまれではない．高齢者におけるこれらの不安を主体とした病態は，わが国では老年期神経症と呼ばれてきた．しかし，これらの神経症という言葉は，操作的診断基準である『精神疾患の診断・統計マニュアル第3版（Diagnostic and Statistical Manual of Mental Disorders, 3rd Edition ; DSM-Ⅲ）』[72, 82]の登場に伴い使われなくなり，DSM-Ⅳ-TR 診断基準では，これらの疾患群は「不安障害」という名称で統一され，表1のように分類されるようになった[2]．2013 年に改訂された DSM-5[3]（その後 DSM-5-TR）においては，強迫性障害は強迫症及び関連症群，外傷後ストレス障害は心的外傷及びストレス因関連障害群として独立した疾患概念として取り扱われることとなったが，強迫性障害における強迫行為や，外傷後ストレス障害における侵入症状などは不安との関連はもちろん否定されるものではない．したがって，本稿ではこれらの疾患群についても言及するため，従来の DSM-Ⅳ-TR 診断基準に基づき解説する．

　元来 DSM 診断基準は，若年期から壮年期を対象とした症候論を重視した疾患分類がなされており，病因論は考慮しない方針となっている．しかし，高齢者におけるこれらの疾患群に対する介入の前提として，若年者とは異なる背景因子が存在することを念頭におかなければならない．したがって，治療やマネジメントにおいては，老年期の特性を十分に理解することが必要となる[16]．本章では，高齢者の不安障害，身体表現性障害，虚偽性障害，解離性障害の疫学・背景因子など包括的な知見を概説し，また，治療介入の際の注意点についても述べる．

表1　DSM-Ⅳ-TR における不安障害

不安障害
広場恐怖を伴わないパニック障害
広場恐怖を伴うパニック障害
パニック障害の既往歴のない広場恐怖
特定の恐怖症
社交恐怖（社交不安障害）
全般性不安障害
強迫性障害
外傷後ストレス障害
急性ストレス障害

1）疫学

　老年期における不安障害の疫学研究が初めてなされたのは，1988 年に米国で行われた大規模調査である Epidemiologic Catchment Area（ECA）研究[32]である．以降，高齢者の不安障害の大規模疫学研究がさまざまな地域で行われるようになり，Bryant ら[15]は，これらの結果から，60 歳以上の一般人口における不安障害の有病率は 1.2〜15％と報告している．下位項目については，全般性不安障害が最も多いとされ，パニック障害や強迫性障害は比較的低いという見解で一致している（表2）[10, 19, 32, 35, 68, 75]．

2）病因

　高齢者の不安障害の病因は，生物-社会-心理学的なさまざまな要因が影響しており，それらが複合して症状の形成に至る．Vink ら[79]は，高齢者を対象とした 17 の疫学調査をまとめ，不安障害の社会・心理的危険因子として，女性であること，慢性的な身体疾患の罹患，加齢に伴う身体機能の低下，神経質傾向といった因子を報告している．また，老年期では若年者とは異なり喪失体験などのさまざまなライフイベントに遭遇するが，このようなストレッサーに対する適切な対処能力（コーピングスキル）の低下も危険因子として挙げられている[79]．

　不安障害における生物学的基礎としては，神経伝達物質の機能異常および神経解剖的異常の両面から理解する必要がある．不安症状が代表的な3つの神経伝達物質であるγ-アミノ酪酸（γ-aminobutyric acid；GABA）-ベンゾジアゼピン受容体複合系，青斑核−セロトニン，ノルエピネフリン系の不均衡により生じることが薬物療法の基礎となっている．パニック障害患者においては，ノルエピネフリン系の慢性的な過剰が認められ，相対的にセロトニン濃度が低下しているとされる．また，セロトニンは後述する前頭前皮質や前帯状回の機能とも関連しており，ノルエピネフリンは交感神経系の制御と関連していることも明らかにされている[80]．

　近年では，これらの神経伝達物質の関連以外にも，神経画像やバイオマーカーを含めた知見が報告されるようになった．まず，神経解剖的な見地から，不安障害に共通してみられる

表2　大規模疫学調査における高齢者不安障害の有病率

疫学研究	N	対象年齢(歳)	全般性不安障害	特定の恐怖症	社交恐怖	広場恐怖	パニック障害	強迫性障害	外傷後ストレス障害
Longitudinal Aging Study Amsterdam (LASA)[10]	3,107	55~85	7.3%	3.1%	N/A	N/A	1.0%	0.6%	0.9%
Epidemiologic Catchment Area (ECA)[32]	5,702	≧65	1.9%	4.8%	N/A	N/A	0.1%	0.8%	N/A
Amsterdam Study of the Elderly (AMSTEL)[68]	4,051	65~84	3.2%	N/A	N/A	N/A	N/A	N/A	N/A
Australian National Mental Health and Well-being Study (NMHWS)[75]	1,792	≧65	2.4%	N/A	0.6%	0.8%[a]	0.8%[a]	0.1%	1.0%
Canadian Community Health Survey (CCHS)[19]	12,792	≧55	N/A	N/A	1.3%	0.6%	0.8%	N/A	N/A
National Comorbidity Study-Replication (NCS-R)[35]	1,461	≧65	1.2%	4.7%[b]	2.3%	0.4%	0.7%	N/A	0.4%

肩付き番号は，文末の文献番号を示す．
N/A：Not assessed
[a] NMHWS調査ではパニック障害と広場恐怖を区別せず，[b] NCS-R調査においては特定の恐怖症として調査されている．

のは扁桃体や海馬や視床下部を含む大脳辺縁系，前頭前皮質を含む大脳皮質系，両者の中間に存在する前帯状回の局所の機能異常，およびそれにより生じるネットワークの障害であるとされる[27]．たとえば，全般性不安障害を例にとると，扁桃体-前部帯状回-前頭前皮質におけるネットワーク障害としてみることができる．健常人における脳では，刺激に伴う扁桃体のストレス反応に対して，前部帯状回が適切に機能し，情報の伝達や増幅などのフィルター機能を果たし，前頭前皮質がストレスに対する適切な反応を示す．一方で，全般性不安障害患者では，扁桃体が過敏状態に至ると，前頭前皮質が過活動状態となり，前頭前皮質のストレスに対する制御機能が機能しなくなる[76]．ただし，これらの研究は，高齢者を対象としたものではなく，とくに高齢発症の全般性不安障害では高齢者特有の神経基盤が存在する可能性もある．

　また，全般性不安障害における視床下部−下垂体−副腎系からなる hypothalamic-pituitary-adrenal（HPA）軸の異常も指摘されている．高齢者では，慢性的なストレス，身体疾患，加齢により HPA 軸のフィードバック機構が機能しなくなることで，コルチゾールが過剰分泌される傾向にある．Chaudieu ら[20]は，65 歳以上の高齢者を対象とした研究で，不安障害を有する患者は，健常人に比べて血中コルチゾールが上昇しやすい傾向にあることを報告した．また，Mantella ら[50]は 60 歳以上の全般性不安障害患者を対象とした研究にて，全般性不安障害患者の 1 日の平均血中コルチゾール濃度が健常人に比較して高いことに加え，血中コルチゾール濃度が不安障害の重症度と相関することを報告している．このような，HPA 軸による免疫系の恒常性の維持の破綻は，扁桃体−青斑核を介した神経伝達物質の異常を引き起こす．老年期不安障害における生物学的基盤は，これらの相互作用からもたらされる．

　また，高齢者の不安障害と認知機能の関連についての報告も散見されるようになった．不安障害と認知機能の関連に関しては，認知機能低下が原因となり不安障害の出現に至るか，不安障害の結果として認知機能低下が引き起こされるかは議論の余地があるが，高齢者の不安障害と認知機能には密接な関係があることは明らかであるため，ここで論じることとする．

　Beaudreau ら[9]，Yochim ら[84]は，不安を有する高齢者では，記憶および実行機能のドメインにおける認知機能障害が認められるとまとめている．しかしながら，その関係は複雑であり，Butters ら[17]が高齢の全般性不安障害患者が健常群と比較して実行機能が低下していると報告したのに対して，Price ら[62]は全般性不安障害患者の実行機能が不安症状と正の相関を示す，すなわち，実行機能が保たれているほど不安症状が強いことを示している．これらの知見における乖離は，高齢者の不安障害と認知機能の関連は，うつ病のような直線的な関係を呈さず，曲線的な関係にあるという仮説[11]や，複数の領域における認知機能の障害が相対的に代償されなくなった結果として不安が生じるという仮説[49]，従来保たれている実行機能が適切に機能されなくなった結果として不安が生じるといった仮説[62]が立てられている．

3）診断

　老年期不安障害の診断は，現行では DSM 診断基準や International Statistical Classification of Diseases and Related Health Problems（ICD）といった診断基準を用いるのが一般的である．高齢者は上述のような若年者とは異なる生物-心理-社会学的変化を有するので，とりわけ注意が必要である．また，老年期における不安の表出は非常に多彩であり，たとえば英語圏ではあるが，若年者が「Worry（心配）」「Uncontrollable（制御が困難）」といった直接的な表現を用いるのに対し，高齢者は「Issue（問題）」「Concern（懸念）」といった間接的な表現を用いることが多いとされている[53]．また，高齢者は不安を感情的な問題よりも身体的な問題として表出しやすいことは広く知られている[45]．さらには，精神疾患に対するスティグマの存在[85]にも注意が必要である．

　問診の場面では，とりわけ詳細な聴取が必要である．診断における問診では，十分に生活歴・現病歴・既往歴を聴取し，身体の診察を行い，必要であれば，他科へのコンサルテーションも行う．不安症状に先行した身体疾患の罹患歴，薬剤の使用歴，生活環境における変化などを聴取すべきである．さらに重要なポイントとして，過去の不安障害の既往の有無を聴取する．その際，どのような治療（薬剤療法を含む）が行われ，それが有効であったか否かを確認する．これらの手順は，診断の補助に有効であるといわれている[5]．

　老年期不安障害の診断補助としての評価尺度の選択にも留意する必要がある．不安障害の評価尺度の大部分は，若年から壮年を対象として作成されていることに加え，高齢者では症状が多種多様であり，非定型的であることから，それらの信頼性および妥当性が高齢者では低くなると考えられる．一方で，The Beck Anxiety Inventory（BAI），Penn State Worry Questionnaire-Abbreviated，Geriatric Mental Status Examination はこれらの高齢者の特有の症状に配慮されていることから，高齢者の不安障害の重症度評価に適しているとされる[73]．

4）合併症・鑑別診断

　高齢者の不安障害では，他の精神疾患や身体疾患との合併症に留意する必要がある．合併しやすい疾患としてよく知られているのはうつ病である．National Comorbidity Survey Replication の報告によると，55 歳以上の高齢者の 2.8％では過去 1 年の間に気分障害と不安障害を合併していたとの報告がある[18]．また，この調査で，不安障害を有する患者の 36.7％に大うつ病性障害を合併しており，一方で，大うつ病性障害の患者の 51.8％に不安障害が認められたとしている[39]．すなわち，不安症による二次的な抑うつを呈する場合もあれば，抑うつから二次的に不安が生じることもある．いずれにせよ，抑うつの合併した不安障害は，症状が遷延し，慢性化しやすいことにも注意しなければならない[1]．

　次に，身体疾患との合併である．65 歳以上の患者のうち，80％以上は何らかの慢性的な身体疾患に罹患しており，とくに，心血管，糖尿病，慢性疼痛，呼吸器疾患，消化器症状は不安症状と関連するといわれている[66]．したがって，老年期における不安症状の評価には，他の精神疾患ないし身体的因子の合併を念頭におくべきである．

表3　高齢者の不安障害の鑑別診断

・大うつ病（焦燥を伴う）
・アルツハイマー病（焦燥を伴う）
・甲状腺機能亢進症
・カフェイン中毒
・双極性障害（軽躁状態）
・低血糖症
・僧帽弁逸脱症
・不整脈
・物質誘発性（アルコール，覚醒剤，鎮静薬，睡眠薬の離脱，甲状腺剤，SSRI，アカシジア，ベンゾジアゼピンの中毒ないし離脱）
・パーキンソン病
・原発性睡眠障害（とくに原発性不眠症）

SSRI：選択的セロトニン再取り込み阻害薬
（Blazer DG : Generalized anxiety disorder and panic disorder in the elderly ; A review. *Harv Rev Psychiatry*, 5（1）: 18-27, 1997 より筆者訳）

　また上述のように，合併症の多い高齢の不安障害患者を他の精神症状や身体疾患と鑑別することは困難なことが多い．Blazer[12]は，高齢者の不安障害の診断の際の鑑別診断を挙げたが，これには精神疾患や身体疾患，二次的な状態などさまざまな病態が含まれている（表3）.

5）各論

A）全般性不安障害

　全般性不安障害の基本的特徴は，多数の出来事または活動に対する過剰な不安と心配とされている[2]．高齢者の初発年齢は50歳以降であり[21,47]，高齢発症の全般性不安障害患者は，健常高齢者と比較して，著明な quality of life（QOL）の低下を認める[81]．さらに，うつ病エピソードに全般性不安障害を合併する患者は，全般性不安障害を有さない患者と比較して，希死念慮のリスクが2倍以上にも上るといわれる[44]．高齢者における全般性不安障害への介入の問題点として，若年の全般性不安障害患者では不安の対象が学業や仕事といった内容であるのに対して，高齢者の全般性不安障害患者では，不安の対象が自分自身もしくは配偶者などを含む近親者の健康への憂慮であったり，経済的な問題といった普遍的な内容であるため，その不安を過剰もしくは病的であると解釈しない傾向にあるとされる[24]．したがって，その介入の際には十分な疾患教育が望まれる.

B）特定の恐怖症

　特定の対象や状況に対して著しい恐怖反応を示すことが診断基準の中核となる[2]．また，恐怖の対象は状況と遭遇する機会ごとに変化すると併記されており，高齢者における恐怖の対象は，若年者とは異なっていることが示唆される．Fredrikson ら[33]は，高齢者特有の恐怖として，転倒・転落に対する恐怖が存在すると報告した．転倒に対する恐怖は，「Fear of falling」と呼ばれ，「Loss of confidence in one's balance activities that ultimately impairs the performance of daily living（日常生活技能が著しく障害されるほどの，自分のバランス感覚

に対する自信の喪失)」と定義され[48,74]，加齢に伴いその有病率は上昇し，転倒の危険のある場所を回避し，結果として社会的孤立に結びつく[69]．一般人口における有病率は，転倒の既往のない集団においても 12〜65%にも上り[36,37]，転倒の既往のある集団においては，有病率は 92%に上昇する[6]．高齢者の転倒に対する恐怖は，その有病率の高さおよびそれによりもたらされる弊害の大きさから，今後さらなる介入を要する病態であると認識しなければならない．

C）強迫性障害

高齢者における強迫性障害の有病率は低いという見解で一致している．しかし，先述のECA 研究から，女性における強迫性障害の好発年齢は二相性を示し，二度目のピークが 65歳以上で生じるとの報告もある[55]．また，前頭側頭型認知症（frontotemporal dementia；FTD）における繰り返し行動は儀式的であることも多く，「行為の繰り返し」という症候学的視点から，強迫性障害にみられる強迫行為との関連も指摘されている．強迫性障害からFTD への移行という観点から，Pompanin ら[61]は，遅発性の強迫性障害が経過により FTDに移行した症例を報告しており，また，Nakaaki ら[54]も同様に強迫性障害から FTD への移行例を報告している．これらの例の強迫性障害が FTD と独立したものなのか，あるいは前駆症状あるいは部分症状としてとらえられるものなのか，という点については依然として議論はあるが，Mendez ら[52]は，「強迫行為」が，他の認知症疾患と比較して，FTD の初発症状として出現する傾向が多いことを示した．強迫性障害における生物学的基盤においては「眼窩前頭皮質 − 線条体 − 視床ループ」という仮説が提唱されており[67]，これらの部位の脳機能の問題が発現機序と考えられている．FTD の繰り返し行動と強迫性障害に認められる強迫行為とは大脳基底核から前頭葉という共通の神経基盤を有している．

D）外傷後ストレス障害

外傷後ストレス障害の症候学的な中核症状は，心的外傷後に生じる侵入症状・回避・認知と気分の陰性の変化・覚醒度と反応性の著しい変化とされており[2]，一般的に，高齢者における外傷後ストレス障害の重症度は若年者と比較して低い[13]とされている．また，高齢発症の外傷後ストレス障害は若年発症と比較して回避，覚醒度および反応性の上昇が目立つという症候学的な差異もある[83]．高齢者においては，近親者の予期せぬ死，近親者や自身の重篤な身体疾患の罹患などが心的外傷となることが多いとされるが，症候学的に厳密な外傷後ストレス障害の診断基準を満たさないことも多い[60]．

6）治療

高齢者の不安障害の治療において，初期の疾患教育が重要な役割を果たす．高齢者の不安の対象は，自身および家族の健康問題や，経済的な問題，社会的孤立など，加齢とともに必然的に遭遇するものであることが多いため，不安障害という病名を受容できないことも多い．そのような場合，治療者側から十分な疾患教育を行い，治療の必要性を伝えなければならない．

A）薬物療法

薬物療法の前提として，治療者はまず精神症状に影響を与える薬剤の整理を行う．ベンゾジアゼピン系や他の鎮静効果を有する薬剤，抗ヒスタミン薬，抗コリン薬などの処方がされていないかに留意する．必要に応じてこれらの薬剤を漸減ないし中止したうえで，選択的セロトニン再取り込み阻害薬（selective serotonin reuptake inhibitor；SSRI）やセロトニン・ノルアドレナリン再取り込み阻害薬（serotonin-norepinephrine reuptake inhibitor；SNRI）を選択するのが原則である．ベンゾジアゼピン系の薬剤は急性の不安に対して用いられることが多いが，慢性的な投与は過鎮静，眠気，ふらつきなどの有害事象を引き起こすため，避けることが推奨されている．

薬剤の投与量に関しても注意が必要である．加齢に伴う肝・腎機能の低下，他の身体疾患に対する治療薬との相互作用を考慮し，少量から開始することが望まれる．また，適宜症状をモニタリングし，必要に応じて減量ないし増量のタイミングを図る．

B）精神療法および行動療法

高齢者の不安障害に対しては，薬物療法のみでは不十分であるというのが現在の見解である．不安の背景には加齢に伴うさまざまな要因が複合しており，とりわけ環境因に対する接近も重要となる．実臨床の場面では，家族関係を含む環境因の調整なども重要な治療アプローチである．また，リラクゼーション法などの行動的介入や認知行動療法（cognitive behavioral therapy；CBT）に代表される精神療法の技法を薬物療法と並行して行う．

それらの詳細は，"Eight rules for managing anxiety disorders in older adults"として提唱されており，Bowerら[14]の文献を参照されたい．

2．高齢者の身体表現性障害

従来のDSM-Ⅳ-TR診断基準における身体表現性障害は，「一般身体疾患を示唆する身体症状で，それが一般身体疾患，物質の直接的な作用，または他の精神疾患（例：パニック障害）によって完全には説明されないもの」として定義され，表4に示すように分類される[2]．これらの疾患群は，「医学的に説明が不能な症状（Medically Unexplained Symptoms；MUS）」を包括した概念であり，身体表現性障害患者は，さまざまな医療機関を受診し，検査を求め，ドクターショッピングなどに至る傾向にある．とくに高齢者の場合，実際に何らかの身体疾患を有したり，身近な人が身体疾患に罹患することで，自身の健康に対する不安が高まり，多種多様な身体愁訴を呈することも多い．したがって，高齢者における身体表現性障害に対する介入の際には疾患の十分な理解と背景因子を考慮するべきである．

1）障害の特徴と診断・治療

A）身体化障害

反復し持続する多種多様の医学的に説明できない，すなわちMUSを呈し，その症状に対

表4 DSM-Ⅳ-TRにおける身体表現性障害

身体表現性障害
　身体化障害
　鑑別不能型身体表現性障害
　転換性障害
　疼痛性障害
　心気症
　身体醜形障害
　特定不能の身体表現性障害

する治療を求める行為が何年も持続し，生活機能の障害を引き起こす．診断基準を満たすには，4つ以上の異なった部位または機能に関連した疼痛の病歴，少なくとも2つの胃腸症状の病歴，性的症状，偽神経学的症状を必要とする．また，30歳以下の発症という基準も設けられている．一般的に女性に多く，有病率は1％未満から3％とされる[30,64]．診断基準に30歳以下の発症を必要とするが，身体化障害は慢性化することもあり，高齢者にも認められる．高齢者の身体化障害は社会的な孤立，周囲からの不十分なサポートと関連していると報告されている[63]．

　身体化障害の症状は非特異的であり，多彩な身体疾患と重複している可能性がある．また，身体化障害と混同されやすい身体疾患として，多発性硬化症，全身性エリテマトーデス，急性間欠性ポルフィリン症，ヘモクロマトーシスが挙げられる[51]．身体化障害の治療は困難であり，また，有効な治療法は確立されていない．患者との強固な治療同盟の形成，症状についての教育，たえず保障することが基本原則とされる[51]．

　B）鑑別不能型身体表現性障害

　他の特定の身体表現性障害の診断基準を満たさないが，身体症状が持続していることで特徴づけられる．いわゆる残遺的診断基準であるが，非定型な身体愁訴を呈する高齢者において，他の身体表現性障害よりも，最も多く認められる疾患である[30]．MUSを呈する患者の多くはこの項目に分類される[22]．また，高齢者のMUSは後述する心気症から発展した，すなわち連続性を有する病態像であることも報告されており[56]，一概に区別できるものではないことを念頭におくべきである．また，近年，高齢者における鑑別不能型身体表現性障害と認知機能の関連も報告されている．認知機能のなかでも，実行機能の低下はMUS症状の増悪につながるとされている[38]．治療に関して，大規模メタアナリシスによると，心理的介入としてCBT[78]，また，薬物的介入として抗うつ薬が症状軽減には有効であるとまとめられている．しかし，薬物治療に関しては，長期的な調査が行われておらず，判断にはさらなる検討が必要であることが強調されている[40]．

　C）転換性障害

　神経疾患あるいは他の身体疾患を示唆する随意運動機能や感覚機能に影響を及ぼす症状または欠陥が存在することを特徴とする[2]．運動性の症状として代表的なものは麻痺または脱

力に伴う失歩，失声などが挙げられ，感覚性の症状としては，感覚の消失，盲などが挙げられる．また，自発運動性または感覚性要素を伴った発作またはけいれんも転換性障害の典型的な症状である．強いストレス体験に関連して出現し，恐怖や絶望から自我を守る防衛機制となっている．高齢者における疫学調査は存在しないが，医療機関に受診している1〜4%の患者に認められるとされる[63]．転換性障害の症状をMUSと判断する際に留意すべき点は，隠れている神経疾患，他の身体疾患，あるいは投薬を含む物質誘発性の病因をきちんと除外することである．とくに神経疾患に関しては，画像診断や脳波検査を含む系統的な神経学的症状の評価による除外を必要とする．

D）疼痛性障害

疼痛は，高齢者における最もよく認められる愁訴に含まれる．50%の高齢者が何らかの慢性的な疼痛を有しており，これらの遷延化する疼痛は，著しい生活の制限や社会機能の低下に帰結する[58]．高齢者における疼痛は，実際に筋骨格系の加齢による変化を基盤とすることが多いため，その症状を一概にMUSとして扱うことは困難である．疼痛性障害はうつ病，不眠とも合併するため，早期の精神科的医療の介入を要する．近年，三環系抗うつ薬やSNRIなどの抗うつ薬が疼痛に対して保険適応を有することになったが，疼痛性障害に対する安易な薬物介入は，薬物そのものの副作用や相互作用により，症状が重篤になることも多い．また，不適切な薬物乱用に至ることもあるため慎重を要する．

E）心気症

身体症状または身体機能に対するその人の誤った解釈に基づき，重篤な病気にかかる恐怖，または病気にかかっているという観念へのとらわれと特徴づけられる．心気症患者はそのとらわれから頻回な受療行為を繰り返すことも多い．実際に医療機関に受診している3〜5%が心気症患者とも報告されている[7,30,31]．心気症のリスクファクターとしては，低学歴，低所得などが挙げられるが，加齢に伴いその有病率は上昇する[25,65]．また，他の精神疾患との合併が多くみられるのも特徴である．とくに，うつ病に代表される気分障害，不安障害，パーソナリティ障害などとの合併が多いとされる[26,29,70]．治療に関しては，CBTなどの精神療法の効果が多く報告されている[8,41,57]．一方で，薬物療法に関しては，SSRIが有効であったとの報告がある[28,34]．また，上述のように心気症は鑑別不能型身体表現性障害など，他の身体表現性障害と連続性を有することも多いため，心気症重症度のみならず，実際のMUSの程度について客観的な評価尺度が使用されることが望ましい．

F）身体醜形障害

外見についての（想像上の）欠陥へのとらわれが特徴である．患者が感じる醜いという欠陥は想像上の場合もある一方で，小さい身体的異常に対する心配が著しく過剰な場合もある．そのとらわれのために著しい苦痛と，勉学や職業，社会性などその患者にとって重要な領域における機能の障害が引き起こされていて，他の精神疾患では説明がうまくできないことが診断基準となる．高齢者に関する報告は少ないが，経過は慢性化することが多く，皮膚科や美容整形外科患者に多く認められるとされる．治療に関しては，CBTやSSRIの有効性が示

唆されている [59].

2）最近のトピックス

A）加齢と身体表現性障害の頻度

de Waal ら [23] は，一般身体科に受診している患者の 16.1%が DSM-Ⅳ-TR における身体表現性障害の診断基準を満たす，すなわち MUS を呈する患者であると報告した．そのうち，65 歳以上の高齢者における頻度は，7%と他の年代に比較して低い数値を示した．また，Andreas ら [4] は，疫学調査において 65 歳以上の高齢者における身体表現性障害の 12 か月有病率は 4.1%，生涯有病率は 7.5%と報告している．このように，疫学調査においては高齢者が若年者と比較して身体表現性障害の有病率が高いという報告はなく，実際の臨床場面とは乖離しているようにも感じられる．これらは，高齢者が実際に複数の身体科的な慢性疾患を有しており，身体症状が精神疾患のみに起因し，身体的に十分な否定をする根拠に乏しい，すなわち MUS と一概に言い切れないこと，高齢者の MUS が多岐にわたり個体差も大きいこと，うつ病など気分障害との鑑別または合併例が多いことなどが原因と考えられる．

B）疾患モデルからみた MUS

MUS の発生機序の一つのモデルとして，Rief ら [65] はフィルターモデルという概念を提唱している．身体は常に内外からの刺激を受け，知覚として認識しているが，健常人ではそれらの知覚を適切なフィルターに選別し，必要な情報のみを認識できるとしている．一方で，さまざまな要因で，このフィルターの活性が低下したり，知覚の認識が増大することで，MUS として出現することとなる．フィルター活性の低下には抑うつ気分などさまざまな因子が存在し，心気的不安すなわち心気症傾向も MUS に影響を与える因子として位置づけられている．また，神経伝達物質や神経可塑性は，知覚に対する認識に影響を及ぼすとされており，高齢者ではとくにそれらの因子により表現型が心理的に解釈可能なものから，妄想的な訴えに発展したりと，症候学的な差異が生じることも十分に予見できる（図 1）[65].

C）身体表現性障害の治療原則

身体表現性障害患者は，さまざまな愁訴を訴えるのみならず，治療設定から逸脱し不適切な受療行為に至ることも多い．しかしながら，患者にとっては，身体症状に伴う社会的不利益は事実であり，どのような愁訴であっても本人にとっては重要なものである．治療者は継続的に支持的な態度を示し，患者との関係を築くことが前提となる．また，不安障害と同様，患者は精神疾患としてとらえることはまれであるため，十分な疾患教育が必要となる．Kroenke ら [42] は慢性化する MUS 患者に対する治療戦略として，表 5 のように挙げているため参考にされたい．治療に関しても，いくつかのレビューが報告されており [43]，患者の身体に対する誤った，もしくは過剰な認識を修正することに焦点をあてた精神療法（とくに CBT）の効果が実証されつつある [77]．薬物療法に関しても，心気症に対する SSRI の効果が確認されている [71].

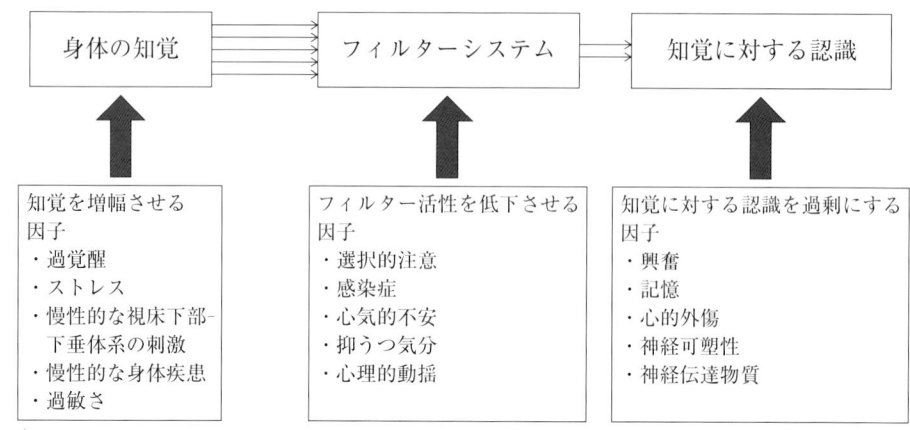

（Rief W, Barsky AJ : Psychobiological perspectives on somatoform disorders. *Psychoneuroendocrinology*, 30
　（10）：996-1002, 2005 より筆者訳）

図1　フィルターモデルからみた MUS（Medically Unexplained Symptoms）

表5　慢性化する MUS に対する治療対応

・症状の悪化に左右されない定期的な間隔を用いた診察を行う
・すでに否定された身体症状に関しては再度の検査や対診を行わない
・新たな症状が生じた際は，網羅的に調査せず，その症状に焦点をあてる
・症状を否定せず，苦痛に共感する
・症状の除去よりも，軽減および共存に焦点をあてる
・症状がありながらも機能的な活動ができるようにリハビリテーションに努める
・他科への紹介は治療の終焉ではなく，協働マネジメントであることを強調する

（Kroenke K, Rosmalen JG : Symptoms, syndromes, and the value of psychiatric diagnostics in
patients who have functional somatic disorders. *Med Clin North Am*, 90（4）：603-626, 2006
より筆者訳）

3．高齢者の虚偽性障害

　老年期の作為症に関するエビデンスは乏しく，いくつかの症例報告が認められるのみである．作為症は，「身体的または心理的な兆候または症状の意図的抽出または捏造」と特徴づけられる．診断には症状が意図的に産出されていること，その症状が捏造であることを客観的に同定することが求められる．作為症の症状はさまざまであり，発熱や出血などにとどまるものから，重症感染症，内分泌疾患（インスリンを使用して低血糖になる），循環器疾患（ワルファリンを摂取する）など生命にかかわる重篤なものまで幅広い．その疾患特性から有病率も明らかでなく[2]，経過も断続的に遷延するため，老年期に至るまで継続することもある．大規模な総合病院では精神科がコンサルテーションに応じた1%が虚偽性障害と診断されるとの報告もある[2]．

4．高齢者の解離性症候群

　解離とは，「意識，記憶，同一性，知覚，運動，感情などの通常は統合されている心的機能の統合性の消失」と定義される．強いストレス体験に関連することが多く，さまざまな症状で現れる．強い恐怖や絶望から自我を守る防衛機制となっていることもある[2]．

1）解離性健忘 / 解離性とん走
　強いストレスを伴う出来事やそれに関連する記憶，あるいは自身の姓名や生活史など，重要な個人情報の想起が不可能になる．健忘の型は，ある特定の期間のみ想起できない局在性健忘から全人生を想起できない全般性健忘までさまざまである．また，そのうち家庭や職場から予期せぬ放浪を特徴とするものをとん走と呼ぶ[2]．幼少期から成人までのいずれの年齢群にも出現しうるといわれているが，多くは支持的精神療法のみで回復する[2]．

2）解離性同一症
　2 つまたはそれ以上の，他とはっきりと区別されるパーソナリティ状態によって特徴づけられた同一性の破綻により診断される[2]．以前は多重人格と呼ばれていた．複数のパーソナリティ状態の顕在化は，心理的な動機，ストレスの強さと関連している．他者からの身体的および性的虐待がリスク因子として挙げられており，慢性で再発しやすいという経過をとるが，40 歳代後半になると有病率は低くなる[2]．力動精神療法，催眠療法などが試みられているが，有効な治療法は確立されていない．

3）離人感・現実消失症
　自分の精神過程または身体から遊離して，あたかも自分が外部の傍観者であるかのように感じることを診断基準とする．「自分に感情があることはわかるが，自分の感情を感じることができない」と訴えたり，「自分の考えが自分のように感じられない」と感情や考えの障害を前景とするものから，「私はだれでもない」といった全存在から離脱した訴えまでさまざまである．成人の約半数は，人生のある時期に強いストレスによって起こる離人症エピソードを有するとされる．また，他の精神疾患（とくに統合失調症）でも同様の症状を呈することがあり，鑑別を有する．30 歳代以後の発症はまれである[2]．

　高齢者における解離性症候群に関する調査報告は乏しい．一般的に成熟した高齢者が解離症状を呈することはまれであり，高齢者が上記のような症状を呈した場合，他の疾患との鑑別が重要となる．たとえば，解離性健忘や解離性とん走に関しては，アルツハイマー病（Alzheimer's disease；AD）に代表される認知症疾患との鑑別が挙がる．解離性障害における健忘は，支持的精神療法などの介入により改善することが多い，すなわち可逆性であるのに対し，AD における健忘は緩徐進行性であり，不可逆的なものである．また，解離性障害

とてんかんの複雑部分発作との鑑別も重要となるが，てんかんの複雑部分発作では，意識水準の低下を認め，その発作のエピソードも一般的に短く，それに伴う脳波異常を認めることから区別される．

5. おわりに

　高齢者の不安障害，身体表現性障害，虚偽性障害，解離性障害について概説した．高齢者のこれらの疾患群は，一般的に遷延しやすいといわれているが，その予後に関する研究はあまりみられない．それは高齢者であるがゆえの諸問題，つまり本人を取り巻く社会的環境や社会資源の問題，加齢に伴う身体機能や認知機能の問題などが複雑に交絡した結果としての精神症状であることに起因していると考えられる．したがって，高齢者のこれらの疾患群に対しては，その症状のみならず，その背景にある因子を考慮した全人的な視点が必要となる．

文　献

1) Almeida OP, Draper B, Pirkis J, et al.: Anxiety, depression, and comorbid anxiety and depression ; Risk factors and outcome over two years. *Int Psychogeriatr*, **24** (10) : 1622-1632 (2012).

2) American Psychiatric Association : Diagnostic and Statistical Manual of Mental Disorders, Fourth Edition, Text Revision (DSM-Ⅳ-TR). American Psychiatric Association, Washington, D.C. (2000).

3) American Psychiatric Association : Diagnostic and Statistical Manual of Mental Disorders, Fifth Edition (DSM-5®). American Psychiatric Publishing, Washington, D.C., London (2013).

4) Andreas S, Schulz H, Volkert J, et al.: Prevalence of mental disorders in elderly people ; The European MentDis_ICF65+ study. *Br J Psychiatry*, **210** (2) : 125-131 (2017).

5) Antony MM, Rowa K : Evidence-based assessment of anxiety disorders in adults. *Psychol Assess*, **17** (3) : 256-266 (2005).

6) Aoyagi K, Ross PD, Davis JW, et al.: Falls among community-dwelling elderly in Japan. *J Bone Miner Res*, **13** (9) : 1468-1474 (1998).

7) Barsky AJ : Clinical practice. The patient with hypochondriasis. *N Engl J Med*, **345** (19) : 1395-1399 (2001).

8) Barsky AJ, Ahern DK : Cognitive behavior therapy for hypochondriasis ; A randomized controlled trial. *JAMA*, **291** (12) : 1464-1470 (2004).

9) Beaudreau SA, O'Hara R : Late-life anxiety and cognitive impairment ; A review. *Am J Geriatr Psychiatry*, **16** (10) : 790-803 (2008).

10) Beekman AT, Bremmer MA, Deeg DJ, et al.: Anxiety disorders in later life ; A report from the Longitudinal Aging Study Amsterdam. *Int J Geriatr Psychiatry*, **13** (10) : 717-726 (1998).

11) Bierman EJ, Comijs HC, Jonker C, et al.: Effects of anxiety versus depression on cognition in later life. *Am J Geriatr Psychiatry*, **13** (8) : 686-693 (2005).

12) Blazer DG : Generalized anxiety disorder and panic disorder in the elderly ; A review. *Harv Rev Psychiatry*, **5** (1) : 18-27 (1997).

13) Böttche M, Kuwert P, Knaevelsrud C : Posttraumatic stress disorder in older adults ; An overview of characteristics and treatment approaches. *Int J Geriatr Psychiatry*, **27** (3) : 230-239 (2012).

14) Bower ES, Wetherell JL, Mon T, et al.: Treating Anxiety Disorders in Older Adults ; Current Treatments and Future Directions. *Harv Rev Psychiatry*, **23** (5) : 329-342 (2015).

15) Bryant C, Jackson H, Ames D : The prevalence of anxiety in older adults ; Methodological issues and a review of the literature. *J Affect Disord*, **109** (3) : 233-250 (2008).

16) Bryant C, Mohlman J, Gum A, et al.: Anxiety disorders in older adults ; Looking to DSM5 and beyond.... *Am J Geriatr Psychiatry*, **21**（9）: 872-876（2013）.

17) Butters MA, Bhalla RK, Andreescu C, et al.: Changes in neuropsychological functioning following treatment for late-life generalised anxiety disorder. *Br J Psychiatry*, **199**（3）: 211-218（2011）.

18) Byers AL, Yaffe K, Covinsky KE, et al.: High occurrence of mood and anxiety disorders among older adults ; The National Comorbidity Survey Replication. *Arch Gen Psychiatry*, **67**（5）: 489-496（2010）.

19) Cairney J, Corna LM, Veldhuizen S, et al.: Comorbid depression and anxiety in later life ; Patterns of association, subjective well-being, and impairment. *Am J Geriatr Psychiatry*, **16**（3）: 201-208（2008）.

20) Chaudieu I, Beluche I, Norton J, et al.: Abnormal reactions to environmental stress in elderly persons with anxiety disorders ; Evidence from a population study of diurnal cortisol changes. *J Affect Disord*, **106**（3）: 307-313（2008）.

21) Chou KL : Age at onset of generalized anxiety disorder in older adults. *Am J Geriatr Psychiatry*, **17**（6）: 455-464（2009）.

22) Claassen-van Dessel N, van der Wouden JC, Dekker J, et al.: Clinical value of DSM Ⅳ and DSM 5 criteria for diagnosing the most prevalent somatoform disorders in patients with medically unexplained physical symptoms（MUPS）. *J Psychosom Res*, **82**: 4-10（2016）.

23) de Waal MW, Arnold IA, Eekhof JA, et al.: Somatoform disorders in general practice ; Prevalence, functional impairment and comorbidity with anxiety and depressive disorders. *Br J Psychiatry*, **184**（6）: 470-476（2004）.

24) Diefenbach GJ, Stanley MA, Beck JG : Worry content reported by older adults with and without generalized anxiety disorder. *Aging Ment Health*, **5**（3）: 269-274（2001）.

25) El-Gabalawy R, Mackenzie CS, Thibodeau MA, et al.: Health anxiety disorders in older adults ; Conceptualizing complex conditions in late life. *Clin Psychol Rev*, **33**（8）: 1096-1105（2013）.

26) Escobar JI, Gara M, Waitzkin H, et al.: DSM-Ⅳ hypochondriasis in primary care. *Gen Hosp Psychiatry*, **20**（3）: 155-159（1998）.

27) Etkin A, Prater KE, Schatzberg AF, et al.: Disrupted amygdalar subregion functional connectivity and evidence of a compensatory network in generalized anxiety disorder. *Arch Gen Psychiatry*, **66**（12）: 1361-1372（2009）.

28) Fallon BA, Petkova E, Skritskaya N, et al.: A double-masked, placebo-controlled study of fluoxetine for hypochondriasis. *J Clin Psychopharmacol*, **28**（6）: 638-645（2008）.

29) Fallon BA, Harper KM, Landa A, et al.: Personality disorders in hypochondriasis ; Prevalence and comparison with two anxiety disorders. *Psychosomatics*, **53**（6）: 566-574（2012）.

30) Faravelli C, Salvatori S, Galassi F, et al.: Epidemiology of somatoform disorders ; A community survey in Florence. *Soc Psychiatry Psychiatr Epidemiol*, **32**（1）: 24-29（1997）.

31) Fink P, Hansen MS, Oxhoj ML : The prevalence of somatoform disorders among internal medical inpatients. *J Psychosom Res*, **56**（4）: 413-418（2004）.

32) Flint AJ : Epidemiology and comorbidity of anxiety disorders in the elderly. *Am J Psychiatry*, **151**（5）: 640-649（1994）.

33) Fredrikson M, Annas P, Fischer H, et al.: Gender and age differences in the prevalence of specific fears and phobias. *Behaviour Res Ther*, **34**（1）: 33-39（1996）.

34) Greeven A, van Balkom AJ, Visser S, et al.: Cognitive behavior therapy and paroxetine in the treatment of hypochondriasis ; A randomized controlled trial. *Am J Psychiatry*, **164**（1）: 91-99（2007）.

35) Gum AM, King-Kallimanis B, Kohn R : Prevalence of mood, anxiety, and substance-abuse disorders for older Americans in the national comorbidity survey-replication. *Am J Geriatr Psychiatry*, **17**（9）: 769-781（2009）.

36) Howland J, Peterson EW, Levin WC, et al.: Fear of falling among the community-dwelling elderly. *J Aging Health*, **5** (2) : 229-243 (1993).

37) Howland J, Lachman ME, Peterson EW, et al.: Covariates of fear of falling and associated activity curtailment. *Gerontologist*, **38** (5) : 549-555 (1998).

38) Inamura K, Tsuno N, Shinagawa S, et al.: Correlation between cognition and symptomatic severity in patients with late-life somatoform disorders. *Aging Ment Health*, **19** (2) : 169-174 (2015).

39) King-Kallimanis B, Gum AM, Kohn R : Comorbidity of depressive and anxiety disorders for older Americans in the national comorbidity survey-replication. *Am J Geriatr Psychiatry*, **17** (9) : 782-792 (2009).

40) Kleinstaeuber M, Witthoeft M, Steffanowski A, et al.: Pharmacological interventions for somatoform disorders in adults. *Cochrane Database Syst Rev*, (11) : CD010628 (2014).

41) Kroenke K, Swindle R : Cognitive-behavioral therapy for somatization and symptom syndromes ; A critical review of controlled clinical trials. *Psychother Psychosom*, **69** (4) : 205-215 (2000).

42) Kroenke K, Rosmalen JG : Symptoms, syndromes, and the value of psychiatric diagnostics in patients who have functional somatic disorders. *Med Clin North Am*, **90** (4) : 603-626 (2006).

43) Kroenke K : Efficacy of treatment for somatoform disorders ; A review of randomized controlled trials. *Psychosom Med*, **69** (9) : 881-888 (2007).

44) Lenze EJ, Mulsant BH, Shear MK, et al.: Comorbid anxiety disorders in depressed elderly patients. *Am J Psychiatry*, **157** (5) : 722-728 (2000).

45) Lenze EJ, Karp JF, Mulsant BH, et al.: Somatic symptoms in late-life anxiety ; Treatment issues. *J Geriatr Psychiatry Neurol*, **18** (2) : 89-96 (2005).

46) Lenze EJ, Wetherell JL : A lifespan view of anxiety disorders. *Dialogues Clin Neurosci*, **13** (4) : 381-399 (2011).

47) Le Roux H, Gatz M, Wetherell JL : Age at onset of generalized anxiety disorder in older adults. *Am J Geriatr Psychiatry*, **13** (1) : 23-30 (2005).

48) Maki BE, Holliday PJ, Topper AK : A prospective study of postural balance and risk of falling in an ambulatory and independent elderly population. *J Gerontol*, **49** (2) : M72-M84 (1994).

49) Mantella RC, Butters MA, Dew MA, et al.: Cognitive impairment in late-life generalized anxiety disorder. *Am J Geriatr Psychiatry*, **15** (8) : 673-679 (2007).

50) Mantella RC, Butters MA, Amico JA, et al.: Salivary cortisol is associated with diagnosis and severity of late-life generalized anxiety disorder. *Psychoneuroendocrinology*, **33** (6) : 773-781 (2008).

51) Martin RL, Yutzy SH : Somatoform disorders. *In* The American Psychiatric Press Textbook of Psychiatry, 3rd ed., ed. by Hales RE, Yudofsky SC, Talbott JA, 663-710, American Psychiatric Press, Washington, D.C. (1999).

52) Mendez MF, Perryman KM, Miller BL, et al.: Compulsive behaviors as presenting symptoms of frontotemporal dementia. *J Geriatr Psychiatry Neurol*, **10** (4) : 154-157 (1997).

53) Mohlman J : A community based survey of older adults' preferences for treatment of anxiety. *Psychol Aging*, **27** (4) : 1182-1190 (2012).

54) Nakaaki S, Murata Y, Sato J, et al.: Impairment of decision-making cognition in a case of frontotemporal lobar degeneration (FTLD) presenting with pathologic gambling and hoarding as the initial symptoms. *Cogn Behav Neurol*, **20** (2) : 121-125 (2007).

55) Nestadt G, Bienvenu OJ, Cai G, et al.: Incidence of obsessive-compulsive disorder in adults. *J Nerv Ment Dis*, **186** (7) : 401-406 (1998).

56) Newby JM, Hobbs MJ, Mahoney AEJ, et al.: DSM-5 illness anxiety disorder and somatic symptom disorder ; Comorbidity, correlates, and overlap with DSM-Ⅳ hypochondriasis. *J Psychosom Res*, **101** : 31-37 (2017).

57) Olatunji BO, Kauffman BY, Meltzer S, et al.: Cognitive-behavioral therapy for hypochondriasis/health anxiety ; A meta-analysis of treatment outcome and moderators. *Behav Res Ther*, **58** : 65-

74 (2014).

58) Otis JAD, McGeeney B : Managing pain in the elderly. *Clinical Geriatrics*, **9** : 82-88 (2001).

59) Phillipou A, Rossell SL, Wilding HE, et al.: Randomised controlled trials of psychological & pharmacological treatments for body dysmorphic disorder ; A systematic review. *Psychiatry Res*, **245** : 179-185 (2016).

60) Pietrzak RH, Goldstein RB, Southwick SM, et al.: Psychiatric comorbidity of full and partial posttraumatic stress disorder among older adults in the United States ; Results from wave 2 of the National Epidemiologic Survey on Alcohol and Related Conditions. *Am J Geriatr Psychiatry*, **20** (5) : 380-390 (2012).

61) Pompanin S, Perini G, Toffanin T, et al.: Late-onset OCD as presenting manifestation of semantic dementia. *Gen Hosp Psychiatry*, **34** (1) : 102.e1-4 (2012).

62) Price RB, Mohlman J : Inhibitory control and symptom severity in late life generalized anxiety disorder. *Behav Res Ther*, **45** (11) : 2628-2639 (2007).

63) Rabinowitz T, Laek J : An approach to the patient with physical complaints or irrational anxiety about an illness or their appearance. *In* The Ten-Minute Guide to Psychiatric Diagnosis and Treatment, 225-238. Professional Publishing Group, New York (2005).

64) Rabinowitz T, Hirdes JP, Desjardins I : Somatoform disorders in late life. *In* Principles and Practice of Geriatric Psychiatry, 1st ed., ed. by Agronin ME, Maletta G, 489-503, Lippincott Williams & Wilkins, Philadelphia, PA (2006).

65) Rief W, Barsky AJ : Psychobiological perspectives on somatoform disorders. *Psychoneuroendocrinology*, **30** (10) : 996-1002 (2005).

66) Roy-Byrne PP, Davidson KW, Kessler RC, et al.: Anxiety disorders and comorbid medical illness. *Gen Hosp Psychiatry*, **30** (3) : 208-225 (2008).

67) Saxena S, Brody AL, Schwartz JM, et al.: Neuroimaging and frontal-subcortical circuitry in obsessive-compulsive disorder. *Br J Psychiatry Suppl*, (35) : 26-37 (1998).

68) Schoevers RA, Beekman AT, Deeg DJ, et al.: Comorbidity and risk-patterns of depression, generalised anxiety disorder and mixed anxiety-depression in later life ; Results from the AMSTEL study. *Int J Geriatr Psychiatry*, **18** (11) : 994-1001 (2003).

69) Schuurmans J, van Balkom A : Late-life anxiety disorders ; A review. *Curr Psychiatry Rep*, **13** (4) : 267-273 (2011).

70) Simon GE, Gureje O, Fullerton C : Course of hypochondriasis in an international primary care study. *Gen Hosp Psychiatry*, **23** (2) : 51-55 (2001).

71) Somashekar B, Jainer A, Wuntakal B : Psychopharmacotherapy of somatic symptoms disorders. *Int Rev Psychiatry*, **25** (1) : 107-115 (2013).

72) Spitzer RL, Williams JBW : Diagnostic and Statistical Manual of Mental Disorders. American Psychiatric Association, Washington, D.C. (1980).

73) Therrien Z, Hunsley J : Assessment of anxiety in older adults ; A systematic review of commonly used measures. *Aging Ment Health*, **16** (1) : 1-16 (2012).

74) Tinetti ME, Powell L : Fear of falling and low self-efficacy ; A cause of dependence in elderly persons. *J Gerontol*, **48** [Spec No] : 35-38 (1993).

75) Trollor JN, Anderson TM, Sachdev PS, et al.: Prevalence of mental disorders in the elderly ; The Australian National Mental Health and Well-Being Survey. *Am J Geriatr Psychiatry*, **15** (6) : 455-466 (2007).

76) Tromp DP, Grupe DW, Oathes DJ, et al.: Reduced structural connectivity of a major frontolimbic pathway in generalized anxiety disorder. *Arch Gen Psychiatry*, **69** (9) : 925-934 (2012).

77) Tyrer P, Cooper S, Salkovskis P, et al.: Clinical and cost-effectiveness of cognitive behaviour therapy for health anxiety in medical patients ; A multicentre randomised controlled trial. *Lancet*, **383** (9913) : 219-225 (2014).

78) Van Dessel N, Den Boeft M, van der Wouden JC, et al.: Non-pharmacological interventions for somatoform disorders and medically unexplained physical symptoms（MUPS）in adults. *Cochrane Database Syst Rev*, (11) : CD011142 (2014).

79) Vink D, Aartsen MJ, Schoevers RA : Risk factors for anxiety and depression in the elderly ; A review. *J Affect Disord*, **106** (1-2) : 29-44 (2008).

80) Wehrenberg M, Prinz S : The Anxious Brain ; The Neurobiological Basis of Anxiety Disorders and How to Effectively Treat Them. W.W. Norton & Company, New York, London (2007).

81) Wetherell JL, Thorp SR, Patterson TL, et al.: Quality of life in geriatric generalized anxiety disorder ; A preliminary investigation. *J Psychiatr Res*, **38** (3) : 305-312 (2004).

82) Wilson M : DSM-Ⅲ and the transformation of American psychiatry ; A history. *Am J Psychiatry*, **150** : 399-399 (1993).

83) Yehuda R, Schmeidler J, Labinsky E, et al.: Ten-year follow-up study of PTSD diagnosis, symptom severity and psychosocial indices in aging holocaust survivors. *Acta Psychiatr Scand*, **119** (1) : 25-34 (2009).

84) Yochim BP, Mueller AE, Segal DL : Late life anxiety is associated with decreased memory and executive functioning in community dwelling older adults. *J Anxiety Disord*, **27** (6) : 567-575 (2013).

85) Zarit S, Zarit JM : Mental Disorders in Older Adults ; Fundamentals of Assessment and Treatment. Guilford Press, New York (2006).

14

高齢者のパーソナリティ（人格）障害と神経発達症・神経発達障害

1．高齢者のパーソナリティ障害

1）高齢期のパーソナリティ（人格）とは

　人格（personality，以下，パーソナリティ）とは，道徳的行為の主体としての個人が自律的意志や自己決定に基づいて行動する特性とされる．すなわち，個人の特徴的な行動や思考の様式であり，時に人柄を表す性格（character）と同じ意味で用いられる．高齢者のパーソナリティに関する問題は，老年期精神科医療の場においてその重要性が指摘されながらもこれまでほとんど注目されず，積極的に議論されることが少なかった[14]．この背景には，高齢者のパーソナリティ障害の把握が容易でないことや，多くの研究者により高齢期のパーソナリティ障害を適切に診断するための診断基準がないことがしばしば指摘されている[3,21,23]．また実臨床では，評価方法や診断基準のほかにも，加齢による身体的精神的機能の低下や器質性障害から高齢者の生活史，人生史におけるさまざまなライフイベントの影響までの多様な要因が絡み合い，それらを紐解きながら検討していくという複雑な作業が要求される場合も多い．高齢期・老年期のパーソナリティを考慮する場合，身体面では加齢に伴って，脳の主な生理的変化として，脳重量の減少，神経細胞の減少，β アミロイド沈着による老人斑，異常リン酸化タウ沈着による神経原線維変化の出現，アミロイドアンギオパチー，動脈硬化性病変，虚血性脳障害などがみられる．これらの脳の変化は，精神機能の減退（認知機能の減弱，記憶力の低下，意欲・興味の減退，精神活動の緩慢化など）のほかに，生理的範囲から病的なレベルまで幅広い人格変化の原因となる．また精神面でも，加齢や高齢化はパーソナリティに影響しうる．

　加齢に伴う生理的範囲での人格変化の特徴としては，①体験を保守的，猜疑的に受け取りやすくなる，②孤独になりやすい，③興味や関心が狭窄し，過去に生きようとする心性，依存性がみられる，④用心深くなる，⑤頑固になる，⑥内向的で閉じこもりがちになるなど，かつて年齢とともにもともとの性格傾向の特性が際立ってくることを言い表す，「先鋭化」

264

表1　DSM-5-TR によるパーソナリティ症全般の診断基準

A．その人の属する文化から期待されるものより著しく偏った，内的体験および行動の持続的様式．この様式は以下のうち2つ（またはそれ以上）の領域に現れる．
　(1) 認知（すなわち，自己，他者，および出来事を知覚し解釈する仕方）
　(2) 感情性（すなわち，情動反応の範囲，強さ，不安定さ，および適切さ）
　(3) 対人関係機能
　(4) 衝動の制御
B．その持続的様式は，柔軟性がなく，個人的および社会的状況の幅広い範囲に広がっている．
C．その持続的様式は，臨床的に意味のある苦痛，または社会的，職業的，または他の重要な領域における機能の障害を引き起こしている．
D．その様式は，安定し，長時間続いており，その始まりは少なくとも青年期または成人期早期にまでさかのぼることができる．
E．その持続的様式は，他の精神疾患の表れ，またはその結果ではうまく説明されない．
F．その持続的様式は，物質（例：乱用薬物，医薬品）または他の医学的状態（例：頭部外傷）の直接的な生理学的作用によるものではない．

（日本精神神経学会日本語版用語監修，髙橋三郎，大野　裕監訳，染矢俊幸，神庭重信，尾崎紀夫，三村　將，村井俊哉，中尾智博訳：パーソナリティ症全般．DSM-5-TR™ 精神疾患の診断・統計マニュアル，715，医学書院，東京，2023）

という用語があった．しかし一方では，このような年齢に応じたパーソナリティの変化はわずかであるとも考えられていたが，高齢者のパーソナリティ特性を調べたメタアナリシスの結果では，調和性と誠実さの因子が上昇するなど，よい意味での先鋭化現象を裏づけるものもある．いずれにしろ，高齢者のパーソナリティ特性は，生物学的要因に加えて，それまでの生活歴や生活環境，文化的要因が影響して表現されうるが，その障害を考える場合（加齢に伴う人格変化も含めて），生物－心理学的エネルギーの減退による人格構造の解体，退行の現れとして理解することもでき，生来の人格特性に加齢という生物学的要因が加わり修飾されることから，高齢者のパーソナリティ障害の判断基準は必ずしも明確ではない．

2）高齢者のパーソナリティ障害の診断と高齢期の特徴

　A）疫学

　パーソナリティ障害（パーソナリティ症）は，持続的で広範囲の機能領域や活動状況に現れる非適応的な認知行動パターンを示す精神障害を指し，DSM-5-TR におけるパーソナリティ症全般の診断基準（表1）[20]では，パーソナリティがほぼ定まる思春期もしくは成人期早期から安定して観察されるものである，という考えに基づいて高齢期からさかのぼってこれらの特徴が認められることが診断条件に加わっている．これは，パーソナリティ障害が若い世代の患者を中心に検討されがちであり，これまで高齢者や高齢期に焦点をあてたパーソナリティ研究や，高齢期の精神医学的研究として，パーソナリティに注目してこなかったことがその理由に挙げられる．

　Agronin[3]による疫学研究では，一般成人のパーソナリティ障害の有病率は 10～18% であるのに対して，高齢者では 5～10% であったとの報告がみられる．Abrams[1]は，50歳以上を対象にしたメタアナリシスでは有病率は 10% であったと報告している．また，Reich ら[22]に

よれば，個別のパーソナリティ障害の多くは 30 歳以降では減少傾向となり，50 歳以上で再び増加していくという．また，喪失体験により再上昇が促進されるとの報告もある[24]．65 歳以上の大規模調査では，対象者の 8%がパーソナリティ障害の診断基準を満たし，類型別ではクラスター C 群（回避性，依存性，強迫性）が最も多く，なかでも強迫性が多かったが，反対にクラスター B 群（反社会性，境界性，演技性，自己愛性）は若年者と比較して低い傾向であったとの報告がある[25]．このように，高齢者においては有病率のばらつきや年齢による減少化傾向が総じて認められるが，サンプリングバイアスなどの問題（対象者の居住場所）や，パーソナリティ障害の早期死亡の可能性，診断基準の問題（もともと高齢期には認めにくい症状や傾向のクライテリアが組み込まれており，シゾイドパーソナリティ，強迫性が過大に評価されやすく，回避性や依存性は過少評価されやすいこと）[7]が指摘されている．

B）診断と治療

　パーソナリティ障害の診断や臨床的興味はこれまで若い世代が中心であったが，超高齢社会を迎えたわが国では，老年精神医学の分野でもパーソナリティやパーソナリティ障害への理解は必要不可欠である．とくに，高齢者の臨床において，ほとんどの症状や主訴を，認知症の診断や鑑別もしくは認知症の行動・心理症状（behavioral and psychological symptoms of dementia ; BPSD）に還元して理解しようとする傾向がみられ，症状の多様性の理解や，高齢者の心理的背景を知るうえでも，高齢者のパーソナリティの理解やパーソナリティ障害の診断や鑑別診断を検討する臨床的意義は大きい．DSM-5 は 2013 年に，改訂版である DSM-5-TR は 2022 年に米国精神医学会より出版され，多軸診断は廃止されたとはいえ，前版の DSM-Ⅳ-TR を大枠として踏襲しており，A 群（猜疑性 / 妄想性，シゾイド / スキゾイド，統合失調型），B 群（反社会性，境界性〈ボーダーライン〉，演技性，自己愛性），C 群（回避性，依存性，強迫性）という 10 類型が挙げられている．また，実臨床での使用は時期尚早とされながらも，ディメンジョナルモデルとカテゴリカルモデルを組み合わせたハイブリッドモデルとして，パーソナリティ機能と特性をディメンジョナルに評価し，特定の障害を診断基準を用いてカテゴリカルに診断することを目的としている代替 DSM-5 におけるパーソナリティ症の全般的基準が示されている（表2）[20]．本基準の使用法については課題も指摘されており，今後の臨床的かつ適正な利用により診断の正確性が確保されることも期待されている．なお，DSM-5 のマニュアル[4,5,19,20]には，診断のコツとして以下のような項目が列挙されている．

　（1）評価タイミングとして抑うつエピソード，躁病，その他の精神疾患のエピソードの最中にパーソナリティ障害（パーソナリティ症）の有無の評価は賢明ではない．離婚や失業，死別といった人生の危機の場合も評価を延期すべきである．

　（2）評価対象者はパーソナリティの評価に関する情報を十分提供してくれないため，診断時の情報源に配慮する．

　（3）年齢の影響として，パーソナリティ障害の人は年齢を重ねるとともに落ち着く場合が多く，とくに境界性パーソナリティ障害と反社会性パーソナリティ障害にはその傾向がある．

表2　代替 DSM-5 におけるパーソナリティ症の全般的基準

パーソナリティ症に不可欠な特徴は以下のとおりである.
A. パーソナリティ（自己または対人関係）機能における中等度またはそれ以上の障害
B. 1つまたはそれ以上の病的パーソナリティ特性
C. パーソナリティ機能の障害およびその人のパーソナリティ特性の表現は，比較的柔軟性がなく，個人的および社会的状況の幅広い範囲に比較的広がっている.
D. パーソナリティ機能の障害およびその人のパーソナリティ特性の表現は，長期にわたって比較的安定しており，その始まりは少なくとも青年期または成人期早期にまでさかのぼることができる.
E. パーソナリティ機能の障害およびその人のパーソナリティ特性の表現は，他の精神疾患ではうまく説明されない.
F. パーソナリティ機能の障害およびその人のパーソナリティ特性の表現は，物質または他の医学的状態（例：重度の頭部外傷）の生理学的作用だけによるものではない.
G. パーソナリティ機能の障害およびその人のパーソナリティ特性の表現は，その人の発達段階または社会文化的環境にとって正常なものとしてはうまく理解されない.

（日本精神神経学会日本語版用語監修，髙橋三郎，大野　裕監訳，染矢俊幸，神庭重信，尾崎紀夫，三村　將，村井俊哉，中尾智博訳：パーソナリティ症群の代替 DSM-5 モデル．DSM-5-TR™ 精神疾患の診断・統計マニュアル，858，医学書院，東京，2023）

しかし，自己愛性，演技性，強迫性の人は年齢を重ねると独特の問題が生じる.

　（4）遅発性としてのパーソナリティ障害は原則あり得ず，突然悪い方向に変化したとすればその原因を探索しなければならない．抑うつ障害など他の精神疾患の発症，物質使用の影響，頭部外傷，脳腫瘍，などの神経疾患の発症や生活上の重大なストレスなどに注意を要する.

　なお，器質的要因としてのパーソナリティ変化は DSM-5-TR では「他の医学的状態によるパーソナリティ変化」に含めるとされているが，前述の頭部外傷，脳腫瘍のほかにも，血管障害，感染症，2次性の全身疾患（いわゆる症状精神病）である尿毒症，肺炎，肝不全や変性性の認知症の初期症状としての無為自閉，感情鈍麻，脱抑制，感情失禁など特定の認知症疾患の BPSD としての人格変化として現れる場合があるため，注意を要する．認知症の臨床現場では，BPSD への対応に難渋している際に，その背後にあるパーソナリティ障害や問題を検討すべき場合があることを念頭においておくことも重要である.

　C）高齢者パーソナリティ障害の診断と治療のポイント

　冒頭で述べたように，高齢者のパーソナリティに関する問題は，老年期精神科医療の場においてその重要性が指摘されながらもこれまでほとんど注目されず，積極的に議論されることが少なかったこと [14] や，高齢者のパーソナリティ障害の把握が容易でないこと，高齢期のパーソナリティ障害を適切に診断するための診断基準がないことがしばしば指摘されている [3,21,23]．前述した DSM や ICD においても，パーソナリティ障害の実際上の使用ではまだまだ不十分な点が指摘されている．林 [13] は，高齢者のパーソナリティ障害の診断のポイントとして，Morse ら [18] の言葉を引用して，「高齢者のパーソナリティ障害の評価では，それにかかわる器質因，身体的要因，心理社会的要因の作用を包括的にとらえることが必要である」と述べている．評価・診断の際には，もともとのパーソナリティ特性とライフイベントとの相互関係の結果生じる性質があることや，器質性疾患や身体疾患の有無の検索を十分行い，併せて患者や周囲の人からの語りや情報に傾聴し，患者の生活歴や生活状況を十分に把

握して，パーソナリティ症状の発生過程や周囲への影響あるいは関連性を丁寧に探る態度が重要である．そして，高齢者のパーソナリティ障害の治療の際には症状の形成過程や，周囲への影響度などの重症度を踏まえた治療的介入を考えなければならないことを想定し，経過観察，情報収集，評価を繰り返すといった息の長い作業を要することもある．情報が十分に得られず，適切な診断が下せないときには，診断保留を見越した長期的治療戦略をとる覚悟も必要である．また，高齢者のパーソナリティ障害の治療で重要なものは，若年期と同様，精神療法的アプローチである．高齢者の場合は従来からあるパーソナリティ特性に加えて，老年期に遭遇するさまざまなライフイベントから受けるストレスが加重されており，このような症状形成の理解や共有がなされて初めて，精神科的アプローチが可能となりうる．したがって，患者本人への長い目と家族や介護者，周囲の患者とかかわっている人への精神療法的アプローチによる，生じている陰性感情への対処や治療共同体づくりも重要である．また，高齢期では薬剤の副作用も出現しやすく，少量から使用する工夫などをする必要があるが，薬物治療のみで事足れるという対応は慎むべきであろう．

2．高齢者の神経発達障害（神経発達症群／神経発達障害群）

　神経発達障害は，これまで主として幼児，児童期の障害であったが，最近，成人期においても臨床症状が持続しており，自ら発達障害を疑って受診をしたり，併存疾患や2次障害から発達障害に気づかれるなど，成人期の発達障害の病態が注目されている．さらに臨床の場において，老年期の神経発達障害についてもその検討がみられ始めているが，その存在自体の有無や病態，臨床的特徴については明らかにされていない．最近，老年期においても発達障害が注目される要因として，神経発達障害の診断基準の変更があり，DSM-5（DSM-5-TR）においても，注意欠如・多動症/注意欠如・多動性障害（注意欠如多動症）（Attention-Deficit/Hyperactivity Disorder；ADHD）では7歳までの発症年齢が12歳に引き上げられたり，成人期の診断基準が明確化され，閾値を低くして5項目を満たせば診断可能となるなど，診断の幅が広がるようになったことが挙げられる．また，発達障害と認知症の症候学的類似性が注目されており，自閉スペクトラム症/自閉症スペクトラム障害（自閉スペクトラム症）（Autism Spectrum Disorder；ASD）とADHDでは社会的対人行動の障害，自己活動の制御困難や，注意機能障害などの前頭葉機能の障害から前頭側頭型認知症（frontotemporal dementia；FTD）との類似性があり，軽度認知障害（mild cognitive impairment；MCI）とADHDでは注意機能の障害[15]からレビー小体型認知症（dementia with Lewy bodies；DLB）との類似性がみられ，MCIと診断されやすい．もの忘れ外来を対象としたアンケート調査において，54%の施設でADHDと新たに診断された経験があるとの報告[11,17]もみられる．Guldberg-Kjärら[12]は，スウェーデンにおいて老年期のADHD患者に関する自己評価尺度による疫学調査の結果を報告し，65歳以上の約3%程度がADHDと考えられるなど，決して若年者のみの病気ではないとの指摘をしている．

268

表3　DSM-5-TR による自閉スペクトラム症の診断基準

A．複数の状況で社会的コミュニケーションおよび対人的相互反応における持続的な欠陥があり，現時点または病歴によって，以下のすべてにより明らかになる（以下の例は一例であり，網羅したものではない）．
　（1）相互の対人的-情緒的関係の欠落で，例えば，対人的に異常な近づき方や通常の会話のやりとりのできないことといったものから，興味，情動，または感情を共有することの少なさ，社会的相互反応を開始したり応じたりすることができないことに及ぶ．
　（2）対人的相互反応で非言語的コミュニケーション行動を用いることの欠陥，例えば，統合の悪い言語的と非言語的コミュニケーションから，視線を合わせることと身振りの異常，または身振りの理解やその使用の欠陥，顔の表情や非言語的コミュニケーションの完全な欠陥に及ぶ．
　（3）人間関係を発展させ，維持し，それを理解することの欠陥で，例えば，さまざまな社会的状況に合った行動に調整することの困難さから，想像遊びを他者と一緒にしたり友人を作ることの困難さ，または仲間に対する興味の欠如に及ぶ．
B．行動，興味，または活動の限定された反復的な様式で，現在または病歴によって，以下の少なくとも2つにより明らかになる（以下の例は一例であり，網羅したものではない）．
　（1）常同的または反復的な身体の運動，物の使用，または会話
　（2）同一性への固執，習慣への頑なこだわり，または言語的，非言語的な儀式的行動様式
　（3）強度または対象において異常なほど，きわめて限定され執着する興味
　（4）感覚刺激に対する過敏さまたは鈍感さ，または環境の感覚的側面に対する並外れた興味
C．症状は発達早期に存在していなければならない（しかし社会的要求が能力の限界を超えるまでは症状は完全に明らかにならないかもしれないし，その後の生活で学んだ対応の仕方によって隠されている場合もある）．
D．その症状は，社会的，職業的，または他の重要な領域における現在の機能に臨床的に意味のある障害を引き起こしている．
E．これらの障害は，知的発達症（知的能力障害）または全般的発達遅延ではうまく説明されない．知的発達症と自閉スペクトラム症はしばしば同時に起こり，自閉スペクトラム症と知的発達症の併存の診断を下すためには，社会的コミュニケーションが全般的な発達の水準から期待されるものより下回っていなければならない．

（日本精神神経学会日本語版用語監修，髙橋三郎，大野　裕監訳，染矢俊幸，神庭重信，尾崎紀夫，三村　將，村井俊哉，中尾智博訳：自閉スペクトラム症．DSM-5-TR™ 精神疾患の診断・統計マニュアル，54-55，医学書院，東京，2023 より作成）

1）神経発達症群／神経発達障害群とは

　神経発達障害とは，脳機能の非定型発達により日常生活や社会機能に困難を生じた状態とされ，知的障害，自閉症スペクトラム障害（ASD），学習障害（LD），注意欠如・多動性障害（ADHD），などに分類され，小児期などの発達期に発症する一群の疾患である．通常，幼児期，小児期，青年期に初めて診断されるとされていたが，DSM-5-TR では発症年齢にかかわらず，疾患の位置づけが症状類似性で再構成されている．有病率は ASD では1〜2％とされているが，ADHD ではさらに高く，児童期は7.2％，成人期では2.5％で ADHD の併存が認識されるようになってきた[5,20]．

2）診断基準と臨床診断・臨床的評価方法と治療の課題：診断基準（ASD，ADHD，LD など）からの分類

　A）自閉症スペクトラム障害（自閉スペクトラム症）の診断；DSM-5 による診断基準
　表3に，DSM-5-TR による ASD の診断基準を示す[20]．ASD は生まれつきで生涯続く障害を指し，DSM-5 により Wing の3主徴が①社会的コミュニケーションおよび相互関係におけ

る持続的障害，②限定された反復する様式の行動，興味，活動（下位項目として感覚過敏，鈍感性といった知覚障害やこだわりも含まれる）の 2 主徴にまとめられた．有病率は 1〜2％とされ，決してまれな障害ではない．しかしながら，ASD の臨床診断は現状では明確な生物学的マーカーなどはなく，詳細な発達や生活歴の聴取，行動観察が重要とされている．また，児童期と異なり成人期になると臨床症状の連続性が認められながらも，児童期以降はその臨床特徴が改善したようにみられる一群の存在が指摘される [10] とともに，臨床症状も大きく異なり，社会的要求水準の変化も影響して，うつなどの気分障害や不安障害，また強迫性障害，睡眠障害などの併存症，2 次障害としての精神病症状から ASD 特性に気づかれその診断につながるなど，成人期以降の臨床診断では慎重な態度を要する．成人 ASD のスクリーニングとしては，自閉症スペクトラム指数（Autism-Spectrum Quotient ; AQ），対人応答性尺度（Social Responsiveness Scale ; SRS-2），診断，評価ツールとして自閉症診断面接尺度改訂版（Autism Diagnostic Interview-Revised ; ADI-R）や自閉症診断観察尺度第 2 版（Autism Diagnostic Observation Schedule-Second Edition ; ADOS-2）が有用とされているが，成人以上の場合は保護者が高齢化している場合もあり，幼少期の情報を得ることが困難であったり，本人の生活の孤立化などで行動評価がむずかしく，独居高齢者の認知症診断がしばしば困難になることと相通じる点が多い．

　B）注意欠如・多動性障害（注意欠如多動症）の診断；DSM-5 による診断基準

　表 4 に，DSM-5-TR による ADHD の診断基準を示す [20]．ADHD では児童期の有病率は 4〜8％で，成人期では 3〜5％と，ASD と比較しても高いとされている．診断基準をみてもわかるように，幼児や学童期の臨床症状に重点がおかれているため，基準 A(1)/(2) では，高齢期・老年期では適宜，生活環境や状況に応じて質問を変える必要がある．A(1) は注意傾向，A(2) は多動および衝動傾向の項目であるが，男性は多動傾向，女性は注意障害傾向といった性差を考慮した診察や問診も役立つかもしれない．また，基準 B に記載されている 12 歳以前に存在していたことを確認するのは，親世代もいなくなり，また患者の子世代にも確認がむずかしいため，老年期では基準 C，D においてさらに丁寧な問診が重要になると思われる．DSM-5 の診断マニュアル [4, 5, 19, 20] では，青年期後期および成人（17 歳以上）では，(a)〜(i) の 8 項目のうち少なくとも 5 つ以上の症状が必要であり，これは，基準 A の「不注意」でも「多動性・衝動性」でも同様である．老年期における ADHD に関する研究は非常に少なく，基礎研究を含め，十分な臨床研究も多くないことから，老年期の ADHD における特徴的な臨床症状や診断基準は確立されていない．したがって，早期発見や鑑別に役立つ臨床指標はいまだ存在していないのが現状である．コホート研究では，児童期から成人期にかけての ADHD の連続性についてポジティブな報告 [2, 9, 17] がみられる一方で，ネガティブな報告 [26] もみられる．ASD と同様に症状の寛解する一群の存在が指摘される [7] など，児童期から成人期にかけての連続性に関する議論は続いている．ただし，成人期以降の ADHD の臨床診断には，現在と小児期の両方で症状の存在を立証する必要があることなどから，臨床診断には ASD と同様慎重な態度が必要である．したがって，臨床症状の病歴に関する情報

表4　DSM-5-TR による注意欠如多動症の診断基準

A．(1) および / または (2) によって特徴づけられる，不注意および / または多動-衝動性の持続的な様式で，機能または発達の妨げとなっているもの：

(1) 不注意：以下の症状のうち6つ（またはそれ以上）が少なくとも6カ月持続したことがあり，その程度は発達の水準に不相応で，社会的および学業的 / 職業的活動に直接，悪影響を及ぼすほどである：

注：それらの症状は，単なる反抗的行動，挑戦，敵意の表れではなく，課題や指示を理解できないことでもない．青年期後期および成人（17歳以上）では，少なくとも5つ以上の症状が必要である．

(a) 学業，仕事，または他の活動中に，しばしば綿密に注意することができない，または不注意な間違いをする（例：細部を見過ごしたり，見逃してしまう，作業が不正確である）．

(b) 課題または遊びの活動中に，しばしば注意を持続することが困難である（例：講義，会話，または長時間の読書に集中し続けることが難しい）．

(c) 直接話しかけられたときに，しばしば聞いていないように見える（例：明らかな注意を逸らすものがない状況でさえ，心がどこか他所にあるように見える）．

(d) しばしば指示に従えず，学業，用事，職場での義務をやり遂げることができない（例：課題を始めるがすぐに集中できなくなる，また容易に脱線する）．

(e) 課題や活動を順序立てることがしばしば困難である（例：一連の課題を遂行することが難しい，資料や持ち物を整理しておくことが難しい，作業が乱雑でまとまりがない，時間の管理が苦手，締め切りを守れない）．

(f) 精神的努力の持続を要する課題（例：学業や宿題，青年期後期および成人では報告書の作成，書類に漏れなく記入すること，長い文書を見直すこと）に従事することをしばしば避ける，嫌う，またはいやいや行う．

(g) 課題や活動に必要なもの（例：学校教材，鉛筆，本，道具，財布，鍵，書類，眼鏡，携帯電話）をしばしばなくしてしまう．

(h) しばしば外的な刺激（青年期後期および成人では無関係な考えも含まれる）によってすぐ気が散ってしまう．

(i) しばしば日々の活動（例：用事を足すこと，お使いをすること，青年期後期および成人では，電話を折り返しかけること，お金の支払い，会合の約束を守ること）で忘れっぽい．

(2) 多動-衝動性：以下の症状のうち6つ（またはそれ以上）が少なくとも6カ月持続したことがあり，その程度は発達の水準に不相応で，社会的および学業的 / 職業的活動に直接，悪影響を及ぼすほどである：

注：それらの症状は，単なる反抗的態度，挑戦，敵意などの表れではなく，課題や指示を理解できないことでもない．青年期後期および成人（17歳以上）では，少なくとも5つ以上の症状が必要である．

(a) しばしば手足をそわそわ動かしたりとんとん叩いたりする，またはいすの上でもじもじする．

(b) 席についていることが求められる場面でしばしば席を離れる（例：教室，職場，他の作業場所で，またはそこにとどまることを要求される他の場面で，自分の場所を離れる）．

(c) 不適切な状況でしばしば走り回ったり高い所へ登ったりする（注：青年または成人では，落ち着かない感じのみに限られるかもしれない）．

(d) 静かに遊んだり余暇活動につくことがしばしばできない．

(e) しばしば "じっとしていない"，またはまるで "エンジンで動かされているように" 行動する（例：レストランや会議に長時間とどまることができないかまたは不快に感じる；他の人達には，落ち着かないとか，一緒にいることが困難と感じられるかもしれない）．

(f) しばしばしゃべりすぎる．

(g) しばしば質問が終わる前に出し抜いて答え始めてしまう（例：他の人達の言葉の続きを言ってしまう；会話で自分の番を待つことができない）．

(h) しばしば自分の順番を待つことが困難である（例：列に並んでいるとき）．

(i) しばしば他人を妨害し，邪魔する（例：会話，ゲーム，または活動に干渉する；相手に聞かずにまたは許可を得ずに他人の物を使い始めるかもしれない；青年または成人では，他人のしていることに口出ししたり，横取りすることがあるかもしれない）．

B．不注意または多動-衝動性の症状のうちのいくつもが12歳になる前から存在していた．

C．不注意または多動-衝動性の症状のうちのいくつもが2つ以上の状況（例：家庭，学校，職場，友人や

親戚といるとき：他の活動中）において存在する．
D．これらの症状が，社会的，学業的，または職業的機能を損なわせているまたはその質を低下させているという明確な証拠がある．
E．その症状は，統合失調症，または他の精神症の経過中にのみ起こるものではなく，他の精神疾患（例：気分症，不安症，解離症，パーソナリティ症，物質中毒または離脱）ではうまく説明されない．

（日本精神神経学会日本語版用語監修，髙橋三郎，大野　裕監訳，染矢俊幸，神庭重信，尾崎紀夫，三村　將，村井俊哉，中尾智博訳：注意欠如多動症．DSM-5-TR™ 精神疾患の診断・統計マニュアル，66-67，医学書院，東京，2023）

収集の信頼性の問題，心理社会的な環境要因により症状が顕在化しないこと，診断基準の変更などの諸要因により，ASD，ADHD ともに老年期の臨床的特徴はまだまだわかっていないことが多く，老年期においては診断基準と併せて，評価尺度についても慎重に用いる必要がある．

3）臨床診断における原則と課題；神経発達障害の診断時のコツ

　これまで神経発達症は児童期に焦点があてられていたが，近年は成人期についてもさまざまな知見が報告されている．しかしながら成人期の発達障害の診断にはまだまだ課題が多く，児童期と成人期のものは別の集団である，という主張や，発達障害が見逃されていたせいである，という反論など，一定の結論は得られていない．その背景には，診断基準の変更のほかにも，臨床診断を下すための情報取集の困難性，合併症による表現型の変化の影響，過剰診断や不十分な鑑別診断などの影響等が指摘されている．臨床症状の特徴として，ASD ではその有病率が 1% で，成人期においても同様と考えられているが[6]，社会的コミュニケーション障害，限定された反復する様式の行動，知覚過敏性などがありながら，学校生活では見過ごされたまま成人期に達し，対人関係や社会生活のなかで失業や社会的孤立といった 2 次障害や周辺症状から診断につながるケースが増えている．ADHD では 4〜8% の児童期の有病率が成人期では 3〜5% で，ASD の 5 倍程度と考えられている[16]．臨床症状では，児童期は多動・衝動性症状が多い一方で，成人期は不注意症状が目立つ傾向や，成人期では児童期の男性の多さと異なり性差が目立たず，逆に女性の増加が指摘されている．気づかれるきっかけとして，転職や解雇といった社会生活上の不適応から診断される場合も多くなる．また併存疾患，2 次障害や周辺症状として，ASD では成人期にはうつ状態のほか，パーソナリティ障害，強迫性障害，精神病様症状，ADHD の併存（DSM-5 以前は併存が認められなかったが……）が指摘され，ADHD では双極性障害，アルコール依存などの物質依存のほか，医薬品依存などが指摘されたり，認知症である FTD との類縁性から併存を考慮すべきとの指摘もある．身体合併症としては，ASD 群では肥満，高脂血症，高血圧[28]の多さが指摘されている．

　鑑別診断は，ASD，ADHD の臨床診断を行ううえでも重要であるが，前述したように，成人期における精神科的な併存疾患が疑われたり，学校生活から就労といった環境要因の影響を詳細に考慮しながら，神経発達障害の診断基準で記載されている小児期・児童期の臨床症

表5　自閉スペクトラム症 / 自閉症スペクトラム障害の鑑別診断（抜粋）

	自閉症スペクトラム症と対比して
レット症候群	退行期（1〜4歳）には対人相互反応の崩壊を含み，それは頭部の成長の減速，手の動作の喪失，協調運動の拙劣さによっても特徴づけられる
統合失調症	統合失調症の前駆期は社会的障害および非定型的な興味や信念を含み，それは自閉スペクトラム症にみられる社会的欠陥と混同されうる．幻覚および妄想は統合失調症を定義する特徴であり，自閉スペクトラムではみられない
選択的緘黙	早期発達は正常であり，確実に安全な状況と環境（例：両親とともに自宅にいる）では，社会的コミュニケーション機能は適切であることで特徴づけられる
言語症	対人的相互反応での質的な障害の欠如によって特徴づけられ，個人の興味，および行動の範囲は限定されていない
社会的コミュニケーション症	自閉スペクトラム症に特徴的な限定され反復する行動，または興味を伴わない，社会的コミュニケーションおよび対人的相互反応の障害によって特徴づけられる
知的能力障害	知的機能の全般的な障害を含む，社会的コミュニケーション技能と他の知的技能の水準の間に矛盾がない
常同運動症	対人的相互反応および言語発達の障害がない時にみられる常同性か，自閉スペクトラム症の一部である場合には，一般的に常同運動症とは診断されない

（髙橋三郎監訳，下田和孝，大曽根彰訳：DSM-5® 鑑別診断ハンドブック．医学書院，東京，2015 より筆者が作成）

状を確認していく作業が必要となる．『DSM-5 鑑別診断ハンドブック』[27]における鑑別診断によれば（表5：ASD の鑑別疾患，表6：ADHD の鑑別疾患），一般医学的疾患や医薬品誘発性の原因を除外することとされている．そのなかで DSM ではもはや器質的，身体的，機能的という言葉は使用しないが，それは前時代的な心体二元論を避けるためであり，精神症状の特異的原因として物質，および一般の医学的疾患を最初に除外する必要性は最も重要かつ困難な識別であると指摘されているように，神経発達障害においても鑑別診断の意義は重要である．また，診断基準の変更があるにしても，ASD，ADHD の根本的な臨床症状や発症年齢の確認，生育・発達歴，養育環境などの影響のほかに一般身体疾患や薬物による ASDや ADHD 様の症状の鑑別やその他の精神疾患との症候的類似性や病因論的重複も加味したうえで慎重な臨床診断を下す態度が重要である．

　高齢期になり初めて発達障害の病態や臨床症状が顕在化する一群が存在し，それがどのような神経学的機序で起こり得るのかが注目されつつある．老年期の神経発達障害の存在や，臨床症状の特徴はまだまだ臨床的な知見がほとんどなく，これからの検討と蓄積が必要である．それと同時に，老年期において神経発達障害の臨床診断や治療的介入を行うことは意味があるのかどうかなど議論があると思われるが，たとえ高齢期・老年期であっても小児や成人期と同様に自己効力感やエンパワメント向上につながる可能性も大きく，神経発達障害の

表6　注意欠如・多動症／注意欠如・多動性障害の鑑別診断（抜粋）

発達の水準に不相応で，社会的および学業的・職業的活動に悪影響を及ぼす不注意，多動，および衝動性によって特徴づけられ，以下の精神疾患と鑑別されなければならない	注意欠如・多動症と対比して
自閉スペクトラム症	出来事の成り行きが自分の思っているものから変化することに耐えられずかんしゃく発作を起こすものと同様に，社会的コミュニケーションにおける欠陥による社会的離脱や社会的孤立によって特徴づけられるものかもしれないが，注意欠如・多動症における社会的機能不全および仲間からの拒絶は，不注意，多動といった症状に関連し，また不作法とかんしゃくは衝動性または自制心不良と関連する
脱抑制型対人交流障害	社会的脱抑制によって特徴づけられるが，養育期に極端な養育の欠如を経験している
重篤気分調節症	広範な易怒性や欲求不満に対する不耐性によって特徴づけられる
不安症群	恐怖，心配，および反芻思考による不注意の症状によって特徴づけられるかもしれない．注意欠如・多動症においては不注意は外からの刺激または新規の活動に気をとられることまたは楽しい活動への没頭による
うつ病	集中困難によって特徴づけられるかもしれないが，集中不良は抑うつエピソードの間のみに顕著となる
双極Ⅰ型およびⅡ型障害	活動の増加，集中困難，衝動性の増大，注意散漫によって特徴づけられるかもしれないが，これらの特徴は挿話性で，一度に数日から数週間の間に起こる．さらに症状は高揚したまたは易怒的な気分，誇大性，他の特異的な双極性の特徴を伴う．躁状態は1週間（軽躁では4日間）維持されなければならない
境界性，反社会性，自己愛性パーソナリティ障害	まとまりのなさ，社会的侵害，情緒不安定，認知不安定の特徴が共通する．これらの障害は自傷，反社会的行動，見捨てられることへの恐怖，共感性の欠如のようなその他の不適応的な特徴の存在によって，注意欠如・多動症と区別される
医薬品誘発性注意欠如・多動性症状	医薬品（例：気管支拡張剤，イソニアジド，神経遮断薬〈アカシジアを引き起こす〉，甲状腺補充療法薬）に起因する不注意，多動，または衝動性の症状によって特徴づけられ，医薬品中止により寛解する．症状が医薬品使用の間のみの場合には注意
神経認知障害群	認知機能障害によって特徴づけられ，注意欠如・多動症におけるそれと似ているかもしれないが，それらはより遅い年齢で発症することで鑑別される

（髙橋三郎監訳，下田和孝，大曽根彰訳：DSM-5® 鑑別診断ハンドブック．医学書院，東京，2015 より筆者が作成）

臨床診断を下すことの意味や意義を考えていくことが重要である．

文　献

1）Abrams R : Geriatric psychiatry-personality disorders. *In* Comprehensive Textbook of Psychiatry Ⅳ, ed. by Kaplan H, Sadock B, 2574-2576, Lippincott Williams & Wilkins, Baltimore, MD（1995）.

2）Agnew-Blais JC, Polanczyk GV, Danese A, et al.: Evaluation of the Persistence, Remission, and Emergence of Attention-Deficit/Hyperactivity Disorder in Young Adulthood. *JAMA Psychiatry*, **73**（7）: 713-720（2016）.

3）Agronin ME : Personality and psychopathology in late life. *Geriatrics*, **53**〔Suppl. 1〕: S35-40

274

（1998）.

4) American Psychiatric Association : Diagnostic and Statistical Manual of Mental Disorders, Fifth Edition（DSM-5®）. American Psychiatric Publishing, Washington, D.C., London（2013）.

5) American Psychiatric Association : Diagnostic and Statistical Manual of Mental Disorders, Fifth Edition, Text Revision（DSM-5-TR™）. American Psychiatric Association Publishing, Washington, D.C.（2022）.

6) Baird G, Simonoff E, Pickles A, et al.: Prevalence of disorders of the autism spectrum in a population cohort of children in South Thames ; The Special Needs and Autism Project（SNAP）. *Lancet*, **368**（9531）: 210-215（2006）.

7) Balsis S, Woods CM, Gleason ME, et al.: Overdiagnosis and underdiagnosis of personality disorders in older adults. *Am J Geriatr Psychiatry*, **15**（9）: 742-753（2007）.

8) Biederman J, Mick E, Faraone SV : Age-dependent decline of symptoms of attention deficit hyperactivity disorder ; Impact of remission definition and symptom type. *Am J Psychiatry*, **157**（5）: 816-818（2000）.

9) Caye A, Rocha TB, Anselmi L, et al.: Attention-Deficit/Hyperactivity Disorder Trajectories From Childhood to Young Adulthood ; Evidence From a Birth Cohort Supporting a Late-Onset Syndrome. *JAMA Psychiatry*, **73**（7）: 705-712（2016）.

10) Fein D, Barton M, Eigsti IM, et al.: Optimal outcome in individuals with a history of autism. *J Child Psychol Psychiatry*, **54**（2）: 195-205（2013）.

11) Fischer BL, Gunter-Hunt G, Steinhafel CH, et al.: The identification and assessment of late-life ADHD in memory clinics. *J Atten Disord*, **16**（4）: 333-338（2012）.

12) Guldberg-Kjär T, Johansson B : Old people reporting childhood AD/HD symptoms ; Retrospectively self-rated AD/HD symptoms in a population-based Swedish sample aged 65-80. *Nordic J Psychiatry*, **63**（5）: 375-382（2009）.

13) 林　直樹：Ⅱ．高齢者によくみられる精神症状の鑑別と治療　パーソナリティ障害．日本臨牀, **71**（10）：1823-1829（2013）.

14) 林　直樹：Ⅲ．疾患特異性の高齢化問題　老年期におけるパーソナリティ障害の臨床的検討． 老年精神医学雑誌, **28**（8）：885-891（2017）.

15) Ivanchak N, Fletcher K, Jicha GA : Attention-deficit/hyperactivity disorder in older adults ; Prevalence and possible connections to mild cognitive impairment. *Curr Psychiatry Rep*, **14**（5）: 552-560（2012）.

16) Kessler RC, Adler L, Ames M, et al.: The World Health Organization Adult ADHD Self-Report Scale（ASRS）; A short screening scale for use in the general population. *Psychol Med*, **35**（2）: 245-256（2005）.

17) Moffitt TE, Houts R, Asherson P, et al.: Is Adult ADHD a Childhood-Onset Neurodevelopmental Disorder? ; Evidence From a Four-Decade Longitudinal Cohort Study. *Am J Psychiatry*, **172**（10）: 967-977（2015）.

18) Morse JQ, Lynch TR : Personality disorders in late life. *Curr Psychiatry Rep*, **2**（1）: 24-31（2000）.

19) 日本精神神経学会（日本語版用語監修），髙橋三郎，大野　裕（監訳），染矢俊幸，神庭重信， 尾崎紀夫，三村　將ほか（訳）：DSM-5® 精神疾患の診断・統計マニュアル．医学書院，東京（2014）.

20) 日本精神神経学会（日本語版用語監修），髙橋三郎，大野　裕（監訳），染矢俊幸，神庭重信， 尾崎紀夫，三村　將ほか（訳）：DSM-5-TR™ 精神疾患の診断・統計マニュアル．医学書院，東京（2023）.

21) Oltmanns TF, Balsis S : Personality disorders in later life ; Questions about the measurement, course, and impact of disorders. *Annu Rev Clin Psychol*, **7**: 321-349（2011）.

22) Reich J, Nduaguba M, Yates W : Age and sex distribution of DSM-Ⅲ personality cluster traits in a

community population. *Compr Psychiatry*, **29**（3）: 298-303（1988）.

23）Rosowsky E, Gurian B : Impact of borderline personality disorder in late life on systems of care. *Hosp Community Psychiatry*, **43**（4）: 386-389（1992）.

24）Sadavoy J : Character pathology in the elderly. *J Geriatr Psychiatry*, **20**（2）: 165-178（1987）.

25）Seidlitz L : Personality factors in mental disorders of later life. *Am J Geriatr Psychiatry*, **9**（1）: 8-21（2001）.

26）Sibley MH, Rohde LA, Swanson JM, et al.: Late-Onset ADHD Reconsidered With Comprehensive Repeated Assessments Between Ages 10 and 25. *Am J Psychiatry*, **175**（2）: 140-149（2018）.

27）髙橋三郎（監訳），下田和孝，大曽根彰（訳）：DSM-5® 鑑別診断ハンドブック．医学書院，東京（2015）.

28）Weisler RH, Pandina GJ, Daly EJ, et al.: Randomized clinical study of a histamine H3 receptor antagonist for the treatment of adults with attention-deficit hyperactivity disorder. *CNS Drugs*, **26**（5）: 421-434（2012）.

15

高齢者の睡眠障害

1．はじめに

　わが国では不眠を自覚する者の頻度は4〜5人に1人であると報告されている．とりわけ高齢者では不眠の頻度は高く，65歳以上の女性ではその約半数が不眠を自覚している[19]．しからば，高齢になると不眠が増えるのは脳の老化を直接的に反映するのであろうか．この問いに答えるのは案外困難である．

　第1に，「生理的な加齢」による変化そのものを評価するには「健康」な高齢者についての調査が必要であるが，健康な高齢者だけを抽出した対象群を設定することはきわめて困難である．第2に，横断面では健康であると評価されていても，軽度認知障害（mild cognitive impairment ; MCI）に含まれるような認知症疾患の初期の状態を排除することは不可能に近い．第3に，不眠はあくまで自覚症状であり，病名ではないこと，および，客観的に測定される睡眠の質・量とそれを不眠と自覚して苦悩するか否かという点は別問題であるという点である．このような限定があることを前提として，本章では高齢者の睡眠障害について解説する．

2．加齢に伴う生理的な睡眠の変化

　高齢者では，寝床に入って臥床している時間は若年者と比較して延長し，9時間以上も臥床を続ける者の割合が増加する．しかし，Ohayonら[38]のメタ解析の結果によると，ポリグラフを用いて客観的に測定される睡眠時間は加齢に伴って短縮し，睡眠効率（臥床時間のうち睡眠が現れている時間の比率）も低下することがわかっている．また，浅いノンレム（NREM）睡眠の段階1と段階2の総睡眠時間に占める割合は増加し，一方，深いNREM睡眠である段階3と4の割合は著明に低下する．睡眠障害を自覚する者の割合は女性に高いにもかかわらず，睡眠効率と深いNREM睡眠は女性のほうが良好である．

レム（REM）睡眠が高齢者で減少するのか否かという点については，一致した見解は得られていない．Floydら[10]のメタ解析の結果によると，REM睡眠の総睡眠時間に占める割合は19～75歳にかけては毎年0.6％ずつ減少し，その後は85歳までわずかに増加する．

3．加齢による睡眠・覚醒リズムの変化と睡眠障害

　高齢者では，寝床に入る時間と起床時間がともに早くなるといわれている．この現象は退職など社会的活動から離れることによる二次的なものであるとする研究者もいるが，深部体温などの概日リズムの位相が前進しているために，入眠と覚醒の時刻が若年者と比較して早まっている可能性が高い[57]．

　時間の手がかりのない恒常条件下で安静・覚醒状態を維持させて直腸温のリズムを測定する実験方法（constant routine paradigm）は，睡眠や，その他の深部体温に影響を与える因子の関与を除外した最も精密な概日リズムの研究方法である．この方法を用いて若年者と高齢者の内因性リズムを検討した報告によると，高齢者の直腸温の内因性リズムは若年者に比べてその振幅が低く，また，その位相は約90分前進していたと報告されている[8]．しかし，Duffyら[9]は，高齢者の睡眠・覚醒リズムの前進の程度は概日リズムのその他の指標（体温，メラトニン分泌など）の位相前進より際立って大きいことを見いだしているので，高齢者における睡眠・覚醒リズム前進については単純に概日リズムの位相前進だけでは説明が困難である．

　高齢者では，さきにも述べたように，深部体温の概日リズムの位相が前進するのみではなく，その振幅も低下する．高齢者の睡眠が夜間にのみ集中せず，昼間に居眠りや強い眠気が生じるのは，このような概日リズムの振幅の低下が睡眠・覚醒の側面にも現れるためであるという可能性も考えられる[5]．

　概日リズムのもう1つの重要な指標である夜間のメラトニン分泌は高齢者では低下しており，とりわけ高齢の不眠患者ではその低下が著しい．これは生体時計の機能低下そのものを反映する所見であると考えられてきた．Mishimaら[29]は，高齢不眠患者では不眠のない高齢者や若年者に比べて昼間の光曝露量が有意に低いこと，高齢不眠患者を昼間に高照度光に曝露することで夜間のメラトニン分泌は著明に増加し，若年者のそれに近づくこと，また，睡眠効率も改善することを報告している．このことは，一見加齢による脳の機能低下と考えられる睡眠や睡眠・覚醒リズムの異常の背景に高齢者の不活発で閉じこもりがちな生活習慣など，日常生活の影響が大きいことを示唆する．高齢者は，概日リズム位相を変化させる能力も低下しており，これが高齢者では交代勤務による睡眠障害や時差症候群が生じやすい理由となっている[31]．

　動物実験の成績によると，主たる生物時計の存在する視交叉上核（suprachiasmatic nucleus；SCN）を部分的に破壊すると，概日リズムの振幅は低下し，その周期は短縮することが示されている[44]．また，ヒトでは80歳以上の高齢者でSCNの細胞数は有意に減少し，そ

れ以下の年齢層では女性で減少傾向が著しいことが報告されている [53]．不眠を訴える者の頻度は高齢女性において男性よりも高いにもかかわらず，睡眠効率，深睡眠の量はむしろ女性のほうが男性に比べて高いという一見すると矛盾した結果が繰り返し報告されているが，このことの背景には SCN の加齢による変化に男女差があることが関与している可能性がある．

4．不眠障害

1）不眠障害とは

DSM-IV-TR では原発性と，二次性ないしは続発性不眠は明瞭に区別されていたが，DSM-5（その後 DSM-5-TR）ではその境界が取り払われた [1,35]．その理由は，他の心身の障害とともに現れる不眠は，他の心身の障害から少なくとも部分的には独立した障害であり，原疾患とは独立した経過をたどるからである．

Spielman ら [51] によると，慢性不眠の成り立ちの背後には，慢性不眠症の "3P" という 3 つの因子がある．"3P" とは，predisposing factor（準備因子），precipitating factor（結実因子），perpetuating factor（永続化因子）の 3 つの P で始まる因子のことである．

不眠症の患者は，もともと，不眠をきたしやすい素質をもっている．ささいな出来事や，環境の影響で眠りが悪くなりやすい素質の持ち主であることが多い．この素質が準備因子に相当する．一時的なストレス，たとえば怪我や病気による短期間の入院，受験勉強，「手形が落ちるかどうかを心配する」などの経済的問題などの出来事に曝されると，普通の人でも睡眠が妨げられる．高い準備因子の持ち主がストレスに曝された場合にはさらにいっそう明らかな不眠が出現する．

この不眠の契機となる出来事が不眠症の「結実因子」に相当するものである．従来は二次性不眠の原因に相当する 5 つの P，すなわち Physiological factor（生理学的要因：環境，時差，交代勤務など），Physical factor（身体的要因：疼痛，かゆみ，咳，頻尿など），Pharmacological factor（薬理学的要因：薬剤，アルコールなど），Psychological factor（心理学的要因：ストレスなど），Psychiatric factor（精神医学的要因：うつ病，不安性障害など）を重視してきたが [48]，不眠症の 3P の理論に従えば 5P は precipitating factor（結実因子）ということになる．

普通であれば，ストレスの消失とともに不眠も改善する．しかし，不眠症の患者の場合にはストレスと不眠が持続している間に，後述する「永続化因子（perpetuating factor）」が働いて，ストレスが去ったあとにも不眠が遷延化することになる．不眠の遷延化をもたらす原因，すなわち，「永続化因子」は，「身体化された緊張」と，「学習された睡眠妨害的連想」という 2 つの要因の相互強化の結果であると考えられている．

DSM-5-TR の不眠障害の定義（表 1）[1] として，まず，不眠症状すなわち，入眠障害，中途覚醒，早朝覚醒のいずれかがあり，睡眠の量，質に不満足であることが必須である．次いで昼間の生活上の支障があることが求められる．夜に不眠症状があっても，昼間の生活に支障

表1　不眠障害の定義の概要（DSM-5-TR）

・不眠症状（入眠困難，睡眠の維持障害〈中途覚醒〉，早朝覚醒）をもち，睡眠の量や質に関する不満足感の訴えがある
・睡眠の障害が，日中の生活上の支障（社会生活や仕事，学校での生活など）を招いている
・週に3晩以上，3か月以上持続している
・睡眠をとる機会が十分にある

（American Psychiatric Association : Diagnostic and Statistical Manual of Mental Disorders, Fifth Edition, Text Revision（DSM-5-TR™）. American Psychiatric Association Publishing, Washington, D.C., 2022）

がなければ不眠障害ではない，すなわち，不眠障害は昼間の病気であるという側面が重要である．頻度と持続が明示されている点も重要である．DSM-Ⅳ-TR の基準では1か月以上であったものが，DSM-5では3か月以上に変更された．最後に，睡眠をとる機会が十分にあるという前提条件が示されている．長時間労働に従事する勤労者は慢性的に睡眠不足であるのにもかかわらず，かえって不眠を呈することが多いということが報告されているので[58]，この基準は意義深いものであると思われる．

　不眠症が併存する病態として精神障害はその最大のものである．Soehner ら[50]によると，気分障害患者の45.5%，不安障害患者の45.6%，両者の合併患者の62.8%に不眠がみられたのに対して，それらのない者では不眠は23.3%にみられたのみであった．Taylor ら[54]は，不眠を訴える患者のそれぞれ20%，19.3%が臨床的に意味のあるうつ病ないしは不安障害を呈したと報告している．

2）高齢者の不眠障害

　日本全国の成人3,030人を対象として不眠症状についてなされた疫学的研究によると，成人の21.4%が不眠を自覚し，60歳以上の高齢者ではその割合が29.5%にも及ぶとされている[16]．なお，この報告では入眠障害，中途覚醒，早朝覚醒の3つの不眠症状のうち，いずれか1つ以上の症状を有するものを不眠症状と定義している．縦断的な研究によると，加齢に伴って不眠を発症する者は増加し，75歳以上の高齢者では若年成人の2倍に達する[32]．慢性不眠の頻度は年齢が10歳上昇するごとに1.1倍になるという[33]．しかし，加齢そのものが不眠をきたす要因であるのか，という点については議論のあるところである．すなわち，加齢に伴う心身の疾患の合併増加が高齢者の不眠増加の真の要因である可能性がある[22]．

　高齢者が不眠を訴えるとき，まずそれが不眠障害に相当するものか否かを確認する必要がある．高齢者のなかには午後7時前後に寝床に就いて午前2〜3時に目覚めることを理由に不眠を訴えることがよくあるからである．前述した Ohayon ら[38]の研究からみて，高齢者では総睡眠時間が6時間あればよい．睡眠効率の低下を考慮にいれても，臥床時間は7時間程度が適正である．昼間の臥床時間を問うことも重要である．2時間以上昼寝する者もまれではないからである．また，夜間に不眠症状がみられても，昼間生活に支障がない場合は不眠障害に該当しない．高齢者の不眠に対しては，上述の啓発に加えて適切な睡眠衛生指導を行

表 2　刺激調節療法（SCT）

・眠くなってから布団に入る
・布団に入っても 15 分眠れなかったら，起きて別室へ
・上記を必要なだけ，繰り返す
・どんなに睡眠時間が短くなっても朝はいつもの時刻に起きること
・寝床は眠ることにだけ，用いる
・テレビ，ラジオを寝床で聞かない，読書もしない

うことが重要である[30]．

3）不眠障害の非薬物的治療

　ところで，不眠症の治療として「不眠症治療のための認知行動療法（cognitive behavioral therapy for insomnia；CBT-I）」が注目を集めている．CBT-I は，前述した Spielman の慢性不眠症の永続化因子，すなわち，「身体化された緊張」と，「学習された睡眠妨害的連想」という 2 つの要因の相互強化を解消して睡眠を改善させることを目指す療法である[11, 20]．

　CBT-I に含まれる刺激調節療法（stimulus control therapy；SCT）はメタ解析によって有効性が実証されているので，簡単に解説する[56]（表 2）．不眠症患者では，眠ろうとする過度の努力，眠れないのではないかという不安などによって寝床に入ると目がさえるという悪しき条件反射が形成されている．このような患者は，旅先や，睡眠検査室などの慣れない環境のもとではかえってよく眠れるという経験をもつ者が多い．この悪しき条件反射を壊して，寝床に入ると眠ってしまうという条件反射を形成するための患者への教育が SCT の基本的な理念である．この意味では SCT は原発性不眠の原因療法であるといえる．また，入眠障害を主たる症状とする慢性の不眠患者に優れた効果を発揮する．とくに，「何時に眠りについても朝は一定の時刻に起床すること」という項目は，治療初期には睡眠時間を短縮する結果となり，睡眠時間制限療法（sleep restriction therapy）と同様の機序で入眠を促進することになる．ちなみに，睡眠時間制限療法とは，前日に実際に睡眠をとれたと自覚される時間（臥床時間ではないことに注意）に基づいて当日の臥床時間をそれに 30 分ほど加えた時間に制限するという治療法であり，この治療法もメタ解析で有効性が確認されている．加えて，午後 3 時以降はカフェインを含有する飲み物を避けるなど，睡眠を妨げるような生活因子を除去するように指導することが大切である．

　以上に加えて，昼間に十分な光に曝露されること，適度の運動，寝る前の入浴など，生活習慣の改善は良眠の確保に重要である．昼寝は夜間の睡眠を妨げると考えられているが，午後の 1〜3 時の間に定期的にとる 20 分程度の昼寝は夜間の睡眠を改善する可能性がある．これは，短時間の昼寝によって高齢者の覚醒度が高まった結果として夕方のまどろみを減らすことを通じて夜間の睡眠を助けることによるのであろうと推測される[56]．

4）薬物療法

　たしかに臨床的に意義のある不眠障害であるとの診断が下され，睡眠衛生指導などの非薬物療法を行っても効果が乏しい場合には薬物療法が検討されてよい．現在汎用されている睡眠薬であるベンゾジアゼピン（benzodiazepine；BZ）系睡眠薬（構造的にベンゾジアゼピン系とは異なる Z-drug を含む）は，いずれも GABA-A 受容体の BZ 結合部位に作用して，内因性の GABA の作用を増強するものである．GABA が GABA-A 受容体に結合すると GABA-A 受容体上にある Cl チャネルが開口し，Cl イオンが細胞内に流入することで過分極，すなわち抑制がもたらされる．BZ 系薬物（睡眠薬を含む）は，GABA の Cl チャネルに対する作用を増強することで間接的に GABA-A 受容体に働くものである．GABA 系は，脳内で最も豊富に存在する抑制系の神経系である．したがって，BZ 系睡眠薬は，催眠作用以外に，抗不安作用，抗けいれん作用，筋弛緩作用，健忘惹起など非常に多彩な作用を発揮する．現在汎用されている Z-drug では，睡眠構築への影響，筋弛緩作用，耐性・依存性の形成，反跳不眠の出現などの従来の睡眠薬のもつ欠点がかなり軽減されている．しかし，Z-drug といえども高齢者では転倒，健忘やせん妄を惹起する危険がある．さらに，近年注目されているのは，BZ 系薬物の長期服用によって認知症発症のリスクが高まる危険性が指摘されていることである[3,12]．この点については，認知症発症の初発症状が不安や不眠であることなどによる初発症状バイアスの関与も無視しがたいが，初発症状バイアス回避のため 5 年以上さかのぼる BZ 系薬物使用歴ありの症例に限っても BZ 系薬物使用例の認知症発症リスクはオッズ比 1.30（95％信頼区間：1.14-1.48）と高いことが示されている[41]．

　このように，BZ 系睡眠薬は有効で比較的に安全性の高い薬物ではあるものの，高齢者には推奨される薬物ではない．これらの問題点を克服するには GABA 系のように脳内であまねく作用する系を標的とした薬物ではなく，睡眠・覚醒系により特異的に作用する薬物が必要である．そのような睡眠薬として，現在わが国にはメラトニン受容体の作動薬であるラメルテオンと，オレキシン受容体の拮抗薬であるスボレキサントとレンボレキサントが上市されている（なお，3 番目の新薬 ダリドレキサントも承認され，2024 年内に発売予定）．いずれの薬物も，筋弛緩作用がないこと，抗不安作用がないか乏しいこと，せん妄発症の予防にも有効であること[13,14]，認知機能への影響が少ないこと，依存形成がないか少なく，離脱症状が現れないことが知られている．また，両者はともに向精神薬に分類されない睡眠薬である．

　ラメルテオンの消失半減期はメラトニンの 20〜40 分に比べて 1.36 時間とやや長いが，それでも超短時間作用型の睡眠薬の半減期に比べて短い．したがって，ラメルテオンが有効なのはもっぱら入眠障害である．不眠症患者における自覚的および客観的入眠潜時短縮効果はメタ解析によっても実証されている[21]．しかし，総睡眠時間の延長は実証されてはいない．副作用はきわめて少なく，プラセボ投与と比べて有意に多いのは傾眠（3.4％）のみである．

　スボレキサントとレンボレキサントは，入眠促進と睡眠維持の両者に有効である．翌朝の認知機能に対する影響については投与 9 時間後に字符号置換検査（digit symbol substitution test；DSST）を指標に評価されたが，スボレキサントはプラセボと比べて有意な成績の低下

はみられなかったとのことである[55].

　なお，American Academy of Sleep Medicine の不眠に対する薬物療法ガイドライン[46]では，成人（高齢者でないことに注意）に対してエスゾピクロン，スボレキサント，ゾルピデム，トリアゾラムを入眠困難および睡眠維持の障害の治療に有効な薬物として挙げ，ロゼレムを入眠困難の治療に有効な薬物として推奨している．ただし，その推奨の程度は弱い．なお，このガイドラインでは日常臨床で睡眠薬代わりによく使用される抗うつ薬のトラゾドン，および抗ヒスタミン薬であるジフェンヒドラミンは使用しないことが推奨されている.

5．高齢者の過眠症

　高齢者にはよく昼寝をする者がみられるが，昼間の過剰な眠気を自覚する者は若年者に比べて少ない[4]．若年者が昼間の眠気（過眠）を自覚する原因のうちで最も多いのは睡眠不足である．一方，高齢者の多くは十分な時間を睡眠にあてており，また，昼間の業務から開放されているので，たとえ眠気があっても社会生活を送るうえで不都合がないために，それを異常と自覚していない場合が多いものと推測される.

　過眠をきたす疾患として最も有名なものはナルコレプシーであるが，ナルコレプシーはほとんどが 10 歳代で発症し，生涯にわたって過眠を呈し続ける[36]．その意味では高齢者においてもナルコレプシーは軽視されるべき病態ではない．本症に対する知識は必ずしも行き渡っていないので，高齢になって初めて本症の診断を下される例の報告もある．ナルコレプシーで過眠・睡眠発作とならんで重要な症状は情動脱力発作（cataplexy）である．情動脱力発作とは，笑い，怒り，驚愕などの強い情動が引き金となって全身，あるいは身体の一部の筋トーヌスの一過性低下〜消失をきたすものである．発作の最中の患者の意識は清明であり，周囲の状況を患者は完全に認識し記憶していることも重要な特徴である．高齢者でも，過眠や睡眠発作を訴える患者に対しては必ず情動脱力発作に関する問診を行う必要がある.

　高齢者の過眠の原因は必ずしも明らかではないが，高齢者では次に述べる睡眠時無呼吸症候群（sleep apnea syndrome ; SAS）と周期性四肢運動障害（periodic leg movement disorder ; PLMD）がきわめて高い頻度でみられることが関係している可能性がある．これらの病態はいずれも睡眠を分断し，その結果昼間に眠気をきたしうる病態である．しかし，それらの関連を否定する報告[34,40]もある．また，睡眠・覚醒を含む概日リズムの振幅低下も，夜間の浅眠化と昼間の眠気の原因として重要であろう.

6．高齢者の閉塞性睡眠時無呼吸低呼吸（OSAH）

　中年成人人口における閉塞性睡眠時無呼吸低呼吸（obstructive sleep apnea hypopnea ; OSAH）の有病率が 2〜15％と見積もられているのに対して，高齢者の OSAH の有病率は 20％以上，軽度のものを含めると男性の半数にも上る[43]．性差は小さくなり，高齢者における

OSAH の有病率は男性で女性の 1.0〜2.0 倍である.

高齢者では OSAH がきわめて高い頻度でみられるが，それがはたして病的な意義をもつものか否かという点については，議論のあるところであった．しかし，最近の前方視的研究によると，重症の OSAH のある高齢者では死亡リスクが高まること，経鼻的持続陽圧呼吸（nasal continuous positive airway pressure；n-CPAP）治療により，全死亡率，心循環系疾患ならびに脳卒中，心不全による死亡率が低下することが報告されている[25]．さらに，OSAHは 4 年間の縦断研究の結果，認知症発症の危険因子（オッズ比 1.85）であることが報告されている[60]．また，CPAP により OSAH 患者の認知症発症のリスクを軽減できる可能性も指摘されている[23]．

臨床的に重要なことは，若年者ではいびき，昼間の眠気などについての問診，上気道狭窄の有無の診察によってある程度 OSAH の有無を予測できるのに対し，高齢者の OSAH は予想できない点にある[37]．したがって，高齢者では無呼吸があるものとあらかじめ覚悟して手術・麻酔に及ぶこと，鎮静的薬物の使われることが多い術後には覚醒時のみならず睡眠時の換気にも注目することが重要である．

7. 高齢者のむずむず脚症候群と周期性四肢運動障害 [6]

むずむず脚症候群（restless legs syndrome；RLS）とは，脚を動かしたいという強い欲求を特徴とする症候群で，その欲求は不快な下肢の感覚を伴い，安静時に増悪し，運動により軽減する．夕方または夜間に現れるか，増悪する特徴がある．加齢により RLS の有病率は増加するという報告と，女性では 60 歳代（有病率 16.3％），男性では 50 歳代（有病率 7.8％）に有病率のピークがあるとする報告がある．中等症以上の RLS は不眠をもたらすことが多く，85％に入眠障害が，86％に中途覚醒がみられる．RLS には，基礎疾患のない特発性のものと，基礎疾患をもつ続発性 RLS がある．続発性 RLS の原因として，高齢者に多い鉄欠乏性貧血，腎不全，パーキンソン病などが挙げられる．

最近，認知症患者の夜間の徘徊や不穏の原因として RLS の意義が認識されるようになってきた[45]．RLS であることを見抜いて適切な治療を行うことで，徘徊や不穏が消失することがある．夜間の興奮，日没現象（sundowning）を呈する患者には，しばしば抗精神病薬が投与されるが，抗精神病薬と抗うつ薬は RLS を惹起したり，増悪させるので，注意が必要である．

周期性四肢運動障害（PLMD）とは，周期的に反復する非常に常同的な四肢の運動（periodic leg movements；PLMs）が睡眠中に繰り返し生じることを特徴とする病態である．RLSの約 90％に PLMD がみられる．異常運動は，通常，下肢にみられ，足関節の背屈が母趾の背屈，膝関節の屈曲，時には股関節の屈曲を伴って 20〜40 秒の間隔で繰り返して出現する．異常運動の持続は，およそ 0.5〜5 秒である．このような異常運動の睡眠時間 1 時間あたりの出現回数（これを PLM 指数と呼ぶ）が 5 回以上であり，かつ，不眠か過度の眠気の自覚

症状がある場合に，臨床的には PLMD の診断が下される．睡眠障害の自覚の有無を問わず PLMs が頻回に出現する者の頻度は，加齢とともに直線的に増加し，自立した生活を営んでいる 65 歳以上の高齢者の実に 45％が PLMD の基準を満たすことが報告されている．

　RLS と PLMD の発現機序は不明であるが，ドパミン神経系の機能不全が想定されている．治療には少量のドパミン作動薬，voltage-dependent calcium channel の $\alpha 2\delta$ サブユニットに作用するガバペンチン エナカルビル（gabapentin enacarbil），クロナゼパム（clonazepam）が用いられる．

　近年，RLS と PLMD は心循環器系疾患と関連することが注目されている．高齢者についても，PLM 指数が 35 以上の群は心房細動の発症予測因子となることが報告されている[28]．

8．高齢者の睡眠時随伴症

　小児や若年者における睡眠時随伴症の代表的なものは，睡眠時遊行症（夢中遊行）と夜驚症である[27]．これらは成長とともにその頻度は低下し，高齢者ではきわめてまれな病態となる．

　高齢者で特徴的な睡眠時随伴症として，REM 睡眠行動障害（REM sleep behavior disorder；RBD）がある[49]．RBD とは，骨格筋緊張の抑制を欠く異常な REM 睡眠が生じるために，その時期の夢の精神活動が行動面に表出されて，自ら負傷したり，かたわらに休む配偶者に暴力を振るうような粗大な異常行動が現れる病態を指す．橋を含む脳幹部には REM 睡眠の筋トーヌス抑制にかかわる神経機構が存在することが証明されており，RBD ではこの神経機構が器質的に傷害された結果として夢幻様行動を伴う骨格筋緊張の抑制を欠く異常な REM 睡眠が生じたのであろうと考えられる．特発性 RBD 患者の夢は通常の REM 睡眠の夢よりもより暴力的な色彩が濃い点も特徴的である．

　RBD は，明らかな脳器質性疾患が見いだされない高齢者においても，比較的高い頻度（0.8〜1.6％）で認められる病態である（特発性 RBD）[49]．加齢とともに有病率は増加する．特発性 RBD の有病率には著明な性差がみられ，圧倒的に男性で多い（78％）．

　RBD は，脳の神経細胞と軸索，オリゴデンドロサイトにシヌクレインという蛋白が蓄積する一連の神経疾患（シヌクレイノパチー〈synuculeinopathy〉）の患者では高率にみられる．なかでもレビー小体型認知症では，RBD は 4 つの中核的特徴のひとつに位置づけられている[26]．その他のシヌクレイノパチーであるパーキンソン病の 15〜65％に，多系統萎縮症の 68〜80％に RBD が合併する[49]．特発性 RBD の患者を縦断的に観察すると，5 年後で 34.8％，10 年後に 73.4％，14 年後には 92.5％の者がパーキンソン病ないしはレビー小体型認知症を発症した[17]．また，特発性 RBD 患者では高い頻度でパーキンソン病患者にみられるような嗅覚脱失や色彩感覚障害がみられ，それらがみられる患者では高率にパーキンソン病をのちに発症することから，特発性 RBD はシヌクレイノパチーの不全型ないしは前駆症状である可能性が高い[49]．

RBD の治療にはクロナゼパム（0.5〜1 mg）が有用である．また，メラトニン，ラメルテオン，ドネペジルの有用性を示唆する報告もみられるが，作用機序は不明である．

9．アルツハイマー型認知症患者の睡眠

アルツハイマー型認知症（Alzheimer's disease；AD）患者では，重度例ほど睡眠障害が多く認められる．軽度〜中等度の患者ではせいぜい 25％であるのに対して，重度例ではその半数に睡眠障害がある[42]．しかし，シヌクレイノパチーと RBD との関係の場合とは異なり，AD に特有な睡眠障害があるわけではない．最も介護者を疲弊させやすく，施設入所の契機になりやすいのは日没現象である．これは夕方から夜間にかけて患者の興奮と徘徊が著しくなる現象であり，生物時計の異常と関連する症状であると考えられている[42]．また，SASは高齢者の 40％近くの者にみられるが，AD 患者ではより頻度が高く，その半数に合併する．従来は，AD にみられるこれらの睡眠障害は正常老化と質的に異なるものではなく，単に睡眠に関する正常老化の過程が促進されたものにすぎないと考えられていた．

しかし，最近になって，不眠や過眠などの睡眠障害が AD 発症の危険因子ないしは予測因子であることが明らかになってきた．とりわけ注目されるのは，認知機能の低下のない中高年者について，脳へのアミロイド沈着を PET 画像などで調べ，睡眠障害との関連をみた研究が急増していることである[7, 52]．それらの報告によると，昼寝の増加と昼間の眠気，入眠障害と中途覚醒の増加，徐波睡眠の減少は脳へのアミロイド蛋白沈着と並行していることが示されている．Mander ら[24]は，NREM 睡眠中の 0.6〜1.0Hz の徐波成分の減少は内側前頭前野へのアミロイド沈着と相関し，ひいては海馬の記憶能力の低下と相関すると報告した．このような知見は，高齢者の睡眠障害が生理的な脳の加齢変化によってもたらされるものか，という点にも疑問を投げかけるものでもある．

10．睡眠とアミロイド前駆体蛋白の関係

ヒトのアミロイド前駆体蛋白（amyloid precursor protein；APP）の遺伝子を組み込んだ遺伝子改変マウスを用いて脳アミロイド β（amyloid β；Aβ）の日内変動を調べると，Aβ は覚醒時に増加し，睡眠時に低下することが示されている．断眠操作を加えて覚醒時間を延長すると，Aβ は増加し続ける．また，覚醒作用をもつ神経ペプチドであるオレキシン（orex-in）の投与により Aβ は増加し，増加した Aβ が脳内に沈着することも見いだされている[18]．ヒトのナルコレプシー患者ではオレキシン神経が脱落しているので，ナルコレプシー患者の死後脳には Aβ 沈着や老人斑などの AD の特徴は見いだされない可能性が考えられたのであるが，Scammell ら[47]によると，生前に認知症を発症したナルコレプシー患者の脳にも AD の病理変化がみられたとのことである．

Aβ の脳内濃度が睡眠中に低下する機序として，Xie ら[59]は睡眠時に脳内の細胞外スペー

スが拡大して（すなわち，脳細胞が収縮して）老廃物を脳から排出する機序が働くことを示す研究を行っている．Xie らによると，マウスの前頭皮質に $A\beta$ を注入すると睡眠時には覚醒時と比べてその排泄が著しく速まる．現在，この機序は脳のリンパ系に相当するとも考えられることから，グリンパティックシステム（glymphatic system）と呼ばれている [2]．

　以上は動物実験の結果であるが，ヒトでも髄液中の $A\beta$ には日内変動があることが示唆されている [15]．また，髄液の $A\beta$ は睡眠後に低下するが，一晩断眠すると健康人の髄液の $A\beta42$ が上昇したとの報告がなされている [39]．これらを総合すると，睡眠時間を確保することでヒトでも $A\beta$ の産生を抑え，排泄を促進できる可能性すら，考えられるのである．

11. おわりに

　加齢に伴って睡眠時間は分断化され短縮し，昼夜の睡眠・覚醒リズムもその位相が前進するとともに振幅が低下する．これらは加齢に伴う生理的な変化であると考えられてきたが，最近の研究によってアミロイドの脳内沈着と睡眠障害との間に密接な関係があることが示されている．したがって，睡眠を改善させることで認知症発症を予防したり，遅らせることが可能であるのか否かという点を解明することが喫緊の課題となっている．

文　献

1) American Psychiatric Association : Diagnostic and Statistical Manual of Mental Disorders, Fifth Edition, Text Revision（DSM-5-TR™）. American Psychiatric Association Publishing, Washington, D.C.（2022）.

2) Benveniste H, Liu X, Koundal S, et al.: The Glymphatic System and Waste Clearance with Brain Aging ; A Review. *Gerontology*, **65**（2）: 106-119（2019）.

3) Billioti de Gage S, Moride Y, Ducruet T, et al.: Benzodiazepine use and risk of Alzheimer's disease ; Case-control study. *BMJ*, **349** : g5205（2014）.

4) Bixler EO, Vgontzas AN, Lin HM, et al.: Excessive daytime sleepiness in a general population sample ; The role of sleep apnea, age, obesity, diabetes, and depression. *J Clin Endocrinol Metab*, **90**（8）: 4510-4515（2005）.

5) Bliwise DL, Ansari FP, Straight LB, et al.: Age changes in timing and 24-hour distribution of self-reported sleep. *Am J Geriatr Psychiatry*, **13**（12）: 1077-1082（2005）.

6) Bliwise DL, Scullin MK : Restless Legs Syndrome and Periodic Limb Movements during Sleep. *In* Principles and Practice of Sleep Medicine, 6th ed., ed. by Kryger MH, Roth T, Dement WC, 33-34, Elsevier, Philadelphia, PA（2016）

7) Brown BM, Rainey-Smith SR, Villemagne VL, et al.: The Relationship between Sleep Quality and Brain Amyloid Burden. *Sleep*, **39**（5）: 1063-1068（2016）.

8) Czeisler CA, Dumont M, Duffy JF, et al.: Association of sleep-wake habits in older people with changes in output of circadian pacemaker. *Lancet*, **340**（8825）: 933-936（1992）.

9) Duffy JF, Zitting KM, Chinoy ED : Aging and Circadian Rhythms. *Sleep Med Clin*, **10**（4）: 423-434（2015）.

10) Floyd JA, Janisse JJ, Jenuwine ES, et al. Changes in REM-sleep percentage over the adult lifespan. *Sleep*, **30**（7）: 829-836（2007）.

11) Geiger-Brown JM, Rogers VE, Liu W, et al.: Cognitive behavioral therapy in persons with comorbid

insomnia ; A meta-analysis. *Sleep Med Rev*, **23** : 54-67（2014）.

12) Gray SL Dublin S, Yu O, et al.: Benzodiazepine use and risk of incident dementia or cognitive decline ; Prospective population based study. *BMJ*, **352** : i90（2016）.

13) Hatta K, Kishi Y, Wada K, et al.; DELIRIA-J Group : Preventive effects of ramelteon on delirium ; A randomized placebo-controlled trial. *JAMA Psychiatry*, **71**（4）: 397-403（2014）.

14) Hatta K, Kishi Y, Wada K, et al.; DELIRIA-J Group : Preventive Effects of Suvorexant on Delirium ; A Randomized Placebo-Controlled Trial. *J Clin Psychiatry*, **78**（8）: e970-e979（2017）.

15) Huang Y, Potter R, Sigurdson W, et al.: Effects of age and amyloid deposition on $A\beta$ dynamics in the human central nervous system. *Arch Neurol*, **69**（1）: 51-58（2012）.

16) 池田真紀，兼板佳孝：高齢者の睡眠障害に関する疫学．*Geriat Med*＜老年医学＞，**51**（11）: 1147-1150（2013）.

17) Iranzo A, Tolosa E, Gelpi E, et al.: Neurodegenerative disease status and post-mortem pathology in idiopathic rapid-eye-movement sleep behaviour disorder ; An observational cohort study. *Lancet Neurol*, **12**（5）: 443-453（2013）.

18) Kang JE, Lim MM, Bateman RJ, et al.: Amyloid-beta dynamics are regulated by orexin and the sleep-wake cycle. *Science*, **326**（5955）: 1005-1007（2009）.

19) Kim K, Uchiyama M, Okawa M, et al.: An epidemiological study of insomnia among the Japanese general population. *Sleep*, **23**（1）: 41-47（2000）.

20) Koffel EA, Koffel JB, Gehrman PR : A meta-analysis of group cognitive behavioral therapy for insomnia. *Sleep Med Rev*, **19** : 6-16（2015）.

21) Kuriyama A, Honda M, Hayashino Y : Ramelteon for the treatment of insomnia in adults ; A systematic review and meta-analysis. *Sleep Med*, **15**（4）: 385-392（2014）.

22) Lichstein KL, Taylor DJ, McCrae CS, et al.: Insomnia ; Epidemiology and Risk Factors. *In* Principles and Practice of Sleep Medicine, 6th ed., ed. by Kryger MH, Roth T, Dement WC, 761-764, Elsevier, Philadelphia, PA（2016）.

23) Liguori C, Mercuri NB, Izzi F, et al.: Obstructive Sleep Apnea is Associated With Early but Possibly Modifiable Alzheimer's Disease Biomarkers Changes. *Sleep*, **40**（5）（2017）.

24) Mander BA, Marks SM, Vogel JW, et al.: β-amyloid disrupts human NREM slow waves and related hippocampus-dependent memory consolidation. *Nat Neurosci*, **18**（7）: 1051-1057（2015）.

25) Martínez-García MA, Campos-Rodríguez F, Catalán-Serra P, et al.: Cardiovascular mortality in obstructive sleep apnea in the elderly ; Role of long-term continuous positive airway pressure treatment － A prospective observational study. *Am J Respir Crit Care Med*, **186**（9）: 909-916（2012）.

26) McKeith IG, Boeve BF, Dickson DW, et al: Diagnosis and management of dementia with Lewy bodies ; Fourth consensus report of the DLB Consortium. *Neurology*, **89**（1）: 88-100（2017）.

27) 三上章良：覚醒障害，睡眠覚醒移行障害．（太田龍朗，大川匡子編）臨床精神医学講座・第13巻：睡眠障害，300-304，中山書店，東京（1999）.

28) Mirza M, Shen WK, Sofi A, et al.: Frequent periodic leg movement during sleep is an unrecognized risk factor for progression of atrial fibrillation. *PLoS One*, **8**（10）: e78359（2013）.

29) Mishima K, Okawa M, Shimizu T, et al.: Diminished melatonin secretion in the elderly caused by insufficient environmental illumination. *J Clin Endocrinol Metab*, **86**（1）: 129-134（2001）.

30) 三島和夫：高齢者の睡眠と睡眠障害．保健医療科学，**64**（1）: 27-32（2015）.

31) Monk TH, Buysse DJ, Carrier J, et al.: Inducing jet-lag in older people ; Directional asymmetry. *J Sleep Res*, **9**（2）: 101-116（2000）.

32) Morgan K : Daytime activity and risk factors for late-life insomnia. *J Sleep Res*, **12**（3）: 231-238（2003）.

33) Morphy H, Dunn KM, Lewis M, et al.: Epidemiology of insomnia ; A longitudinal study in a UK population. *Sleep*, **30**（3）: 274-280（2007）.

34）Morrell MJ, Finn L, McMillan A, et al.: The impact of ageing and sex on the association between sleepiness and sleep disordered breathing. *Eur Respir J*, **40**（2）: 386-393（2012）.

35）日本精神神経学会（日本語版用語監修），髙橋三郎，大野　裕（監訳），染矢俊幸，神庭重信，尾崎紀夫，三村　将ほか（訳）：不眠障害. DSM-5-TR™ 精神疾患の診断・統計マニュアル，395-402，医学書院，東京（2023）.

36）日本精神神経学会（日本語版用語監修），髙橋三郎，大野　裕（監訳），染矢俊幸，神庭重信，尾崎紀夫，三村　将ほか（訳）：ナルコレプシー. DSM-5-TR™ 精神疾患の診断・統計マニュアル，407-414，医学書院，東京（2023）.

37）日本精神神経学会（日本語版用語監修），髙橋三郎，大野　裕（監訳），染矢俊幸，神庭重信，尾崎紀夫，三村　将ほか（訳）：閉塞性睡眠時無呼吸低呼吸. DSM-5-TR™ 精神疾患の診断・統計マニュアル，414-420，医学書院，東京（2023）.

38）Ohayon MM, Carskadon MA, Guilleminault C, et al.: Meta-analysis of quantitative sleep parameters from childhood to old age in healthy individuals ; Developing normative sleep values across the human lifespan. *Sleep*, **27**（7）: 1255-1273（2004）.

39）Ooms S, Overeem S, Besse K, et al.: Effect of 1 night of total sleep deprivation on cerebrospinal fluid β-amyloid 42 in healthy middle-aged men ; A randomized clinical trial. *JAMA Neurol*, **71**（8）: 971-977（2014）.

40）Pack AI, Dinges DF, Gehrman PR, et al.: Risk factors for excessive sleepiness in older adults. *Ann Neurol*, **59**（6）: 893-904（2006）.

41）Penninkilampi R, Eslick GD : A Systematic Review and Meta-Analysis of the Risk of Dementia Associated with Benzodiazepine Use, After Controlling for Protopathic Bias. *CNS Drugs*, **32**（6）: 485-497（2018）.

42）Petit D, Monplasir J, St Louis EK, et al.: Alzheimer disease and other dementias. *In* Principle and Practice of Sleep Medicine, 6th ed., ed. by Kryger MH, Roth T, Dement WC, 935-937, Elsevier, Philadelphia, PA（2016）.

43）Phillips BA : Obstructive sleep apnea in older adults. *In* Principles and Practice of Sleep Medicine, 6th ed., ed. by Kryger MH, Roth T, Dement WC, 1496-1502, Elsevier, Philadelphia, PA（2016）.

44）Pickard GE, Turek FW : The suprachiasmatic nuclei ; Two circadian clocks? *Brain Res*, **268**（2）: 201-210（1983）.

45）Rose KM, Beck C, Tsai PF, et al.: Sleep disturbances and nocturnal agitation behaviors in older adults with dementia. *Sleep*, **34**（6）: 779-786（2011）.

46）Sateia MJ, Buysse DJ, Krystal AD, et al.: Clinical Practice Guideline for the Pharmacologic Treatment of Chronic Insomnia in Adults ; An American Academy of Sleep Medicine Clinical Practice Guideline. *J Clin Sleep Med*, **13**（2）: 307-349（2017）.

47）Scammell TE, Matheson JK, Honda M, et al.: Coexistence of narcolepsy and Alzheimer's disease. *Neurobiol Aging*, **33**（7）: 1318-1319（2012）.

48）清水徹男：不眠. 綜合臨牀，**52**（11）: 2961-2966（2003）.

49）Silber MH, St.Louis EK, Boeve BF : REM sleep behavior disorder. *In* Principles and Practice of Sleep Medicine, 6th ed., ed. by Kryger MH, Roth T, Dement WC, 993-1101, Elsevier, Philadelphia, PA（2016）.

50）Soehner AM, Harvey AG : Prevalence and functional consequences of severe insomnia symptoms in mood and anxiety disorders ; Results from a nationally representative sample. *Sleep*, **35**（10）: 1367-1375（2012）.

51）Spielman AJ, Caruso LS, Glovinsky PB : A behavioral perspective on insomnia treatment. *Psychiatry Clin North Am*, **10**（4）: 541-553（1987）.

52）Spira AP, Gamaldo AA, An Y, et al.: Self-reported sleep and β-amyloid deposition in community-dwelling older adults. *JAMA Neurol*, **70**（12）: 1537-1543（2013）.

53）Swaab DF, Fliers E, Partiman TS : The suprachiasmatic nucleus of the human brain in relation to sex, age and senile dementia. *Brain Res*, **342** (1) : 37-44 (1985).

54) Taylor DJ, Lichstein KL, Durrence HH, et al.: Epidemiology of insomnia, depression, and anxiety. *Sleep*, **28** (11) : 1457-1464 (2005).

55) 内村直尚：オレキシン受容体拮抗薬による不眠症治療．脳21．**18** (2)：197-202 (2015).

56) 内山　真．睡眠障害の診断・治療ガイドライン研究会（編）：睡眠障害の対応と治療ガイドライン．じほう，東京 (2002).

57) Van Someren EJ : More than a marker ; Interaction between the circadian regulation of temperature and sleep, age-related changes, and treatment possibilities. *Chronobiol Int*, **17** (3) : 313-354 (2000).

58) Virtanen M, Ferrie JE, Gimeno D, et al.: Long working hours and sleep disturbance ; The Whitehall Ⅱ prospective cohort study. *Sleep*, **32** (6) : 737-745 (2009).

59) Xie L, Kang H, Xu Q, et al.: Sleep drives metabolite clearance from the adult brain. *Science*, **342** (6156) : 373-377 (2013).

60) Yaffe K, Laffan AM, Harrison SL, et al.: Sleep-disordered breathing, hypoxia, and risk of mild cognitive impairment and dementia in older women. *JAMA*, **306** (6) : 613-619 (2011).

16

てんかん

1. はじめに

　てんかんは，臨床医がよく遭遇する慢性脳疾患のひとつである．その85歳までの生涯累積発症率は，4.4％と高い[11]．

　てんかんは，小児のみならず高齢者にも好発する．高齢発症てんかんの主な症状は非けいれん性で，動作停止・無反応，自動症，健忘などである．こうした症状は認知症や夜間せん妄などと類似するためにしばしば誤診され，不適切な治療が行われる．しかし，高齢発症てんかんが正しく診断され，かつ，抗てんかん薬（antiepileptic drugs；AEDs）によって適切に治療されれば，その予後はきわめて良好である．

　本章では，高齢発症てんかんの診断・治療について概説する．

2. てんかんの概念と分類

1）概念

　てんかんとは，主症状である「てんかん発作」が繰り返し起こる慢性脳疾患である．

　てんかん発作は，発作症状に関連する脳内神経ネットワークにおいて，突発性同期性異常興奮が生じることによって起こる．そのネットワークを構成する個々のニューロンの細胞内膜電位をみると，発作時には，高頻度棘波とともに巨大な発作性脱分極変位（paroxysmal depolarization shift）が生じている．

　発作型は，神経ネットワークの興奮が起始する様式によって，①焦点起始発作（焦点発作），および，②全般起始発作（全般発作）に分類される．焦点発作は一側の焦点（たとえば一側海馬）から始まるものである．その異常興奮は焦点だけにとどまることもあるが，経時的に焦点外の同側脳部位に拡大し，ついには対側脳へと広がることもある．一方，全般発作は，両側脳の神経ネットワークが最初から同期して興奮するもので，脳幹から一挙に両側

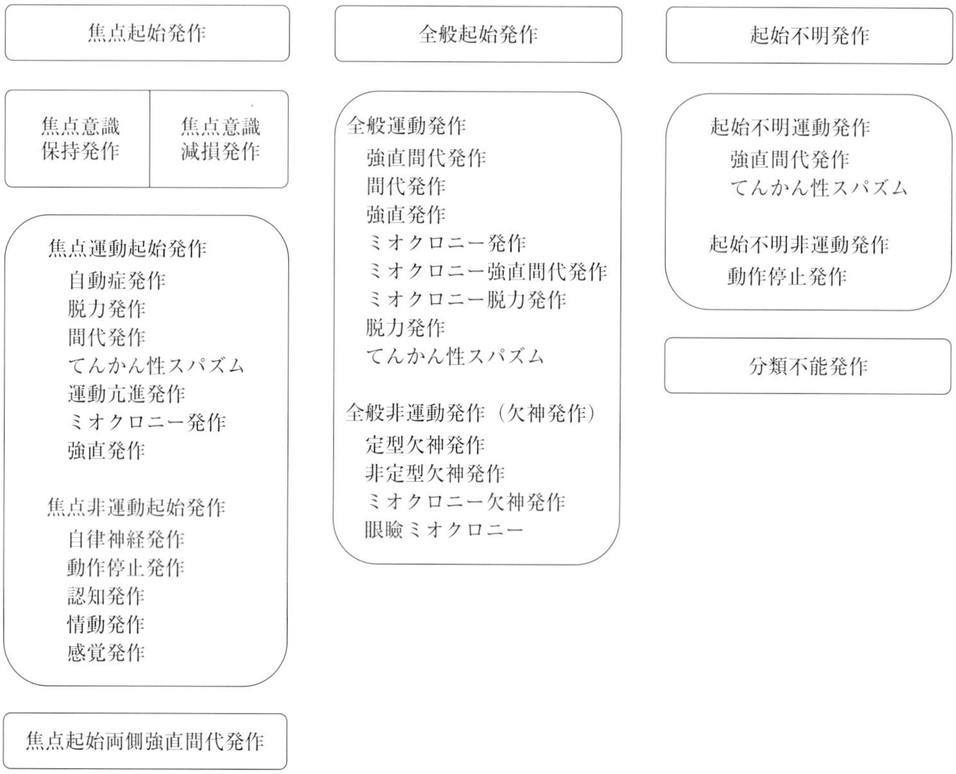

焦点起始発作	全般起始発作	起始不明発作

焦点意識保持発作	焦点意識減損発作

全般運動発作
　強直間代発作
　間代発作
　強直発作
　ミオクロニー発作
　ミオクロニー強直間代発作
　ミオクロニー脱力発作
　脱力発作
　てんかん性スパズム

全般非運動発作（欠神発作）
　定型欠神発作
　非定型欠神発作
　ミオクロニー欠神発作
　眼瞼ミオクロニー

焦点運動起始発作
　自動症発作
　脱力発作
　間代発作
　てんかん性スパズム
　運動亢進発作
　ミオクロニー発作
　強直発作

焦点非運動起始発作
　自律神経発作
　動作停止発作
　認知発作
　情動発作
　感覚発作

起始不明運動発作
　強直間代発作
　てんかん性スパズム

起始不明非運動発作
　動作停止発作

分類不能発作

焦点起始両側強直間代発作

意識とは，自己と周囲の状況について理解できている状態と定義されている．なお，左側カラム（焦点起始発作）の発作型の用語では「起始」が多用されているが，これを省略した用語も認められている（省略例：焦点発作，焦点運動発作，焦点自動症発作，焦点感覚発作，焦点強直間代発作）．

(Fisher RS, Cross JH, French JA, et al.: Operational classification of seizure types by the International League Against Epilepsy ; Position paper of the ILAE commission for classification and terminology. *Epilepsia*, 58 (4) : 522-530, 2017)

図1　てんかんの発作型分類

大脳皮質へと興奮が伝播する機序が推定されている．なお，起始する様式が不明の場合は，③起始不明発作として分類される（図1）[16]．

2）分類

　2017年に，国際抗てんかん連盟（International League Against Epilepsy ; ILAE）は最新のてんかん分類（「てんかん分類2017」）を発表した．「てんかん分類2017」では，具体的分類がてんかん診断の進め方として記載されている（図2）[30]．診断の進め方は，第1ステップでは「発作型」を，第2ステップでは「てんかん病型」を，そして第3ステップでは「てんかん症候群」（例：側頭葉てんかん，前頭葉てんかん，レノックス-ガストー症候群）を診断する．これらの診断ステップを進めるなかで，脳画像や脳波などの諸検査の所見を踏まえて，6つの側面から「病因」の診断も並行して行う．「病因」は1つとは限らず，症例によっては複数存在することもある．なお，てんかんでは学習や精神・心理，行動の問題がしばしば

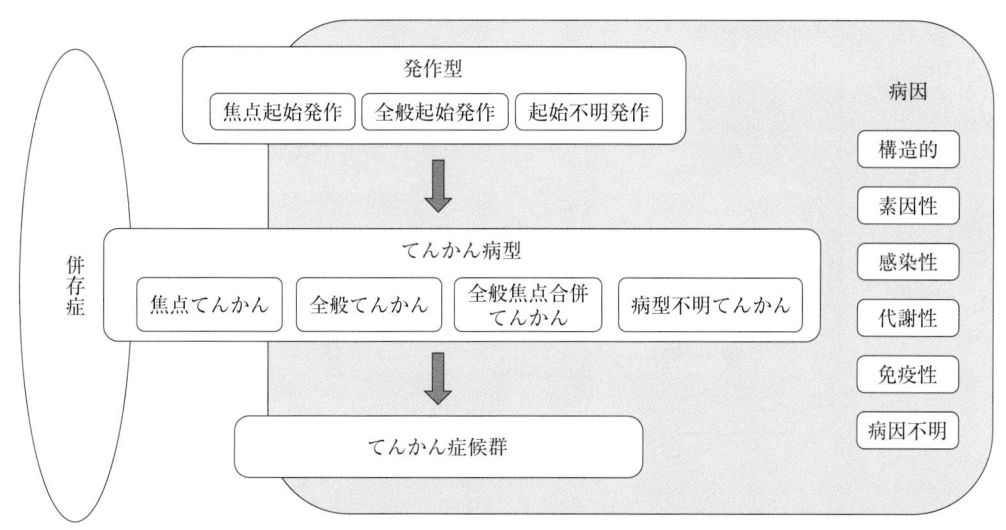

（Scheffer IE, Berkovic S, Capovilla G, et al.: ILAE classification of the epilepsies ; Position paper of the ILAE Commission for Classification and Terminology. *Epilepsia*, 58（4）: 512-521, 2017）

図 2　てんかん分類

併存することから，こうした「併存症」についても検討する．

　診断の進め方を例示する．70 歳代の男性．1 年前から，無反応と自動症の発作性エピソード（2〜3 分間）が数回みられた．エピソード出現時には，周囲の状況を理解できない状態も随伴した．脳 MRI では左側海馬の小梗塞が，また，脳波では同側側頭葉の棘波焦点がみられた．以上の所見から，本症例の発作型は「焦点意識減損自動症発作」，てんかん病型は「焦点てんかん」，てんかん症候群は「側頭葉てんかん」と診断された．病因については，「構造的」と診断された．なお，初診時には「併存症」として全般不安症がみられたが，AEDs の少量・単剤投与でてんかん発作が消失してからは併存症も消退した．

3．高齢発症てんかん：診断をめぐって

1）疫学

　てんかんの発病率（incidence）は，年齢ごとに検討すると [17]，小児期（10 歳未満）と高齢期（60 歳以上）に高い，二峰性分布（"U"字形）を示す（図 3）[9]．また，高齢期では，年齢の増加とともに発病率が上昇する（図 3）[9]．

　ところで，わが国にはどれくらいの数の高齢者てんかんの患者がいるのであろうか．欧米での検討によれば，有病率は，成年期以降には加齢とともに上昇し，60 歳以降の高齢者では 1.5%（成年期の約 3 倍の高値）となる [22]．この有病率（1.5%）をわが国の 65 歳以上の高齢者人口（3624 万人，『高齢社会白書　令和 5 年版』より）[26] に当てはめると，わが国には少なくとも 50 万人の高齢者てんかん患者がいる．

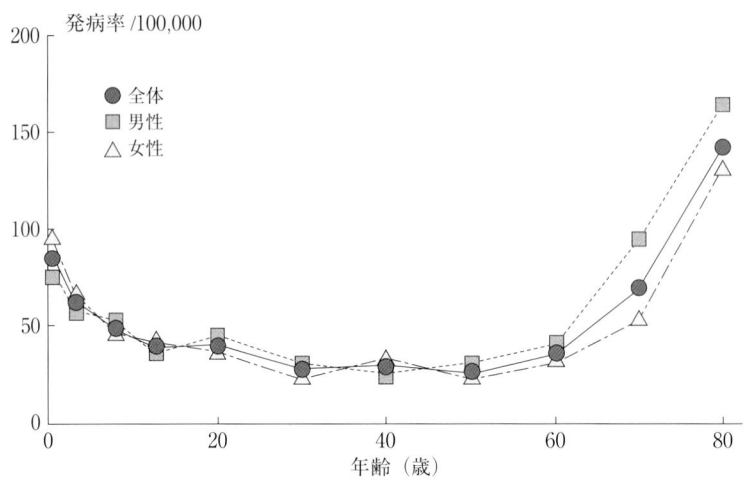

（千葉　茂，安田麻美，吉澤門土：睡眠と高齢発症てんかん．高齢者の睡眠とその障害，
163-172，公益財団法人長寿科学振興財団，愛知，2017）

図3　てんかんの年齢別年間発病率

　高齢者てんかん患者には，高齢期に達する前にてんかんが発症した患者と，高齢期以降に
てんかんが発症した患者がいるが，高齢期にてんかんの有病率が高値となる理由は，高齢期
以降にてんかんが発症した患者が著増するからである．

2）原因

　高齢発症てんかんの原因の内訳は，諸家の報告をみると，30〜40％が脳血管障害（脳出血
は脳虚血の約2倍高率である），10〜20％が脳腫瘍・頭部外傷・認知症（とくにアルツハイ
マー病〈Alzheimer's disease ; AD〉）などの脳器質性疾患で，残る40〜50％は症候性が疑わ
れるが原因が特定できないものと考えられる[7〜9,12,22,32]．

　近年，高齢発症てんかんの一型として，自己免疫性脳炎による自己免疫性てんかんが注目
されている．自己免疫性脳炎は辺縁系を巻き込み，焦点意識減損発作や，記銘力低下を含む
種々の精神・行動異常をもたらすことが知られている[18]．その自己抗体として，N-メチル-D-
アスパラギン酸受容体（N-methyl-D-aspartate receptor ; NMDA-R）や leucine-rich, glioma-
inactivated protein 1（LGI1），glutamic acid decarboxylase 65（GAD65）など多数の自己抗
体が見いだされている[18]．また，可逆性の扁桃体腫大（MRI所見）を呈する内側側頭葉て
んかんについては，その原因として自己免疫性機序が推定されている[24]．

3）発作型，てんかん病型，てんかん症候群の特徴

　高齢発症てんかん患者の発作型診断をみると，その93％は焦点発作で，その内訳は，最
も多いのが焦点意識減損発作（47％）で，次いで焦点両側強直間代発作（40％），焦点意識
保持発作（6％）である[7〜9,12,32]．一方，全般発作は7％しかみられない[7〜9,12,32]．てんかん病

表1　高齢発症てんかん（代表型）の特徴

＜てんかん診断＞
　・発作型：焦点発作（とくに焦点意識減損発作）
　・てんかん病型：焦点てんかん
　・てんかん症候群：側頭葉てんかん
＜客観症状＞
　・動作停止・無反応：動作が停止して呼名に返答せず，無表情となる
　・自動症：咀嚼や舌なめずり，手指や上肢を無目的に動かす
　・健忘：周発作の時期の全健忘や部分健忘を示す
＜主観症状＞
　・思い出せない期間がある（健忘）

型診断については，焦点てんかんが93％で，残る7％が全般てんかんである[7〜9,12,32]．また，てんかん症候群診断に関しては，側頭葉てんかんが約70％と最も多く，次いで前頭葉てんかんが約10％である[7〜9,12,32]．すなわち，最も代表的な高齢発症てんかんとは，発作型は「焦点発作（とくに焦点意識減損発作）」，病型は「焦点てんかん」，および，てんかん症候群は「側頭葉てんかん」である（表1）．

4）発作症状

高齢発症てんかんの代表的発作型は，上述したように，側頭葉てんかんの焦点意識減損発作である．したがって，動作停止・無反応，自動症，健忘がみられる（表1）．患者は，この発作中の出来事について健忘を残す（共行健忘）．さらに，発作後の回復期にみられる発作後せん妄の時期（前向健忘），および，発作が起始する前の時期（逆向健忘）についても覚えていないこともある（表1）．すなわち，発作時のみならず，発作後・発作前という周発作の時期について健忘を残す．とくに，高齢発症てんかんでは，発作の回復期である発作後せん妄が成年期よりも遷延するのが特徴であり，これが数時間〜数日にわたることもある．このような場合には，患者は半日〜数日間の健忘を訴える．

焦点意識減損発作を呈する患者では，その不全型である焦点意識保持発作もしばしば起こる．この場合には，患者は健忘を呈することなく，「急に胸が苦しくなる（胸部苦悶感）」「吐き気がする（嘔気）」「変な味・匂いがする（味覚・嗅覚異常）」などの自覚症状を覚えている．患者は，これらの症状について自ら訴えることが少ないため，医療スタッフに積極的に質問することが必要である．なお，焦点意識減損発作は，まれに焦点両側強直間代発作に発展することもある．

さらに，高齢者では，一過性てんかん性健忘（transient epileptic amnesia；TEA），および，非けいれん性てんかん重積状態（nonconvulsive status epilepticus；NCSE），という特異なてんかん発作が注目されている[7〜9,12,14]．

A）一過性てんかん性健忘

TEA は，高齢発症てんかんの一種で，健忘が前景に立つ特異なてんかん発作を示す．す

表2　一過性てんかん性健忘（TEA）の診断基準

1．健忘発作の存在 　　反復性の健忘発作がある（客観的に確認）． 2．記憶以外の認知機能の保持 　　発作中，記憶以外の認知機能が保持されている（客観的に確認）． 3．てんかんを示唆する所見の存在 　　以下の所見の少なくとも1つがみられる． 　　　　・脳波異常 　　　　・健忘以外のてんかん発作症状（例：自動症，幻嗅） 　　　　・抗てんかん薬（AEDs）の発作抑制への有効性

〔Zeman AZ, Boniface SJ, Hodges JR : Transient epileptic amnesia ; A description of the clinical and neurophysiological features in 10 cases and a review of the literature. *J Neurol Neurosurg Psychiatry*, 64（4）: 435-443, 1998 より改変引用〕

なわち，その発作症状はてんかん性機序による一過性健忘である．TEA の概念は1993年に提唱され[20]，1998年に診断基準が発表された（表2）[37]．

本症では，短期記憶や長期記憶（通い慣れた道順，家族の名前・顔など）の障害が，数分から数時間（まれに数日）の持続で一過性・反復性に出現する．外出の目的や行き先を忘れるというワーキングメモリの障害が出現することもある[36]．なお，典型的には健忘のみが前景に立つが，健忘以外のてんかん発作症状が合併することもある．また，患者は，TEA の発作中の出来事については，あとで振り返ると健忘を残している．

TEA と診断された50例の報告[3]によれば，中年期から高齢期に好発し（平均発症年齢62.1歳），性差はない．発作頻度は，月に数回から年に数回と幅がある．1回の持続時間は30〜60分であるが，まれに数日の場合もある．睡眠から覚醒した際に好発する（74%）．健忘に合併する発作症状としては，質問の繰り返し（50%），幻嗅（40%），自動症（36%），短時間の無反応（24%）などがみられる．AEDs の有効性は96%と高い．

TEA の発現機序として，側頭葉内側部（海馬や扁桃核）におけるてんかん性放電やその放電の大脳皮質への伝播，あるいは側頭葉の発作後抑制などが複雑に関与すると推定されている[7〜9,12,36]．

ところで，TEAでは，発作間欠期にはすべての認知機能は正常に戻ると考えられてきたが，近年，発作間欠期に，以下のような3つのタイプの記憶障害が合併しうることが報告されてきた[4,38]．

・新たに記憶したことが数週間以内にすぐに失われる（accelerated long-term forgetting）

・数十年前までさかのぼるような自伝的記憶が失われる（autobiographic amnesia）

・行き慣れた場所が思い出せなくなる（geographic amnesia）

これら3つの記憶障害は，それぞれ TEA 患者全体の 1/2, 2/3, および, 1/3 にみられ[38]，決してまれな症状ではない．これらの記憶障害は AEDs によって改善しうるため，その背景には側頭葉内側部におけるてんかん性機序（発作後抑制も含む）が存在すると推定される．

表3　非けいれん性てんかん重積状態（NCSE）；定義と高齢者における発作症
　　　状・脳波所見

1．定義
　　1）脳波上の発作活動（持続性律動性てんかん性放電）の存在
　　2）上記発作活動によって出現する非けいれん性発作症状の存在
　　※診断には1）が不可欠である
2．発作症状（側頭葉てんかんに関連する症状）
　　焦点てんかん（主に焦点意識減損発作）とその発作後せん妄の組合せが，
　　遷延性または反復性に出現する．
3．脳波所見
　　以下の脳波パタンが繰り返し出現する（A → B → A → B →……）．
　　Phase A：てんかん性放電（＞2.5Hz）の連続的出現（焦点意識減損発作時）
　　　↓
　　Phase B：徐波の連続的出現（発作後せん妄）

（千葉　茂：非けいれん性てんかん重積状態．日本てんかん学会編，てんかん専門医ハンドブック　改訂第2版；てんかんにかかわる医師のための基本知識，193-195，診断と治療社，東京，2020 より改変引用）

　ところで，健忘発作を呈することなく，持続性進行性の健忘を示しながら日常生活に支障が生じてくる高齢発症てんかんもある[19,33]．このような臨床経過は AD と類似するが，AD と異なるのは，脳波における側頭葉のてんかん性放電がみられることや AEDs によって症状が劇的に改善する点である．その病因として，臨床発作に至らないような側頭葉のてんかん性放電が記憶に関与する神経ネットワークに持続性進行性機能障害をもたらすというてんかん性機序が推定される．

　B）非けいれん性てんかん重積状態

　高齢者では，てんかん重積状態（status epilepticus；SE）がしばしば出現する．SE は，けいれんの有無によって，①けいれん性てんかん重積状態（convulsive SE；CSE）と②非けいれん性てんかん重積状態（nonconvulsive SE；NCSE）に大別される[14,28]．高齢者ではいずれの SE もみられるが，CSE はけいれんが出現するために周囲に気づかれやすいのに対して，NCSE は非けいれん性であるために周囲に気づかれにくい．このため，多くの NCSE が見逃されていると考えられる．

　表3に，NCSE の定義，および，高齢者の発作症状と脳波所見の特徴を要約する[14]．NCSE の診断では，特徴的脳波所見が不可欠である．したがって，その脳波所見が確認されない限り，診断することはできない．

　前述したように，高齢者では側頭葉てんかんが多い．このため，NCSE でも，焦点意識減損発作が多くみられる（表3）[14]．

　発作の横断的症状としては，無反応や凝視，動作停止，自動症，不機嫌，高次脳機能障害（幻覚，妄想，健忘，失語など），自律神経障害，急性臓器機能障害など，多彩な精神・身体症状がみられる．なお，前頭葉焦点の場合には，昏迷や見当識障害，行動障害，保続などが特徴的である[14]．

　一方，縦断的症状としては，前景に立つ横断的症状が入れ代わるだけでなく，その重症度も変動する．さらに，これらの発作症状に後続して発作後せん妄も出現する[14]．

　長時間ビデオ脳波同時記録によれば，NCSE の発作時脳波におけるてんかん性放電は，てんかん焦点から起始し，その後，空間的に拡大しながら，ついには両側性同期性放電の律動性パタンに変化する（Phase A）．このような電気的発作活動は，次に，徐波の連続的出現（Phase B）へと推移する．この Phase A → B のパタンが，その後も繰り返し出現する（表3）[14]．このようなてんかん性放電の時間的空間的変動によって，さまざまなレベルの意識障害と多彩な精神症状が現れると考えられる[14]．

　NCSE は，薬剤性・代謝性要因によっても出現しうる．“*de novo*” NCSE は，てんかんの既往がない中年以降の患者（多くは女性）において，ベンゾジアゼピン系薬剤の離脱や三環系抗うつ薬などの向精神薬の過剰投与，種々の代謝障害（高ナトリウム血症，低カリウム血症，アルコール中毒，脱水など）などを契機として起こる[14]．

5）脳波検査

　高齢発症てんかんでは，通常の脳波検査（初回）におけるてんかん性放電の検出率は30～70％と低い[7~9,12,32]．しかし，睡眠負荷によって，てんかん性放電の検出率を高めることができる[34]．

　TEA の1例[25]では，2日間に7回の短い発作が脳波で記録され，そのなかの6回が睡眠中に起きていた．しかも，発作症状としては「睡眠からの突然の覚醒」で，それ以外の症状はほとんどみられなかったという．興味深いことに，この症例の側頭葉内側部からの深部脳波記録では，短時間の発作から5時間が経過しても発作後徐波活動が持続していた．

　このように，高齢発症てんかんの発作は，TEA も含めて，睡眠中に好発すること，また，発作後の脳機能の回復に時間がかかること，が報告されている．なお，一般に，睡眠てんかんとして前頭葉てんかんと側頭葉てんかんが知られているため，高齢発症てんかんの発作が睡眠中に好発することは従来の知見も合致している．

　高齢発症てんかんの診断において，長時間の睡眠脳波記録と発作行動の観察ができる video-polysomnography（V-PSG）はきわめて有用である[9]．筆者らは，高齢発症てんかんが疑われる患者19例において2夜連続の V-PSG を検討した[9]．その結果，V-PSG 施行中に，発作間欠時てんかん性放電は19例中18例（94.7％）に見いだされた（覚醒・各睡眠段階でのてんかん性放電の出現率は，stage W：89％，N1：95％，N2：95％，N3：82％，REM：84％）[9]．また，臨床発作は19例中10例（52.6％）で見いだされた．このように，V-PSG は，高齢発症てんかんの診断においてきわめて重要な検査である．

6）脳画像検査

　高齢発症てんかんの患者において，脳画像検査（CT/MRI）で明らかな器質的異常がみられるのは約半数にとどまる[8,12,32]．加齢性変化として知られる軽度の脳萎縮やラクナ梗塞，

表 4　高齢発症てんかんの診断のポイント

1．面接
　　＜発作性エピソード＞
　　　・症状の可逆性・常同性の確認
　　　・映像記録（スマートフォンなどによる）
　　＜注目すべき症状（とくに側頭葉関連症状）＞
　　　・焦点意識減損発作（無反応・動作停止，健忘，自動症）
　　　・一過性てんかん性健忘 TEA（健忘が前景）
　　　・非けいれん性てんかん重積状態 NCSE（焦点発作と発作後せん妄の重積状態）
2．脳波検査・V-PSG
　　てんかん性放電の確認.
3．脳画像検査
　　CT，MRI，PET，MRS など.
4．その他
　　血液生化学，内分泌，代謝異常，薬剤，自己免疫性脳炎など.

大脳白質信号変化がみられても，これらがてんかん発作と関連性があると判断してよいかについては議論がある.

　一方，側頭葉てんかんの 5 症例（平均年齢 43 歳で，焦点意識減損発作が抑制された状態であるが accelerated long-term forgetting などの健忘症状がある症例）の検討では，側頭葉に粗大な構造的変化はみられなかったが，ポジトロン放出断層撮影（positron emission tomography；PET）や MR スペクトロスコピー（magnetic resonance spectroscopy；MRS）において同部位に低代謝が存在することが確認された [34]. また，TEA を呈する 30 症例（発症平均年齢 59 歳）では，側頭葉・前頭葉に粗大な構造的変化はみられなくても，PET においてこれらの部位に低代謝が存在していた [25]. したがって，高齢発症てんかんでは，側頭葉や前頭葉に代謝障害が存在し，これがてんかん性病態に関与していると考えられる.

7）診断・鑑別診断

　高齢発症てんかんの診断のポイントを，表 4 に要約する.

　てんかんの診断において，面接は最も重要である. 面接時には，客観症状と主観症状に分けて，両者の情報を統合する. 客観症状としては，問題となるエピソード（発作）以外に正常な発作間欠期が存在すること（可逆性），および，主訴であるエピソードの症状が毎回変化することなく一定であること（常同性）を確認する. なお，目撃者がスマートフォンなどで撮影したエピソードの映像記録は，きわめて重要な診断の手がかりになる.

　一方，主観症状では，患者が訴える健忘の内容，および，健忘の時期をできる限り明確にし，客観症状との関連性を検討する. 患者が家族などと過去の出来事を会話しているなかで初めて，過去の一部の記憶が失われているという事実に気づくこともある. また，健忘を残していない時期における胸部苦悶感，嘔気，味覚・嗅覚異常などの発作性出現については，医療スタッフから積極的に質問する. なお，健忘が存在する期間は，発作中だけではなく，

発作後・発作前も含まれる可能性を念頭におくべきである．

　てんかんが疑われる場合，てんかん性放電を確認するための脳波検査は必須である [5, 6, 12, 13, 15]．現在，V-PSG は，てんかんのみならず，睡眠・覚醒障害や，意識障害の診断・治療評価の gold standard となっている [5, 6, 13, 15]．したがって，かかりつけの医療機関と V-PSG が実施できる専門医療機関の連携（診療ネットワークの構築）が，てんかんとその鑑別疾患の診断のために必要である．

　脳画像検査のなかで，脳の構造的病因を明らかにするための CT・MRI も必須である．粗大な脳構造的異常がみられない場合でも，PET や MRS によって代謝異常が見いだされることもある．

　必要に応じてその他の検査（表4）も実施し，6つの病因の観点 [30] から検討することが，最終的な発作型，てんかん病型，てんかん症候群の診断につながる．

　高齢発症てんかんと鑑別すべき主な疾患として，AD，せん妄，レム睡眠行動障害，失神，心因性非てんかん性発作，パニック障害などが挙げられる [5, 13, 15]．

　これらの疾患は，症状学的に類似しているが，脳波上てんかん性放電はみられない．この点は，てんかんとの重要な鑑別点である．

　AD では高次脳機能障害は慢性・進行性であるのに対して，てんかんでは急性・一過性・可逆性であることは，両者の重要な違いである．しかし，近年，AD とてんかんとの間には病態生理において密接な関連性があることも明らかになってきた（後述）．

　せん妄では，睡眠覚醒リズムが乱れるのに対して，てんかんではこのリズムは保持されている．

　レム睡眠行動障害では，エピソード中に呼名などの刺激を加えるとただちに回復して直前の夢体験を語るが，てんかんではこのような回復はみられない．

　失神では，てんかんでみられるようなチアノーゼや自動症はなく，発作後せん妄もみられない．失神の持続時間は30秒以内と短い．また，失神の誘因として，起立性低血圧や反射性要因，心理的要因がみられるのも特徴である．失神時には，脳波で徐波が数秒連続することがある [6]．

　心因性非てんかん性発作は，発作症状は演技的でそのつど変化し（常同性がない），閉眼したままで呼名に反応しない．また，本発作は睡眠中には決して出現しない．これらの点が，てんかんとの大きな相違である．

　パニック障害のパニック発作は，通常，覚醒時のみならず睡眠中にも起こる．本発作が，実は側頭葉てんかん発作であることが判明する症例もまれならずみられる．鑑別のためには，脳波検査を施行するべきである．

4．高齢発症てんかん：治療をめぐって

　高齢発症てんかんの治療指針を，表5に要約する．

表 5　高齢発症てんかんの治療指針

1．初回発作から抗てんかん薬（AEDs）を開始する
2．焦点てんかんに対して有効な AEDs を用いる
・単剤
・少量（通常投与量の 1/2 以下）
・発作抑制効果と副作用の観点から薬剤を選択
3．定期的チェックポイント
・AEDs 血中濃度
・AEDs 以外の投与中の薬剤情報
　発作閾値を低下させる薬剤の有無，薬剤相互作用の有無.
4．非けいれん性てんかん重積状態（NCSE）
・ジアゼパムまたはロラゼパムの静脈内投与

　高齢発症てんかんでは，初回発作後の発作再発率は 66〜90％と高い．したがって，初回発作が出現した時点で，第 2 回目の発作を確認することなく，AEDs を開始する．とくに，てんかん性放電や中枢神経疾患の既往（脳卒中や脳挫傷など）が認められる場合には，ただちに AEDs を開始すべきである[7,8,12]．逆に，AEDs の投与開始が遅れると，患者の QOL が低下していくことが予想される．

　一般に，高齢者では，AEDs の吸収，分布，代謝，排泄の能力が低下しているため，若年成人と同用量を投与すると薬物血中濃度が高値となる．また，高齢者では血清アルブミン濃度が低下しやすく，アルブミンと結合しない遊離型 AEDs が増加しやすい[7,8,12]．したがって，AEDs の投与量を若年者の場合の 1/2 以下の用量から始める．少量の AEDs でも，高齢者では AEDs 遊離型が高濃度になりやすいため，同等の発作抑制効果が得られる[7,8,12]．

　高齢発症てんかんでは，焦点てんかん（主に側頭葉てんかん）が大部分を占めるため，AEDs の種類は部分発作に有効なものを用いる[10]．近年，従来薬（例：カルバマゼピン〈CBZ〉）よりも，新規薬（例：レベチラセタム〈LEV〉，ラモトリギン〈LTG〉，ラコサミド〈LCM〉，ガバペンチン〈GBP〉）が主に選択されている．その理由として，CBZ は，その酵素誘導によって併用薬（例：抗凝固薬，脂質異常治療薬，抗悪性腫瘍薬）の代謝に影響を与えることや，骨粗鬆症・ビタミン D 代謝亢進をもたらすことがある[10,12,23,27]．また，いくつかのランダム化比較試験やメタアナリシスによれば，CBZ には十分な発作抑制効果はあるものの，LEV と LTG に比較して，忍容性（tolerability）が低く，脱落率や服薬継続率も低いことが報告されている[10,23,27]．とくに，LEV は，比較的副作用が少なく，しかも薬剤相互作用がないために，高齢発症てんかんに対する第 1 選択薬として用いられている[27]．なお，LEV は不機嫌・易怒性などの精神症状をもたらすことがあるため，注意が必要である．肝障害のある患者では，腎で代謝される LEV や GBP が推奨される．

　高齢者では，AEDs 血中濃度を定期的にチェックすること，および，合併する内科的身体疾患に対して他科で投与中のすべての薬剤情報を掌握し，薬剤相互作用に注意を向けることが重要である．また，治療薬のなかに，てんかん発作閾値を低下させる薬剤がないか否かを

調べることも重要である．とくに，高齢者に多く投与されている抗認知症薬であるアセチルコリンエステラーゼ阻害薬と NMDA 受容体拮抗薬は，てんかん発作閾値を低下させることがあるので注意が必要である[7,12]．

　NCSE は早期に診断されなければ生命予後は不良であり，とくに焦点意識減損発作の場合は重症化する．基本的には SE の基礎疾患に対して治療・対処するとともに，SE の発作症状に対する段階的薬物治療を行う[37]．ジアゼパム 10 mg またはロラゼパム 4 mg の静脈内投与は，多くの NCSE の臨床症状・脳波所見を著明に改善する[14]．この所見は，NCSE の診断においても価値がある[14]．

5．認知症とてんかん
── その密接な関連性 ──

　認知症の診療においててんかんは鑑別を要する重要な疾患のひとつであるが，近年，認知症とてんかんの間に共通の病態生理が見いだされてきた．

　認知症がてんかんを合併することは，以前から知られてきた．アルツハイマー病（AD）の経過中に，少なくとも 1 回のてんかん発作が出現する頻度（累積発症率）は 10〜22% と報告されている[12]．また，その他の認知症であるレビー小体型認知症（DLB）や前頭側頭型認知症（FTD）においても，てんかん発作が年齢を合致させた一般人口よりも高率にみられることが報告されている．たとえば，それぞれの認知症におけるてんかん発作の出現率を診療録に基づいて調査した研究によれば，AD では 13.4%，DLB は 14.7%，および，FTD では 3.0% であり，AD と DLB は一般人口の約 10 倍も高率であった[1]．

　従来から，AD では臨床ステージの中期〜末期にてんかんが発症すると考えられてきた．しかし，これを覆す事実が実験・臨床の両面から報告されている．

　実験研究としては，ヒト AD 脳と同様の脳病理（易凝集性 Aβ の過剰発現）を示す AD マウスモデルでは，認知機能障害だけでなく，脳波上てんかん性発射とこれに関連する自発性発作（ヒトの側頭葉てんかん発作に類似する）も存在することがわかっている[2,29]．この AD マウスモデルでは，①病前期からすでにてんかん性放電が出現し始め，これが認知機能障害（行動異常や学習障害）をもたらすこと，および，②LEV を投与して脳波上てんかん性放電を抑制すると認知機能障害が改善することが明らかにされている[2,29]．

　一方，大規模な臨床的研究[35]では，健忘型軽度認知障害（mild cognitive impairment；MCI），AD，および，てんかんの関連性について，以下のような知見が報告されている．すなわち，①てんかん発作は，健忘型 MCI と AD の診断時期にほぼ集中して発症する，②健忘型 MCI の発症年齢は，てんかんがあると 6.6 年早まる（68.0 歳），および，③ AD の発症年齢は，てんかんがあると 5.5 年早まる（69.1 歳）．

　てんかんを合併している AD では，てんかん性放電は，てんかん発作の発症に先行してみられ，しかも AD の初期症状であるもの忘れに先行して出現することもわかっている[33]．こ

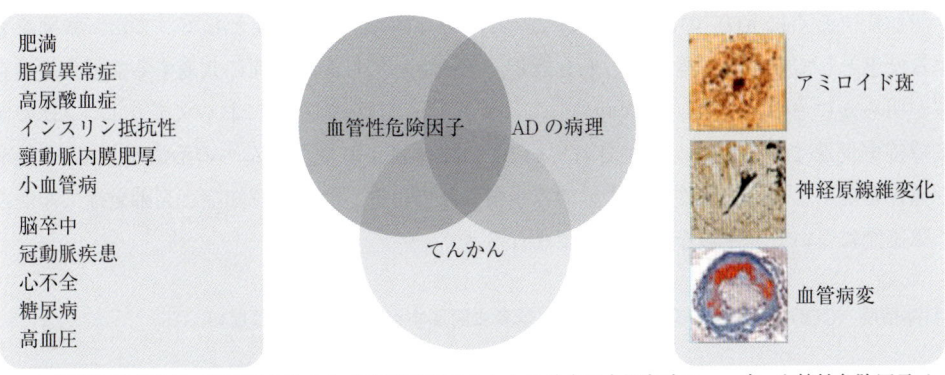

肥満
脂質異常症
高尿酸血症
インスリン抵抗性
頸動脈内膜肥厚
小血管病

脳卒中
冠動脈疾患
心不全
糖尿病
高血圧

血管性危険因子　　AD の病理

てんかん

アミロイド斑

神経原線維変化

血管病変

AD の病理学的変化は，認知症のみならず高齢発症てんかんの発症にも関与する．一方，血管性危険因子は，認知症とてんかんのいずれの発症にも関与する．

（Sen A, Capelli V, Husain M : Cognition and dementia in older patients with epilepsy. *Brain*, 141（6）: 1592-1608, 2018 より改変引用）

図4　アルツハイマー病（AD），てんかん，血管性危険因子の関連性

れを裏づける知見として，AD 患者2例において，てんかん発作がまだみられない病初期に，側頭葉内側部（卵円孔電極による）から，一晩で3回のてんかん性放電の脳波上発作が確認されている[21]．

　以上の実験的・臨床的研究は，AD 初期において側頭葉内側部（海馬・扁桃核など）を中心としたてんかん性病態がすでに存在すること，および，こうしたてんかん性病態が AD の病期進行を促進することを示唆している．また，AD の発症・病期進行を抑制するという観点からみると，これらの研究成果は，AD に対して，AEDs 投与によって予防的・治療的に介入できる可能性を示唆している．

　一方，高齢発症てんかんの原因として，最も多いのは脳血管障害（30〜40％）であることから，血管性危険因子も重視する必要がある．したがって，高齢者におけるてんかんの発症機序は，AD の病理学的要因と血管性危険因子の両面が関与していると推定される（図4）[31]．

　今後，AD とてんかんの関連性について，さらに実験的・臨床的知見を蓄積することが望まれる．

6．むすびに

　てんかんは，小児期と高齢期に好発する．その85歳までの生涯累積発症率は，4.4％と高い．したがって，高齢発症てんかんは，高齢者医療において重要な疾患である．

　高齢発症てんかんの主な発作症状は，焦点意識減損発作（側頭葉てんかん）である．これらの症状は非けいれん性であるため，見逃されることが多い．本症が，面接，脳波検査・V-PSG，脳画像などによって正しく診断され，かつ，AEDs（単剤・少量）によって適切に治療されれば，その予後は良好である．

認知症（とくに AD）の診療において，てんかんは AD の合併症として，また，鑑別を要する疾患として知られてきた．しかし近年，認知症とてんかんの間に共通する病態生理の存在が明らかにされてきた．すなわち，てんかんは，AD の病初期において発症し，AD の記憶障害を促進する可能性が示唆されている．AEDs によるてんかんへの治療が，AD の発症や進行を阻止しうる可能性も，実験的に示唆されている．今後，認知症と高齢発症てんかんの関連性について，さらなる研究が望まれる．

【利益相反（COI）開示】本論文に関して，筆者に開示すべき COI 状態はない．

文　献

1) Beagle AJ, Darwish SM, Ranasinghe KG, et al.: Relative Incidence of Seizures and Myoclonus in Alzheimer's Disease, Dementia with Lewy Bodies, and Frontotemporal Dementia. *J Alzheimers Dis*, **60**（1）: 211-223（2017）.

2) Born HA : Seizures in Alzheimer's disease. *Neuroscience*, **286** : 251-263（2015）.

3) Butler CR, Graham KS, Hodges JR, et al.: The syndrome of transient epileptic amnesia. *Ann Neurol*, **61**（6）: 587-598（2007）.

4) Butler CR, Zeman A : The causes and consequences of transient epileptic amnesia. *Behav Neurol*, **24**（4）: 299-305（2011）.

5) 千葉　茂：睡眠中に寝ぼけて行動してしまう．治療，**93**（2）：228-232（2011）.

6) 千葉　茂：10 鑑別診断上重要な症候群（2）失神．別冊 日本臨牀 新領域別症候群シリーズ No. 31・神経症候群（第2版）VI：その他の神経疾患を含めて，537-542，日本臨牀社，大阪（2014）.

7) 千葉　茂：てんかん学の新たな領域；高齢発症てんかん．てんかんをめぐって，**34**：1-4（2015）.

8) 千葉　茂：てんかんの医療　年齢による特殊性　高齢者．（日本てんかん学会編）てんかん白書；てんかん医療・研究のアクションプラン，78-78，南江堂，東京（2016）.

9) 千葉　茂，安田麻美，吉澤門土：睡眠と高齢発症てんかん．高齢者の睡眠とその障害，163-172，公益財団法人長寿科学振興財団，愛知（2017）.

10) 千葉　茂：てんかんの薬物療法．精神科，**30**（2）：147-152（2017）.

11) 千葉　茂：てんかん．（尾崎紀夫，三村　將，水野雅文，村井俊哉編）標準精神医学，第7版，483-502，医学書院，東京（2018）.

12) 千葉　茂：高齢発症てんかんに対する診断と治療．臨床精神薬理，**21**（6）：733-739（2018）.

13) 千葉　茂：睡眠中の異常行動：パラソムニアと睡眠関連てんかんを中心に．精神医学，**60**（4）：329-338（2018）.

14) 千葉　茂：非けいれん性てんかん重積状態．（日本てんかん学会編）てんかん専門医ハンドブック　改訂第2版；てんかんにかかわる医師のための基本知識，193-195，診断と治療社，東京（2020）.

15) Chiba S : Abnormal behaviors during sleep from the viewpoint of sleep epileptology ; Current and future perspectives on diagnosis. *Sleep Science Practice*, **4**（2）（2020）.

16) Fisher RS, Cross JH, French JA, et al.: Operational classification of seizure types by the International League Against Epilepsy ; Position paper of the ILAE commission for classification and terminology. *Epilepsia*, **58**（4）: 522-530（2017）.（日本語版翻訳作業は日本てんかん学会分類・用語委員会によって行われた．Epilepsia 日本語版：Wiley, Vol. 14 No. 2, December, 2017）

17) Hauser WA, Annegers JF, Kurland LT : Incidence of epilepsy and unprovoked seizures in Rochester, Minnesota: 1935-1984. *Epilepsia*, **34**（3）: 453-468（1993）.

18） Husari KS, Dubey D : Autoimmune Epilepsy. *Neurotherapeutics*, **16**（3）: 685-702（2019）.

19） Ito M, Echizenya N, Nemoto D, et al.: A case series of epilepsy-derived memory impairment resembling Alzheimer disease. *Alzheimer Dis Assoc Disord*, **23**（4）: 406-409（2009）.

20） Kapur N : Transient epileptic amnesia ; A clinical update and a reformation. *J Neurol Neurosurg Psychiatry*, **56**（11）: 1184-1190（1993）.

21） Lam AD, Deck G, Goldman A, et al.: Silent hippocampal seizures and spikes identified by foramen ovale electrodes in Alzheimer's disease. *Nat Med*, **23**（6）: 678-680（2017）.

22） Leppik IE, Birnbaum AK : Epilepsy in the elderly. *Ann N Y Acad Sci*, **1184** : 208-224（2010）.

23） Lezaic N, Gore G, Josephson CB, et al.: The medical treatment of epilepsy in the elderly ; A systematic review and meta-analysis. *Epilepsia*, **60**（7）: 1325-1340（2019）.

24） Malter MP, Widman G, Galldiks N, et al.: Suspected new-onset automobile temporal lobe epilepsy with amygdala enlargement. *Epilepsia*, **57**（9）: 1485-1494（2016）.

25） Mosbah A, Tramoni E, Guedj E, et al.: Clinical, neuropsychological, and metabolic characteristics of transient epileptic amnesia syndrome. *Epilepsia*, **55**（5）: 699-706（2014）.

26） 内閣府：令和5年版高齢社会白書．日経出版，東京（2023）.

27） 日本てんかん学会（編）：高齢者てんかんの薬物治療．てんかん専門医ガイドブック　改訂第2版；てんかんにかかわる医師のための基本知識，181-182，診断と治療社，東京（2020）.

28） 日本てんかん学会（編）：けいれん性てんかん重積状態の診断と薬物療法：成人．てんかん専門医ハンドブック　改訂第2版；てんかんにかかわる医師のための基本知識，189-192，診断と治療社，東京（2020）.

29） Palop JJ, Mucke L : Epilepsy and cognitive impairments in Alzheimer disease. *Arch Neurol*, **66**（4）: 435-440（2009）.

30） Scheffer IE, Berkovic S, Capovilla G, et al.: ILAE classification of the epilepsies ; Position paper of the ILAE Commission for Classification and Terminology. *Epilepsia*, **58**（4）: 512-521（2017）.（日本語版翻訳作業は日本てんかん学会分類・用語委員会によって行われた．Epilepsia 日本語版：Wiley, Vol. 14 No. 2, December, 2017）

31） Sen A, Capelli V, Husain M : Cognition and dementia in older patients with epilepsy. *Brain*, **141**（6）: 1592-1608（2018）.

32） Tanaka A, Akamatsu N, Shouzaki T, et al.: Clinical characteristics and treatment responses in new-onset epilepsy in the elderly. *Seizure*, **22**（9）: 772-775（2013）.

33） Tombini M, Koch G, Placidi F, et al.: Temporal lobe epileptic activity mimicking dementia ; A case report. *Eur J Neurol*, **12**（10）: 805-806（2005）.

34） Tramoni E, Felician O, Barbeau EJ, et al.: Long-term consolidation of declarative memory ; Insight from temporal lobe epilepsy. *Brain*, **134**（Pt 3）: 816-831（2011）.

35） Vossel KA, Beagle AJ, Rabinovici GD, et al.: Seizures and epileptiform activity in the early stages of Alzheimer disease. *JAMA Neurol*, **70**（9）: 1158-1166（2013）.

36） 吉原慎佑，吉澤門土，松田美夏ほか：一過性てんかん性健忘を呈した老年期側頭葉てんかんの1例．精神医学，**54**（10）: 1039-1042（2012）.

37） Zeman AZ, Boniface SJ, Hodges JR : Transient epileptic amnesia ; A description of the clinical and neurophysiological features in 10 cases and a review of the literature. *J Neurol Neurosurg Psychiatry*, **64**（4）: 435-443（1998）.

38） Zeman A, Butler C, Muhlert N, et al.: Novel forms of forgetting in temporal lobe epilepsy. *Epilepsy Behav*, **26**（3）: 335-342（2013）.

17

初老期・老年期の特異な精神症候群

1. はじめに

　初老期・老年期には，心身機能の加齢変化や社会・環境要因の変化，あるいはより病的な脳の変性や血管障害などを反映し，特異な精神医学的病態や症候群が認められる．本章では，こうした後半生に出現する種々の精神症候群を取り上げるが，それぞれが歴史的な術語として興味を引くだけではなく，老年期精神障害への理解を深め，全人的なアプローチを行う立場から重要なものが少なくない．また，認知症の臨床においても各症候群の重要性が近年ますますクローズアップされている．

2. 虐待・セルフネグレクトに関連する現象と症候群

1）ガス灯現象
　家族や周囲の人物が被害者に対して故意に誤った情報を提示し，被害者が自身の記憶，知覚，正常性などを疑うように仕向ける心理的虐待をガスライティング（gaslighting）と呼ぶ．ガス灯現象（gaslight phenomenon）とは，ガスライティングによって実際には精神症状が存在しないにもかかわらず，被害者が精神障害者とみなされることをいう．この用語は舞台劇「Gas Light」（1938年，アメリカ）およびその映画化作品『Gaslight』に由来し，1969年にイギリスの精神科医 Barton と Whitehead[1]によって名づけられた[42, 61]．

　高齢者はガス灯現象を被りやすい．たとえば，認知症の疑いをもたれて受診する高齢者の診察で，受診を勧めた家族や職場関係者の陳述と実際の症状に著しい乖離がある場合，関係者の資産管理や職務上の利得などに基づいて精神症状が誇張されていないか，気をつける必要がある[42]．

２）ディオゲネス症候群

　高齢者において身だしなみや住環境に極端に無関心になり，不衛生な生活を継続する状態に最初に注目したのは，1966 年，イギリスの総合内科医 Macmillan と公衆衛生医 Shaw[37]で，60 歳以上の 72 例（男性 12 例，女性 60 例）を報告した．この状態は，1975 年にイギリスの老年科医 Clark ら[10]によって，外見に無頓着で樽のなかで寝起きした古代ギリシアの哲学者 Diogenes にちなんでディオゲネス症候群（Diogenes syndrome）と名づけられた．Clark らは，66〜90 歳の 30 例（男性 14 例，女性 16 例）を報告し，高齢者に認められる極端なセルフネグレクトと社会からの隠遁，身体・環境の不衛生，無為，不要なものの溜め込み，および恥の欠如を特徴とする症候群としてまとめた[10,42]．

　本症候群の有病率は 10 万人に 5 人程度と報告されている[34]．認知症（とくに前頭側頭型認知症），統合失調症，気分障害，アルコール依存症などが背景に認められることもあるが，配偶者との離別・死別などによる環境変化が契機になる場合もある．半数近くには明らかな精神障害が認められず，外見的な印象とは裏腹に知的に高く，かつては社会的に成功していることも多い．性格は孤高で猜疑心が強く，情動不安定で攻撃的傾向がある[42]．

　溜め込み障害（ためこみ症）（Hoarding Disorder，DSM-5-TR）が老年期に生じた場合，本症候群との異同が問題になるが，その議論は今後の課題である[34]．いわゆる「ごみ屋敷」の住人として介入困難事例に発展する高齢者に本症候群が認められる可能性がある．地域医療と福祉の関与は，本人の意思を尊重する立場に立ち，多職種連携チームによって慎重に進められるべきである．

3．概日リズム障害に関連する症候群

１）夕暮れ症候群（日没症候群）

　高齢者の認知症とその前駆状態において，夕刻から夜間前半に繰り返し出現する精神症状の増悪を指して夕暮れ症候群（sundown syndrome，sundowning syndrome，sundowning）という[4,39,43]．見当識その他の認知機能障害の増悪に不穏や徘徊などの行動異常を伴う．攻撃的あるいは妄想的な言動も認められることがある．1941 年，アメリカの神経精神科医 Cameron[6]は，夜間せん妄を呈した高齢患者を実験的に照度の低い部屋に入室させると，日中にも見当識障害と不穏が誘発されることに注目した．用語としての "sundowning" は，1973 年にアメリカの老年精神科医 Butler と Lewis[5]によって記述されている．明確な定義や診断基準がなく，せん妄との区別が問題になるが，夕暮れ症候群では一定時間帯に限って症状が増悪し，その症状増悪パターンの反復が比較的長期にわたる[43]．

　夕暮れ症候群は，施設入所中の認知症患者の数％〜10 数％に認められる[39]．アルツハイマー病では概日リズムの自律を担う視交叉上核も萎縮を免れず，夕暮れ症候群を呈するアルツハイマー病患者では深部体温リズムの振幅低下や位相後退が顕著である[39]．

　23 論文から夕暮れ症候群 1,210 例を集積して解析した最近の報告[4]によれば，共通の病態

生理として概日リズム障害が認められているが，特異的な薬物療法は確立されていない．興奮，攻撃性，妄想などに対しては必要最小限の非定型抗精神病薬（リスペリドン，クエチアピンなど）を必要期間に限って使用することを考慮する[43]．散歩，日光浴，作業・レクリエーション療法，音楽やマッサージなど日中時間帯の覚醒を促す活動は治療の一助になる[39]．

4．特異な幻覚・妄想を呈する症候群

1）シャルル・ボネ症候群

　1760 年，スイスの博物学者 Charles Bonnet は両側の白内障を患う祖父に生じた鮮明な幻視を記述したが，時を経て 1936 年にスイスの神経精神科医 de Morsier[14]が，精神的機能不全のない高齢者に生じる幻視をシャルル・ボネ症候群（Charles Bonnet syndrome ; CBS）と名づけた．CBS の診断基準はいまだ確立されていないが，武井ら[56]の診断基準案（2015）では，必須項目として①持続性ないし反復性に出現する有形幻視または要素幻視，②幻視に対する病識，③初老期・老年期の発症，④意識障害，認知症，精神病，およびてんかんの除外の 4 項目が挙げられている．また，しばしば認められる付随項目として①眼疾患（末梢性視覚障害）あるいは後頭葉障害（中枢性視覚障害），②脳画像や脳波などにおける後頭葉または側頭葉，頭頂葉の形態的・機能的異常所見の 2 項目が挙げられている．幻視は人，動物，虫，雨などの動きのある生き生きとした情景として現れ，日中にも生じるが夜間に多い傾向がある．

　CBS 有病率は，矯正視力の平均が 1.1 の 1,000 人の検討では 0.5％であったのに対し，矯正視力平均 0.23 の 505 人の検討では 12.5％であったという[59]．CBS の病態生理に視力障害による感覚遮断がかかわっていると考えられており，その機序は解放性幻覚（release hallucination）で説明される．すなわち，感覚器から大脳一次感覚野への信号の遮断によって，感覚連合野の内在性興奮が解放されて幻覚が生じる機序が推定されている[56,59]．実際に CBS 患者の機能的 MRI（fMRI）研究では，視覚連合野で高い活動性が維持されていると報告されている[56]．視力障害以外に，CBS の危険因子として内向性と死別体験，社会的孤立などが挙げられている[45]．

　治療では，血管障害や腫瘍などが除外されれば，視力障害を背景にした症候で高齢者ではまれでないことを説明し，患者と家族を安心させる．眼鏡や白内障手術などによる視力改善，居室の照度増加，孤立予防として通所・訪問介護導入などを考慮する[45]．薬物療法としては，抗てんかん薬（カルバマゼピンとクロナゼパム併用，バルプロ酸，ガバペンチン），非定型抗精神病薬（オランザピン，アリピプラゾール），抗うつ薬（ベンラファキシン），抑肝散などの有効性が報告されている[45,56,59]．CBS として経過観察中に認知症（とくにレビー小体型認知症）に移行する例があることも指摘されており，ドネペジルの有効性も報告されている[56,59]．

2）音楽幻聴

音楽幻聴（musical hallucination）は，実際には音がしていないにもかかわらず音楽が聞こえる症候で，難聴者の音楽幻聴の記述は1840年代にさかのぼる[3]．幻聴の内容は，幼少期から慣れ親しんだ童謡，唱歌，讃美歌，国歌，流行歌などが多い．多くは持続性で，1日中続くと訴えられることもある．高齢者の難聴を背景とすることが多く，末梢性の聴力障害でも中枢性の要因（脳の聴覚野に至る伝導路の梗塞や腫瘍など）によっても生じうる．そのほかに精神疾患（強迫性障害，統合失調症，うつ病など）や認知症（とくにレビー小体型認知症），てんかん，アルコール・薬物の依存・離脱が背景に認められることもある[19,59]．危険因子として，女性，左優位の聴力低下，社会的孤立などが挙げられている．有病率は軽度〜中等度の聴力障害者において3.6％と報告されている[59]．

音楽幻聴の患者の多くは高齢で難聴があることから，シャルル・ボネ症候群と発症機序の類似性が指摘されている．すなわち，聴覚障害が末梢性であれ中枢性であれ，一次聴覚野への音刺激の遮断によって音楽認知ネットワークの過活動が起こり，解放性幻聴が生じるものと考えられている．実際に脳機能画像によって右側頭葉（聴覚連合野）の過活動が報告されている[19,59]．

治療は，背景疾患の治療が優先される．特異的な背景病理がなければ，聴力障害を背景にした症候で高齢者ではまれでないことを説明して患者と家族を安心させる．補聴器によって聴力を回復させ，会話やテレビ・ラジオ，音楽などの聴覚刺激を豊富にする．薬物療法としては，抗てんかん薬（バルプロ酸，カルバマゼピン，ラモトリギン），非定型抗精神病薬（クエチアピン，オランザピン，リスペリドン），抗うつ薬（エスシタロプラム），コリンエステラーゼ阻害薬（ドネペジル，リバスチグミン）などの有効性が報告されている[19,59]．

3）口腔内セネストパチー

セネストパチーは，本来備わっているが通常は明確に意識されない「体感あるいは内臓感覚（セネステジー）」の異常を指す用語として，1907年にフランスの神経精神科医DupréとCamus[15]によって命名された．臨床的には，身体各部における異常感覚が奇妙で時にグロテスクな表現で執拗に訴えられるが，客観的身体所見を欠く病態を指す．セネストパチーは統合失調症，うつ病，器質性精神障害など幅広い精神疾患において出現しうるが，これらの診断カテゴリーに属さない患者に単一症候的に認められる場合もある[24,38,40]．口腔内セネストパチー（oral cenesthopathy）は，口腔内の異常感覚を単一症候的に訴える狭義のセネストパチーであり，DSM-5（2013）では「妄想性障害，身体型」に相当する[24,40]．この症候が幻覚なのか妄想なのかの区別は曖昧であり，松下[38]は，口腔内セネストパチーと皮膚寄生虫妄想および腸管寄生虫妄想を総称して「皮膚粘膜幻覚妄想症」という概念を提唱している．

初老期以降に限ると，セネストパチーは約2：1で女性に多く，口腔内異常が圧倒的多数を占め，歯科治療が契機となることが多い．その症状は，「歯に痛みの電流が流れ，円を描いて回っている」「残った歯が歯肉の中で動く」「歯と歯肉の間からドロドロしたものが出て

くる」「砂が出てくる」「コイル状の金属が出てくる」「咬み合わせがどんどんずれていく」「顎の骨が変形していく」などと訴えられる[24,40].

　治療に関しては，歯科口腔外科的異常の除外が前提であるが，拙速な外科的処置は症状を増悪させるリスクがあることを説明する．また，症状の変動性や生活への支障などをよく聞き，軽快している時間帯があることを認識させる[40].　薬物療法として非定型抗精神病薬（アリピプラゾール，クエチアピンなど），抗うつ薬（選択的セロトニン再取り込み阻害薬など），炭酸リチウムなどの有効性が報告されている．これらの十分量が投与された場合，約半数の症例に治療反応性が認められる[24,40].

4）皮膚寄生虫妄想（エクボーム症候群）

　自身の皮膚あるいは皮下に実際には存在しない虫が寄生していると確信する病態は，1894年にフランスの皮膚科医 Thibierge[60]によって「ダニ恐怖症」として初めて記述された．1938 年，スウェーデンの神経学者 Ekbom[16]は，自験例 7 症例を含めた 22 症例をまとめて「初老期皮膚寄生虫妄想（präsenile Dermatozoenwahn）」として報告し，のちにこの病態はエクボーム症候群（Ekbom syndrome）とも呼ばれるようになった[23].　Ekbom の報告例は全例女性で，皮膚の掻痒感や虫が這い回る感覚，あるいは虫に噛まれる，刺される感覚を訴えた．身体全体のこともあるが，頭皮，顔面，耳，首，背部，陰部に限局していることもあった．虫の種類はさまざまで新種や外来種が主張されることもあり，糸くずや短い毛などを虫であると持参する患者もいた（標本徴候）．また，異常知覚の緩和や駆虫を目的に皮膚を掻爬する，焼くなどの対処行動が認められた[16,23,48].

　その後の研究によって，有病率は 10 万人あたり 0.2〜4.3 人と報告され，初老期の女性に好発し，社会的孤立（離婚・死別など）との関連性も指摘されている[23,48].　虫の寄生部位は，皮膚・皮下以外に口腔内や腸内にも訴えられる（皮膚粘膜幻覚妄想症[38]）．うつ病，不安障害，薬物依存，統合失調症，認知症，その他の器質・症状性精神障害に続発する場合もあるが，3〜5 割は精神疾患が認められない「純粋型」である．DSM-5（2013）では「妄想性障害，身体型」に位置づけられる[23,48].

　患者の家族が皮膚寄生虫妄想（delusion of infestation, delusional parasitosis）を感応性に共有する場合があることは Ekbom の記述にも認められる[16,23].　2002 年，アメリカの生物学者が自分の子の皮膚から繊維状物が出てくると主張し，17 世紀の著作物を典拠にモルジェロンズ病（Morgellons disease）と名づけた．彼女がこれをインターネットで公表し，同病の研究財団を設立したところ，大きな社会的反響を引き起こした[23,41].　しかし，2012 年にアメリカ疾病予防管理センターは，モルジェロンズ病 115 例を検討した結果，特定の病原体は検出されず，臨床像は寄生虫妄想に合致していると報告した[49].

　治療に関して，症状の傾聴と患者の苦痛への共感の重要性はいうまでもない．皮膚科と連携して皮膚掻痒感を引き起こす身体疾患を再検討すると同時に，社会的孤立に配慮した生活支援も考慮すべきである．純粋型に対する薬物療法として，近年は非定型抗精神病薬（リス

ペリドン，オランザピン，アリピプラゾールなど）の有効性が報告されている．抗精神病薬導入によって寛解率が約 1/3 から 1/2 に上昇したという指摘がある[23, 48]．

5）オセロ症候群

オセロ症候群（Othello syndrome）は，嫉妬のために妻を殺害したシェイクスピアの戯曲の主人公 Othello の名を冠して 1955 年，イギリスの精神科医 Todd と Dewhurst[62]が命名した病態である．配偶者あるいはパートナーが自分を裏切って性的に不実を働いているという妄想的確信，すなわち嫉妬妄想（delusion of jealousy）あるいは不実妄想（delusion of infidelity）が中核にあり，相手の不実を責めて暴言を吐き，脅す行為がみられ，さらには傷害や殺人行為にまで及ぶことがある．Todd らは，30〜40 歳代の 9 例（男性 7 例，女性 2 例）について，3 例がてんかん，2 例が統合失調症，1 例が躁うつ病で，他は妄想性障害ないし妄想状態であり，また，男性 4 例に過量飲酒が認められたと報告した[62, 66]．男性ではアルコール依存症や糖尿病などと関連する性的不能や妻による性交渉の拒絶，女性では産褥や閉経によって身体的魅力が減退したと感じることが要因になりうると考察した．注意すべきことに，発症者自身が過去に不実を行ったケースが男性 2 例，女性 1 例に認められたことも述べられている[62, 66]．

その後の検討でもオセロ症候群は男性に多く，器質性を含むさまざまな精神疾患を背景に出現しうることが報告された．時に暴力事件や殺人など重大犯罪に結びつき，その被害者は妄想の対象である配偶者/パートナー，あるいは配偶者/パートナーと性的関係にあると誤認された第三者である．また，攻撃性が自身に向かうこともあり，自殺を試みる例がある[66]．

1990 年代以降，認知症の患者の 2.3〜15.8％にオセロ症候群が認められることが報告され，右前頭葉の機能低下との関連が指摘されている．わが国の検討では，認知症全体の 8.7％に嫉妬妄想が認められ，とくにレビー小体型認知症では 26.3％と高率で，不貞の現場の幻視を伴う例が多かった[20]．認知症患者では身体合併症の発症後に嫉妬妄想を発現する例が多く，一方で配偶者は健康で外出頻度が高かった．すなわち，認知機能低下や生活障害によって生じた配偶者との格差への劣等感が妄想発現の心理機制として重要であり，配偶者にこの点を理解させる．たとえば，デイサービス利用前後に配偶者に在宅させるなどの配慮は治療的である[20]．

薬物療法に関する最近の報告では，認知症や統合失調症を除外した妄想性障害として出現したオセロ症候群に対して，低用量の抗精神病薬単剤投与あるいは抗精神病薬と抗うつ薬の併用投与によって 59.4％の症例で良好な治療反応が得られたと報告されている[36]．

6）コタール症候群

フランスの神経精神科医 Cotard[11]は，1880 年に「不安メランコリーの重症型における心気妄想について」というタイトルで，「自分にはもはや脳も神経も肺も胃も腸もなく，身体は骨と皮だけだ」と主張する 41 歳で発症した女性例を報告した．さらに患者は，「魂も神も

悪魔も存在しない」「身体が壊れてしまっているので，生きるために食べる必要もないが，自然に死ぬこともできず，焼かれることがなければ永遠に生き続ける」と訴えた．1882 年および 1888 年の論文で Cotard は，独特の妄想を否定妄想および巨大妄想と名づけ，これらの妄想を中心とする病態は，1893 年にフランスの神経精神科医 Régis[51]によってコタール症候群（Cotard syndrome）と命名された[32,57]．

コタール症候群では，妄想症状として，否定妄想（虚無妄想）が認められ，自己の各種器官や身体全体の非存在，自己の心や知能の非存在，周囲の人や物の非存在，あるいは神の非存在を訴える．加えて，不死妄想（決して死ぬことができない）ならびに巨大妄想（頭が星に届く，巨人の身体になった，世界の悪の根元になった）が認められ，自己の時間的・空間的無限性が表出されるが，おぞましさや苦痛・恐怖を伴う点で真の誇大妄想とは異なる．また，劫罰（永罰）妄想（未来永劫に罰せられる）や憑依妄想（悪魔にとり憑つかれた）なども認められる．さらに，感覚の変化として無痛覚症が認められ，行動症状としては，自殺・自傷の傾向および反対症（緘黙，拒食，治療拒否）が認められる[32,57]．

コタール症候群は，中年期以降のうつ病で認められるほかに，統合失調症，妄想性障害，脳器質疾患（頭部外傷，進行麻痺，認知症），アルコール幻覚症でも認められる[32]．DSM-5（2013）では，虚無妄想がうつ病の「気分に一致する精神病性の特徴」のなかにのみ言及されている[57]．

治療は基礎疾患に応じて行われるが，一貫して支持的な態度が重要であることはいうまでもない．うつ病に対しては，抗うつ薬と抗精神病薬の併用（パロキセチンとアリピプラゾール，ミアンセリンとオランザピンなど）が試みられる．炭酸リチウムの有効性も報告されている．自殺のおそれが切迫している場合や拒食が続いている場合は，電気けいれん療法を検討すべきである[32,57]．

7）接触欠損妄想症（接触欠損パラノイド）

ドイツの精神科医 Janzarik[26]は，1957 年に 60 歳以上に初発する統合失調性精神病（Schizophrene Psychose）に関して亜型分類を試み，1973 年に接触欠損妄想症（Kontaktmangelparanoid）の概念を提唱した．イギリスの精神科医 Roth[52]によってさきに提唱された遅発性パラフレニー（late paraphrenia）と共通点が多い[33,47]．Janzarik は，1961〜1971 年にヴィースバーデン市保健所に相談に訪れた 60 歳以上の住民から，Schneider の統合失調症一級症状の形式を基準に 800 例の患者（男性 247 例，女性 553 例）を選定し，母集団として検討した．そのうち，60 歳以降に孤立した状況において初発し，住宅境界に関連する妄想または幻覚が認められ，慢性経過を示した 56 例を接触欠損妄想症として抽出した．圧倒的に女性に多く（男性 3 例，女性 53 例），社会的孤立状況は寡婦 33 例，単身 15 例，および離婚 8 例であった．病前性格は精力的・活動的で，平均以上に丈夫な心身状態が指摘されている[33,47]．

妄想の主題として住宅への侵入があり，被害の内容は被毒や盗害，性的迫害，被注察や盗

表1 妄想性誤認症候群（妄想性同定錯誤症候群）

	症候群／徴候	具体例 [30, 46]
中核的な病態	カプグラ症候群	夫に対して「あなたはよく似ているけど他人だ」 息子の名を正しく呼ぶのに「お前は私の息子ではない」
	フレゴリ症候群	医者を「死んだ母親だ」 駅前の通行人を皆「自分の息子だ」
	相互変身症候群	「近所の人が夫に変身し，夫はほかの人に変身し，その人そっくりになった」
	自己分身症候群	他の入院患者が「かつらやマスクを着けて自分になりすましている」
類縁の病態	重複記憶錯誤	「妻が2人いる．1人は怖い人で，もう1人はよく家のことを知っている人」「よそにもう1つ家があって，そこにも同じ妻と子どもが住んでいる」
	幻の同居人	「知らない人がずっと家にいる」「2階に知らない男性が住んでいる」
	幻の血縁者	実際には遠方にいる弟が「家に来ている」
	nurturing症候群	実際はすでに亡くなった母親と「まだ一緒に暮らしている」
	鏡徴候	鏡の中の自分に話しかけ，物を手渡そうとする
	テレビ徴候	テレビの登場人物と真剣に議論し，テレビの中の会話の邪魔になるから「静かにしろ」と家族に言う

肩付き番号は，文末の文献番号を示す．

聴などが多い．侵入者は身近な人，隣人，最後の友人が多い．幻聴を伴うことが大半で，人の声，ラッパや口笛，ドアを叩く音などである．体感幻覚もしばしば出現するが，幻視はまれである [33, 47]．

　治療は，統合失調症に準じた薬物療法が考慮されるが，入院や施設入所など生活状況を変えることにより比較的速やかに改善されることも経験される．社会的孤立という発症因子に着目して人的交流を図ることが予防的にも重要である [47]．

5．妄想性誤認症候群（妄想性同定錯誤症候群）

　人物，場所，物品，自己身体などの知覚対象を妄想的に誤認する病態を総称して妄想性誤認症候群（delusional misidentification syndromes）という [30, 46]．1981年，ギリシアの精神科医 Christodoulou と Malliara-Loulakaki [9] は，それまで個別に報告・検討されてきた4つの症候群，すなわち，カプグラ症候群，フレゴリ症候群，相互変身症候群，ならびに自己分身症候群が「二重化」という共通概念で括られることから，これらを妄想性誤認症候群としてまとめることを提唱した．その後，この症候群の概念が拡大し，重複記憶錯誤や幻の同居人，さらには nurturing 症候群，鏡徴候，テレビ徴候なども妄想性誤認症候群に類縁の病態として議論されるようになった（表1）[30, 41, 46]．

1）カプグラ症候群

　カプグラ症候群（Capgras syndrome）は，近親者や配偶者，友人など身近な人物が，瓜二つの外見の別人に入れ替わっていると確信する病態であり，1923 年にフランスの精神科医 Capgras と Reboul-Lachaux[7]によって「ソジー（Sosie）の錯覚」として報告された．ソジーとは古代ローマの戯曲の登場人物名に由来し，瓜二つの替え玉を意味する．症例はフランスでいう慢性体系妄想と診断された 53 歳の女性で，30 歳代前半に発症し，血統妄想や迫害妄想に加えて替え玉に関する顕著な訴えが認められた．すなわち，自分は高貴な生まれであるが，幼少期に秘密結社によって誘拐され，財産を略奪されたうえ，別な家の娘にすり替えられ，さらには自分に似た婦人に代わって精神病院に入院させられた．結社によって子どもやパリ市民が地下に幽閉されており，自分の子ども（実際は乳児期に死去した）や夫だけではなく，警察庁長官，精神病院の医師・看護婦・患者，および自分自身に，それぞれ数人から数千人におよぶ瓜二つの替え玉が存在し，次々に入れ替わる，と訴えた[22,55]．1929 年，フランスの神経精神科医 Lévy-Valensi[35]によってソジーの錯覚をカプグラ症候群と呼ぶことが提唱され，身近な人物のほかに自分自身や動物，無生物も誤認の対象となる場合があるとされた[22,55]．

　基礎疾患として，統合失調症のほかに近年では器質性の病態が注目されている．1996〜2006 年におけるメイヨークリニックの臨床データでは，カプグラ症候群 47 例中 55％をレビー小体型認知症が占め，次いで 15％がアルツハイマー病であり，計 81％が変性性認知症であったという．その他，脳血管障害や脳炎，覚醒剤中毒も認められた[27]．レビー小体型認知症の治療前後の脳血流画像解析から，右側の紡錘状回（後頭側頭回）などの機能低下がカプグラ症候群の出現に関与することが推定されているが[22]，左側の海馬や島などの機能低下との関連性を示唆する報告[55]もある．

　治療は基礎疾患に応じて行う．抗精神病薬や電気けいれん療法が考慮されるが，認知症症例ではコリンエステラーゼ阻害薬が奏効する場合がある[22,55]．

2）フレゴリ症候群

　フレゴリ症候群（Frégoli syndrome）は，既知の人物が変装して周囲の人物になりすまし，自分の身辺に現れると確信する病態であり，1927 年にフランスの精神科医 Courbon とFail[12]によって「フレゴリの錯覚」として報告された．症例は 27 歳，独身女性の統合失調症患者で，芝居好きであった患者がよく知る 2 人の舞台女優が，通行人，隣人，友人，医師，看護師など周囲のさまざまな人に変装し，彼女を尾行して性愛的な迫害を加えてくると訴えた．フレゴリの命名は，扮装の早替わりで有名であったイタリア人俳優 Leopoldo Frégoli にちなんだものである[22,55]．次いで 1930 年，Vié[64]は，カプグラ症候群とフレゴリの錯覚を包括的にとらえ，実在しない想像上の相違の知覚をもとに対象の同一性を否定（既知の対象を未知と誤認）するカプグラ症候群を「陰性ソジー」，想像上の類似性の知覚をもとに対象の同一性を過剰に肯定（未知の対象を既知と誤認）するフレゴリの錯覚を「陽性ソジー」と呼

んだ.

基礎疾患としては，統合失調症や妄想性障害が主体であるが，気分障害のほかに認知症や頭部外傷後遺症，その他の器質性精神障害が報告されている．側頭葉萎縮や第三脳室拡大との関連性も指摘されている[22, 55].

3）相互変身症候群と自己分身症候群

相互変身症候群（syndrome of intermetamorphosis）は，周囲の身近な人々が心理的・身体的に相互に変身したと確信する病態であり，1932 年にフランスの精神科医 Courbon と Tusques[13]によって「相互変身の錯覚」として報告された．症例は 49 歳の女性で，夫や息子が顔や身体を変えて他人になってしまったうえ，近隣のだれかが息子に変身していると訴えた．さらに患者は，ある地域のすべての住民が相互に入れ替わってしまったと述べた．この病態は，身体的特徴も精神的同一性もともに変化している点でカプグラ症候群やフレゴリ症候群と異なると考えられる[22].

自己分身症候群（syndrome of subjective doubles）は，自分と瓜二つの身体的特徴を装う他者がいて，自分とは独立して行動すると確信する病態であり，1978 年にギリシアの精神科医 Christodoulou[8]によって報告された．症例は脳波異常を有する 18 歳の女性で，周囲の人々が自分をおとしめるために巧妙に変装し，自分になりすましていると訴えた．妄想的な誤認に基づいて対象者の変装のかつらやマスクをとろうとする粗暴行為がみられたが，抗精神病薬は無効で，抗てんかん薬が有効であったという．カプグラ症候群における自己を対象とした替え玉妄想（自己ソジー）や二重身（ドッペルゲンガー）との異同が問題となる[22].

両症候群ともまれな病態であり，詳細な臨床的解析は今後の課題であるが，両症候群に共通して暴力行為や攻撃性が指摘されていることに留意すべきである[22].

4）重複記憶錯誤

重複記憶錯誤（reduplicative paramnesia）は，現前の事象と記憶のなかの同一対象の連続性が失われることによって実際には単一の場所（建物）や人物が複数存在すると主張する症候であり，ピック病にその名を残すチェコの精神科医 Pick[50]によって 1901 年に報告された．カプグラ症候群では対象は人物が中心で，本物は単一であるのに対して，重複記憶錯誤では場所の重複のみが単独で認められることがあり，似た場所や人物が複数共存する．また，カプグラ症候群では対象に猜疑的で不安や葛藤があり，被害的色彩があるのに対して，重複記憶錯誤では対象に対して肯定的で葛藤がなく，被害的色彩も認められない[29].

基礎疾患として，脳血管障害，頭部外傷，脳炎などの急性脳器質疾患が挙げられ，意識障害の回復過程に出現する[29].また，アルツハイマー病では主として人物の重複記憶錯誤が出現し，レビー小体型認知症では人物と場所，両方の重複記憶錯誤が出現しうる[46].

5）幻の同居人

　1984 年，アメリカの精神科医 Rowan[53]は，「自分の家の中に知らない人が住みついている」と訴える 70 歳代の女性 3 症例を報告し，このような徴候を「幻の同居人（phantom boarders）」と名づけ，遅発性パラフレニーの一亜型と考察した．患者は対象の姿を必ずしも目撃していないが，対象が発する声，物音，音楽などの幻聴を伴う．患者の共通点として，高齢女性であることのほかに社会的孤立と視聴覚機能の障害が挙げられた．他方，脳器質性の異常や認知症は認められず，礼儀正しく人格面の障害も目立たなかった[17]．

　その後の報告では，アルツハイマー病，レビー小体型認知症，血管性認知症などの認知症疾患でも「幻の同居人」が出現することが明らかにされている[17]．わが国における認知症患者の検討から，「幻の同居人」の 2 つの様式について考察されている．そのひとつは外部から他者が侵入して害を加えるという様式で，物盗られ妄想を伴うことが多く，「幻の侵入者（phantom intruder）」[58]という呼称が用いられている．他方，もう 1 つの様式として実際には同居していない身内が家にいると訴える場合があり，「幻の血縁者（phantom relatives）」[18]という呼称が提唱されている．後者では訪問者は親密で友好的・協調的であり，患者が訪問者のために食事を用意したり寝具を整えたりと愛他的行為を示すこともある．

　治療は基礎疾患に応じて行われ，妄想性障害には抗精神病薬，認知症疾患には認知症治療薬が選択される．同時に，環境調整によって社会との接点を保つことにも配慮すべきである[31]．

6）nurturing 症候群

　すでに死去した近しい人物がまだ生きていると確信する病態で，"nurturing（養育）" はここでは「こころのなかで育むこと」を意味している[41]（したがって，しばしば用いられる「養生症候群」という訳語はふさわしくない）．2000 年にイギリスの臨床神経心理学者 Venneri ら[63]によって，夫との死別後に夫が生存していると主張したアルツハイマー病の 2 例が報告され，nurturing 症候群（nurturing syndrome）と命名された．その後，レビー小体型認知症や非健忘型軽度認知障害の症例報告[2,21]がある．右側前頭側頭葉機能低下との関連性が示唆されている[2,63]．

7）鏡徴候（鏡現象）

　鏡徴候（mirror sign, 鏡現象〈mirror phenomenon〉）は，鏡に映る自分の姿を自己と認識できず，他者と誤認する症候であり，「不思議そうに鏡の後ろに回る」「自己鏡像に話しかける」「怒る」「怖がる」「物を手渡そうとする」などの行為を伴う[30,41,46]．1925 年にドイツの精神科医 Kahn[28]によってピック病の症例で報告されたのが最初で，進行したアルツハイマー病に認められるが（MMSE が 14 点前後で 6.5%），レビー小体型認知症ではまれとされる[46]．そのほかに，血管性認知症，意味性認知症，大脳皮質基底核症候群，原発性進行性失語[25]，あるいは前頭葉の外傷性損傷に右前頭葉の梗塞を合併した認知症のない症例[65]でも報

318

告がある．

8）テレビ徴候（テレビ誤認）

テレビ徴候（television sign，テレビ誤認〈television misidentification〉）は，テレビの映像（場面・人物など）を3次元空間の現実の出来事と誤認する症候であり[41,46]，アルツハイマー病やレビー小体型認知症で認められる[30,46]．1988年にアメリカの精神科医Rubinら[54]は，アルツハイマー病110例中8%にテレビ徴候が認められると報告した．レビー小体型認知症では視知覚障害がより高度な症例でテレビ徴候が認められる[44]．レビー小体型認知症の自験例（90歳代，女性）では，テレビドラマで人が倒れている場面を視聴中に突然，救急要請の通報をしたことが受診の契機となり，その後も災害報道の視聴などに際してテレビ徴候が出現したが，コリンエステラーゼ阻害薬投与によって顕著に改善された．

文　　献

1) Barton R, Whitehead JA : The gas-light phenomenon. *Lancet*, **293** (7608) : 1258-1260 (1969).
2) Baruch N, Somerville-Tyler CM, Bradley KM, et al.: Nurturing syndrome in an elderly woman without dementia. *J Am Geriatr Soc*, **62** (3) : 581-582 (2014).
3) Berrios GE : Musical hallucinations ; A historical and clinical study. *Br J Psychiatry*, **156** (2) : 188-194 (1990).
4) Boronat AC, Ferreira-Maia AP, Wang YP : Sundown syndrome in older persons ; A scoping review. *J Am Med Dir Assoc*, **20** (6) : 664-671.e5 (2019).
5) Butler RN, Lewis MI : Aging and Mental Health ; Positive Psychosocial Approaches. CV Mosby, Saint Louis, MO (1973).
6) Cameron DE : Studies in senile nocturnal delirium. *Psychiatr Q*, **15** (1) : 47-53 (1941).
7) Capgras J, Reboul-Lachaux J : L'illusion des "sosies" dans un délire systématisé chronique. *Bull Soc Clin Méd Ment*, **11** : 6-16 (1923).
8) Christodoulou GN : Syndrome of subjective doubles. *Am J Psychiatry*, **135** (2) : 249-251 (1978).
9) Christodoulou GN, Malliara-Loulakaki S : Delusional misidentification syndromes and cerebral 'dysrhythmia'. *Psychiatr Clin* (*Basel*), **14** (4) : 245-251 (1981).
10) Clark ANG, Mankikar GD, Gray I : Diogenes syndrome ; A clinical study of gross neglect in old age. *Lancet*, **305** (7903) : 366-368 (1975).
11) Cotard J : Du délire hypochondriaque dans une forme grave de la mélancholie anxieuse. *Ann Méd Psychol*, **38** : 168-174 (1880).
12) Courbon P, Fail G : Syndrome d'illusion de Frégoli et schizophrénie. *Bull Soc Clin Méd Ment*, **15** : 121-124 (1927).
13) Courbon P, Tusques J : Illusion d'intermétamorphose et de charme. *Ann Méd Psychol*, **90** : 401-405 (1932).
14) de Morsier G : Les automatisms visuels. (Hallucinations visuelles retro-chiasmatiques). *Schweiz Med Wochenschr*, **66** : 700-703 (1936).
15) Dupré E, Camus P : Les cénestopathies. *Encéphale*, **2** : 616-631 (1907).
16) Ekbom KA : Der präsenile Dermatozoenwahn. *Acta Psychiatr Neurol Scand*, **13** (3) : 227-259 (1938).
17) 藤井　充，戸塚貴雄，深津　亮：幻の同居人（phantom boarder）．老年精神医学雑誌，**21** (6)：651-660 (2010).
18) 深津　亮，藤井　充，中野倫仁：「幻の同居人」に関する一考察：「phantom intruder 幻の侵入

者」と「phantom relatives 幻の血縁者」. 老年精神医学雑誌, **18**（増刊-Ⅰ）: 63-69（2007）.

19) 二村明徳, 河村　満, 小野賢二郎: 音楽性幻聴. *BRAIN and NERVE*―神経研究の進歩, **70**（11）: 1147-1156（2018）.

20) 橋本　衛: レビー小体型認知症の妄想; 被害妄想と誤認妄想. 老年期認知症研究会誌, **20**（13）: 69-70（2017）.

21) 平山和美, 目黒謙一, 島田真須美ほか: Nurturing 症候群, 地理的定位錯誤を呈し, Lewy 小体を伴う痴呆と考えられた1例. 脳と神経, **55**（9）: 782-789（2003）.

22) 久松徹也, 濱田秀伯: 妄想性同定錯誤症候群. 老年精神医学雑誌, **25**（10）: 1119-1125（2014）.

23) 久松徹也: 皮膚寄生虫妄想. 精神科治療学, **32**（増刊号）: 296-300（2017）.

24) 井川雅子, 山田和夫: 向精神薬が著効した口腔内セネストパチーの3例. 日本口腔顔面痛学会雑誌, **10**（1）: 17-22（2017）.

25) 石丸美和子, 小森憲治郎, 真田順子ほか: 進行性失語の経過中に鏡現象を呈した一例. 高次脳機能研究, **27**（4）: 327-336（2007）.

26) Janzarik W : Über das Kontaktmangelparanoid des höheren Alters und den Syndromcharakter schizophrenen Krankseins. *Nervenarzt*, **44**（10）: 515-526（1973）.

27) Josephs KA : Capgras syndrome and its relationship to neurodegenerative disease. *Arch Neurol*, **64**（12）: 1762-1766（2007）.

28) Kahn E : Demonstration präseniler Verblödungsprozesse. *Zbl Neurol Psychiat*, **40** : 733 -735（1925）.

29) 狩野正之: 重複記憶錯誤とカプグラ症候群. 老年精神医学雑誌, **23**（3）: 347-352（2012）.

30) 川合圭成: 器質性脳疾患における妄想性誤認症候群の機序. *BRAIN and NERVE*―神経研究の進歩, **70**（11）: 1181-1191（2018）.

31) 河合三穂子: 幻の同居人. 精神科治療学, **34**（増刊号）: 328-330（2019）.

32) 小泉　明: コタール症候群. 分子精神医学, **10**（4）: 305-308（2010）.

33) 古城慶子: 接触欠損妄想症. 精神科治療学, **32**（増刊号）: 287-291（2017）.

34) Lavigne B, Hamdan M, Faure B, et al.: Diogenes syndrome and hoarding disorder ; Same or different? *Encéphale*, **42**（5）: 421-425（2016）.

35) Lévy-Valensi J : L'illusion des sosies. *Gaz Hôp*, **102**（55）: 1001-1003（1929）.

36) Liu CC, Wang YC, Hwang TJ : Pharmacotherapy for primary delusional jealousy, a retrospective observational study of 32 cases with Othello syndrome. *Int Clin Psychopharmacol*, **33**（2）: 92-97（2018）.

37) Macmillan D, Shaw P : Senile breakdown in standards of personal and environmental cleanliness. *Br Med J*, **2**（5521）: 1032-1037（1966）.

38) 松下正明: 皮膚粘膜幻覚妄想症（皮膚寄生虫妄想, 口腔内セネストパチー）あるいは身体型妄想性障害.（松下正明編）新世紀の精神科治療・第3巻; 老年期の幻覚・妄想－老年期精神科疾患の治療論, 162-204, 中山書店, 東京（2004）.

39) 三島和夫: 認知症と概日リズム障害. 睡眠医療, **12**（4）: 491-497（2018）.

40) 宮地英雄: 口腔内セネストパチー. 精神科治療学, **32**（増刊号）: 292-295（2017）.

41) 三好功峰: 認知症でみられる幻覚と妄想. 認知症; 正しい理解と診断技法＜鑑別チェックリスト付き＞, 60-73, 中山書店, 東京（2014）.

42) 三好功峰: 認知症に関連した症候群. 認知症; 正しい理解と診断技法＜鑑別チェックリスト付き＞, 158-162, 中山書店, 東京（2014）.

43) 水上勝義: 認知症患者の夜間にみられる精神症状および行動症状. 認知神経科学, **17**（1）: 12-17（2015）.

44) Mori E, Shimomura T, Fujimori M, et al.: Visuoperceptual impairment in dementia with Lewy bodies. *Arch Neurol*, **57**（4）: 489-493（2000）.

45) 森本陽子: シャルル・ボネ症候群. 精神科治療学, **32**（増刊号）: 301-305（2017）.

46）長濱康弘：誤認症候群の臨床．老年精神医学雑誌，**27**（8）：829-839（2016）．

47）野原　博，前田貴記，鹿島晴雄：接触欠損パラノイド．老年精神医学雑誌，**25**（10）：1091-1098（2014）．

48）野間俊一：エクボーム症候群．臨床精神医学，**44**（2）：191-196（2015）．

49）Pearson ML, Selby JV, Katz KA, et al.: Clinical, epidemiologic, histopathologic and molecular features of an unexplained dermopathy. *PLoS One*, **7**（1）: e29908（2012）.

50）Pick A : Über eine neuartige Form von Paramnesie. *Jahrb Psychiatr Neurol*, **20** : 1-35（1901）.

51）Régis E : Note historique et clinique sur le délire des négations. *Gaz Méd Paris*, **2** : 61-64（1893）.

52）Roth M : The natural history of mental disorder in old age. *J Ment Sci*, **101**（423）: 281-301（1955）.

53）Rowan EL : Phantom boarders as a symptom of late paraphrenia. *Am J Psychiatry*, **141**（4）: 580-581（1984）.

54）Rubin E, Drevets W, Burke A : The nature of psychotic symptoms in senile dementia of the Alzheimer type. *J Geriatr Psychiatry Neurol*, **1**（1）: 16-20（1988）.

55）佐藤浩代，船山道隆：カプグラ症候群．臨床精神医学，**44**（2）：163-168（2015）．

56）武井茂樹，工藤由佳，濱田秀伯：シャルル・ボネ症候群．臨床精神医学，**44**（2）：197-204（2015）．

57）田中久美子，針間博彦：微小妄想とコタール症候群．老年精神医学雑誌，**25**（10）：1099-1104（2014）．

58）Terada S, Ishizu H, Fujisawa Y, et al.: Delusion of theft and phantom intruder delusion in demented elderly patients in Japan. *J Geriatr Psychiatry Neurol*, **18**（3）: 142-148（2005）.

59）寺尾　岳：感覚機能の低下と老年期の精神障害．老年精神医学雑誌，**30**（2）：168-175（2019）．

60）Thibierge G : Les acaraphobes. *Rev Gén Clin Thér*, **8** : 373-376（1894）.

61）Thomas L : Gaslight and gaslighting. *Lancet Psychiatry*, **5**（2）: 117-118（2018）.

62）Todd J, Dewhurst K : The Othello syndrome ; A study in the psychopathology of sexual jealousy. *J Nerv Ment Dis*, **122**（4）: 367-374（1955）.

63）Venneri A, Shanks MF, Staff RT, et al.: Nurturing syndrome ; A form of pathological bereavement with delusions in Alzheimer's disease. *Neuropsychologia*, **38**（2）: 213-224（2000）.

64）Vié J : Un trouble de l'identification des personnes - L'illusion des sosies. *Ann Méd Psychol*, **88** : 214-237（1930）.

65）Villarejo A, Martin VP, Moreno-Ramos T, et al.: Mirrored-self misidentification in a patient without dementia ; Evidence for right hemispheric and bifrontal damage. *Neurocase*, **17**（3）: 276-284（2011）.

66）安田　学，菅原一晃，加藤　敏：オセロ症候群．臨床精神医学，**44**（2）：233-238（2015）．

索　引

【わ行】

【欧文・数字】

【A-L】

【M-Z】

新訂・老年精神医学講座；各論

2024 年 12 月 25 日　第 1 版第 1 刷

定　　価	本体 4,200 円＋税
編　　集	公益社団法人 日本老年精神医学会
発 行 者	吉岡千明
発 行 所	株式会社 ワールドプランニング
	〒 162-0825　東京都新宿区神楽坂 4-1-1
	Tel：03-5206-7431（代）　Fax：03-5206-7757
	E-mail：wp-office@worldpl.co.jp
	https://worldpl.co.jp
振替口座	00150-7-535934
印 刷 所	株式会社 外為印刷

ISBN978-4-86351-286-3